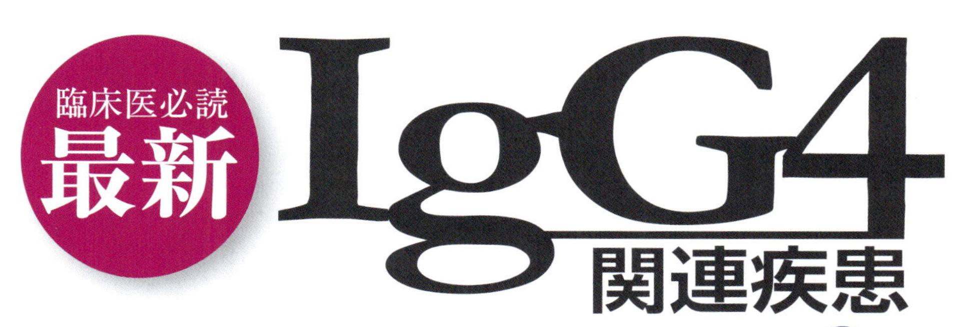

臨床医必読 最新 IgG4関連疾患

改訂第2版

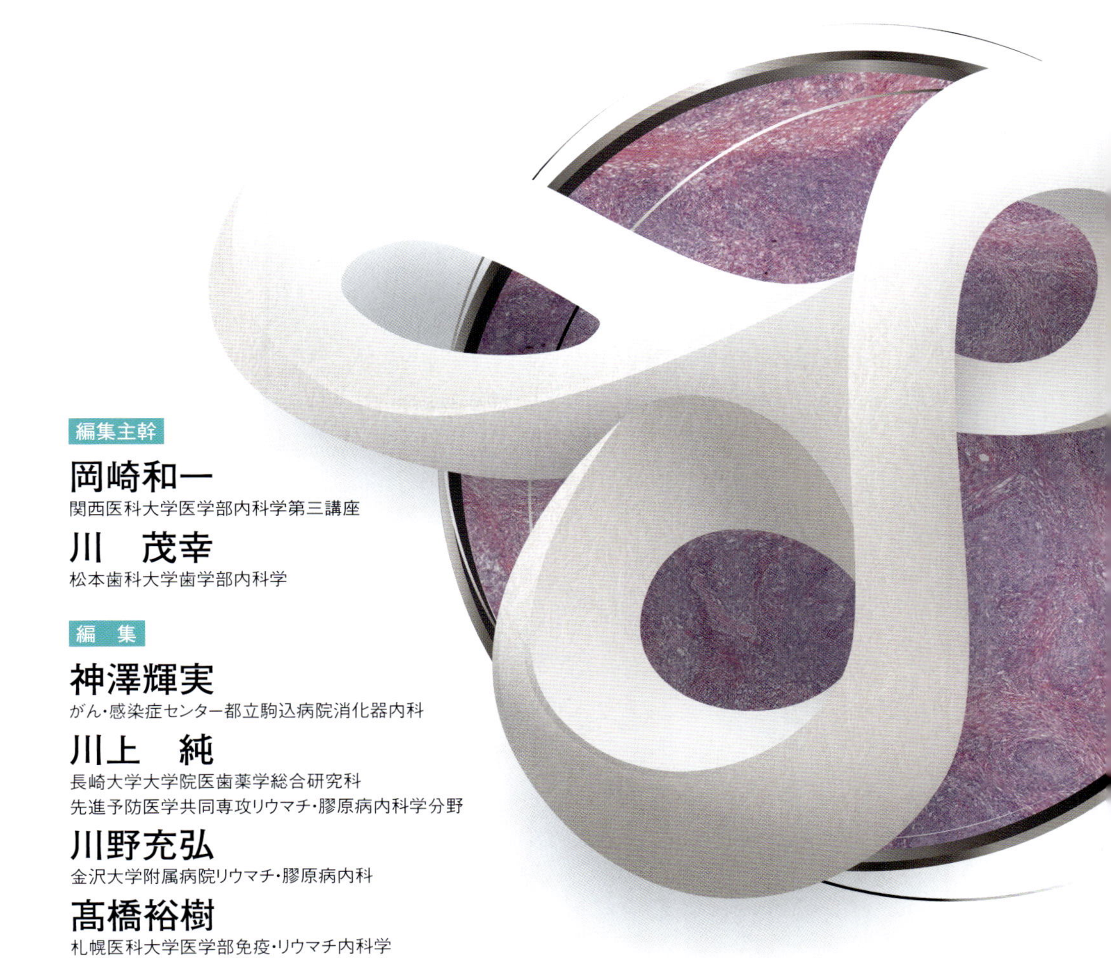

編集主幹

岡崎和一
関西医科大学医学部内科学第三講座

川　茂幸
松本歯科大学歯学部内科学

編　集

神澤輝実
がん・感染症センター都立駒込病院消化器内科

川上　純
長崎大学大学院医歯薬学総合研究科
先進予防医学共同専攻リウマチ・膠原病内科学分野

川野充弘
金沢大学附属病院リウマチ・膠原病内科

髙橋裕樹
札幌医科大学医学部免疫・リウマチ内科学

中島　衡
福岡大学医学部腎臓・膠原病内科

能登原憲司
倉敷中央病院病理診断科

since 1914
診断と治療社

口　絵

・本項「口絵」は，本書本文中にモノクロ掲載した写真のうち，カラーで呈示すべきものを，本文出現順に並べたものである．
・本項「口絵」に示したページは当該写真の本文掲載ページを表す．

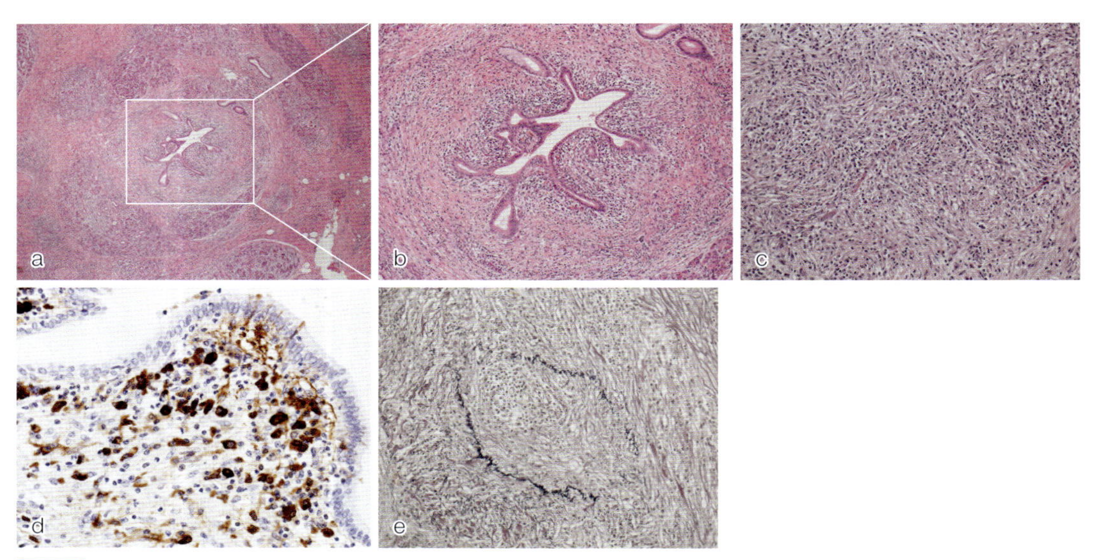

口絵 1 自己免疫性膵炎の病理組織像（LPSP）〔p.34 参照〕
〔岡崎和一，他：IgG4 関連疾患　3）病理．日本シェーグレン症候群学会（編），シェーグレン症候群の診断と治療マニュアル．改訂第 3 版，診断と治療社，192-198，2018〕

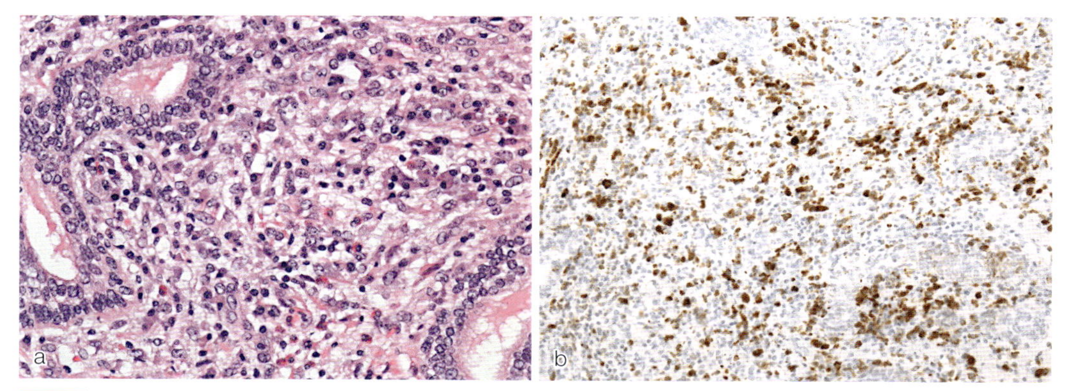

口絵 2 IgG4 陽性形質細胞の浸潤を非癌部に認めた前立腺癌の症例〔p.36 参照〕
a：前立腺非癌部（HE 染色），b：前立腺非癌部（IgG4 免疫染色）
〔みやしたリウマチ・内科クリニック　宮下賜一郎先生のご厚意による〕

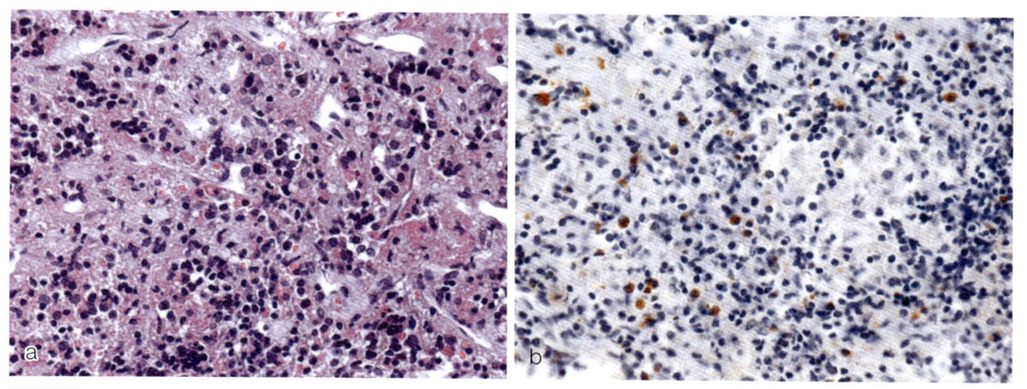

口絵 3 IgG4 関連漏斗下垂体炎における下垂体生検の病理組織像〔p.45 参照〕

a：HE 染色，b：IgG4 免疫染色

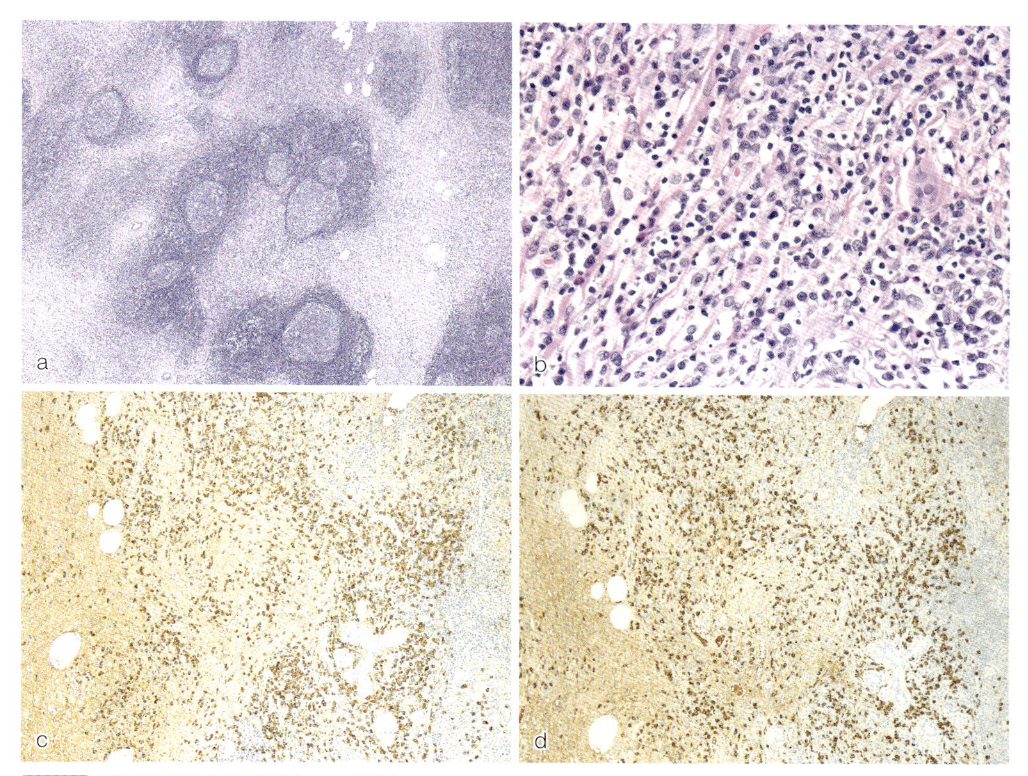

口絵 4 涙腺病変の病理所見〔p.51 参照〕

a：濾胞構造を形成しながら，炎症細胞が浸潤している．その周囲で線維形成が目立っている．HE 染色，弱拡大

b：浸潤細胞は，主に小リンパ球と形質細胞である．好酸球も少数ながら認められる．HE 染色，弱拡大

c：IgG 免疫染色

d：IgG 陽性細胞数に対する IgG4 陽性細胞数の比率は 80% 以上である．IgG4 免疫染色

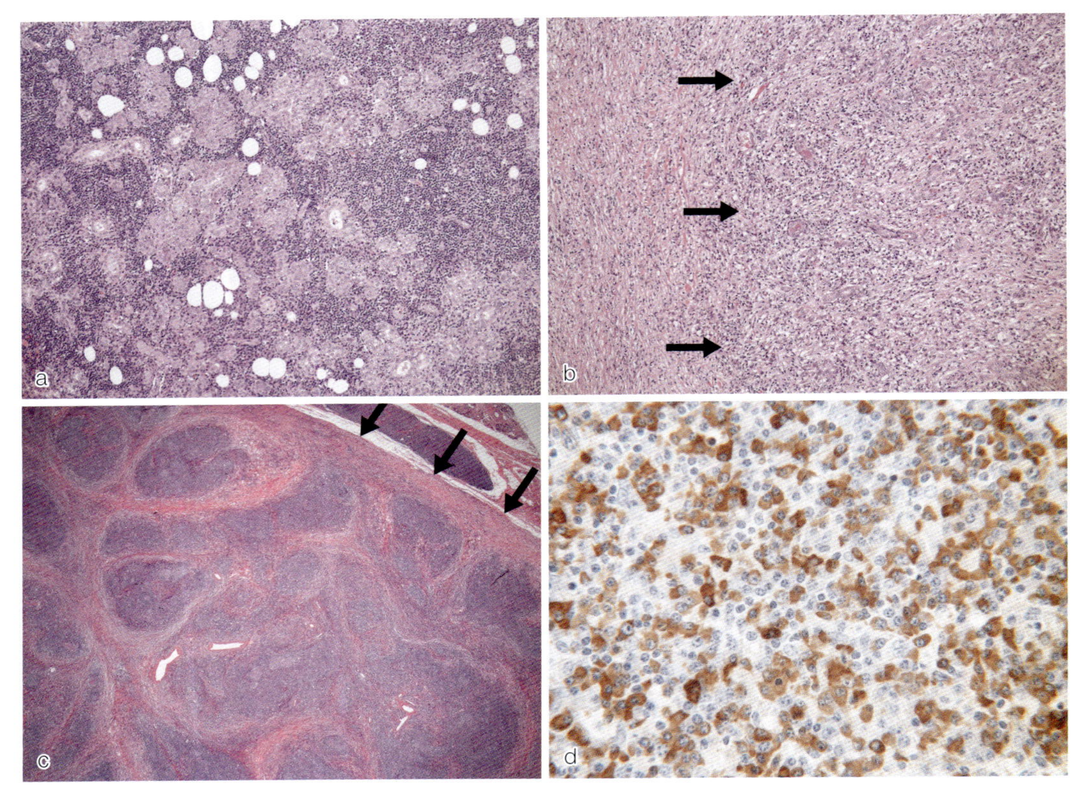

口絵 5 IgG4 関連唾液腺炎の組織所見〔p.60 参照〕

a：腺房細胞が減少し，多数のリンパ球と形質細胞が浸潤している

b：小葉内(右方：境界➡)，小葉間(左方)に花莚様線維化が形成され，内部にはリンパ球，形質細胞が浸潤している

c：小葉間から唾液腺被膜(➡)に及ぶ花莚様線維化により，結節状の病変が形成される

d：多数の IgG4 陽性形質細胞の浸潤(IgG4 免疫染色)

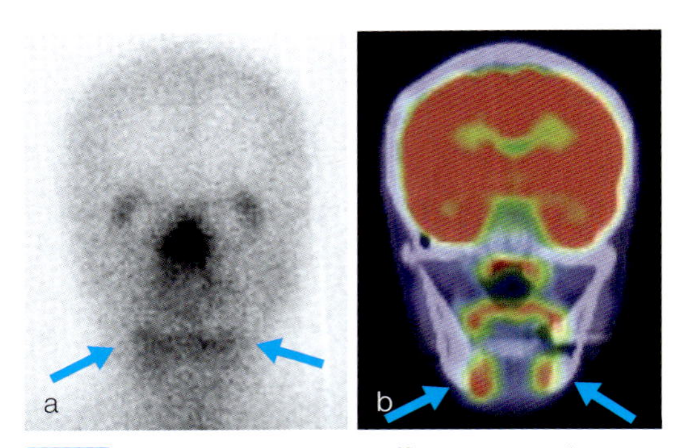

口絵 6 IgG4 関連唾液腺炎の^{67}Ga シンチグラフィと^{18}F-FDG-PET 所見〔p.62 参照〕

同一症例の^{67}Ga シンチグラフィ(a)と^{18}F-FDG-PET(b)の頭頸部部分を示す．両検査とも唾液腺炎を検出することが可能であるが，^{18}F-FDG-PET のほうが感度が良好である

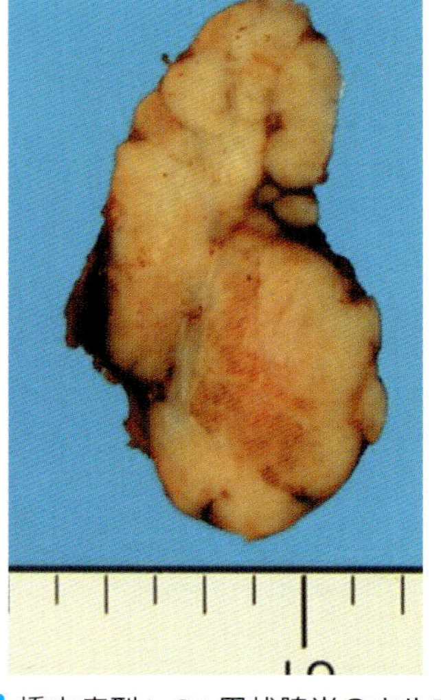

口絵 7 橋本病型 IgG4 甲状腺炎のホルマリン固定後甲状腺割面〔p.73 参照〕

甲状腺の著明なびまん性腫大をきたした橋本病甲状腺炎．ホルマリン固定後の割面はリンパ球浸潤と線維化のため白色調が強い

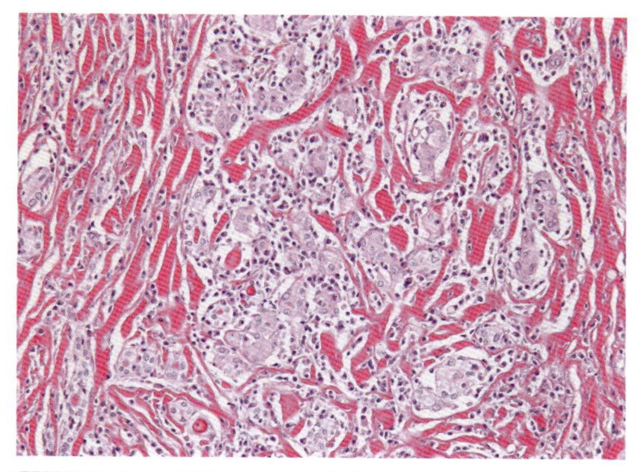

口絵8 橋本病型 IgG4 甲状腺炎の組織所見〔p.73 参照〕

濾胞は好酸性変性と萎縮を示し，コロイド産生の減少（この視野ではコロイドはみられない）を認める．濾胞間にはピンクに染まる膠原線維の増加とリンパ球形質細胞の増加を認める．濾胞周囲性の線維化が IgG4 甲状腺炎の特色である（HE 染色）

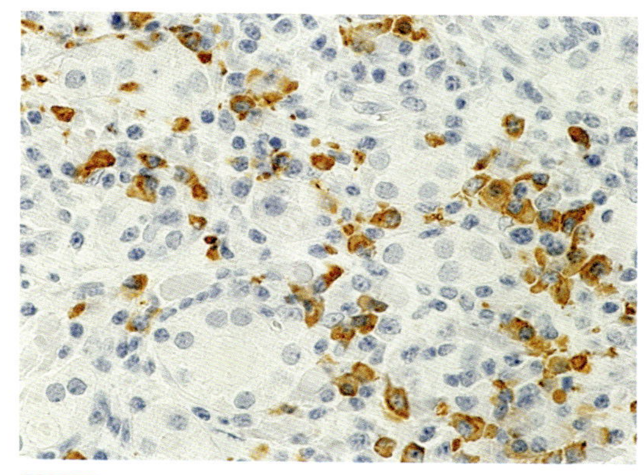

口絵9 橋本病型 IgG4 甲状腺炎にみられた IgG4 陽性形質細胞の増加〔p.73 参照〕

多くの形質細胞の細胞質が褐色の DAB 反応に陽性を示し褐色に染まる．IgG4 をもつ形質細胞であることがわかる．この視野では約 60 個の細胞が陽性で，著明な増加を示す（免疫染色，IgG4：褐色）

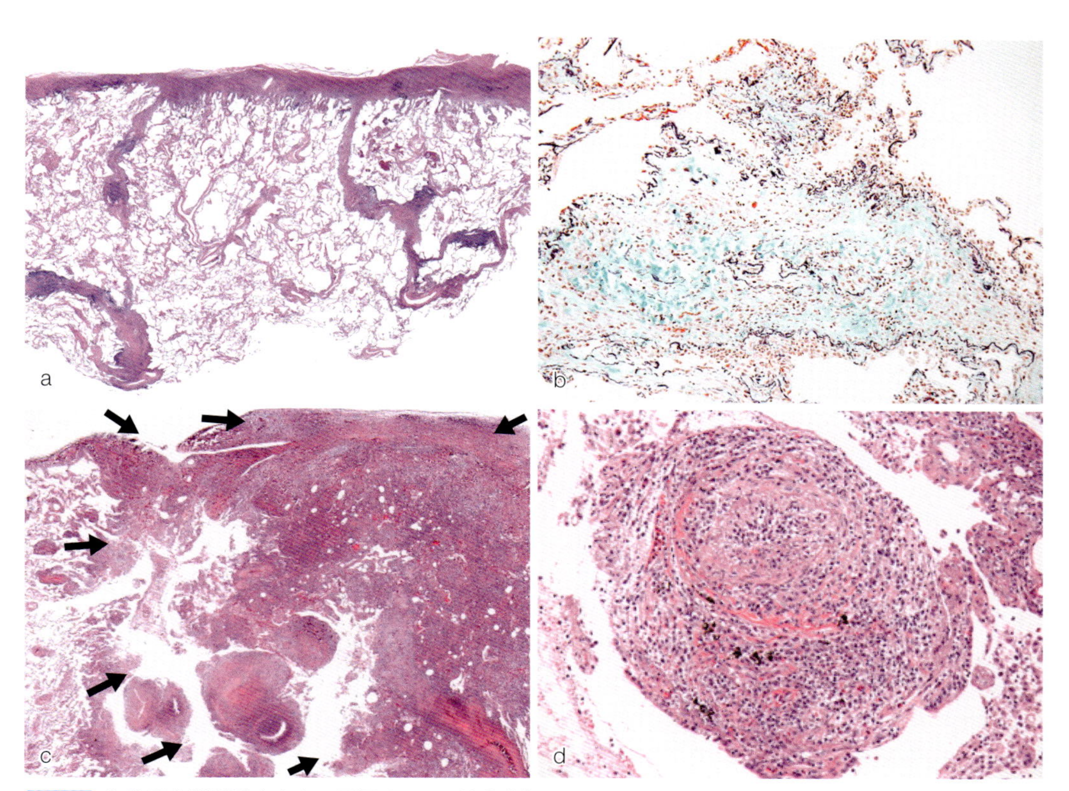

口絵10 多臓器合併例肺病変（HE 所見と EMG 染色像）〔p.83 参照〕

a：肺の広義間質いわゆるリンパ路（気管支や血管の周囲，小葉間，胸膜）を主座とするリンパ球形質細胞浸潤性の活動性線維化病変（気管支血管周囲性タイプ，HE 染色　弱拡大像）
b：小葉間の静脈狭窄病巣（気管支血管周囲性タイプ，EMG 染色　強拡大像）
c：胸膜肥厚を伴う腫瘤性病変（➡：腫瘤性タイプ，HE 染色　弱拡大像）
d：形質細胞，好酸球浸潤を伴う幼若線維化病変による肺動脈の狭窄，閉塞病巣（腫瘤性タイプ，HE 染色　強拡大像）

EMG：Elastica Masson-Goldner

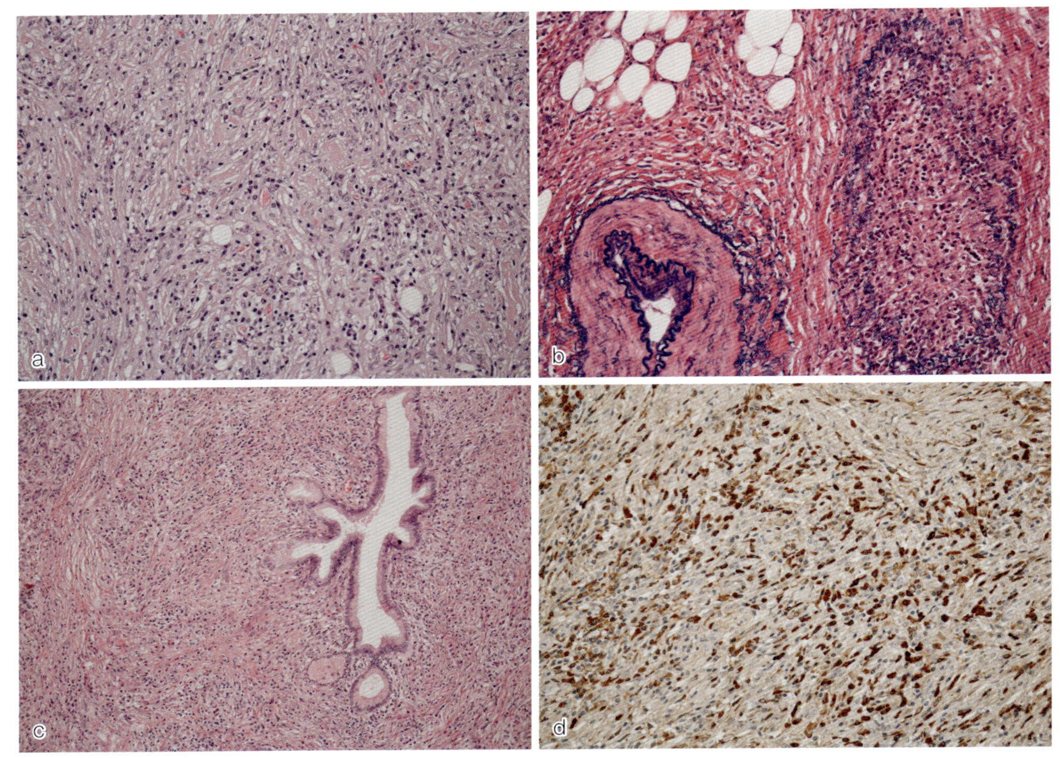

口絵11 1型自己免疫性膵炎の組織所見〔p.93 参照〕

a：花筵様線維化
b：閉塞性静脈炎(右方；左下は併走する動脈，ビクトリアブルー HE 染色)
c：膵管上皮周囲の炎症
d：多数の IgG4 陽性形質細胞(IgG4 免疫染色)

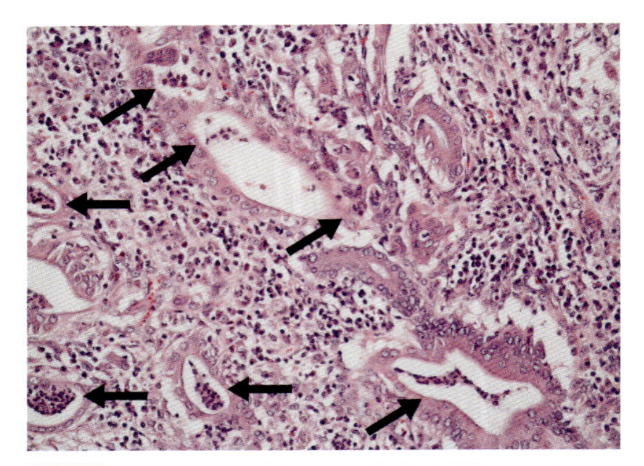

口絵12 2型自己免疫性膵炎の小葉間膵管にみられる GEL〔p.94 参照〕

膵管内腔に好中球浸潤を認める(➡)

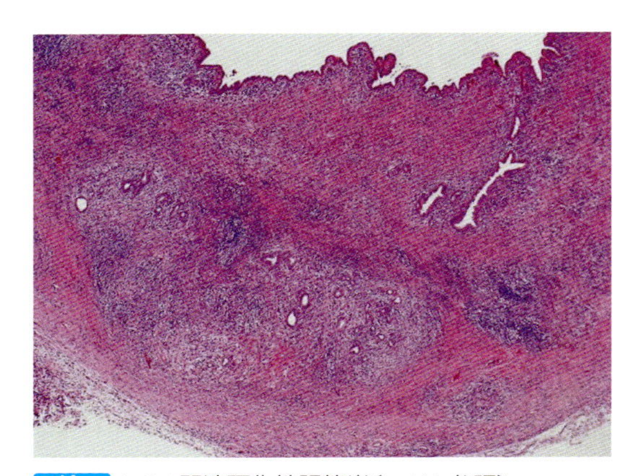

口絵13 IgG4 関連硬化性胆管炎〔p.119 参照〕

胆管壁全体に線維化と炎症細胞浸潤があり，胆管周囲付属腺で目立つ．HE 染色

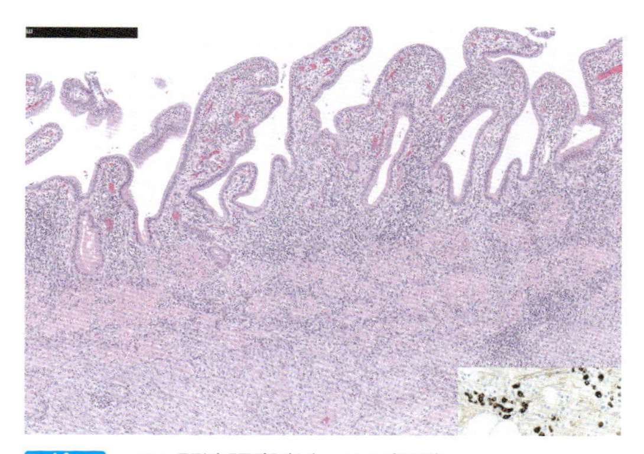

口絵14 IgG4 関連胆嚢炎〔p.119 参照〕
粘膜および漿膜下組織に，リンパ球，形質細胞の浸潤をみる．インセット：IgG4 の免疫染色で陽性リンパ球がみられる

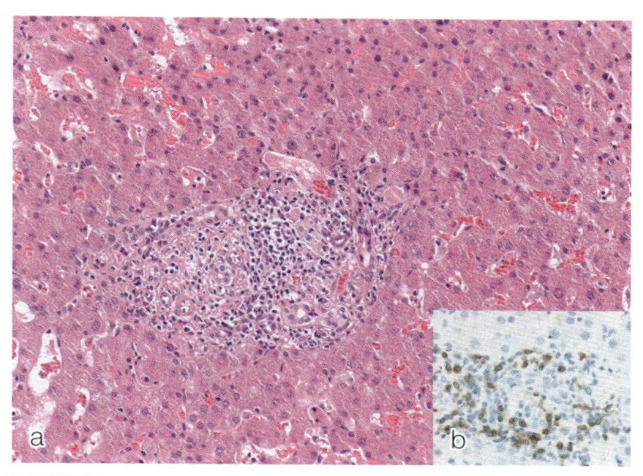

口絵15 IgG4 関連ヘパトパチー〔p.127 参照〕
a：門脈域はやや拡大し，リンパ球，形質細胞の浸潤をみる．HE 染色
b：多数の IgG4 陽性形質細胞をみる．IgG4 免疫染色

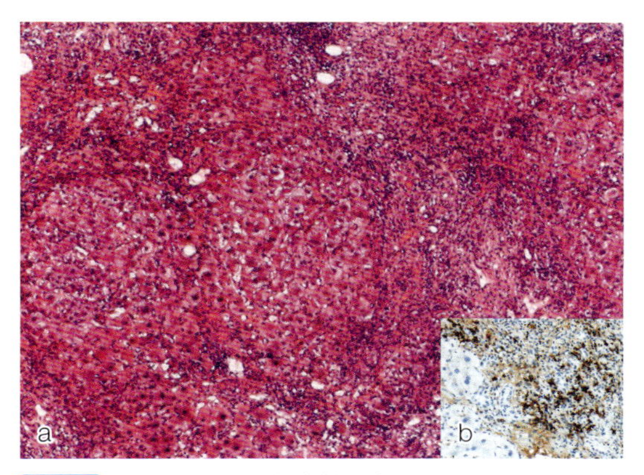

口絵16 IgG4 関連自己免疫性肝炎〔p.127 参照〕
a：高度の肝炎像があり，肝細胞の脱落とインターフェイス肝炎，IgG4 陽性形質細胞浸潤がみられる．HE 染色
b：多数の IgG4 陽性形質細胞をみる．IgG4 免疫染色

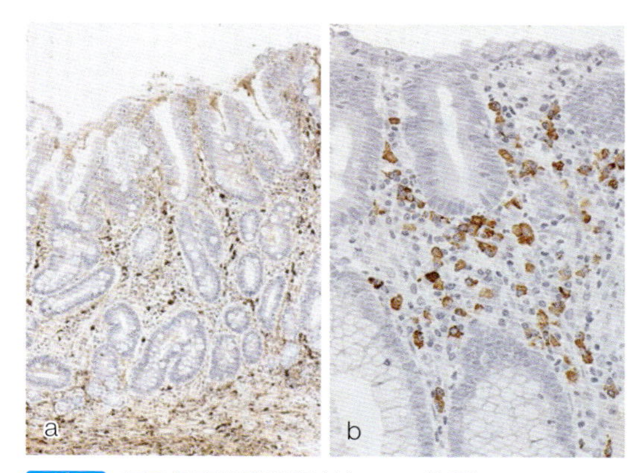

口絵17 自己免疫性膵炎患者〔p.132 参照〕
胃粘膜(a)，大腸粘膜(b)に認められる多数の IgG4 陽性形質細胞浸潤(IgG4 免疫染色)
〔Kamisawa T, et al：A new clinicopathological entity of IgG4-related autoimmune disease. J Gastroenterol 38：982-984, 2003〕

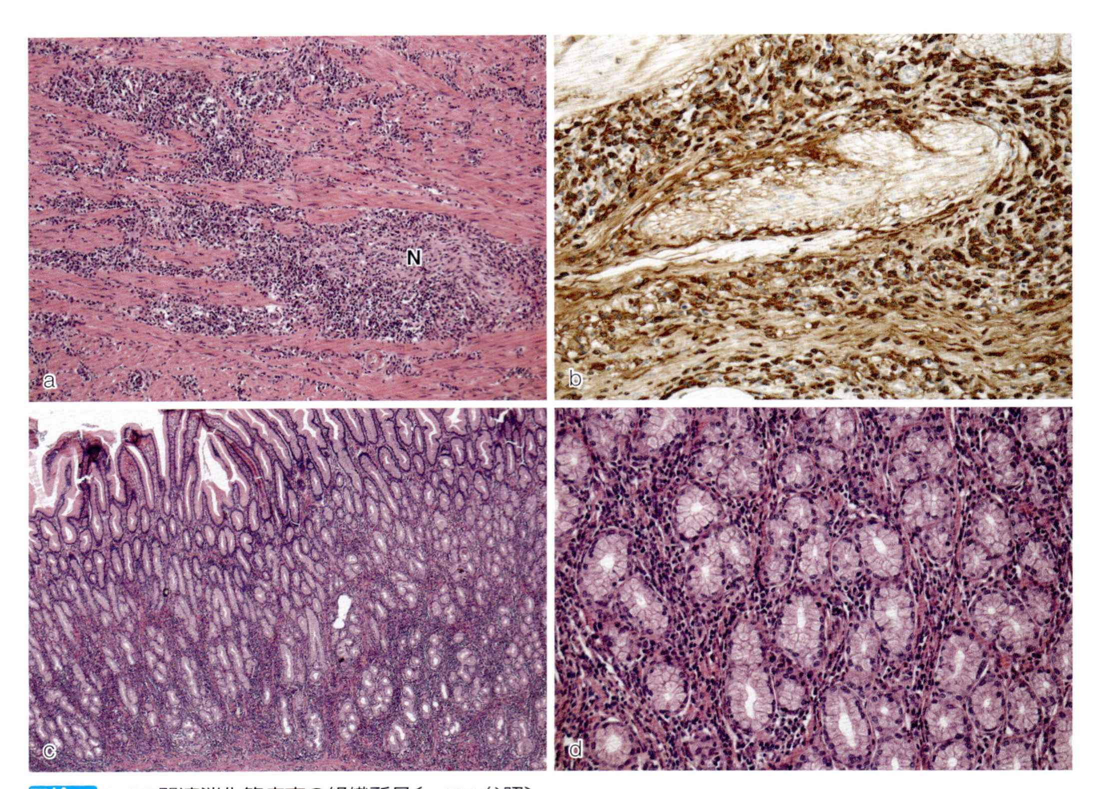

口絵18 IgG4関連消化管病変の組織所見〔p.134参照〕

a：固有筋層において，リンパ球，形質細胞，好酸球が筋状に浸潤している．神経叢（N）周囲への細胞浸潤を伴う

b：多数のIgG4陽性形質細胞の浸潤（IgG4免疫染色）

c・d：粘膜のbottom-heavy plasmacytosis．粘膜深部に多数の形質細胞が浸潤している

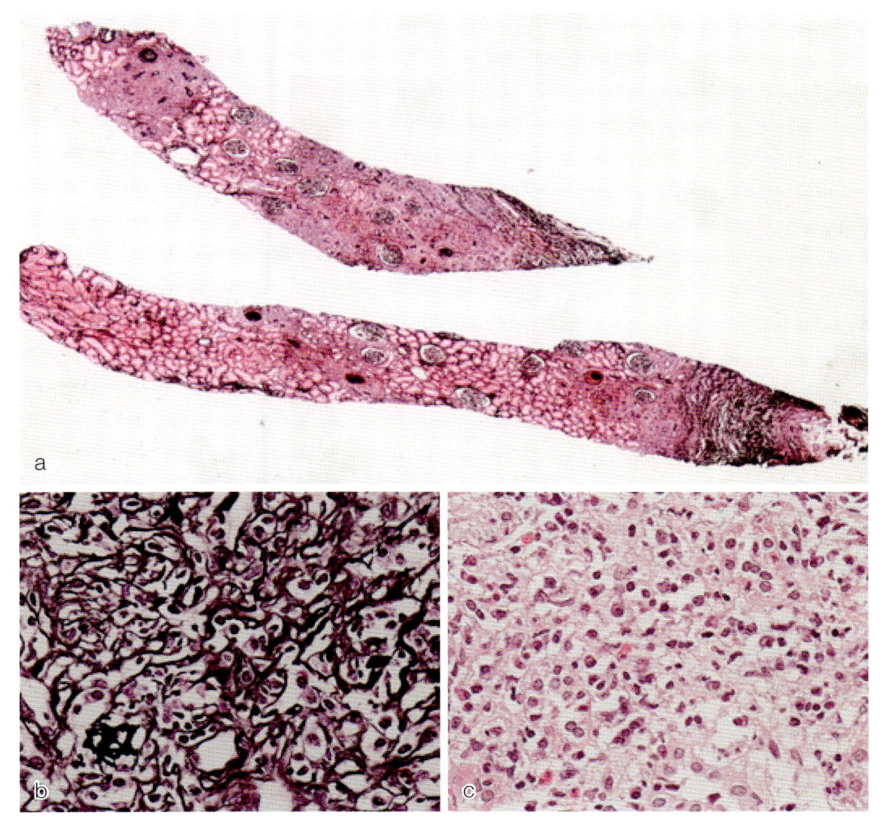

口絵19 IgG4 関連尿細管間質性腎炎の組織像〔p.138 参照〕

a：病変と非病変部が明瞭な境界を形成しながら縞状に分布するのが特徴である（PAM 染色）

b：花筵様線維化（storiform fibrosis, bird's-eye pattern fibrosis；PAM 染色）．通常の線維化よりも膠原線維を多く含むため太い bundle となり，浸潤細胞を取り囲むように分布する

c：浸潤細胞はリンパ球形質細胞が主で，好酸球も混在している（HE 染色）

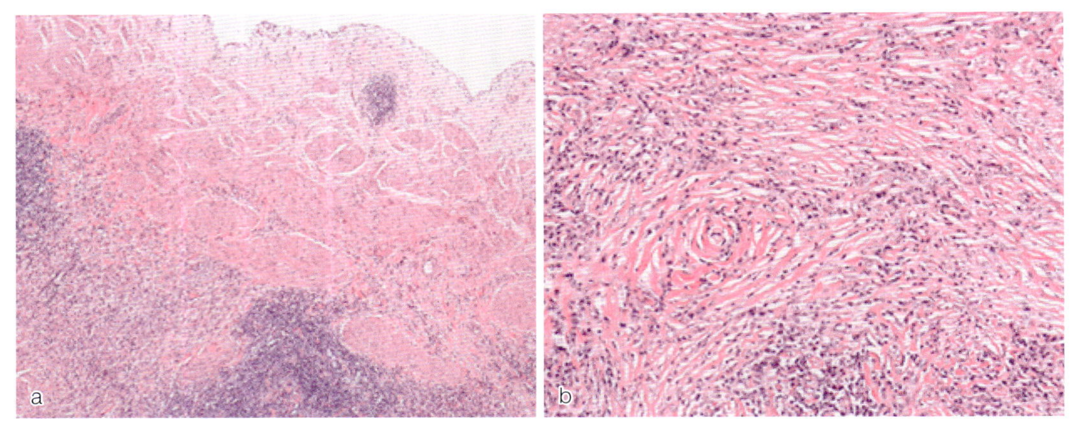

口絵20 IgG4 関連尿管病変の組織像（HE 染色）〔p.139 参照〕

a：尿管壁への炎症細胞浸潤は軽度だが，尿管腫瘤部に炎症細胞浸潤と線維化が認められ，一部リンパ濾胞様である

b：尿管腫瘤部には花筵様線維化を呈し，高度の線維性硬化を呈している

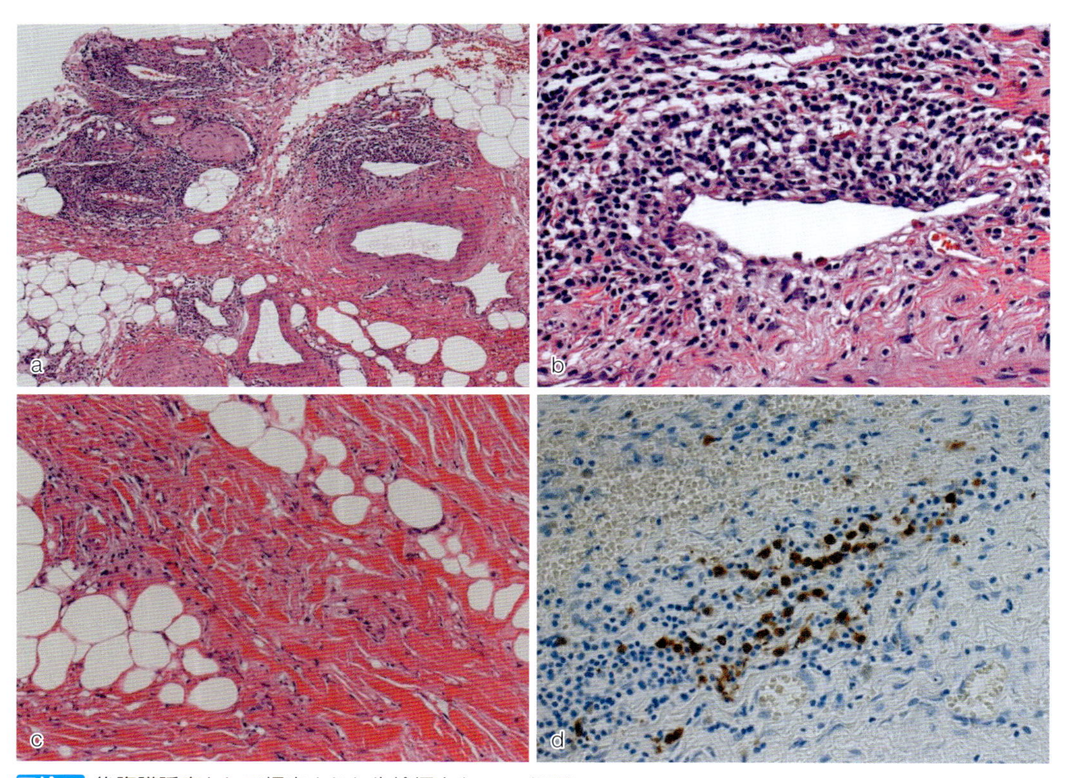

口絵21 後腹膜腫瘤として提出された生検標本〔p.149 参照〕

a：種々の程度の線維増生と炎症細胞浸潤がみられる

b：静脈壁に強いリンパ球，形質細胞の浸潤をみる

c：厚い膠原線維増生部．炎症細胞浸潤は乏しい

d：IgG4 免疫組織化学．ごく一部にみられた IgG4 陽性を示す形質細胞の小集族

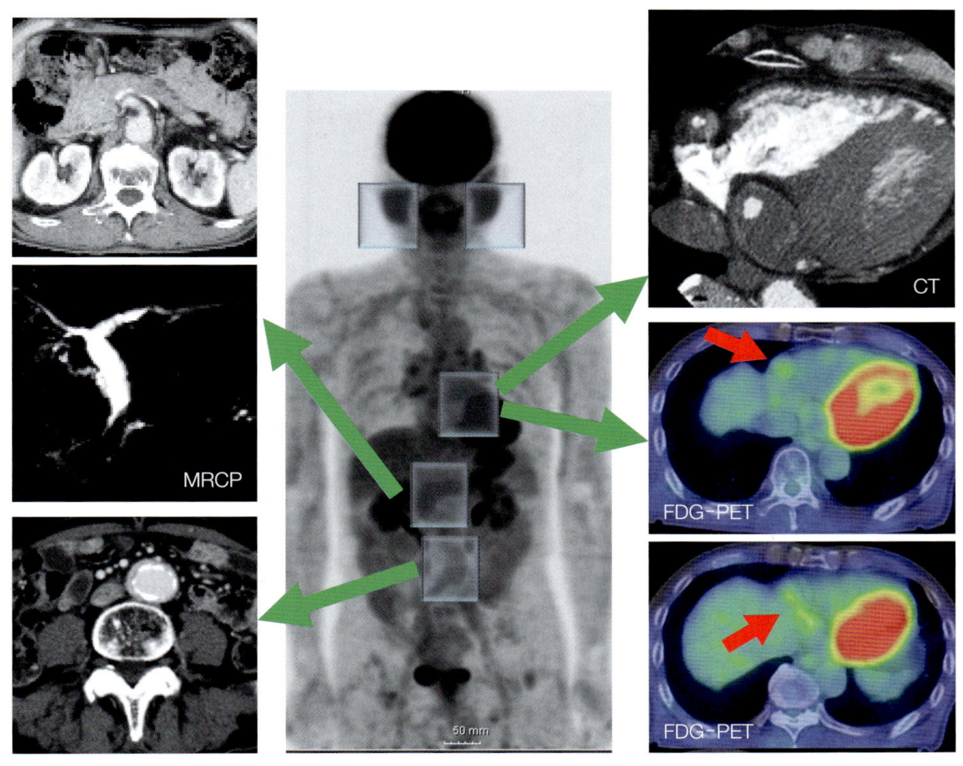

口絵22 自己免疫性膵炎と合併した IgG4 関連動脈周囲炎〔p.157 参照〕

腹部大動脈周囲の肥厚に加えて，冠動脈周囲の著明な肥厚を認める．冠動脈周囲には FDG の取り込みが亢進している

〔石坂信和：多彩な心血管病変．肝胆膵 73：559-565，2016〕

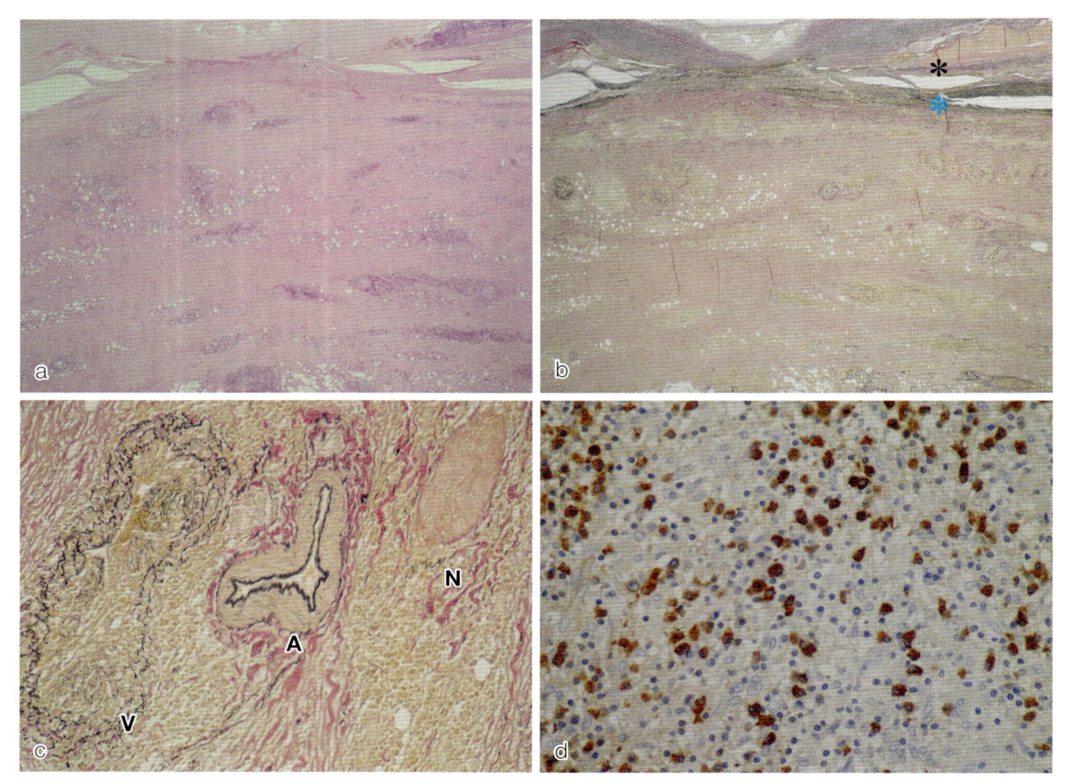

口絵23 IgG4 関連炎症性腹部大動脈瘤〔p.159 参照〕

a：HE 染色，b：EVG 染色．20 倍．中膜（＊＊の間：弾性線維が豊富）の外側の外膜から周囲脂肪組織に高度の線維増生があり，リンパ球形質細胞などの炎症細胞巣が分布する

c：EVG 染色，100 倍．並走する栄養動脈（A）の周囲に，閉塞性静脈炎（V），神経周囲炎（N）がよくみられる

d：IgG4 免疫染色（200 倍）．びまん性に IgG4 陽性形質細胞浸潤がみられる

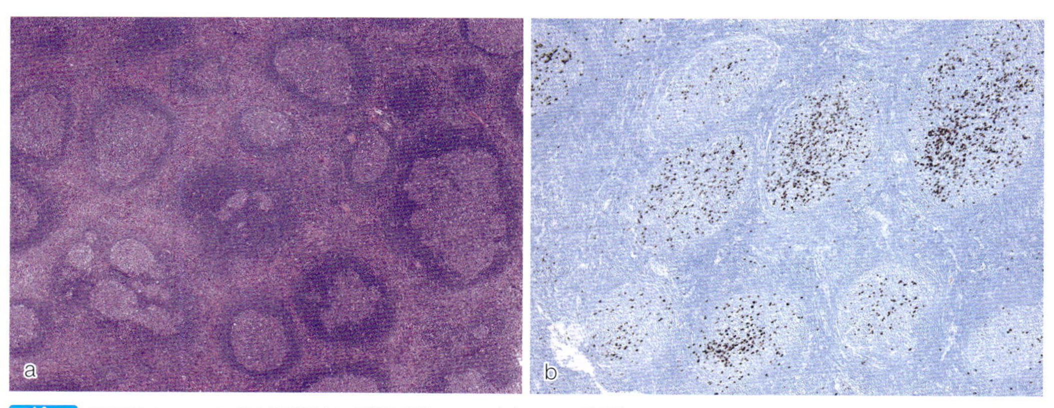

口絵24 PTGC-type：IgG4 関連リンパ節症（Type IV）〔p.168 参照〕

a：リンパ濾胞の過形成とともに，胚中心が断片化した像（PTGC）を伴っている

b：IgG4 免疫染色では，IgG4 陽性細胞は胚中心の中に認められる

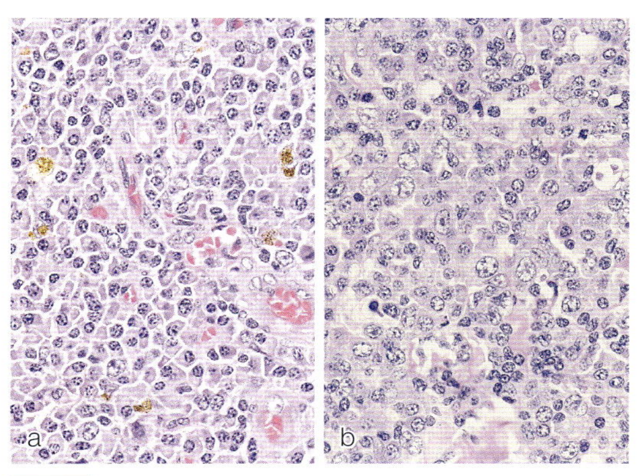

口絵25 plasma cell type Castleman disease（a）とIgG4関連リンパ節症（b）〔p.169 参照〕

a：成熟した形質細胞のシート状増生を認め，ヘモジデリン沈着が目立っている
b：幼若～成熟した形質細胞，免疫芽球，小リンパ球などが混在している．ヘモジデリン沈着は認められない

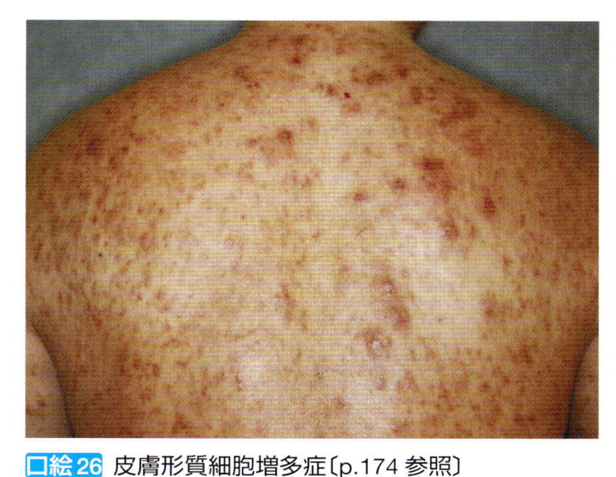

口絵26 皮膚形質細胞増多症〔p.174 参照〕

63歳，男性．痒疹に似た病変．IgG4 1,250 mg/dL．文献1，4と同一症例

〔Tokura Y, et al.：IgG4-related skin disease. Br J Dermatol 171：959-967, 2014〕

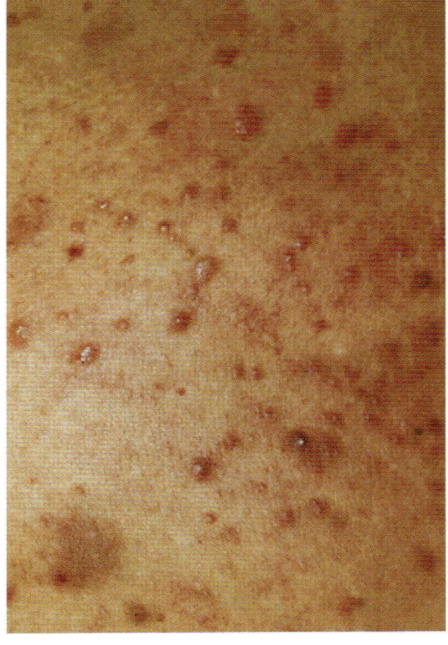

口絵27 乾癬様皮疹〔p.175 参照〕

65歳，男性．IgG4 780 mg/dL．文献1と同一症例

〔Tokura Y, et al.：IgG4-related skin disease. Br J Dermatol 171：959-967, 2014〕

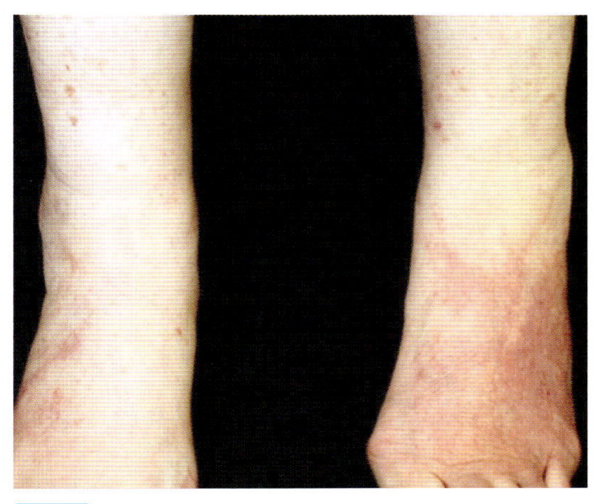

口絵28 高γグロブリン血症性紫斑〔p.176 参照〕

72歳，女性．IgG4 1,240 mg/dL．文献1，18と同一症例

〔Tokura Y, et al.：IgG4-related skin disease. Br J Dermatol 171：959-967, 2014〕

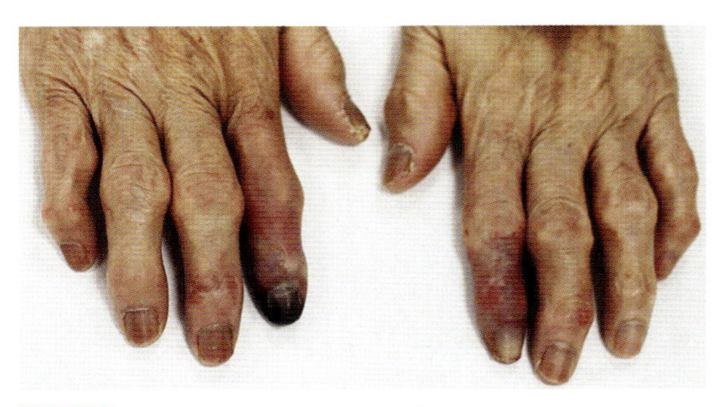

口絵29 虚血性指趾〔p.176 参照〕

72歳，女性．IgG4 1,240 mg/dL．文献1，18と同一症例

〔Tokura Y, et al.：IgG4-related skin disease. Br J Dermatol 171：959-967, 2014〕

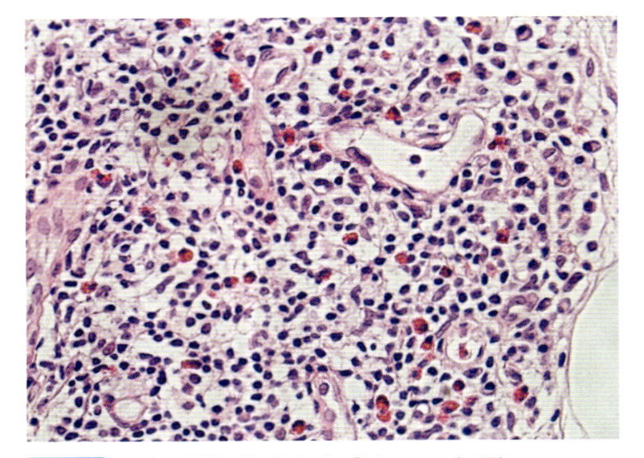

口絵30 皮膚形質細胞増多症 ①〔p.177 参照〕
HE 染色．真皮での形質細胞，リンパ球，好酸球の巣状浸潤．文献 1，4 と同一症例
〔Tokura Y, et al.：IgG4-related skin disease. Br J Dermatol 171：959-967, 2014〕

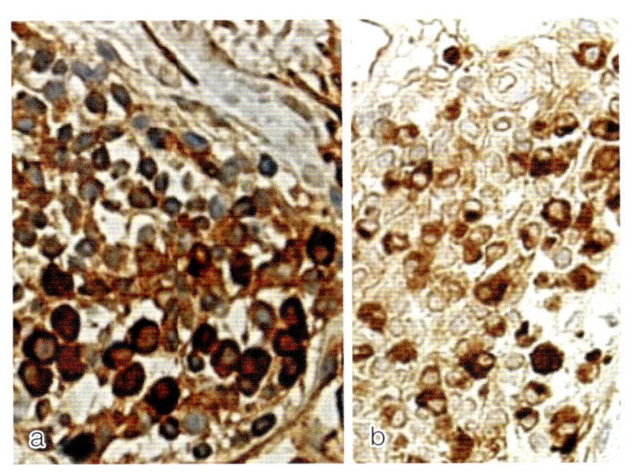

口絵31 皮膚形質細胞増多症 ②〔p.177 参照〕
a：IgG，b：IgG4
免疫組織化学的染色．文献 1 と同一症例
〔Tokura Y, et al.：IgG4-related skin disease. Br J Dermatol 171：959-967, 2014〕

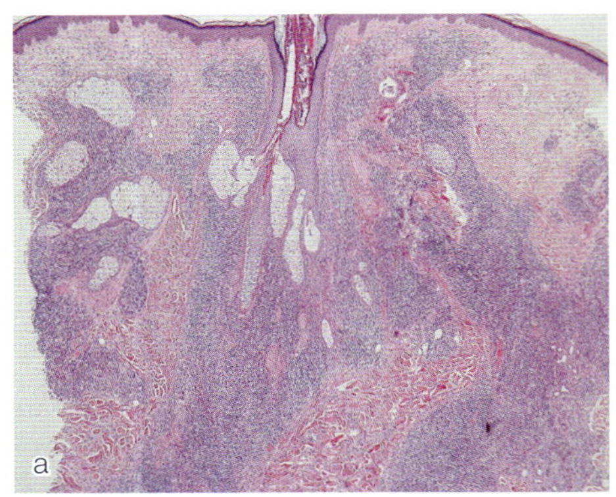

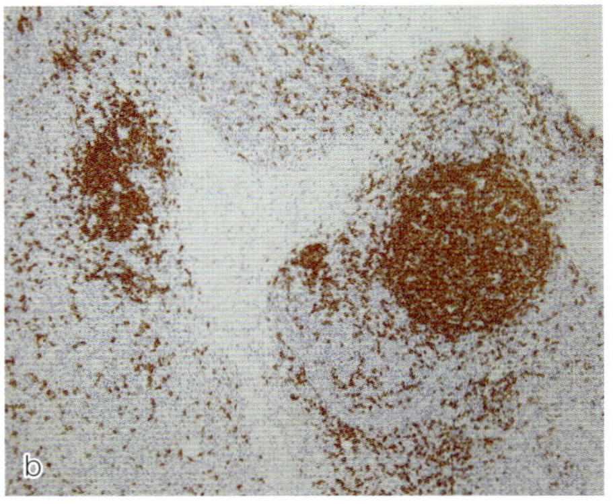

口絵32 皮膚偽リンパ腫〔p.178 参照〕
a：HE 染色．真皮の巣状リンパ球浸潤．b：CD20 免疫染色．リンパ濾胞に B 細胞浸潤．文献 1 と同一症例
〔Tokura Y, et al.：IgG4-related skin disease. Br J Dermatol 171：959-967, 2014〕

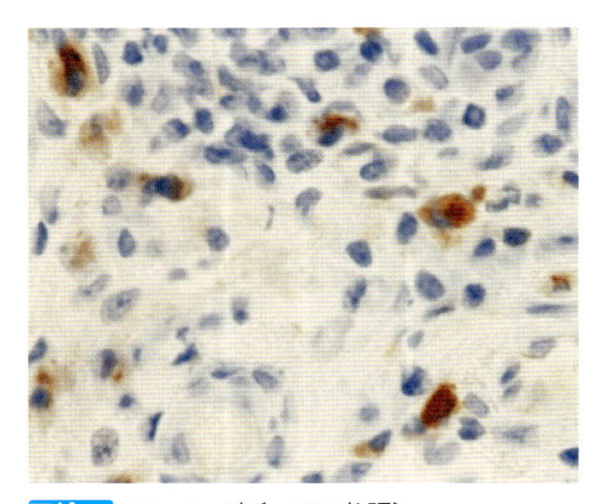

口絵33 Mikulicz 病〔p.178 参照〕
小唾液腺近傍の IgG4 陽性形質細胞の免疫染色
〔Tokura Y, et al.：IgG4-related skin disease. Br J Dermatol 171：959-967, 2014〕

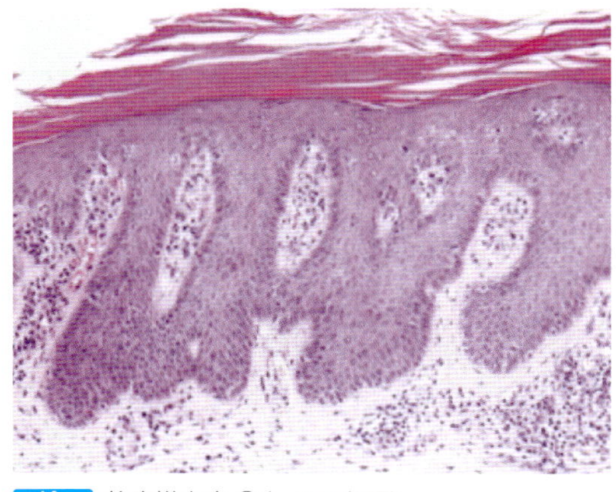

口絵34 乾癬様皮疹 ①〔p.179 参照〕
HE 染色．表皮突起の棍棒状延長．文献 1 と同一症例
〔Tokura Y, et al.：IgG4-related skin disease. Br J Dermatol 171：959-967, 2014〕

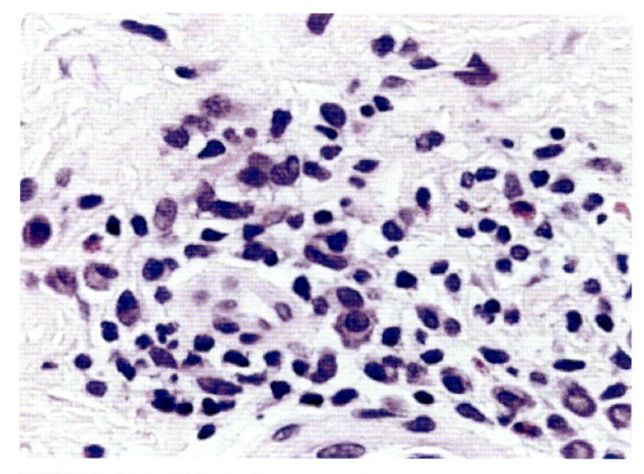

口絵35 乾癬様皮疹 ②〔p.179 参照〕

HE 染色．真皮上層の血管周囲性に浸潤する形質細胞．文献 1 と同一症例

〔Tokura Y, et al.：IgG4-related skin disease. Br J Dermatol 171：959-967, 2014〕

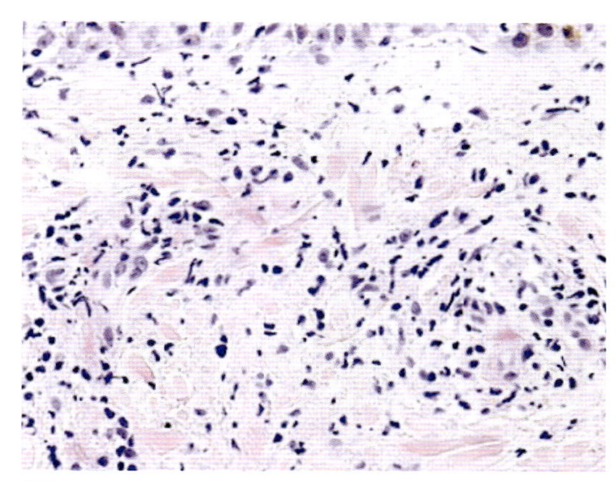

口絵36 高γグロブリン血症性紫斑 ①〔p.179 参照〕

HE 染色．真皮上層の核破砕性血管炎．文献 1，18 と同一症例

〔Tokura Y, et al.：IgG4-related skin disease. Br J Dermatol 171：959-967, 2014〕

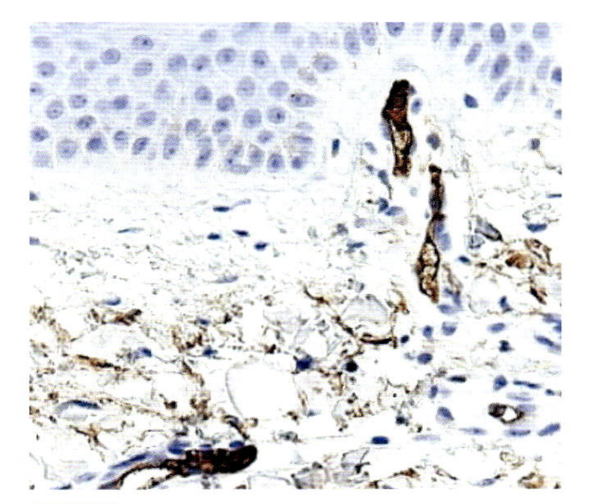

口絵37 高γグロブリン血症性紫斑 ②〔p.179 参照〕

IgG4 免疫染色．真皮上層の血管壁で沈着．文献 1，18 と同一症例

〔Tokura Y, et al.：IgG4-related skin disease. Br J Dermatol 171：959-967, 2014〕

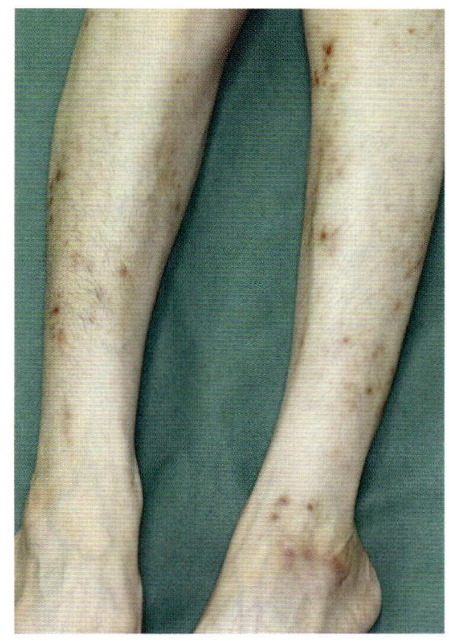

口絵38 40 代女性の下肢にみられた多発する痒疹様結節〔p.182 参照〕

数年間痒疹として very strong クラスのステロイド外用薬を使用するが改善せず．右涙腺に結節病変があり生検で IgG4-RD と診断．皮膚生検でも IgG4 陽性形質細胞浸潤があり，IgG4 関連皮膚疾患と診断された．0.5 mg/kg のステロイド内服により涙腺，皮膚病変とも改善した．文献 26 と同一症例

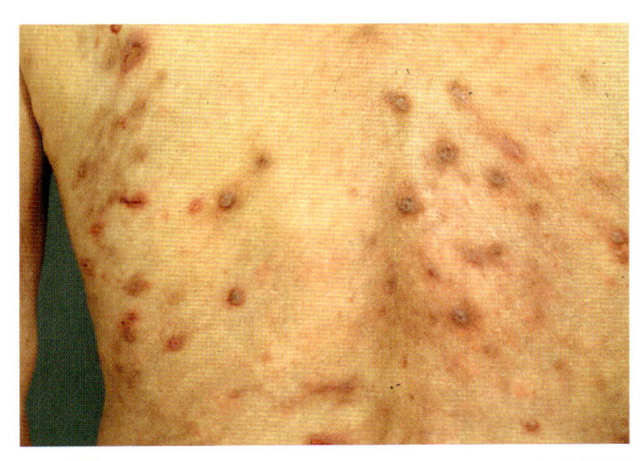

口絵39 70 代男性の体幹にみられた多発する痒疹様結節〔p.182 参照〕

腎病変あり．10 年間痒疹として strongest～very strong クラスのステロイド外用薬を使用されたが皮疹はほとんど改善しなかった．文献 27 の症例 5 と同一症例

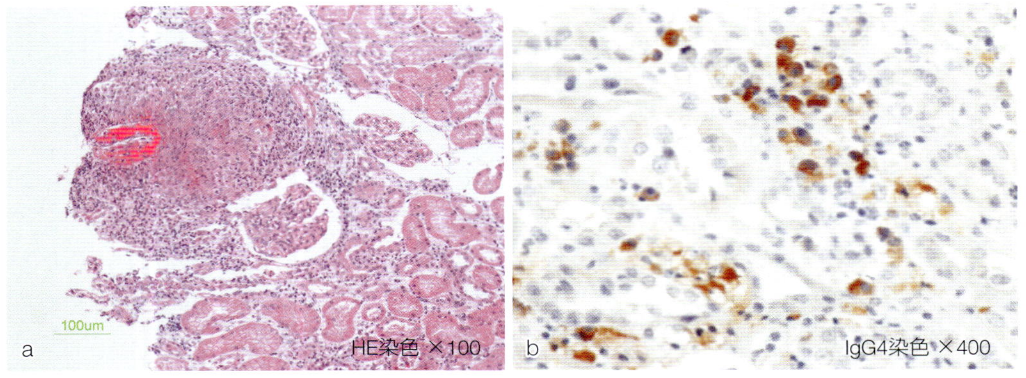

口絵40 好酸球性多発血管炎性肉芽腫症〔p.193 参照〕

腎生検所見

a：フィブリノイド壊死を伴う血管炎と周囲の肉芽腫形成を認める

b：多数の IgG4 陽性形質細胞を認める（IgG4 免疫染色）

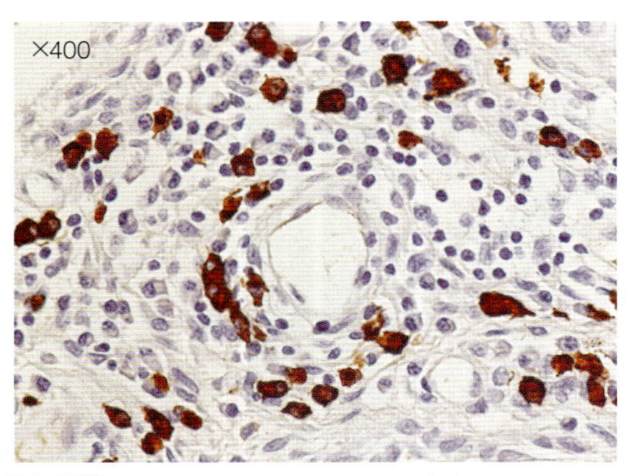

口絵41 関節リウマチ滑膜における多数の IgG4 陽性形質細胞浸潤〔p.194 参照〕

IgG4 免疫染色

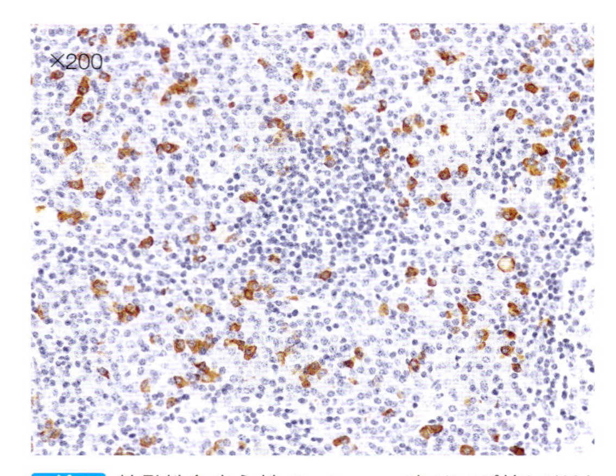

口絵42 特発性多中心性 Castleman 病リンパ節における多数の IgG4 陽性形質細胞浸潤〔p.195 参照〕

IgG4 免疫染色

改訂第２版序文

IgG4関連疾患(IgG4-related disease：IgG4-RD)は，自己免疫性膵炎(autoimmune pancreatitis：AIP)とともにわが国から発信された疾患であり，第1回IgG4-RD国際シンポジウム(2011年)において疾患概念や疾患名のコンセンサスが得られてから，約10年が経過しつつあります．この間，疾患概念の普及に伴い，包括診断基準をはじめ，涙腺・唾液腺炎(Mikulicz病)，AIP，硬化性胆管炎，後腹膜線維症，腎，呼吸器，循環器，中枢神経，内分泌病変などに対する臓器特定的診断基準が策定されてきました．また1型AIP，IgG4関連硬化性胆管炎においては，わが国独自の診療ガイドラインの策定・改訂などもなされてきました．これらの研究はIgG4-RDを対象とする厚生労働省難治性疾患研究班と関連学会によるオールジャパン体制で進められ，世界に発信されてきました．さらに第3回IgG4-RD国際シンポジウム(2017年2月)では，日本と欧米間で多中心性Castleman病(multi-centric Castleman disease)に対する認識の違いがあるとはいえ，マサチューセッツ総合病院(MGH)のStone教授から特異度をより重視した分類基準(Classification Criteria)が提案され，国際的多施設共同研究のValidation studyにより特異度・感度ともに優れた診断能をもつことが示されました(2019年9月)．

治療においては，現状ではステロイドが第一選択であるものの，難治例や再燃例などにおける臓器ごとの最適な治療法についてのコンセンサスは得られつつあるも，いまだ確立されておらず，今後の課題です．

一方，いまだ病因病態は不明であるものの，GWASによる疾患関連遺伝子，新規標的抗原，自然免疫系異常など，解明に関する研究の進歩もみられており，病因解明も近い将来なされるものと思われます．わが国でも，今後国際的な共同研究・共同治験ができるように，AMEDプラットフォームによるIgG4-RDレジストリが構築され，厚労省難治性疾患研究班と関連学会を中心として，エビデンスの高い前向きの研究体制が整いつつあります．

以上を背景に，今般，本書が改訂上梓されることは，実に時宜を得た企画であり，企画・編集・執筆にあたられた関係各位に深く感謝致します．執筆陣は初版と同じく，本疾患の診療や研究において，これまで世界を牽引してきたわが国を代表する第一線の研究者や新進気鋭の研究者であり，最新の情報が網羅された内容となっています．研究だけでなく日常診療における成書としても不足はないものと，初版と同じく内心自負しております．本書により本疾患がさらに深く理解され，診療の質が向上することにより，患者さんのQOLに資すれば，編集主幹として望外な喜びであります．

最後に本書の改訂にあたり，企画から出版まで御尽力いただいた「診断と治療社」編集部の皆様に深謝致します．

令和元年9月

編集主幹

関西医科大学医学部内科学第三講座　**岡崎和一**

松本歯科大学歯学部内科学　**川　茂幸**

初版序文

IgG4関連疾患(IgG4-related disease：IgG4-RD)は，種々の免疫異常や血中IgG4高値に加え，膵，肝胆，唾液腺・涙腺，後腹膜腔など，全身臓器に線維化とIgG4陽性形質細胞浸潤，閉塞性静脈炎などを認める原因不明の特異な疾患群として，わが国より発信された新しい疾患概念です．2011年10月の第1回国際シンポジウム(International Symposium on IgG4-related disease)では，わが国から提唱された包括的名称であるIgG4-RDとともに各臓器病変の名称のコンセンサスも得られました．しかしながら，類似しているとはいえ，臨床病理像は臓器ごとに多少異なり，包括診断基準だけでは診断困難な臓器病変もあることより各臓器の特異性をふまえた臓器診断基準も提唱されつつあります．また治療においては，ステロイドが第一選択であるものの，難治例や再燃例などにおける臓器ごとの最適な治療法についての国際的コンセンサスはいまだ得られていないのが現状です．さらに病因・病態解明の研究は今後の大きな課題でもあります．折しも，本疾患は2015年7月より新たな難治性疾患として厚労省から指定され，臨床の現場からは本疾患の病態，診断，予後に関する領域横断的な最新情報が求められています．

以上を背景に，今般，本書が上梓されることは実に時宜を得た企画であり，企画・編集・執筆にあたられた関係各位に深く感謝致します．執筆陣は本疾患の診療や研究において，これまで世界を牽引してきたわが国を代表する第一線の研究者ばかりであり，最新の情報が網羅された内容となっています．研究だけでなく日常診療における成書としても不足はないものと内心自負しております．本書により本疾患が深く理解され，診療の質が向上することにより患者さんのQOLが改善すれば，編集主幹として望外な喜びであります．

最後に本書の企画から出版まで御尽力いただいた「診断と治療社」編集部の皆様に深謝致します．

平成27年8月

編集主幹

関西医科大学医学部内科学第三講座　**岡崎和一**

信州大学総合健康安全センター　**川　茂幸**

執筆者一覧

■ 編集主幹（50 音順）

岡崎　和一　関西医科大学医学部内科学第三講座
川　茂幸　松本歯科大学歯学部内科学

■ 編集（50 音順）

神澤　輝実　がん・感染症センター都立駒込病院消化器内科
川上　純　長崎大学大学院医歯薬学総合研究科先進予防医学共同専攻リウマチ・膠原病内科学分野
川野　充弘　金沢大学附属病院リウマチ・膠原病内科
髙橋　裕樹　札幌医科大学医学部免疫・リウマチ内科学
中島　衡　福岡大学医学部腎臓・膠原病内科
能登原憲司　倉敷中央病院病理診断科

■ 執筆（50 音順）

赤水　尚史　和歌山県立医科大学内科学第一講座
新倉　則和　相澤病院消化器病センター
石坂　信和　大阪医科大学循環器内科
伊藤　鉄英　福岡山王病院肝臓・胆のう・膵臓内科
乾　和郎　藤田医科大学ばんたね病院消化器内科
井上　大　金沢大学附属病院放射線科
内田　一茂　高知大学医学部消化器内科学
梅原　久範　市立長浜病院リウマチ・膠原病内科
梅村　武司　信州大学医学部内科学第二教室
大島　浩一　岡山医療センター眼科
太田　正穂　信州大学医学部内科学第二教室
大原　弘隆　名古屋市立大学大学院地域医療教育学
岡崎　和一　関西医科大学医学部内科学第三講座
折口　智樹　長崎大学大学院医歯薬学総合研究科保健学専攻理学療法学分野
覚道　健一　和泉市立総合医療センター病理／甲状腺疾患センター
笠島　里美　金沢大学大学院医薬保健研究域保健学系病態検査学
神澤　輝実　がん・感染症センター都立駒込病院消化器内科
川　茂幸　松本歯科大学歯学部内科学
川上　純　長崎大学大学院医歯薬学総合研究科先進予防医学共同専攻リウマチ・膠原病内科学分野
川上　聡　信州大学医学部画像医学教室
川野　充弘　金沢大学附属病院リウマチ・膠原病内科
河邉　顕　国立病院機構九州医療センター消化器内科
菊田　和宏　東北大学大学院消化器病態学分野
木下　秀文　関西医科大学腎泌尿器外科学講座
久保　惠嗣　長野県立病院機構（信州大学名誉教授）
窪田　賢輔　横浜市立大学附属病院内視鏡センター
児玉　裕三　神戸大学大学院医学研究科内科学講座消化器内科学分野
後藤　浩　東京医科大学臨床医学系眼科学分野
小山　貴　倉敷中央病院放射線診断科

佐伯　敬子	長岡赤十字病院内科
佐藤　康晴	岡山大学大学院保健学研究科病態情報科学領域
塩川　雅広	京都大学大学院医学研究科消化器内科学講座
島津　　章	草津総合病院先進医療センター
下瀬川　徹	みやぎ県南中核病院
住田　孝之	筑波大学医学医療系膠原病リウマチアレルギー内科学
曽我部由香	三豊総合病院眼科
髙橋　裕樹	札幌医科大学医学部免疫・リウマチ内科学
高比良雅之	金沢大学附属病院眼科
竹島　　健	和歌山県立医科大学内科学第一講座
田中　　篤	帝京大学医学部内科学講座
田中　廣壽	東京大学医科学研究所附属病院アレルギー免疫科
坪井　洋人	筑波大学医学医療系膠原病リウマチアレルギー内科学
寺崎　泰弘	日本医科大学大学院解析人体病理学
土岐　文武	土岐医院
戸倉　新樹	浜松医科大学皮膚科学
豊田　圭子	東京慈恵会医科大学附属第三病院放射線部
中沢　貴宏	名古屋市立大学大学院消化器・代謝内科学
中島　　衡	福岡大学医学部腎臓・膠原病内科
長田　道夫	筑波大学医学医療系生命医科学域腎・血管病理学
中沼　安二	福井県済生会病院病理診断科
中村　誠司	九州大学大学院歯学研究院口腔顎顔面病態学講座顎顔面腫瘍制御学分野
西　　愼一	神戸大学大学院医学研究科腎臓内科
西野　隆義	東京女子医科大学附属八千代医療センター消化器内科
西原　永潤	隈病院内科
能登原憲司	倉敷中央病院病理診断科
濱口　儒人	金沢大学医薬保健研究域医学系皮膚分子病態学
浜野　英明	信州大学医学部附属病院医療情報部
原　　怜史	金沢大学医薬保健研究域医学系医学教育研究センター
平野　賢二	東京高輪病院消化器内科
福嶋　敬宜	自治医科大学医学部病理学講座・病理診断部
藤永　康成	信州大学医学部画像医学教室
正木　康史	金沢医科大学血液免疫内科学
正宗　　淳	東北大学大学院消化器病態学分野
松井　祥子	富山大学保健管理センター
森山　雅文	九州大学大学院歯学研究院口腔顎顔面病態学講座顎顔面腫瘍制御学分野
八木　宏明	静岡県立総合病院皮膚科
山本　　洋	信州大学医学部内科学第一教室
山本　元久	東京大学医科学研究所附属病院アレルギー免疫科
吉野　　正	岡山大学大学院医歯薬学総合研究科病理学分野（腫瘍病理／第二病理）
李　　亜瓊	Department of Pathology, Shandong Provincial Hospital Affiliated to Shandong University
渡邉　貴之	信州大学医学部内科学第二教室

目 次

Ⅲ IgG4 関連疾患の鑑別

■ IgG4 関連疾患各診断基準・手引き，分類基準

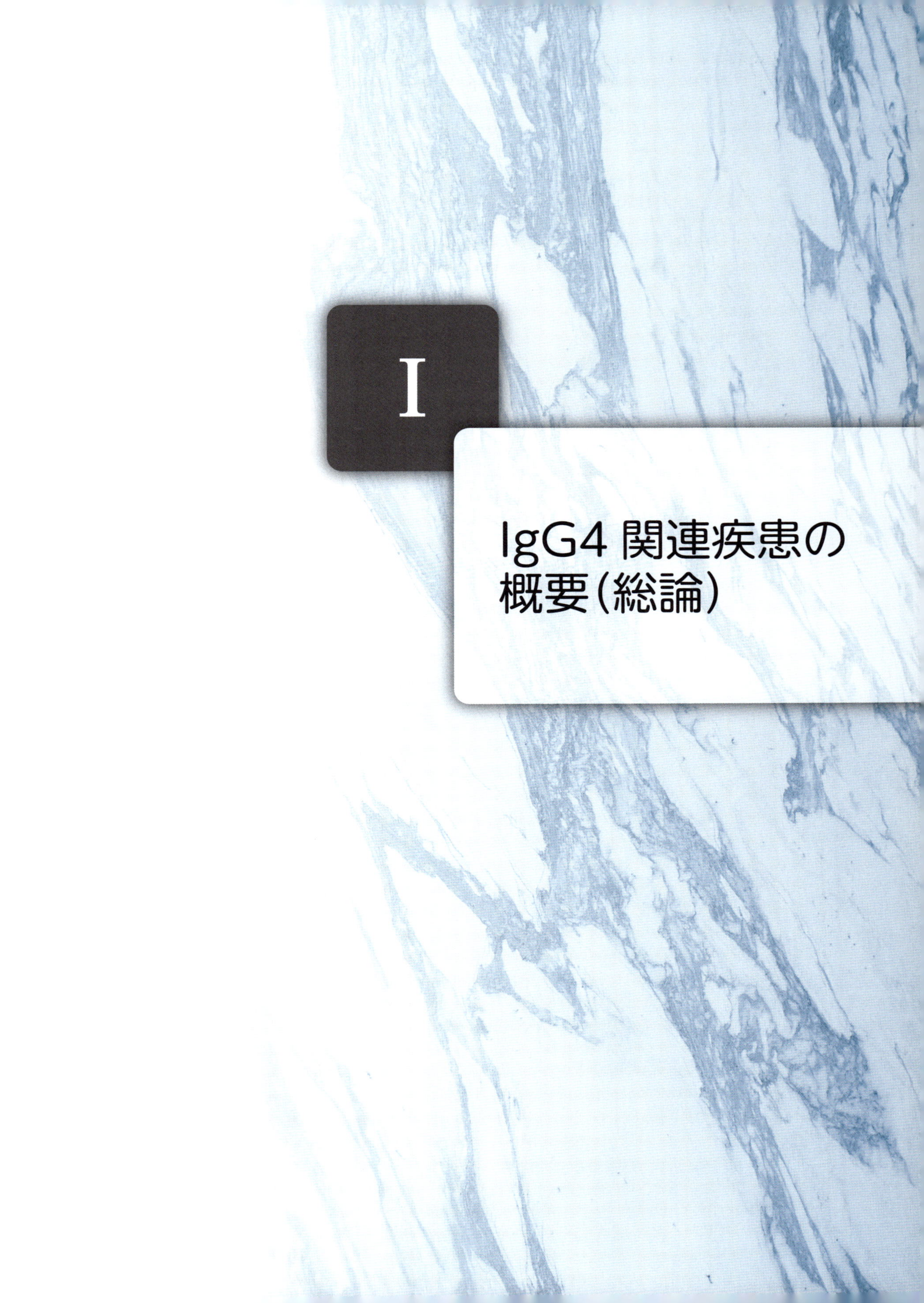

I

IgG4関連疾患の概要（総論）

1 IgG4関連疾患の概念と病態生理

1. IgG4関連疾患の概念

IgG4関連疾患（IgG4-related disease：IgG4-RD）は高齢男性に多く，自己免疫異常や血中IgG4高値に加え，同時性あるいは異時性に膵，肝胆，涙腺・唾液腺，後腹膜腔など，全身諸臓器の腫大や結節・肥厚性病変などを認める原因不明の特異な疾患群と考えられている[1,2]（図1）[3]．

罹患臓器には中枢神経系[4〜6]，涙腺・唾液腺（Mikulicz病）[2,7]，甲状腺[8〜11]，呼吸器[12〜14]，膵臓〔自己免疫性膵炎（autoimmune pancreatitis：AIP）〕[15〜20]，胆管（硬化性胆管炎）[21]，肝臓[22]，消化管[23,24]，腎臓[25,26]，前立腺[27]，後腹膜腔[1〜3,7,18,28〜32]，リンパ節[1〜3,7,18,28〜32]，動脈[33〜36]，皮膚[37]，乳腺[38,39]などの報告がある（図2）[18]．臨床像は臓器ごとに異なり，AIP，硬化性胆管炎，後腹膜線維症などでは，著しい線維化による臓器障害が臨床的に問題となる一方で，リンパ節や涙腺腫大病変では，線維化はほとんど認めない．

病理組織学的にはリンパ球とIgG4陽性形質細胞の著しい浸潤と線維化を特徴とし，予後は不明であるが，臨床的には各臓器病変により異なった症状を呈し，肝・胆・膵病変における閉塞性黄疸，後腹膜病変における水腎症，呼吸器病変における呼吸器症状など，時に重篤な合併症を伴うこ

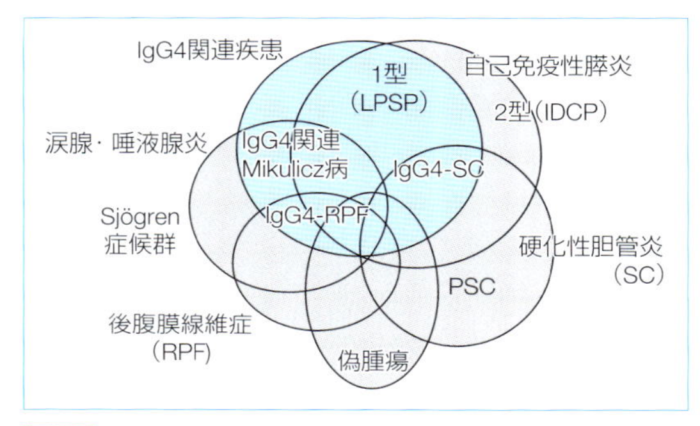

図1 IgG4関連疾患の概念図
〔Kamisawa T, et al.：Autoimmune pancreatitis：proposal of IgG4-related sclerosing disease. J Gastroenterol 41：613-625, 2006. より引用一部改変〕

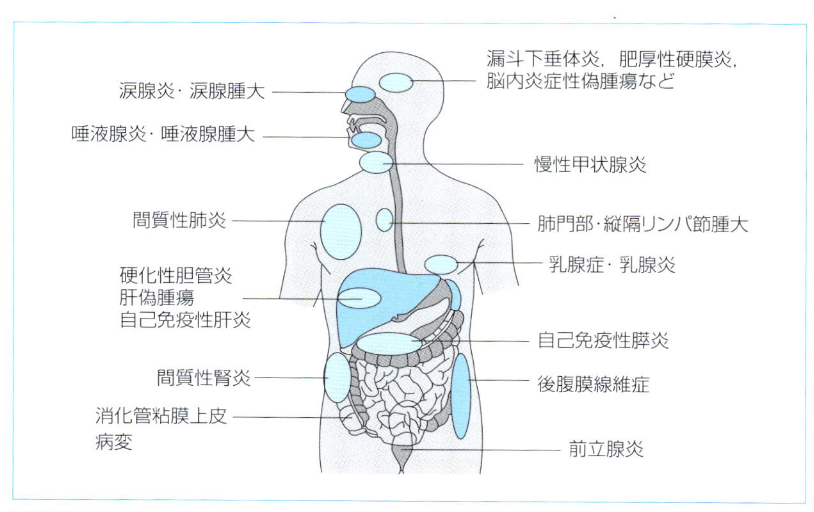

図2 IgG4関連疾患の各臓器病変
〔Okazaki K, et al.：Recent advances in the concept and diagnosis of autoimmune pancreatitis and IgG4-related disease. J Gastroenterol 46：277-288, 2011. より引用一部改変〕

とがある．各臓器病変の詳細については他項を参照されたい．

本疾患は，高 IgG4 血症や臨床・病理組織所見などより総合的に診断できることが多いが，各臓器の悪性腫瘍（癌，悪性リンパ腫など）や類似疾患〔Sjögren 症候群，原発性硬化性胆管炎（primary sclerosing cholaugitis：PSC），気管支喘息，Castleman 病など〕を除外することが必要である．ステロイド治療の有効なことが多いため，膵，後腹膜，中枢神経病変など組織診の難しい臓器では，ステロイド効果を認める場合，本症の可能性も考えられる．しかしながら感染症における病状悪化や悪性リンパ腫における縮小効果などステロイドによる病態の修飾もあるので，安易なステロイドトライアルは厳に慎むべきである．

2. 病態生理

病態生理については臓器ごとに多少異なるが，共通の病態として，1）臨床的に単一または複数臓器に特徴的なびまん性あるいは限局性腫大，腫瘤，結節，肥厚性病変を認める，2）血液学的に高 IgG4 血症（135 mg/dL 以上）を認める，3）病理組織学的に，① 組織所見：著明なリンパ球，形質細胞の浸潤と線維化を認める，② IgG4 陽性形質細胞浸潤：IgG4/IgG 陽性細胞比 40% 以上，且つ IgG4 陽性形質細胞が 10/HPF を超える，ことなどがあり，診断においてこれらの項目は重要である[40,41]．

1 型 AIP や IgG4 関連涙腺・唾液腺炎の末梢血では CD4/CD8 陽性活性化 T 細胞[42]，好酸球[42]，制御性 T 細胞（regulatory T cell：Treg）[43]，制御性 B 細胞（regulatory B cell：Breg）[44]，形質芽細胞（plasmablast）[45]，などの増多が認められる．また，病理組織所見では，著しい IgG4 陽性形質細胞浸潤[42,43]以外に，リンパ濾胞形成[42,43]，Treg[43]，好酸球[42,43]，M2 マクロファージ[44,45]，好塩基球[46]の浸潤を認め[42,43]，花筵様線維化（storiform fibrosis）あるいは渦巻き様線維化（swirling fibrosis），閉塞性静脈炎（obliterative phlebitis）が特徴的な病理像である[47]．現在のところ，病因や病態生理における IgG4 の意義や標的抗原は不明であり，家族発症の報告は極めてまれであるものの，免疫遺伝学的背景と免疫異常機序の関与が示唆されている．

1）IgG4 の性状と IgG4 関連疾患の病態における意義

本来，免疫グロブリンのサブクラスの IgG4 は特定の抗原に対して反応することより獲得免疫系で重要な役割を有する．しかしながら，現在のところ AIP における疾患特異的抗原はいまだ不明であるとともに，1 型 AIP/IgG4-RD において最も特徴的である IgG4 の意義は十分解明されていない．そもそも IgG4 は蛋白電気泳動で β-γ 分画に泳動され，正常人では IgG1 65%，G2 23%，G3 8%，G4 4% の比率で存在しており，IgG4 は最も量が少ない．IgG サブクラスは種々の抗原（細菌，ウイルス，自己抗原など）に対する抗体を含むが，補体結合性，胎盤通過性，白血球遊走促進，リウマトイド因子反応性，食細胞の貪食促進などが異なっており，機能的に差異がある．IgG1 はほとんどの蛋白質/ペプチド抗原に対して最も優位な免疫グロブリンであるが，IgG2 は糖抗原に対する抗体に富み，補体結合性は弱い．IgG3 は補体結合性が強く胎盤通過性がよい．一方，IgG4 は胎盤の通過性はよいものの補体を結合しないのが特徴である[48]．この性状の差異はヒンジ部近傍の H 鎖間の disulfide bond の数の違い（G1，G4：2 本，G2：4 本，G3：5 本）という構造上の差異に基づく可能性が考えられている．従来，喘息，アトピーなどでも上昇するためレアギン様抗体と考えられていたが，IgG4 の Fc 部位が容易に乖離・結合することより，むしろ Fab arm exchange を介してアレルゲンと IgE 抗体の反応を阻止する遮断抗体としての機能があることがわかってきた[49]．さらに，IgG4 は IgG1，IgG2，IgG3 などと Fc を介して結合（Fc-Fc 結合）することより，リウマトイド因子様の性状を有することも示唆されている[50]（図 3）．

2）疾患感受性遺伝子

家族発症の報告は極めてまれであるものの，いくつかの疾患感受性遺伝子候補の報告がなされている．疾患感受性遺伝子候補として現状では，HLA-ハプロタイプ（*DRB1*0405-DQB1*0401*）[51,52]，ATP-binding cassette，sub-family F 1（*ABCF1*）遺伝子[53]，Fc receptor-like 3（*FCRL3*）遺伝子[54]，cytotoxic T lymphocyte antigen 4（*CTLA4*；CD152）遺伝子[55,56]などの変異や SNP 異常が AIP

と関連する可能性が報告されている．さらに最近では，ゲノムワイド相関解析（genome-wide association study：GWAS）により，自己反応性エフェクター T 細胞やメモリー T 細胞との関連性があるカリウムイオンチャンネル蛋白の potassium voltage-gated channel, shaker-related subfamily, member 3 gene（*KCNA3*）[57] も疾患感受性遺伝子候補として報告されている．

3）液性免疫

血液所見では，IgG4 高値以外にも，高 IgG 血症，IgG4/IgG 比上昇，ポリクローナルな血清 γ グロブリンの上昇，IgE の上昇，多様な自己抗体を認めることが多く，低補体血症を認めることもある[18]．1 型 AIP や IgG4 関連硬化性胆管炎（IgG4-related sclerosing cholangitis：IgG4-SC）の検索では膵以外にも高頻度に侵される臓器（胆道，唾液腺，呼吸器，腎など）に分布する蛋白〔ラクトフェリン[42]，炭酸脱水酵素（carbonic anhydrase：CA）[42,58〜61]，膵分泌性トルピシンインヒビター（pancreatic secretory trypsin inhibitor：PSTI）[62]，α アミラーゼ[63] など〕に対する抗体の報告がある．また，*Helicobacter pylori*（*H. pylori*）関連蛋白とヒト膵蛋白との分子相同性〔α-CA とヒト CA-II[59]，plasminogen binding protein（PBP）とヒト膵腺房細胞の ubiquitin-protein ligase E_3 component n-recognin 2（UBR2）[64]〕による *H. pylori* 関連抗体抗アネキシン A11 抗体[65]，抗ラミニン 511 抗体[66]，抗ガレクチン-3 抗体[67,68] などの報告がある．現在のところ，標的抗原や疾患特異的抗体は確認されていない．

4）自然免疫系の異常

a. 細菌，ウイルス感染との関連性

AIP における細菌感染の関与はいまだ不明であるが，上述したように *H. pylori* の α-CA と分子相同性の高いヒト CA-II[58〜60] に対する自己抗体が，1 型がほとんどを占める日本人の AIP だけでなく欧米の AIP 患者においても比較的高頻度に認められることが報告されている．また，ヒト膵腺房細胞の UBR2 と分子相同性のある *H. pylori* 関連蛋白物質である PBP に対する抗体が AIP 患者の 90% に認められるとの海外からの報告[64] があるが，2 型 AIP が多く混在している可能性もあり，

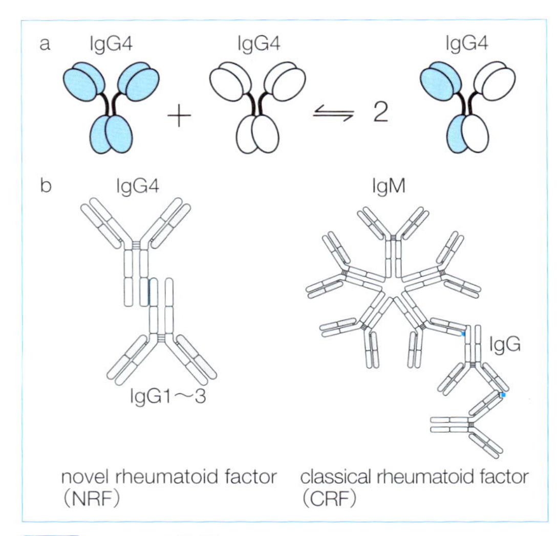

図 3 IgG4 の性状

a：Fab arm exchange，b：リウマトイド因子様

日本では確認されていない．またマウスモデルではあるが，腸内細菌叢を構成する非病原性大腸菌死菌の長期投与により，膵の慢性炎症のみならずヒト AIP の膵外病変としてしばしばみられる唾液腺炎が惹起されることが報告されている[69]．さらにこのモデルではヒト AIP でしばしば認められる抗ラクトフェリン，CA-II 抗体，抗核抗体などの自己抗体が高率に検出されることより，ヒト AIP の病因病態においても細菌の関与する可能性は十分考えられる．同様に，AIP ではないもののセルレイン急性膵炎モデルにおいても，非感染膵炎の発症に膵腺房細胞間に存在する NOD1 センサーを介する腺房細胞の NOD1 シグナルの活性化を介する自然免疫が重要であることが示されている[70]．

一方，ヒト AIP における特定のウイルスに関する報告は現在のところないが，マウスモデルでは，合成二本鎖 RNA である polyinosinic polycytidylic acid（poly I：C）の投与により，膵炎[71〜74]，胆管炎[74]，唾液腺炎[74] の発症を認めるとともにヒト AIP でもしばしば認められる抗 CA-II 抗体，抗ラクトフェリン抗体，抗 PSTI 抗体が高率に検出されることより，RNA ウイルス感染などの関与の可能性についても今後検討する必要がある．

b. 補体系・オプソニン異常

自然免疫においてマクロファージや好中球の貪食機能を高める補体活性によるオプソニン作用は重要である[48]が，AIP に特徴的な IgG4 は他の IgG サブクラスと異なり，Fc 部での補体結合能は認めない．しかしながら，1 型 AIP をはじめとした IgG4-RD 患者ではしばしば補体低下や免疫複合物の増加がみられるものの，IgG4 自体は補体活性の経路，最近の補体系の検討では，その中心は IgG4 の関与するマンノース結合型レクチン経路や副経路（alternative pathway）ではなく，むしろ IgG1 の関与する古典的経路（classical pathway）であることが明らかにされた[75]．むしろ IgG4 は，C1q と結合できないことにより，古典的補体活性経路を阻害することが報告されている．

c. 自然免疫系異常を介する IgG4 産生制御機構

IgG4 の産生には IL-4, IL-10, IL-13 などの Th2 サイトカインが関与することが知られているが，IgG4 産生にかかわる自然免疫反応のメカニズムは不明である．Toll-like receptor（TLR）や NOD-like receptor（NLR）に代表される自然免疫反応の受容体は微生物由来抗原を認識し，抗体産生や Th 分化といった獲得免疫反応を誘導することから[76]，TLR/NLR の活性化が IgG4 の産生に関与する可能性が考えられる．最近，健常人や 1 型 AIP/IgG4-RD 患者の末梢血から分離した単球[77]あるいは好塩基球[78]を NOD2 ligand である muramyl dipeptide（MDP）や TLR/NLR ligands で刺激すると，B 細胞活性化因子（B cell-activating factor：BAFF）と IL-13 の産生を介して，T 細胞非依存性に B 細胞からの IgG4 の産生が誘導されることが明らかにされた[72,73]．1 型 AIP/IgG4-RD 患者においては好塩基球をはじめとした[46]自然免疫担当細胞の TLR/NLR 経路の活性化により，BAFF シグナル伝達経路を介し，B 細胞の IgG4 産生が促進されるという，従来の Treg からの IL-10 を介する獲得免疫における経路とは，まったく別の IgG4 産生調節機構が存在することが明らかになった．1 型 AIP/IgG4-RD 患者の血中では，BAFF[78,79]以外にも，同じ TNF ファミリーに属する増殖因子である a proliferation-inducing ligand（APRIL）[80]も高値であることも報告されており，獲得免疫反応である IgG4 反応の誘導には TLR/NLR の活性化を介する自然免疫反応が必要であることを考えると，その発症には自然免疫反応異常が重要である可能性があり，今後さらなる分子機構の解明が望まれる．

5）後天性免疫異常

a. Th1/2

1 型 AIP や IgG4 関連涙腺・唾液腺炎の末梢血では CD4/CD8 陽性活性化 T 細胞，Treg，形質芽細胞，好酸球などの増多が認められる．また，局所とともに著しい IgG4 陽性形質細胞の浸潤やリンパ濾胞形成に加え，末梢血では Th1 型免疫が優位との複数の報告[42,81]もあるが，1 型 AIP 患者の膵や IgG4-SC の肝組織局所では IL-10 や Th2 サイトカインの発現増強を認めることなどより，病態形成における Th2 免疫関与の重要性が示唆されている[82,83]．さらに，IgG4 関連唾液腺炎において，同様の知見[84]に加えてリンパ濾胞形成にかかわるとされる IL-21 の発現増強[45]も認められている．

b. Treg からの IL-10 を介する IgG4 産生制御機構

1 型 AIP 患者の膵や IgG4-SC の肝組織には著しい IgG4 陽性形質細胞の浸潤に加え，Treg の浸潤を認める．また，AIP 患者末梢血中では胸腺由来のナイーブ Treg（naïve regulatory T cell：n-Treg）数の低下を認める一方で，末梢で誘導されるメモリー Treg（inducible memory regulatory T cell：i-Treg）の増加が認められている[85,86]．n-Treg の減少は発症機序として，i-Treg の増加は局所での病態制御に関与する可能性も考えられる．さらに，IL-10 を産生する inducible co-stimulatory molecule（ICOS）陽性 i-Treg は B 細胞における IgG4 産生クラススイッチを促進することや ICOS 陰性 Treg は TGF-β を介して線維化を促進する機序が考えられている[87]．

一方，単球における NOD2 活性化により産生される BAFF が B 細胞に対して IgG4 産生を誘導することより，自然免疫系を介する別の IgG4 産生機序が存在することが示唆されている[77,78]（図 4）[88]．

＊＊＊

IgG4-RD の概念と病態における免疫異常につ

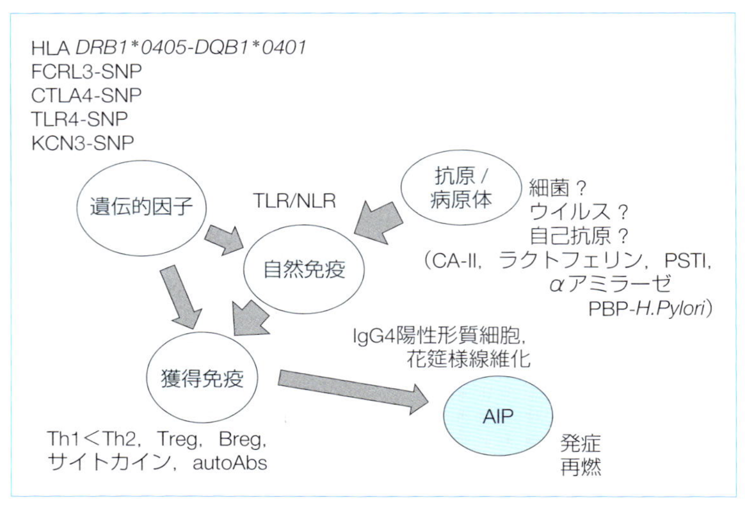

図4　1型自己免疫性膵炎（IgG4関連疾患）の病因・病態（仮説）

〔Okazaki K, et al.：Autoimmune pancreatitis. The Past, Present and Future. Pancreas 44：1006-1016, 2015．より引用一部改変〕

いて述べた．病因は不明であるが，免疫遺伝学的背景に自然免疫系，Th2にシフトした獲得免疫系，Tregなどの異常が病態形成に関与すると考えられる．今後の研究による病因病態解明が望まれる．

［岡崎和一／内田一茂］

文　献

1）Umehara H, et al.：A novel clinical entity, IgG4-related disease（IgG4RD）：general concept and details. Mod Rheumatol 22：1-14, 2012
2）Stone J, et al.：Recommendations for the nomenclature of IgG4-related disease and its individual organ system manifestations. Arthritis Rheum 64：3061-3067, 2012
3）Kamisawa T, et al.：Autoimmune pancreatitis：proposal of IgG4-related sclerosing disease. J Gastroenterol 41：613-625, 2006
4）Shimatsu A, et al.：Pituitary and stalk lesions（infundibulo-hypophysitis）associated with immunoglobulin G4-related systemic disease：an emerging clinical entity. Endocr J 56：1033-1041, 2009
5）Lindstrom KM, et al.：IgG4-related meningeal disease：clinico-pathological features and proposal for diagnostic criteria. Acta Neuropathol 120：765-776, 2010
6）Katsura M, et al.：IgG4-related inflammatory pseudotumor of the trigeminal nerve：another component of IgG4-related sclerosing disease? AJNR Am J Neuroradiol 32：E150-152, 2011
7）Masaki Y, et al.：Proposal for a new clinical entity, IgG4-positive multiorgan lymphoproliferative syndrome：analysis of 64 cases of IgG4-related disorders. Ann Rheum Dis 68：1310-1315, 2009
8）Li Y, et al.：Distinct clinical, serological, and sonographic characteristics of hashimoto's thyroiditis based with and without IgG4-positive plasma cells. J Clin Endocrinol Metab 95：1309-1317, 2010
9）Kojima M, et al.：Distribution of IgG4-and/or IgG-positive plasma cells in Hashimoto's thyroiditis：an immunohistochemical study. Pathobiology 77：267-272, 2010
10）Dahlgren M, et al.：Riedel's thyroiditis and multifocal fibrosclerosis are part of the IgG4-related systemic disease spectrum. Arthritis Care Res（Hoboken）62：1312-1318, 2010
11）Kakudo K, et al.：Diagnosis of Hashimoto's thyroiditis and IgG4-related sclerosing disease. Pathol Int 61：175-183, 2011
12）Inoue D, et al.：Immunoglobulin G4-related lung disease：CT findings with pathologic correlations. Radiology 251：260-270, 2009
13）Shigemitsu H, et al.：IgG4-related interstitial lung disease：a new and evolving concept. Curr Opin Pulm Med 15：513-516, 2009
14）Tsushima K, et al.：Pulmonary involvement of autoimmune pancreatitis. Eur J Clin Invest 39：714-722, 2009
15）Hamano H, et al.：High serum IgG4 concentrations in patients with sclerosing pancreatitis. N Engl J Med 344：732-738, 2001
16）Yoshida K, et al.：Chronic pancreatitis caused by an autoimmune abnormality. Proposal of the concept of autoimmune pancreatitis. Dig Dis Sci 40：1561-1568, 1995
17）Okazaki K, et al.：Autoimmune related pancreatitis. Gut 51：1-4, 2002
18）Okazaki K, et al.：Recent advances in the concept and diagnosis of autoimmune pancreatitis and IgG4-related disease. J Gas-

troenterol 46：277-288, 2011
19）日本膵臓学会・厚生労働省難治性膵疾患に関する調査研究班：自己免疫性膵炎臨床診断基準 2011．膵臓 27：17-25，2012
20）Shimosegawa T, et al.：International consensus diagnostic criteria for autoimmune pancreatitis：guidelines of the International Association of Pancreatology. Pancreas 40：352-358, 2011
21）Ohara H, et al.：Clinical diagnostic criteria of IgG4-related sclerosing cholangitis 2012. J Hepatobiliary Pancreat Sci 19：536-542, 2012
22）Umemura T, et al.：Clinical significance of immunoglobulin G4-associated autoimmune hepatitis. J Gastroenterol 46(Suppl. 1)：48-55, 2011
23）Lopes J, et al.：Autoimmune esophagitis：IgG4-related tumors of the esophagus. J Gastrointest Surg 14：1031-1034, 2010
24）Kamisawa T, et al.：K-ras mutation in the major duodenal papilla and gastric and colonic mucosa in patients with autoimmune pancreatitis. J Gastroenterol 45：771-778, 2010
25）Uchiyama-Tanaka Y, et al.：Acute tubulointerstitial nephritis associated with autoimmune-related pancreatitis. Am J Kidney Dis 43：e18-25, 2004
26）Saeki T, et al.：Clinicopathological characteristics of patients with IgG4-related tubulointerstitial nephritis. Kidney Int 78：1016-1023, 2010
27）Nishimori I, et al.：IgG4-related autoimmune prostatitis：two cases with or without autoimmune pancreatitis. Intern Med 46：1983-1989, 2007
28）Masaki Y, et al.：IgG4-related diseases including Mikulicz's disease and sclerosing pancreatitis：diagnostic insights. J Rheumatol 37：1380-1385, 2010
29）厚生労働科学研究費補助金難治性疾患克服研究事業：IgG4 関連全身疾患の病態解明と疾患概念確立のための臨床研究．平成 21 年度総括・分担研究報告書（研究代表者　岡崎和一），1-274，平成 22 年 3 月
30）厚生労働科学研究費補助金難治性疾患克服研究事業：新規疾患，IgG4 関連多臓器リンパ増殖性疾患（IgG4＋MOLPS）の確立のための研究．平成 21 年度総括・分担研究報告書（研究代表者　梅原久範），1-563，平成 22 年 3 月
31）Kamisawa T, et al.：A new clinicopathological entity of IgG4-related autoimmune disease. J Gastroenterol 38：982-984, 2003
32）Yamamoto M, et al.：A new conceptualization for Mikulicz's disease as an IgG4-related plasmacytic disease. Mod Rheumatol 16：335-340, 2006
33）Ishida M, et al.：IgG4-related inflammatory aneurysm of the aortic arch. Pathol Int 59：269-273, 2009
34）Stone JH, et al.：IgG4-related systemic disease and lymphoplasmacytic aortitis. Arthritis Rheum 60：3139-3145, 2009
35）Stone JR：Aortitis, periaortitis, and retroperitoneal fibrosis, as manifestations of IgG4-related systemic disease. Curr Opin Rheumatol 23：88-94, 2011
36）Laco J, et al.：Isolated thoracic aortitis：clinicopathological and immunohistochemical study of 11 cases. Cardiovasc Pathol 20：352-360, 2011
37）Miyagawa-Hayashino A, et al.：High ratio of IgG4-positive plasma cell infiltration in cutaneous plasmacytosis--is this a cutaneous manifestation of IgG4-related disease? Hum Pathol 40：1269-1277, 2009
38）Cheuk W, et al.：IgG4-related sclerosing mastitis：description of a new member of the IgG4-related sclerosing diseases. Am J Surg Pathol 33：1058-1064, 2009
39）Ogiya A, et al.：IgG4-related sclerosing disease of the breast successfully treated by steroid therapy. Breast Cancer 21：231-235, 2014
40）Umehara H, et al.：Comprehensive diagnostic criteria for IgG4-related disease(IgG4-RD), 2011. Mod Rheumatol 22：21-30, 2012
41）IgG4 関連全身硬化性疾患の診断法の確立と治療方法の開発に関する研究班，他：IgG4 関連疾患包括診断基準 2011．日本内科学会雑誌 101：795-804，2012
42）Okazaki K, et al.：Autoimmune-related pancreatitis is associated with autoantibodies and a Th1/Th2-type cellular immune response. Gastroenterology 118：573-581, 2000
43）Miyoshi H, et al.：Circulating naive and CD4＋CD25high regulatory T cells in patients with autoimmune pancreatitis. Pancreas 36：133-140, 2008
44）Fukui Y, et al.：Possible involvement of Toll-like receptor 7 in the development of type 1 autoimmune pancreatitis. J Gastroenterol 50：435-444, 2015
45）Maehara T, et al.：Interleukin-21 contributes to germinal centre formation and immunoglobulin G4 production in IgG4-related dacryoadenitis and sialoadenitis, so-called Mikulicz's disease. Ann Rheum Dis 71：2011-2019, 2012
46）Yanagawa M, et al.：Basophils activated via TLR signaling may contribute to pathophysiology of type 1 autoimmune pancreatitis. J Gastroenterol 53：449-460, 2018
47）Mikulicz J：Über eine eigenartige symmetrishe Erkrankung der Tränen und Mundspeicheldrüsen. Beitr z Chir Fesrschr f Theodor Billroth, Stuttgart, 610-630, 1892
48）菊池浩吉，他（編）：免疫グロブリン．医科免疫学．5 版，南江堂，111-134，2001
49）van der Neut Kolfschoten M, et al.：Anti-inflammatory activity of human IgG4 antibodies by dynamic Fab arm exchange. Science 317：1554-1557, 2007
50）Kawa S, et al.：A novel immunoglobulin-immunoglobulin interaction in autoimmunity. PLoS One 3：e1637, 2008
51）Kawa S, et al.：HLA DRB1*0405-DQB1*0401 haplotype is associated with autoimmune pancreatitis in the Japanese population. Gastroenterology 122：1264-1269, 2002
52）Park do H, et al.：Substitution of aspartic acid at position 57 of the DQbeta1 affects relapse of autoimmune pancreatitis. Gastroenterology 134：440-446, 2008
53）Ota M, et al.：Two critical genes(HLA-DRB1 and ABCF1)in the HLA region are associated with the susceptibility to autoimuune pancreatitis. Immnogenetics 59：45-52, 2007

54) Umemura T, et al.：Genetic association of Fc receptor-like 3 polymorphisms with autoimmune pancreatitis in Japanese patients. Gut 55：1367-1368, 2006
55) Chang MC, et al.：T-cell regulatory gene CTLA-4 polymorphism/haplotype association with autoimmune pancreatitis. Clin Chem 53：1700-1705, 2007
56) Umemura T, et al.：Association of autoimmune pancreatitis with cytotoxic T-lymphocyte antigen 4 gene polymorphisms in Japanese patients. Am J Gastroenterol 103：588-594, 2008
57) Ota M, et al.：Polymorphism in the KCNA3 gene is associated with susceptibility to autoimmune pancreatitis in the Japanese population. Dis Markers 31：223-229, 2011
58) Aparisi L, et al.：Antibodies to carbonic anhydrase and IgG4 levels in idiopathic chronic pancreatitis：relevance for diagnosis of autoimmune pancreatitis. Gut 54：703-709, 2005
59) Kountouras J, et al.：A concept on the role of Helicobacter pylori infection in autoimmune pancreatitis. J Cell Mol Med 9：196-207, 2005
60) Nishimori I, et al.：Serum antibodies to carbonic anhydrase IV in patients with autoimmune pancreatitis. Gut 54：274-281, 2005
61) Nishi H, et al.：Anti-carbonic anhydrase II antibody in autoimmune pancreatitis and tubulointerstitial nephritis. Nephrol Dial Transplant 22：1273-1275, 2007
62) Asada M, et al.：Identification of a novel autoantibody against pancreatic secretory trypsin inhibitor in patients with autoimmune pancreatitis. Pancreas 33：20-26, 2006
63) Endo T, et al.：Amylase alpha-2A autoantibodies：novel marker of autoimmune pancreatitis and fulminant type 1 diabetes. Diabetes 58：732-737, 2009
64) Frulloni L, et al.：Identification of a novel antibody associated with autoimmune pancreatitis. N Engl J Med 361：2135-2142, 2009
65) Hubers LM, et al.：Annexin A11 is targeted by IgG4 and IgG1 autoantibodies in IgG4-related disease. Gut 67：728-735, 2018
66) Shiokawa M, et al.：Laminin 511 is a target antigen in autoimmune pancreatitis. Sci Transl Med 10：eaaq0997, 2018
67) Salah A, et al.：High Expression of Galectin-3 in Patients with IgG4-Related Disease：A Proteomic Approach. Patholog Res Int 2017：9312142, 2017
68) Perugino CA, et al.：Identification of galectin-3 as an autoantigen in patients with IgG4-related disease. J Allergy Clin Immunol 143：736-745, 2019
69) Haruta I, et al.：A mouse model of autoimmune pancreatitis with salivary gland involvement triggered by innate immunity via persistent exposure to avirulent bacteria. Lab Invest 90：1757-1769, 2010
70) Tsuji Y, et al.：Sensing of commensal organisms by the intracellular sensor NOD1 mediates experimental pancreatitis. Immunity 37：326-338, 2012
71) Qu WM, et al.：A novel autoimmune pancreatitis model in MRL mice treated with polyinosinic：polycytidylic acid. Clin Exp Immunol 129：27-34, 2002
72) Soga Y, et al.：Toll-like receptor 3 signaling induces chronic pancreatitis through the Fas/Fas ligand-mediated cytotoxicity. Tohoku J Exp Med 217：175-184, 2009
73) Nishio A, et al.：The role of innate immunity in the pathogenesis of experimental autoimmune pancreatitis in mice. Pancreas 40：95-102, 2011
74) Yamashina M, et al.：Comparative study on experimental autoimmune pancreatitis and its extrapancreatic involvement in mice. Pancreas 41：1255-1262, 2012
75) Muraki T, et al.：Autoimmune pancreatitis and complement activation system. Pancreas 32：16-21, 2006
76) Strober W, et al.：Signalling pathways and molecular interactions of NOD1 and NOD2. Nat Rev Immunol 6：9-20, 2006
77) Watanabe T, et al.：Involvement of activation of toll-like receptors and nucleotide-binding oligomerization domain-like receptors in enhanced IgG4 responses in autoimmune pancreatitis. Arthritis Rheum 64：914-924, 2012
78) Watanabe T, et al.：Toll-like receptor activation in basophils contributes to the development of IgG4-related disease. J Gastroenterol 48：247-253, 2013
79) Yamanishi H, et al.：Clinical significance of B cell-activating factor in autoimmune pancreatitis. Pancreas 40：840-845, 2011
80) Kiyama K, et al.：Serum BAFF and APRIL levels in patients with IgG4-related disease and their clinical significance. Arthritis Res Ther 14：R86, 2012
81) Yamamoto M, et al.：Clinical and pathological differences between Mikulicz's disease and Sjögren's syndrome. Rheumatology (Oxford) 44：227-234, 2005
82) Zen Y, et al.：Th2 and regulatory immune reactions are increased in immunoglobin G4-related sclerosing pancreatitis and cholangitis. Hepatology 45：1538-1546, 2007
83) Tanaka A, et al.：Th2 and regulatory immune reactions contribute to IgG4 production and the initiation of Mikulicz disease. Arthritis Rheum 64：254-263, 2012
84) Akitake R, et al.：Possible involvement of T helper type 2 responses to Toll-like receptor ligands in IgG4-related sclerosing disease. Gut 59：542-545, 2010
85) Miyoshi H, et al.：Circulating naive and CD4+CD25high regulatory T cells in patients with autoimmune pancreatitis. Pancreas 36：133-140, 2008
86) Koyabu M, et al.：Analysis of regulatory T cells and IgG4-positive plasma cells among patients of IgG4-related sclerosing cholangitis and autoimmune liver diseases. J Gastroenterol 45：732-741, 2010
87) Kusuda T, et al.：Involvement of inducible costimulator- and interleukin 10-positive regulatory T cells in the development of IgG4-related autoimmune pancreatitis. Pancreas 40：1120-1130, 2011
88) Okazaki K, et al.：Autoimmune pancreatitis. The Past, Present and Future. Pancreas 44：1006-1016, 2015

2 疫 学

IgG4関連疾患（IgG4-related disease：IgG4-RD）は日本発の疾患概念であり，全身諸臓器にわたる疾患である．その個々の臓器についての詳細はⅡ．臓器別病変の診断と治療を参照していただくこととして，本項ではIgG4-RDに関する疫学について概説する．

一般的に1型自己免疫性膵炎（autoimmune pancreatitis：AIP）をはじめIgG4-RDは中高年の男性に多いといわれている．しかし後述のとおり頭頸部領域は男女差がほぼないようである．Zenらは114例のIgG4-RDを頭頸部領域（涙腺・唾液腺），胸部（肺，胸膜，乳腺），肝胆膵，後腹膜（後腹膜線維症，動脈），全身の5領域にわけ検討したところ，平均年齢は59～68歳と差はなかったが，男女比は頭頸部が男性11・女性12とほぼ同数であり，他は3～6：1と男性が多かったと報告している[1]．

IgG4関連疾患の疫学

IgG4-RDとしての疫学調査は，現在のところ海外では報告がなく2009年に厚生労働省研究班の「IgG4-RD全身疾患の病態解明と疾患概念確立のための臨床研究班」（旧岡崎班），「新規疾患，IgG4関連多臓器リンパ増殖性疾患（IgG4＋MOLPS）の確立のための研究班」（梅原班）の日本の報告が2つなされているのみである．この報告によると年間受療者数は約8,000～20,000人と推定されている．IgG4-RDは現在全身の様々な臓器で報告がなされており，症例報告レベルのものもありそれぞれの臓器別の患者数はAIPを除いてはほとんどわかっていないのが現状であり，「IgG4関連疾患の診断基準並びに治療指針の確立を目指した研究班」（岡崎班）では新たに全国調査を開始したところである．

旧岡崎班の報告では，AIPを合併しない各疾患の推計年間受療者数は，IgG4関連唾液腺炎は4,304人（95％信頼区間3,360～5,048人），IgG4関連後腹膜線維症は272人（95％信頼区間264～306人），IgG4関連腎臓病は57人（95％信頼区間47～66人），IgG4関連呼吸器疾患は354人（95％信頼区間283～424人），IgG4関連リンパ節腫大は203人（95％信頼区間187～240人）存在すると報告している．したがってAIPを合併しないIgG4-RD全身疾患の推計年間受療者は，5,190人（95％信頼区間4,141～6,084人）と考えられ，AIPの推計年間受療者数が2,709人であることとあわせるとIgG4-RDは7,899人で約8,000人と報告している[2]．この報告はAIPの全国調査に基づいて病院をそれぞれ階層化しており，AIPをよく診療する施設ではIgG4-RDも診療する可能性が高いのではないかと予想し受療者数を概算している．

一方，梅原班の報告では，罹患率は10万人あたり0.28～1.08人で年間336～1,130人が新規患者として発生している．また過去20年間に6,700～26,000人の患者が発生したことになると概算している[3]．この計算は金沢市には2つの大学病院がありIgG4-RDの患者はこのいずれかを受診すると仮定して，それを金沢市の人口から日本全体の患者数を概算している．

現在のところ海外ではこのような疫学調査はなされておらず，世界中で実際どれだけの患者がいるのかは正確には把握できていない．AIPについては，国際コンセンサス診断基準というものが作成されているので同一のものをみていると考えられる．しかし他のIgG4-RDについては国際シンポジウムが開催されていることよりある程度疾患に関しての合意は得られているとは思われるが，本当に同一の疾患をみているのかは今後さらに諸外国と詰めていく必要があると思われる．

1）1型自己免疫性膵炎

わが国で疫学調査がされ正確な数字で把握されているIgG4-RDはAIPではないかと思われる．2011年に行われた第3回全国調査では，年間受療者数が5,745人（95%信頼区間：5,325～6,164人），有病率は人口10万人あたり4.6人，罹患率は人口10万人あたり1.4人と推計されている．また平均年齢は66.3歳，男女比は3.7：1と今までの報告どおり高齢男性に多いことがわかった．またAIPの推計年間受療者数は2007年に行われた第2回調査の2,790人より2.1倍に増加していた[4]．現在，AIPはIgG4-RDの膵病変である1型と好中球病変すなわちIgG4の関与しない2型に分類されているが，日本では2型AIPはまれとされている．2011年に行われた第3回全国調査では1型・2型を区別していないので，ある程度の数の2型が混入していると思われる．本調査でも書かれているが，2型AIPは日本の診断基準である自己免疫性膵炎臨床診断基準2011では疑診に含まれることが多いとの報告もあり，この調査では疑診は10.7%であったとのことなので，2型は多くて1割程度含まれている可能性が残されている．

一方，Hart，Kamisawaらは，2011年11月～2012年4月にかけて日本，韓国，台湾，インド，アメリカ，ドイツ，イタリア，イギリス，フランス，ハンガリーの10か国・地域の23施設に対してAIPの実態調査を行っている[5]．この結果では1型AIP患者の平均年齢は61.4歳，男女比は3.3：1であり，年齢男女比ともにほぼ同じ結果となっており，日本と海外で患者集団に差はほとんどないものと考えられる．前述したがAIPには国際コンセンサス診断基準というものが作成されており，各国の事情でそれぞれ異なる診断方法でも同じように診断ができるようになっているため，対象としているものが同じであることがその理由と考えられる．

2）IgG4関連硬化性胆管炎

1型AIPに最も多く合併するものがIgG4関連硬化性胆管炎である．報告にもよるが少ないもので約6割，多いものでは約8割に合併すると報告されている．IgG4関連硬化性胆管炎そのものの全国調査はないが，1型AIPの合併しないIgG4関連硬化性胆管炎については全国調査があり43例と報告されている[6]．この結果をふまえるとIgG4関連硬化性胆管炎はほとんどが1型AIPに伴ったものと考えられ，IgG4関連硬化性胆管炎の患者数は1型AIPの患者の約7割程度と推測できることになる．

3）IgG4関連涙腺・唾液腺炎

Mikulicz病にかわり現在ではIgG4関連涙腺・唾液腺炎という名称が使われているが，岡崎班の報告ではIgG4関連唾液腺炎の年間受療者数は4,300人程度と概算している．これは唾液腺だけを対象としており，AIPの全国調査をみるとその後さらに増加している可能性はある．ただIgG4関連涙腺・唾液腺炎を対象として全国調査は行われていないので正確な現在の患者数は不明である．Yamamotoらが2013年に北海道におけるIgG4関連涙腺・唾液腺炎について調査した結果によると，平均年齢は59.0歳，男女比は1.03：1とほぼ同数であったと報告しており，性差が1型AIPとは異なっている[7]．その理由については不明であるが，非常に興味深い点である．

4）IgG4関連腎臓病

IgG4関連腎臓病についても，好発年齢は中高年（65歳）で男女比は2.7～6.6：1と男性が多いと報告されている[8]．岡崎班の報告では，年間有病率は57人（95%信頼区間47～66人）とされている．IgG4関連腎臓病は半数以上の症例でIgG4-RDの精査中に画像的所見で診断されているとの報告があり，岡崎班の報告はAIPを合併しないものとして計算されていることから実際の患者数は多いと考えられる．現在，日本腎臓学会にて，腎生検症例をもとにした調査が進んでいる．

5）IgG4関連後腹膜線維症

IgG4-RDに関連した腎機能低下の原因としては，先の腎病変の他に後腹膜線維症があげられる．岡崎班の報告では年間受療者数は272人（95%信頼区間264～306人）と報告されている．海外では，後腹膜線維症は20万人に1人程度の頻度で起こり，50～60代の男性に多く，8～10%が悪性疾患との報告がある．ただ残りの何%がIgG4に関連したものかはわかっていない[9]．

6) IgG4関連眼疾患

眼科領域のIgG4-RDはIgG4関連眼疾患とよばれている．この領域は涙腺，三叉神経周囲，外眼筋の病変以外に様々な症例があることがわかってきた．過去の日本の18施設のリンパ増殖性疾患の切除例1,014例についての報告では，MALTリンパ腫が404例(39.8%)，その他の悪性リンパ腫156例(15.4%)，IgG4に関連しない炎症191例(18.8%)，IgG4関連が219例(21.6%)，IgG4陽性のMALTリンパ腫が44例(4.3%)だったと報告している．このうちIgG4関連眼疾患の平均年齢は62歳で男性105例・女性114例であったと報告している[10]．この性差は涙腺・唾液腺と似た性差という結果である．眼科領域のリンパ増殖性疾患の1/4はIgG4関連であり，他のIgG4-RDのように男性が多いということはないようである．

7) IgG4関連呼吸器疾患

ボストンで開催された国際シンポジウムでは，IgG4関連の呼吸器病変はIgG4-related lung disease とIgG4-related pleural disease という2つにわかれていたが，わが国ではIgG4関連呼吸器疾患(IgG4-related respiratory disease)として1つのものにまとめられ診断基準が作成されているものの，まだ呼吸器疾患に限った全国調査は行われていない．

症例報告のまとめによると1型AIPと同様に男性が多く年齢も60～70代を占めており，1型AIPとよく似ていると考えられている[11]．岡崎班の報告では1型AIPを合併しないIgG4関連呼吸器疾患の年間受療者数は，354人(95% 信頼区間283～424人)となっている．

8) 内分泌神経領域

Riedel甲状腺炎や橋本病の一部が，IgG4関連甲状腺疾患と考えられている．53例の甲状腺癌の疑いもしくは気道圧排のために切除され橋本病と診断されたもの53例のうち12例がIgG4関連甲状腺疾患だったという報告がある[12]．この報告では平均年齢は32歳で男女比は1：11と圧倒的に女性が多かった．ただこれはシングルセンターの報告のため，実態は今後の解析がまたれるところである．

IgG4関連中枢神経系病変として，IgG関連(漏斗)下垂体炎，IgG関連肥厚性硬膜炎，IgG関連頭蓋内腫瘤性病変(頭蓋内炎症性偽腫瘍)，その他に神経浸潤などが知られている．患者数に関する疫学調査は十分にはなされていないが，いわゆるリンパ球性下垂体炎は成人下垂体機能低下症の原因疾患の2.4%(1997年の全国調査では107例)を占めており，その約半数～1/3がIgG4関連下垂体炎と考えられている．

一方，肥厚性硬膜炎については，九州大学の行った全国疫学調査で333例あり，そのうち詳細な臨床データのあるものが178例で，IgG4関連はANCA関連血管炎の合併例とあわせ178例中22例(12.4%)と報告されている．年齢分布は他のIgG4-RDとあまり変わりはなく，男女比では明らかに男性に多いとされている．頭蓋内腫瘤性病変は，症例報告程度しか現在のところはない．

9) IgG4関連リンパ節病変

IgG4-RDではしばしばリンパ節腫大を伴うことが知られているが，その組織像は他のIgG4-RDと異なり多彩な組織像を呈するといわれている．岡崎班の報告では，IgG4関連リンパ節腫大の年間受療者数は203人(95% 信頼区間187～240人)と報告され，IgG4-RDとしてリンパ節腫大単独というのは少なく，その前後もしくは同時期に他のIgG4-RDを伴っているのではないかという意見がある．1型AIPからみると報告によって様々であるが，7～80% にリンパ節腫大が合併するといわれている．リンパ節病変のみに限った頻度を詳細に調べたものは現在のところない．

10) IgG4関連血管病変

近年動脈周囲炎としてのIgG4-RDが報告され注目を集めている．特に大動脈，冠動脈については生命予後に大きくかかわることから，今後大きな問題となると思われる．冠動脈病変についての頻度は不明であるが，大動脈については切除された大動脈瘤252例のうち12例がIgG4関連であったという報告がある[13]．ただし大動脈瘤は，切除ではなくステントを留置されることが多くなっているので組織学的な検索は難しくなることが予想される．

11) その他のIgG4関連疾患

他に皮膚，前立腺などの病変が指摘されているが，まとまった報告はない．

＊＊＊

2009年の旧岡崎班，梅原班の全国調査ではIgG4-RDの年間受療者数は約8,000～20,000人と推定されている．その後，IgG4-RDはさらに全身諸臓器への広がりを認めており，その診断方法の確立とともに，さらなる実態調査が必要と考えられる．

［内田一茂／岡崎和一］

文　献

1) Zen Y, et al.：IgG4-related disease. a cross-sectional study of 114 cases. Am J Surg Pathol 34：1812-1819, 2010
2) Uchida K, et al.：Prevalence of IgG4-Related Disease in Japan Based on Nationwide Survey in 2009. Int J Rheumatol 2012：358371, 2012
3) Umehara H, et al.：A novel clinical entity, IgG4-related disease（IgG4RD）：general concept and details. Mod Rheumatol 22：1-14, 2012
4) Kanno A, et al.：Nationwide epidemiological survey of autoimmune pancreatitis in Japan in 2011. Pancreas 44：535-539, 2015
5) Hart PA, et al.：Long-term outcomes of autoimmune pancreatitis：a multicentre, international analysis. Gut 62：1771-1776, 2013
6) Tanaka A, et al.：Nationwide survey for primary sclerosing cholangitis and IgG4-related sclerosing cholangitis in Japan. J Hepatobiliary Pancreat Sci 21：43-50, 2014
7) Yamamoto M, et al.：Everyday clinical practice in IgG4-related dacryoadenitis and/or sialadenitis：results from the SMART database. Mod Rheumatol 25：199-204, 2015
8) 川野充弘，他：IgG4関連腎臓病　診断と治療．日本臨床免疫学会会誌 38：8-16，2015
9) Dyer A, et al.：Immunoglobulin G4-related Retroperitoneal Fibrosis of the Pelvis. Rev Urol 16：92-94, 2014
10) Japanese study group of IgG4-related ophthalmic disease：A prevalence study of IgG4-related ophthalmic disease in Japan. Jpn J Opthalmol 57：573-579, 2013
11) Hui P, et al.：Immunoglobulin G4-related lung disease：a disease with many different faces. Can Respir J 20：335-338, 2013
12) Zhang J, et al.：A Classification of Hashimoto's thyroiditis based on immunohistochemistry for IgG4 and IgG. Thyroid 24：364-370, 2014
13) Kasashima S, et al.：A new clinicopathological entity of IgG4-related Inflammatory abdominal aortic aneurysm. J Vasc Surg 49：1264-1271, 2009

3 発見の経緯と研究の歴史

IgG4 関連疾患(IgG4-related disease：IgG4-RD)は IgG4 が関連する全身疾患である．本疾患概念の成立の背景には，① 自己免疫性膵炎(autoimmune pancreatitis：AIP)で血中 IgG4 値が高率・特異的に上昇すること[1]，② AIP の病変組織に IgG4 陽性形質細胞浸潤を特徴的に認めること[2]，③ AIP には，涙腺・唾液腺炎，硬化性胆管炎，後腹膜線維症，尿細管間質性腎炎などの膵外病変が全身性に合併すること[3]，④ これら膵外病変にも膵組織と同様に IgG4 陽性形質細胞浸潤を認め，ステロイド治療に良好に反応すること[2]，⑤ 以上の事実より AIP と全身に分布する膵外病変で発症に IgG4 が関連する共通の病態が存在し，これらを包括する全身疾患が想定されるようになった[2]経緯がある．IgG4-RD は新しい疾患概念であり，病因，病態，診断，長期経過に関して積極的に研究が進められてきた．しかし，IgG4 の役割などまだまだ不明な点が多い．本項では上記に即して，IgG4-RD 発見の経緯，研究の歴史について概説する．

IgG4 関連疾患発見の経緯

図 1 に代表的な IgG4-RD の病変分布を示す．これらの疾患は IgG4-RD が提唱される以前からそれぞれの臓器特有の疾患名で独立して存在していたと考えられるが，一見まったく関係がないと考えられていたこれらの疾患群が本疾患概念提唱後，密接に関連していることが明らかとなった．本項では代表的な IgG4-RD である Mikulicz 病，AIP, IgG4-RD と同義と考えられている multifocal idiopathic fibrosclerosis について，IgG4 との関連が明らかになる以前の段階での疾患概念の成立過程，IgG4 との関連が明らかになった経緯，その後の IgG4-RD が提唱された状況について，概説する．

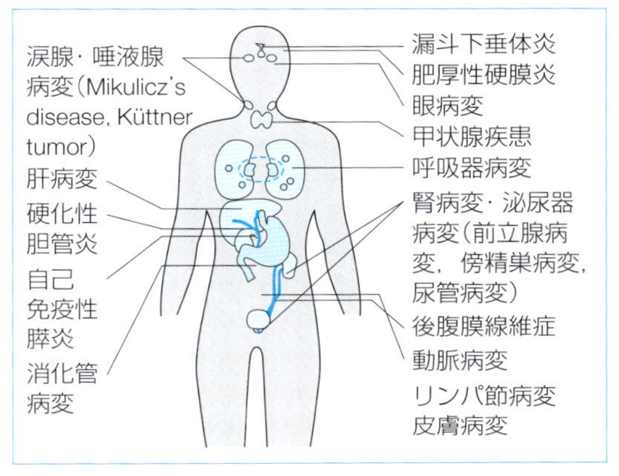

図 1 IgG4 関連疾患の病変分布

1) IgG4 との関連が明らかになる以前

a. Mikulicz 病の歴史

Mikulicz 病の歴史は Sjögren 症候群との異同を明確にすることに，多くの努力が払われてきた．詳細については他項を参照されたい[4]．1888 年，Mikulicz は両側性，無痛性に涙腺と唾液腺に顕著な腫瘤を形成した 42 歳の男性症例を報告した[5]．1896 年，Küttner が顎下腺の炎症性腫瘍を報告し[6]，その後 Mikulicz 病との異同が問題となった．1933 年，Sjögren が keratoconjunctivitis sicca (Sjögren 症候群)の詳細な病態を報告した[7]．この後，Mikulicz 病と Sjögren 症候群の間で疾患概念の混乱が生じるようになった．1953 年，Morgan と Castleman は Mikulicz 病の病理所見を検討し，Mikulicz 病は Sjögren 症候群の一亜型と結論した[8]．病理学の大家がこのように結論したことにより，以後欧米では Mikulicz 病が独立した疾患単位として扱われなくなった．しかし現在，Morgan と Castleman が検討した症例は Mikulicz 病典型例とは考えにくく，彼らが Mikulicz 病に特徴的とした所見は Sjögren 症候群の典型的な組織像であったと考えられている．一方わが国では1987年，今野らはMikulicz病を両側耳下腺，顎下腺，涙腺の2組以上の対称性の腫大を伴い，慢性に経過する原因不明の疾患と定義し，臨床所見，画像所見よりSjögren症候群とは異なる疾患であると提唱した[9]．1993年，鈴木らは血中IgG4高値を呈し，ステロイド治療に良好に反応したSjögren症候群症例を報告したが，典型的なMikulicz病と考えられ，IgG4との関連を示した先駆的な業績である[10]．2000年，Tsubotaらは臨床像の違い，Apo2.7ならびにFas/Fas-L陽性細胞がMikulicz病で少ないことより，両者は異なった疾患であると報告した[11]．2002年，山本らにより，Mikulicz病では血中IgG4高値と組織中にIgG4陽性形質細胞浸潤を認め，ステロイド治療に良好に反応することが報告され[12]，Sjögren症候群とは異なった病態として，疾患概念が確立した．さらに，AIPに合併する涙腺・唾液腺病変がMikulicz病に相当することが明らかになり，IgG4-RDの疾患概念成立に至った．

b．自己免疫性膵炎の歴史

1961年，Sarlesらにより高γグロブリン血症と膵病変局所にリンパ球形質細胞浸潤を呈し，自己免疫機序が想定される膵炎例がchronic inflammatory sclerosis of the pancreasとして報告された[13]．しかし，これらすべてが1型AIPに合致するか詳細は不明である．1978年，Nakanoらはステロイド治療が有効であった膵炎例を報告した[14]．本例はMikulicz病が先行し高IgG血症を呈し，膵管像はthreadlike small caliber of the main pancreatic ductと表現され，AIPの臨床像に一致する．唾液腺の生検ではリンパ球形質細胞浸潤を認め，最終的にはSjögren症候群の合併と診断された．同様の症例が日本膵臓学会の前身である日本膵臓病研究会で何例か報告され[15,16]，また特発性慢性膵炎の一部症例で病態の成立に自己免疫現象が介在する可能性が指摘された[17]．1991年，Kawaguchiらは硬化性胆管炎に合併した2例の膵炎の病理像を検討し，広汎なリンパ球形質細胞浸潤，線維化，閉塞性静脈炎などの特徴的所見をlymphoplasmacytic sclerosing pancreatitis（LPSP）として報告した[18]．LPSPは現在，1型AIPの病理所見として広く認められている．また，胆管病変，唾液腺病変を合併し，病理所見の類似性より，本疾患がComingsらが提唱した全身疾患multifocal idiopathic fibrosclerosis（MIF）に相当すると考察した[19]．本疾患を最初に全身疾患の視点で捉えた優れた業績である．1992年，Tokiらは特異な膵管像を呈する4症例を「びまん性膵管狭細型慢性膵炎」として報告した[20]．その臨床的特徴は，① 高齢者で性別は男性3例，女性1例，② 症状は軽度の腹痛と閉塞性黄疸を呈し，③ 検査所見では胆道系酵素の上昇および，④ 超音波，CTでびまん性膵腫大を認め，さらに ⑤ 組織所見でリンパ球浸潤，線維化を認める，と記載されAIPの特徴に合致する．1995年，Yoshida，Toki，Takeuchiらはステロイド治療が奏効した膵管狭細型膵炎自験例とNakano，Kawaguchiらの症例を含めた国内報告11例の臨床的特徴を表1のようにまとめた[21]．高γグロブリン血症，各種自己抗体の存在，膵組織へのリンパ球浸潤，他の自己免疫疾患の合併，良好なステロイド反応性を認めることより，本症を「自己免疫性膵炎（AIP）」と呼称することを提唱した．1997年，Itoらも3例のAIPを報告している[22]．これらの業績は2002年にわが国から提唱された日本膵臓学会「自己免疫性膵炎診断基準（2002年）」作成の礎となり[23]，また，これらを拠りどころに多くのAIP症例が，わが国ならびに諸外国，特に韓国[24]やアメリカ[25]，から報告されることになった．

表1　膵管狭細型慢性膵炎の臨床的特徴

1．高γグロブリン血症（高IgG血症）
2．血清中の各種自己抗体の存在
3．膵臓のびまん性腫大
4．主膵管のびまん性不整狭細化
5．リンパ球浸潤を伴った膵の線維化
6．無症状もしくは軽度の症状（腹痛）
7．下部胆管（膵内胆管）の締め付け狭窄（黄疸）
8．膵に石灰化を伴わない
9．膵嚢胞を伴わない
10．他の自己免疫疾患の合併を伴うことがある
11．ステロイド治療が著効する

〔Yoshida K, et al.：Chronic pancreatitis caused by an autoimmune abnormality. Proposal of the concept of autoimmune pancreatitis. Dig Dis Sci 40：1561-1568, 1995〕

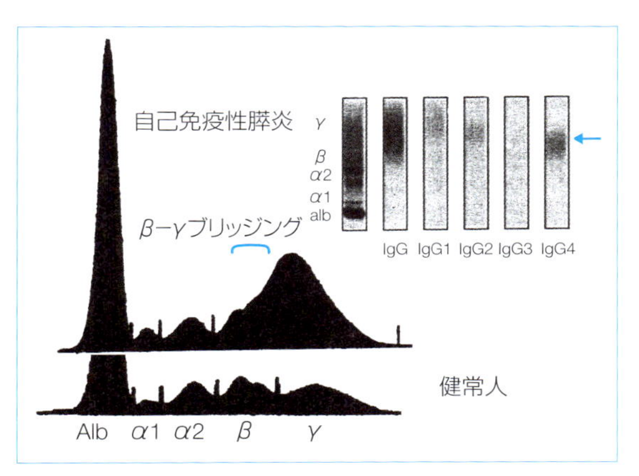

図2 自己免疫性膵炎患者の血清蛋白電気泳動所見
〔川　茂幸, 他：膵管狭細型慢性膵炎における免疫学的検討―IgG4の関与を中心として―. 胆と膵 22：603-608, 2001〕

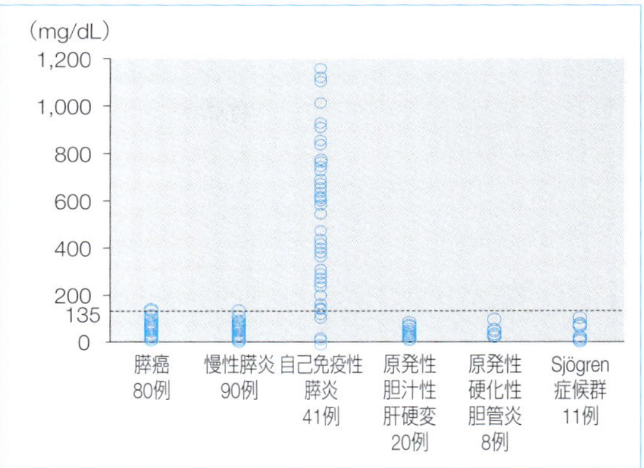

図3 自己免疫性膵炎ならびに各種疾患での血中 IgG4値
〔Hamano H, et al.：High serum IgG4 concentrations in patients with sclerosing pancreatitis. N Engl J Med 344：732-738, 2001, より改変し引用〕

c. 全身疾患 multifocal idiopathic fibrosclerosis (MIF) との関連

前述したとおり 1991 年 Kawaguchi らにより, 2 例の膵病理所見が詳細に検討され, 広汎なリンパ球形質細胞浸潤, 線維化, 閉塞性静脈炎などにより, AIP に特徴的病理所見 LPSP が提唱された. また, 同様の組織所見を胆道系, 唾液腺にも認めたことより本疾患が Comings らが提唱した全身疾患 MIF に包括される可能性を指摘した[18]. MIF は, ① 硬化性胆管炎, ② 後腹膜線維症, ③ 縦隔線維症, ④ Riedel 甲状腺炎, ⑤ sicca complex, ⑥ 眼窩偽腫瘍などの病態から構成され, これらの多くは現在 AIP の膵外病変もしくは, IgG4-RD として知られている. また, 閉塞性静脈炎は MIF の特徴的な病理所見である. さらに, 1988 年には Clark らにより, 1998 年には Levey らにより, 膵病変が MIF の構成病変であること, またこれらの病変はステロイド治療に良好に反応することが報告された[26,27]. したがって組織所見, 病変分布, ステロイド反応性より AIP は全身疾患 MIF の膵病変に相当すると考えられ, IgG4-RD は MIF と同義と考えられるようになった. MIF の構成疾患として他に肥厚性硬膜炎[28]や Riedel 甲状腺炎[29]が報告されているが, これらは AIP の膵外病変として認められることはほとんどない. 発生頻度が少ないためか, それとも AIP とは独立した IgG4-RD の可能性も考えられ, 検討が進められている.

2) IgG4 との関連が明らかになった以後

a. 自己免疫性膵炎と IgG4 との関連の発見

AIP では血中 γ グロブリン, IgG, IgE などの免疫グロブリンの上昇を認める. さらに AIP 患者の蛋白電気泳動で β グロブリンと γ グロブリンのピーク間がなだらかに移行する β-γ ブリッジングという特異な所見が認められ, 免疫固定法によりこの領域に泳動される IgG4 分画の増加に起因していることが, 信州大学臨床検査部の技師によって指摘された(図 2)[30]. IgG は発見順に IgG1〜IgG4 の 4 つのサブクラスに分類され, IgG4 は健常人では全 IgG 分画の数% を占めるにすぎないマイナーな分画である. またアレルギー疾患, 寄生虫疾患, 天疱瘡などごく限られた疾患においてしか血清値上昇が報告されていない. したがって, IgG4 が本疾患で特異的に上昇している可能性が考えられた. AIP 患者と健常人, 各種疾患患者で血清 IgG4 値を測定し比較したところ, AIP の 90% で健常人に比較して値が 10 倍以上に上昇を認め, 膵癌, 通常の慢性膵炎, 原発性胆汁性肝硬変, 原発性硬化性胆管炎, Sjögren 症候群では上昇をほとんど認めず, 本症で高率, 特異的に上昇することが明らかとなった(図 3)[1]. 本症との鑑別が重要である膵癌との鑑別能も感度 90%, 特異度 98%, 正確度 95% と良好であった. ステロイド

表 2　自己免疫性膵炎の膵外病変

臓器	No.	%
膵外病変総計	83/90	92
涙腺・唾液腺病変	38/80	48
肺門リンパ節腫大(CT)	54/69	78
呼吸器	25/46	54
胆管	63/81	78
膵周囲，大動脈周囲リンパ節腫大	51/90	57
腎臓	13/90	14
後腹膜腔	17/86	20
前立腺	8/80	10

〔Fujinaga Y, et al.：Characteristic findings in images of extra-pancreatic lesions associated with autoimmune pancreatitis. Eur J Radiol 76：228-238, 2009．より改変し引用〕

治療後や病状の寛解により値は速やかに低下し，再燃後は再上昇を認め，病勢を鋭敏に反映し経過観察にも有用であった．したがって，IgG4 は AIP ならびに各種 IgG4-RD の診断基準の項目として採用されることになった．

b. 自己免疫性膵炎と膵外病変

AIP で FDG-PET やガリウムシンチグラフィなどで全身スキャンを実施すると膵病変以外に涙腺・唾液腺，肺門リンパ節，後腹膜腔など全身諸臓器に集積を認めることがある[31,32]．これらの集積は膵病変と同様の炎症病変が存在することを示し，AIP では全身に多彩な膵外病変を合併することが明らかになった．放射線画像診断の専門医が AIP の各種画像所見を詳細に検討した結果，膵外病変の頻度は表 2 のとおりで，90% 以上の症例でいずれかに病変を認めた[33]．画像所見は多彩であり，主に涙腺・唾液腺，呼吸器，後腹膜腔，胆管，腎臓，前立腺に腫大，結節，壁肥厚病変が認められた．さらに，胆管では胆管造影で狭窄性病変として，腎臓では造影 CT にて造影不良域として描出された．

c. 膵外病変と IgG4 関連疾患

われわれは膵外病変である後腹膜線維症の組織所見を検討し，膵病変と同様に著明な IgG4 陽性形質細胞浸潤を認めることを報告した[2]．さらに，これらの病変は膵病変と同様にステロイド治療に良好に反応した．その後，全身に分布する膵外病変では膵病変と同様にリンパ球形質細胞浸潤，花筵様線維化，閉塞性静脈炎，IgG4 陽性形質細胞の著明な浸潤を認め，ステロイド治療に良好に反応することが明らかになってきた．ただ，花筵様線維化，閉塞性静脈炎については涙腺・唾液腺病変，リンパ節病変などではほとんど認められず，病変によってはこれらの病理所見が多少異なっている．以上より，AIP と全身の膵外病変で共通の病態が背景に存在し，発症に関連していると考えられ，これらを包括する，IgG4 が関連する全身疾患の存在が想定された．その後，IgG4 が関連する全身疾患に対して様々な名称が提唱されてきた．わが国では，Kamisawa らが 2003 年に IgG4-related sclerosing disease[34]，Yamamoto らが 2006 年に systemic IgG4-related plasmacytic syndrome (SIPS)[35]，Masaki らが 2008 年に IgG4-positive multiorgan lymphoproliferative syndrome (IgG4＋MOLPS)を提唱した[36]．そして，2010 年，厚生労働省「新規疾患，IgG4 関連多臓器リンパ増殖性疾患(IgG4＋MOLPS)の確立のための研究」班会議で，わが国では「IgG4 関連疾患(IgG4 related disease)」と統一することが了承された[37]．2011 年，ボストンで開催された第 1 回 International Symposium for IgG4-Related Disease においても，同様に呼称することが了承され，全世界的にも統一した疾患名が誕生した[38]．

IgG4-RD の臨床的特徴は，① 病変が全身に分布する，② 画像所見として腫大，結節，壁肥厚を呈する，③ 血中 IgG4 値が通常 135 mg/dL 以上，④ 病変局所にリンパ球形質細胞浸潤と IgG4 陽性形質細胞浸潤を認める，⑤ ステロイド治療に良好に反応する，⑥ 他の IgG4-RD の合併を同時性もしくは異時性に認めることが多い，に集約可能である．

これらの臨床的特徴に基づいて，わが国から「IgG4 関連疾患包括診断基準 2011，Comprehensive diagnostic criteria for IgG4-related disease (IgG4-RD)，2011」が提唱された[39,40]．病理所見が得られないなど本診断基準で診断が困難な場合には各臓器の診断基準，「International Consensus Diagnostic Criteria for Autoimmune Pancreatitis」[41]，「自己免疫性膵炎臨床診断基準 2018(自己免疫性膵炎臨床診断基準 2011 改訂版)」[42]，「IgG4 関連 Mikulicz 病診断基準」[43,44]，「IgG4 関連腎臓病

診療指針」[45]，「IgG4関連硬化性胆管炎臨床診断基準2012」[46]，「IgG4関連呼吸器疾患の診断基準2015」[47]，「IgG4関連眼疾患の診断基準」[48]，「IgG4関連大動脈周囲炎/動脈周囲炎および後腹膜線維症診断基準」[49]，「IgG4甲状腺疾患診断基準(案)」[50]，「IgG4関連下垂体炎の診断と治療の手引き」[51]で診断可能となった．

また，IgG4-RDに関する国際シンポジウムも2011年以後，第2回が2014年に，第3回が2017年に開催され，疾患名(nomenclature)，病理(pathology)，治療(management and treatment)，分類基準(classification criteria)などついて討議され国際的なコンセンサスが得られた[52〜54]．国内では2010年に厚生労働省の難治性疾患研究事業において2つのIgG4関連疾患研究班が組織され，以後もIgG4-RDに関する研究班が現在まで継続し，オールジャパン体制で詳細な検討が行われてきた．その結果，前述したように「IgG4関連疾患の病名統一」「IgG4関連疾患の疾患概念確立」「IgG4関連疾患包括診断基準の制定」などの成果が達成され，それらをもとに2015年に指定難病「IgG4関連疾患(指定難病300)」に認定された．現在も厚生労働省研究事業 厚生労働科学研究費補助金(厚生科研費)「IgG4関連疾患の診断基準並びに治療指針の確立を目指す研究」班として活動している．

以上のとおり，IgG4-RDはわが国から提唱された新しい全身疾患であり，今後ともわが国を中心に全世界で精力的に研究が進められることが望まれる[55]．

[川　茂幸]

文　献

1) Hamano H, et al.：High serum IgG4 concentrations in patients with sclerosing pancreatitis. N Engl J Med 344：732-738, 2001
2) Hamano H, et al.：Hydronephrosis associated with retroperitoneal fibrosis and sclerosing pancreatitis. Lancet 359：1403-1404, 2002
3) Hamano H, et al.：Prevalence and distribution of extrapancreatic lesions complicating autoimmune pancreatitis. J Gastroenterol 41：1197-1205, 2006
4) 菅井　進：歴史：涙腺，唾液腺．川　茂幸，他(編)，IgG4関連疾患アトラス—IgG4研究会モノグラフ—．前田書店，17-26, 2012
5) Mikulicz J：Über eine eigenartige symmetrishe Erkrankung der Tränenund Mundspeicheldrüsen. Beitr Chir, Festschr f Theodor Billroth von seinen dankbaren Schulern zur Feier des vollendeten funfzigsten Semesters seines akademischen Wirkens in Wien. Stuttgart, 610-630, 1892
6) Küttner H：Über entzündliche Tumoren der Submaxillar-Speicheldrüse. Beitr Klin Chir 15：815-834, 1896
7) Sjögren H：Zur Kenntnis der Keratoconjunctivitis sicca. Acta ophthalmol(Suppl. 2)：1-151, 1933
8) Morgan WS, et al.：A clinicopathologic study of Mikulicz's disease. Am J Pathol 29：471-503, 1953
9) 今野昭義：特殊疾患．斉藤英雄(編)，臨床耳鼻咽喉科・頭頸部外科全書．7B，金原出版，348-383, 1987
10) 鈴木修三，他：リンパ節腫脹と高IgG4血症を合併したSjögren症候群の1例．リウマチ 33：249-254, 1993
11) Tsubota K, et al.：Mikulicz's disease and Sjögren's syndrome. Invest Ophthalmol Vis Sci 41：1666-1673, 2000
12) 山本元久，他：Mikulicz病の臨床像および小唾液腺組織におけるアポトーシスの解析．日本臨床免疫学会会誌 25：416, 2002
13) Sarles H, et al.：Chronic inflammatory sclerosis of the pancreas-an autonomous pancreatic disease? Am J Dig Dis 6：688-698, 1961
14) Nakano S, et al.：Vanishing tumor of the abdomen in patient with Sjögren's syndrome. Digestive Disease 23：75-79, 1978
15) 永井秀雄，他：特異な胆管および膵組織像を示した慢性膵炎の1例．日本膵臓病研究会第15回秋季大会プロシーディング 14：366-367, 1984
16) 土江健嗣，他：特発性慢性膵炎の病態—びまん性腫大を特徴とする特発性慢性膵炎の臨床病理学的検討．日本膵臓病研究会第16回秋季大会プロシーディング 15：292-293, 1985
17) 山本泰朗，他：特発性慢性膵炎の病態成立における自己免疫現象介在例の検索．日本膵臓病研究会第16回秋季大会プロシーディング 15：200-201, 1985
18) Kawaguchi K, et al.：Lymphoplasmacytic sclerosing pancreatitis with cholangitis：a variant of primary sclerosing cholangitis extensively involving pancreas. Hum Pathol 22：387-395, 1991
19) Comings DE, et al.：Familial multifocal fibrosclerosis. Findings suggesting that retroperitoneal fibrosis, mediastinal fibrosis, sclerosing cholangitis, Riedel's thyroiditis, and pseudotumor of the orbit may be different manifestations of a single disease. Ann Intern Med 66：884-892, 1967
20) Toki F, et al.：An unusual type of chronic pancreatitis showing diffuse irregular narrowing of the entire main pancreatic duct on ERCP-A report of four cases. Endoscopy 24：640, 1992
21) Yoshida K, et al.：Chronic pancreatitis caused by an autoimmune abnormality. Proposal of the concept of autoimmune pancreatitis. Dig Dis Sci 40：1561-1568, 1995
22) Ito T, et al.：Autoimmune pancreatitis as a new clinical entity. Three cases of autoimmune pancreatitis with effective steroid

therapy. Dig Dis Sci 42：1458-1468, 1997
23）日本膵臓学会：日本膵臓学会自己免疫性膵炎診断基準 2002 年．膵臓 17：585-587，2002
24）Kim KP, et al.：Autoimmune chronic pancreatitis. Am J Gastroenterol 99：1605-1616, 2004
25）Chari ST, et al.：Diagnosis of autoimmune pancreatitis：the Mayo Clinic experience. Clin Gastroenterol Hepatol 4：1010-1016, quiz 934, 2006
26）Clark A, et al.：Pancreatic pseudotumors associated with multifocal idiopathic fibrosclerosis. Gastrointest Radiol 13：30-32, 1988
27）Levey JM, et al.：Diffuse pancreatic fibrosis：an uncommon feature of multifocal idiopathic fibrosclerosis. Am J Gastroenterol 93：640-642, 1998
28）Riku S, et al.：[Is hypertrophic pachymeningitis a dural lesion of IgG4-related systemic disease?]. Rinsho Shinkeigaku 49：594-596, 2009
29）Dahlgren M, et al.：Riedel's thyroiditis and multifocal fibrosclerosis are part of the IgG4-related systemic disease spectrum. Arthritis Care Res（Hoboken）62：1312-1318, 2010
30）川　茂幸，他：膵管狭細型慢性膵炎における免疫学的検討―IgG4 の関与を中心として―．胆と膵 22：603-608，2001
31）Saegusa H, et al.：Hilar and pancreatic gallium-67 accumulation is characteristic feature of autoimmune pancreatitis. Pancreas 27：20-25, 2003
32）Ozaki Y, et al.：Differentiation of autoimmune pancreatitis from suspected pancreatic cancer by fluorine-18 fluorodeoxyglucose positron emission tomography. J Gastroenterol 43：144-151, 2008
33）Fujinaga Y, et al.：Characteristic findings in images of extra-pancreatic lesions associated with autoimmune pancreatitis. Eur J Radiol 76：228-238, 2009
34）Kamisawa T, et al.：A new clinicopathological entity of IgG4-related autoimmune disease. J Gastroenterol 38：982-984, 2003
35）Yamamoto M, et al.：A new conceptualization for Mikulicz's disease as an IgG4-related plasmacytic disease. Mod Rheumatol 16：335-340, 2006
36）Masaki Y, et al.：Proposal for a new clinical entity, IgG4-positive multiorgan lymphoproliferative syndrome：analysis of 64 cases of IgG4-related disorders. Ann Rheum Dis 68：1310-1315, 2008
37）Umehara H, et al.：A nobel clinical entity, IgG4-related disease（IgG4RD）：general concept and details. Mod Rheumatol 22：1-14, 2012
38）Stone JH, et al.：Recommendations for the nomenclature of IgG4-related disease and its individual organ system manifestations. Arthritis Rheum 64：3061-3067, 2012
39）Umehara H, et al.：Comprehensive diagnostic criteria for IgG4-related disease（IgG4-RD）, 2011. Mod Rheumatol 22：21-30, 2012
40）IgG4 関連全身硬化性疾患の診断法の確立と治療法の開発に関する研究班，他：IgG4 関連疾患包括診断基準 2011．日本内科学会雑誌 101：795-804，2012
41）Shimosegawa T, et al.：International consensus diagnostic criteria for autoimmune pancreatitis：guidelines of the International Association of Pancreatology. Pancreas 40：352-358, 2011
42）厚生労働科学研究費補助金（難治性疾患等政策研究事業（難治性疾患政策研究事業））「IgG4 関連疾患の診断基準並びに診療指針の確立を目指す研究」班，日本膵臓学会：報告　自己免疫性膵炎臨床診断基準 2018（自己免疫性膵炎臨床診断基準 2011 改訂版）．膵臓 33：902-913，2018
43）Masaki Y, et al.：IgG4-related diseases including Mikulicz's disease and sclerosing pancreatitis：diagnostic insights. J Rheumatol 37：1380-1385, 2010
44）正木康史，他：IgG4 関連疾患―その診断の混沌，および混沌から抜け出すための提言―．日本臨床免疫学会会誌 32：478-483, 2009
45）川野充弘，他：IgG4 関連腎臓病ワーキンググループ報告　IgG4 関連腎臓病診療指針．日本腎臓学会誌 53：1062-1073，2011
46）厚生労働省 IgG4 関連全身硬化性疾患の診断法の確立と治療方法の開発に関する研究班：IgG4 関連硬化性胆管炎臨床診断基準 2012．胆道 26：59-63，2012
47）松井祥子，他：第 54 回日本呼吸器学会学術講演会　シンポジウム報告　IgG4 関連呼吸器疾患の診断基準．日本呼吸器学会誌 4：129-132，2015
48）後藤　浩，他：IgG4 関連眼疾患の診断基準．日本眼科学会雑誌 120：365-368，2016
49）水島伊知郎，他：IgG4 関連動脈周囲炎/後腹膜線維症の臨床像の解析と本疾患に対する特異的診断基準．脈管学 58：117-129, 2018
50）竹島　健，他：Basedow 病と IgG4 甲状腺炎，IgG4 関連疾患における甲状腺疾患．日本甲状腺学会雑誌 10：25-29，2019
51）厚生労働科学研究費補助金難治性疾患等政策研究事業「間脳下垂体機能障害に関する調査研究」班：間脳下垂体機能障害の診断と治療の手引き（平成 30 年度改訂）．日本内分泌学会雑誌 95（Suppl. May）：1-60，2019
52）Stone JH, et al.：Recommendations for the nomenclature of IgG4-related disease and its individual organ system manifestations. Arthritis Rheum 64：3061-3067, 2012
53）Deshpande V, et al.：Consensus statement on the pathology of IgG4-related disease. Mod Pathol 25：1181-1192, 2012
54）Khosroshahi A, et al.：International Consensus Guidance Statement on the Management and Treatment of IgG4-Related Disease. Arthritis Rheumatol 67：1688-1699, 2015
55）Kawa S：Immunogloburine G4-related Disease, An overview. JMAJ 2：11-27, 2019

4 IgG4 関連疾患の診断法

IgG4関連疾患包括診断の作成経緯

IgG4関連疾患(IgG4-related disease：IgG4-RD)は，血清IgG4高値と病変部への著明なIgG4陽性形質細胞浸潤を特徴とし，21世紀に日本から世界に向けて提唱された新たな疾患概念である[1]．発見に至る過程には2つの大きな流れがある．

その1つは，1961年のSarlesらの報告にはじまり[2]，わが国のNakanoによる臨床報告[3]，Kawaguchiによる病理報告に基づき[4]，Yoshidaらにより提唱された自己免疫性膵炎(autoimmune pancreatitis：AIP)の発見である[5]．その後，厚生労働省難治性膵疾患調査研究班を中心に膵臓専門の研究者が精力的に取り組み確固たる疾患単位として確立された[6]．その中で，直接の発端としてHamanoらによってAIPで高IgG4血症が認められることが報告された[7]．

もう1つの流れは，日本シェーグレン症候群研究会(現・日本シェーグレン症候群学会)の若手研究者達を中心にMikulicz病研究会が結成され，Mikulicz病とSjögren症候群との異同について臨床症状や病理像の差が論じられていた[8,9]．

このような中，平成21年に厚生労働省難治性疾患克服研究事業において，2つのIgG4関連疾患研究班が採択された．「新規疾患，IgG4関連多臓器リンパ増殖性疾患(IgG4＋MOLPS)の確立のための研究」(班長；金沢医科大学血液免疫内科　梅原久範，班員66名)と「IgG4関連全身硬化性疾患の診断法の確立と治療方法の開発に関する研究」(班長；関西医科大学第三内科　岡崎和一，班員55名)である．IgG4-RDが多臓器にわたる疾患であるため，両班とも多領域の専門科，病理医，基礎研究者を加えたオールラウンドの陣容で構成された．両研究班が同じ疾患スペクトラムを対象にしていることが想定されたので，当初より，梅原班—岡崎班が密に連携をとりオールジャパン体制でIgG4-RDの研究が進められてきた．

表1 IgG4関連病態の名称

IgG4-related autoimmune disease[10]
IgG4-associated multifocal systemic fibrosis
IgG4-related systemic disease
IgG4-related sclerosing disease[11]
Hyper-IgG4 disease
IgG4-related plasmacytic disease[12]
IgG4-positive multiorgan lymphoproliferative syndrome (IgG4-MOLPS)[9]
IgG4-associated disease

〔Stone JH, et al.：Recommendations for the nomenclature of IgG4-related disease and its individual organ system manifestations. Arthritis Rheum 64：3061-3067, 2012. より改変〕

1．IgG4関連疾患の病名統一

IgG4-RDは，血清IgG4高値と著明なIgG4陽性形質細胞浸潤を特徴とするが，膵，肝胆，涙腺・唾液腺，腎，呼吸器，後腹膜腔など全身諸臓器に発生しうる．しかし，AIP，硬化性胆管炎，後腹膜線維症などでは著しい線維化を認める一方，涙腺・唾液腺病変における線維化は比較的軽度であり，リンパ節病変では線維化や閉塞性静脈炎を認めないなど臨床病理所見が臓器により多少異なった．各々の研究者が独自にその解析にあたっていたため，「IgG4-related autoimmune disease」[10]，「IgG4-related sclerosing disease」[11]，「IgG4-related plasmacytic disease」[12]，「IgG4-positive multiorgan lymphoproliferative syndrome(MOLPS)」[9]など異なった病名で発表されていた[1]（表1）[13]．

病因は不明であるが，臨床像も特徴的検査所見も共通しており，これらは同一の疾患スペクトラムと考えられたにもかかわらず，わが国から異なった数種の病名が発信されていた．このままでは，日本の研究業績が1つに集約しないだけでなく，外国からみれば統制のとれない混沌とした疾患であると判断される．そこで，梅原班・岡崎班合同で病名を「IgG4関連疾患（IgG4-related disease：IgG4-RD）」に統一した[14]．「IgG4-related disease：IgG4-RD」の病名は，ボストンの第1回国際IgG4シンポジウム（2011年10月）でも採用され，世界的に認められるようになった[13]．

2. IgG4関連疾患の概念の確立

これまで既存の病名で診断されていた症例の中に，血清IgG4高値とIgG4陽性形質細胞浸潤を伴う症例が多数報告されてきた．これらを新しくIgG4-RDとして包括し，既存の疾患との異同を明確にするために疾患概念の確立が急務であった．厚生労働省IgG4オールジャパン研究班（梅原班，岡崎班）は，これらの症例を集め臨床病態や検査所見を検討し，「IgG4関連疾患は血清IgG4高値とIgG4陽性形質細胞の腫瘤形成あるいは組織浸潤を特徴とする病態で，従来の診断病名の範疇にとどまらず，それらを同時性あるいは異時性に合併する新たな疾患である」という統一概念を確立した[15]．

病理組織学的にはリンパ球とIgG4陽性形質細胞の著しい浸潤と線維化を特徴とし，臨床的には，同時性あるいは異時性に全身諸臓器の腫大や結節・肥厚性病変などを認め，高IgG4血症および高IgG血症，時に抗核抗体の出現を認める原因不明の疾患である．比較的高齢者に多く，罹患臓器として中枢神経系，涙腺・唾液腺（硬化性唾液腺炎，Mikulicz病），甲状腺，呼吸器，膵臓（AIP），胆管（硬化性胆管炎），肝臓，消化管，腎臓，前立腺，後腹膜腔，リンパ節，動脈，皮膚，乳腺などの報告がある（図1）[15〜17]．

3. IgG4関連疾患包括診断基準の作成

IgG4-RDは，多領域の既存疾患と重複し，しかも，Sjögren症候群や多発血管炎性肉芽腫症（Wegener肉芽腫症）などの自己免疫疾患，Castleman病や悪性リンパ腫などの血液疾患との鑑別が難しい疾患でもあり，すべての臓器病変を網羅しうる診断基準の作成は不可能に思われた．しかし，この新たな疾患を広く世界に周知するためには診断基準が必須であった．そのような状況の中，オールジャパンIgG4研究班により，臓器特異的な特徴や専門領域の拘りを捨て，IgG4-RDの概念を包括する診断基準として「IgG4関連疾患包括診断基準

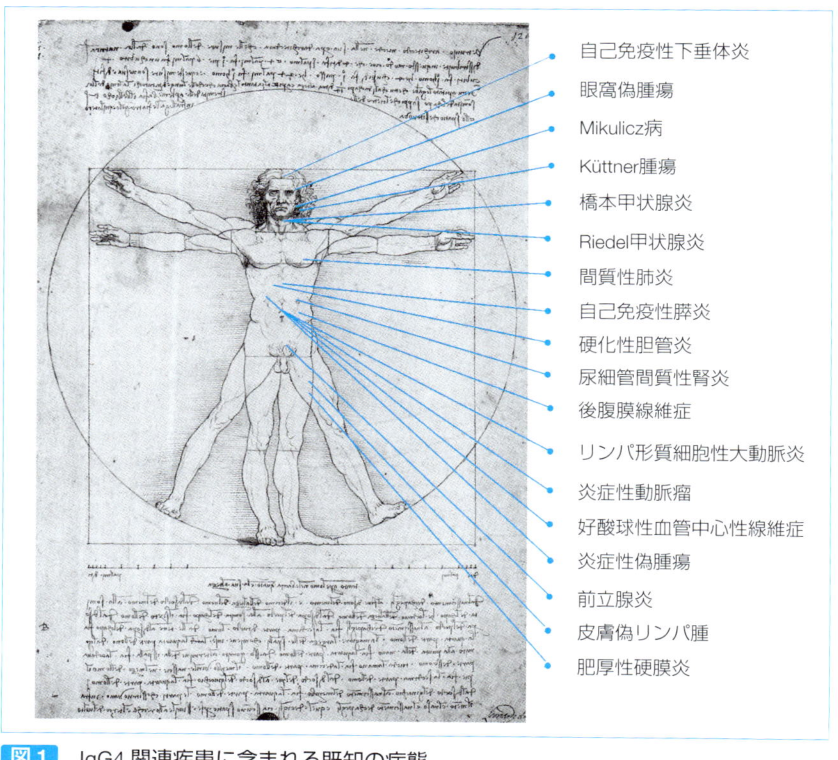

図1 IgG4関連疾患に含まれる既知の病態

(Comprehensive Diagnostic Criteria for IgG4-related disease(IgG4-RD), 2011)」が制定され世界に発表された[18,19].

[梅原久範/岡崎和一]

基本コンセプトと内容 —診断項目とアルゴリズム

1. 基本コンセプト[20,21]

厚生労働省 IgG4 研究班診断基準ワーキンググループでは, IgG4-RD の診断基準を作成するにあたり, ① IgG4-RD を広く周知するためには, できるだけ簡略で, ② 各臓器病変の専門医以外の臨床医でも使用できる診断基準が必要である, そのうえで, ③ 悪性腫瘍を除外するために病理組織所見を重視し, ④ 臓器別診断基準と併用できることを前提とする, そして⑤ ステロイドの診断的治療は推奨しない, という基本コンセプトを確認した.

IgG4-RD が独立の疾患単位であることを明確にするために, 包括診断基準の冒頭に疾患概念を定義した.

2. IgG4 関連疾患包括診断基準(表 2)[18,19]

一般臨床医でも容易に IgG4-RD が診断できるように, IgG4 関連疾患包括診断基準の主要項目は臨床所見, 血液所見, 病理組織所見の 3 項目に限定した. すなわち,

1) 臨床的に単一または複数臓器に特徴的なびまん性あるいは限局性腫大, 腫瘤, 結節, 肥厚性病変を認めること,
2) 血液学的に高 IgG4 血症(135 mg/dL 以上)を認めること,
3) 病理組織学的に,
   ① 組織所見:著明なリンパ球, 形質細胞の浸潤と線維化を認める,
   ② IgG4 陽性形質細胞浸潤:IgG4/IgG 陽性細胞比 40% 以上, 且つ IgG4 陽性形質細胞が 10/HPF を超えること,

である.

これらの診断項目の組み合わせにより, 1) + 2) + 3) のすべてを満たす場合を確定診断群(definite)とし, 1) + 3) を準確診群(probable), 1) + 2)

表 2 IgG4 関連疾患包括診断基準 2011(厚生労働省　岡崎班・梅原班)

【概念】

IgG4 関連疾患とは, リンパ球と IgG4 陽性形質細胞の著しい浸潤と線維化により, 同時性あるいは異時性に全身諸臓器の腫大や結節・肥厚性病変などを認める原因不明の疾患である. 罹患臓器としては膵臓, 胆管, 涙腺・唾液腺, 中枢神経系, 甲状腺, 肺, 肝臓, 消化管, 腎臓, 前立腺, 後腹膜, 動脈, リンパ節, 皮膚, 乳腺などが知られている. 病変が複数臓器におよび全身疾患としての特徴を有することが多いが, 単一臓器病変の場合もある. 臨床的には各臓器病変により異なった症状を呈し, 臓器腫大, 肥厚による閉塞, 圧迫症状や細胞浸潤, 線維化に伴う臓器機能不全など時に重篤な合併症を伴うことがある. 治療にはステロイドが有効なことが多い.

【臨床診断基準】

1. 臨床的に単一または複数臓器に特徴的なびまん性あるいは限局性腫大, 腫瘤, 結節, 肥厚性病変を認める.
2. 血液学的に高 IgG4 血症(135 mg/dL 以上)を認める.
3. 病理組織学的に以下の 2 つを認める.
   ① 組織所見:著明なリンパ球, 形質細胞の浸潤と線維化を認める.
   ② IgG4 陽性形質細胞浸潤:
   IgG4/IgG 陽性細胞比 40% 以上, 且つ IgG4 陽性形質細胞が 10/HPF を超える.

上記のうち, 1)+2)+3)を満たすものを確定診断群(definite), 1)+3)を満たすものを準確診群(probable), 1)+2)のみをみたすものを疑診群(possible)とする.

但し, できる限り組織診断を加えて, 各臓器の悪性腫瘍(癌, 悪性リンパ腫など)や類似疾患(Sjögren 症候群, 原発性硬化性胆管炎, Castleman 病, 二次性後腹膜線維症, Wegener 肉芽腫, サルコイドーシス, Churg-Strauss 症候群など)と鑑別することが重要である.
本基準により確診できない場合にも, 各臓器の診断基準により診断が可能である.

〔Umehara H, et al.:Comprehensive diagnostic criteria for IgG4-related disease(IgG4-RD), 2011. Mod Rheumatol 22:21-30, 2012/IgG4 関連全身硬化性疾患の診断法の確立と治療方法の開発に関する研究班, 他:IgG4 関連疾患包括診断基準 2011. 日本内科学会雑誌 101:795-804, 2012. より改変〕

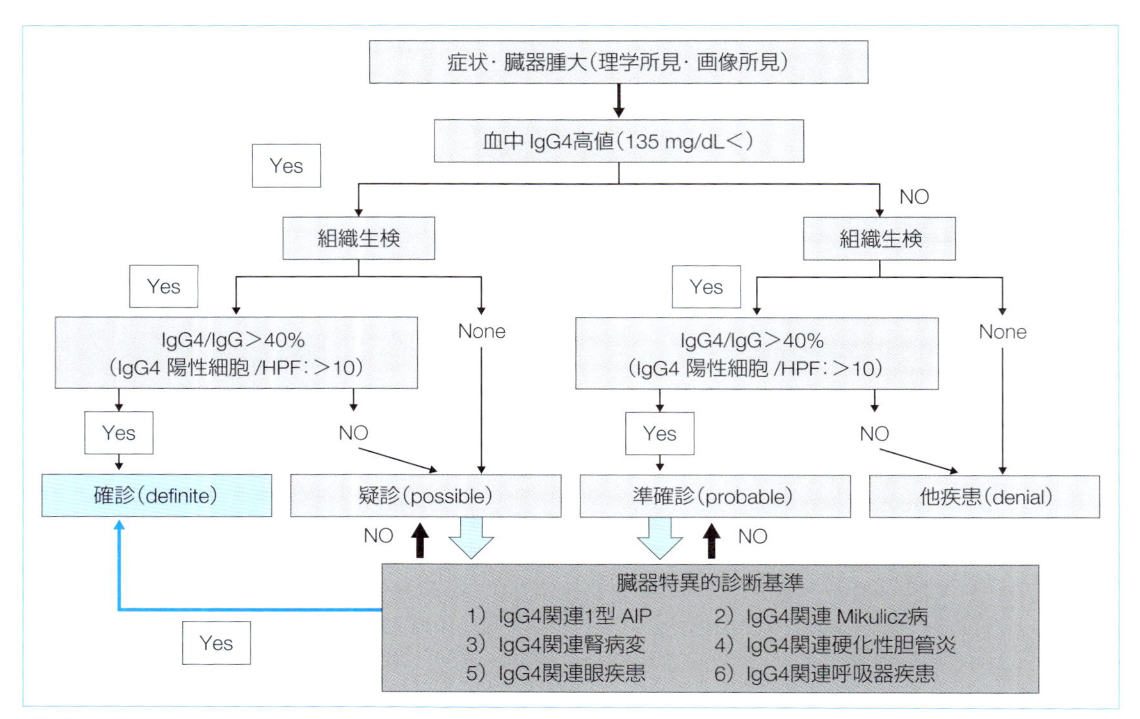

図 2 IgG4 関連疾患診断のアルゴリズム

「IgG4 関連疾患包括診断基準」と「臓器別診断基準」を用いた IgG4 関連疾患診断の流れ．診断項目 1）臓器病変，2）血清基準，3）病理所見の 3 項目すべて満たした場合は確診群（definite）となる．診断項目 1）と 2）を満たすが，3）を満たさない場合または病理検査を実施されていない場合は疑診群（possible）となる．一方，診断項目 1）と 3）を満たすが，2）を満たさないものは準確診群（probable）となる．しかし，準確診群および疑診群あっても，「臓器別診断基準」を満たしたものは IgG4 関連疾患確定診断となる

〔Umehara H, et al.：Comprehensive diagnostic criteria for IgG4-related disease.（IgG4-RD），2011. Mod Rheumatol 22：21-30, 2012/IgG4 関連全身硬化性疾患の診断法の確立と治療方法の開発に関する研究班，他：IgG4 関連疾患包括診断基準 2011．日本内科学会雑誌 101：795-804，2012〕

を疑診群（possible）と診断する．

上記のとおり，IgG4 関連疾患包括診断基準は非常にシンプルで理解しやすいものである．その分，確定診断するためには，病理組織検査が必須であり，血清 IgG4 値 135 mg/dL 以上，組織中 IgG4 陽性細胞が 40% 以上という数値を満たさなければならない．そのために多くの疑診例が出てくる．その欠点を補強するために，包括診断基準には詳細な補足が記載されている．

3. IgG4 関連疾患診断のアルゴリズム[18,19]

IgG4 関連疾患包括診断基準は，病理組織を重視することやステロイドの治療的診断を推奨していないため，臨床的に生検材料の得られにくい臓器病変の診断感度は必ずしも高くはない．IgG4 関連 Mikulicz 病や IgG4 関連腎臓病で 70〜87% であり，十分な生検組織が得られない AIP においては，ほぼ全例が準確診群または疑診群となる[18,19]．この弱点を解消するために，包括診断基準で準確診または疑診症例には，図 2 のアルゴリズムに示すとおり臓器特異的 IgG4 関連疾患診断基準を併用する．現時点までに，後述する「IgG4 関連 Mikulicz 病診断基準」[22,23]，「IgG4 関連自己免疫性膵炎診断基準」[24]，「IgG4 関連腎臓病診断基準」[25,26]，「IgG4 関連硬化性胆管炎臨床診断基準」[27]，「IgG4 関連呼吸器疾患診断基準」[28]，「IgG4 関連眼疾患診断基準」[29]，「IgG4 関連大動脈周囲炎/動脈周囲炎および後腹膜線維症診断基準」[30] の 7 診断基準がすでに作成され公表されている．IgG4 関連疾患包括診断基準と IgG4 関連臓器別診断基準とを上手に組み合わせることで，ほぼ 100% の感度で IgG4-RD を診断できる（図 2）．

［梅原久範／岡崎和一］

臓器別診断基準との関係

前項で述べたとおり，IgG4 関連疾患包括診断基準[18,19]はシンプルで理解しやすいものであるが，確定診断のためには病理組織検査が必須である．そのために，AIP や後腹膜線維症などでは生検が困難で確定診断に至らない症例が多い．そして，診断に有用な臓器特異的な臨床症状や画像所見なども含まれていない．これらの欠点を補うべく，オールジャパン IgG4 研究班の中に臓器別ワーキンググループが設置され，IgG4 関連疾患臓器特異的診断基準が各々の専門学会で作成された．IgG4 関連疾患包括診断基準が発表された 2011 年当時には，自己免疫性膵炎診断基準[31]と IgG4 関連 Mikulicz 病診断基準[22,23]のみ公表されていたが，2012 年に IgG4 関連腎臓病診断基準[25,26]と IgG4 関連硬化性胆管炎臨床診断基準[27]が公表され，2015 年には IgG4 関連眼疾患診断基準[29]と IgG4 関連呼吸器疾患診断基準[28]が，2018 年には自己免疫性膵炎診断基準 2011 の改訂がなされ[32]，2019 年には IgG4 関連大動脈周囲炎/動脈周囲炎および後腹膜線維症診断基準が発表されるに至った．

1. IgG4 関連疾患臓器別診断基準

1）1 型自己免疫性膵炎診断基準(表 3)[32]

AIP の中には，IgG4 陽性形質細胞の浸潤を特徴とする lymphoplasmacytic sclerosing pancreatitis (LPSP)と，欧米で多く報告される好中球上皮病変(granulocytic epithelial lesion：GEL)による膵炎(2 型 AIP)がある．IgG4 関連自己免疫性膵炎(IgG4-related autoimmune pancreatitis)は，リンパ形質細胞浸潤の著しい膵炎(LPSP)すなわち 1 型 AIP である．自己免疫性膵炎診断基準は，すでに 2002 年に報告されており，2006 年，2011 年の改定の後，自己免疫性膵炎臨床診断基準 2018[32]が現在の診断基準である．国際的には，日・米・韓合同で AIP の国際コンセンサス基準〔International Consensus Diagnostic Criteria (ICDC) for AIP〕が公表されている[24]．

膵臓病変は組織生検が困難な臓器であるので，CT/MRI による膵腫大像や ERCP による膵管狭細像などの画像所見が重要項目にあげられている．また，国際的には，専門家によるステロイドの治療的トライアルがオプションとして加えられている．

2）IgG4 関連涙腺・唾液腺炎診断基準(表 4)[22,23]

Sjögren 症候群と Mikulicz 病との鑑別を念頭に作成されたもので，IgG4 関連疾患包括診断基準作成の原型となった．両疾患の罹患臓器である涙腺，耳下腺，顎下腺，舌下腺，小唾液腺は容易に生検が可能であるので，通常は IgG4 関連疾患包括診断基準が使用される．また，涙腺，耳下腺，顎下腺の 2 ペア以上の対称性腫大という Mikulicz 病の定義の必要性がないために，病名そのものが使われなくなる傾向にある．今後は，IgG4 関連涙腺炎，IgG4 関連顎下腺炎など臓器名を冠した呼び名が使われていくであろう[13]．

3）IgG4 関連腎臓病診断基準(表 5)[25,26]

IgG4 関連腎臓病診断基準は，厚労省研究班と日本腎臓学会との連携により 2012 年に制定された[25,26]．臓器の特徴として，尿所見および腎機能異常が臨床診断項目にあげられている．また，造影 CT による異常所見(びまん性腎腫大，腎実質の多発性造影不良域，腎腫瘤，腎盂壁肥厚病変)が画像診断項目にあげられている．腎組織は間質性腎炎が主体であるが糸球体病変(膜性腎症など)を伴う場合もある．

4）IgG4 関連硬化性胆管炎臨床診断基準(表 6)[27]

診断基準の特徴として，放射線画像で肝内・肝外胆管や胆嚢にびまん性あるいは限局性の特徴的な狭窄を伴う硬化性変化を示すことが診断項目にあげられている．狭窄部位では全周性の壁肥厚を認め，狭窄を認めない部位にも同様の変化がみられることが多い．また，AIP，IgG4 関連涙腺炎・唾液腺炎，IgG4 関連後腹膜線維症など他臓器の IgG4-RD の存在が診断項目に加えられている．臨床面からは，閉塞性黄疸を発症することが多く，胆管癌や膵癌などの腫瘍性病変および原発性硬化性胆管炎との鑑別が極めて重要である．また，原因が明らかな二次性硬化性胆管炎を除外する必要がある．また，専門家によるステロイドの治療的トライアルがオプションに加えられているが，安易なステロイド使用は厳に慎むべきである[27]．

5）IgG4 関連眼疾患診断基準(表 7)[29]

眼科医が扱う IgG4 関連眼疾患では，病変は涙腺にとどまらず眼窩内の三叉神経周囲や外眼筋へ

表3 自己免疫性膵炎臨床診断基準 2018

A. 診断項目

I. 膵腫大：

a．びまん性腫大(diffuse)

b．限局性腫大(segmental/focal)

II. 主膵管の不整狭細像：

a．ERP

b．MRCP

III. 血清学的所見：

高 IgG4 血症(≧135 mg/dL)

IV. 病理所見：

a．以下の①〜④の所見のうち，3 つ以上を認める．

b．以下の①〜④の所見のうち，2 つを認める．

c．⑤を認める．

① 高度のリンパ球，形質細胞の浸潤と，線維化

② 強拡 1 視野当たり 10 個を超える IgG4 陽性形質細胞浸潤

③ 花筵状線維化(storiform fibrosis)

④ 閉塞性静脈炎(obliterative phlebitis)

⑤ EUS-FNA で腫瘍細胞を認めない．

V. 膵外病変：硬化性胆管炎，硬化性涙腺炎・唾液腺炎，後腹膜線維症，腎病変

a．臨床的病変

臨床所見および画像所見において，膵外胆管の硬化性胆管炎，硬化性涙腺炎，(Mikulicz 病)，後腹膜線維症あるいは腎病変と診断できる．

b．病理学的病変

硬化性胆管炎，硬化性涙腺炎・唾液腺炎，後腹膜線維症，腎病変の特徴的な病理所見を認める．

VI. ステロイド治療の効果

専門施設においては，膵癌や胆管癌を除外後に，ステロイドによる治療効果を診断項目に含むこともできる．悪性疾患の鑑別が難しい場合は超音波内視鏡下穿刺吸引(EUS-FNA)細胞診は必須で(上記 IVc)，病理学的な悪性腫瘍の除外診断なく，ステロイド投与による安易な治療的診断は避けるべきである．したがって VI は IVc を包括している．

B. 診　断

I. 確診

① びまん型：Ia＋＜III/IVb/V(a/b)＞

② 限局型：Ib＋IIa＋＜III/IVb/V(a/b)＞の 2 つ以上

または

Ib＋IIa＋＜III/IVb/V(a/b)＞＋VI

または

Ib＋IIb＋＜III/V(a/b)＞＋IVb＋VI

③ 病理組織学的確診：IVa

II. 準確診

限局型：Ib＋IIa＋＜III/IVb/V(a/b)＞

または

Ib＋IIb＋＜III/V(a/b)＞＋IVc

または

Ib＋＜III/IVb/V(a/b)＞＋VI

III. 疑診

びまん型：Ia＋II(a/b)＋VI

限局型：Ib＋II(a/b)＋VI

〔日本膵臓学会・厚生労働科学研究費補助金(難治性疾患等政策研究事業)「IgG4 関連疾患の診断基準並びに治療指針の確立を目指す研究」班：報告　自己免疫性膵炎臨床診断基準 2018(自己免疫性膵炎臨床診断基準 2011 改訂版)．膵臓 33：902-913，2018〕

表 4 IgG4 関連 Mikulicz 病診断基準

A. 診断項目
1. 涙腺，耳下腺，顎下腺に持続性(3 か月以上)，対称性に 2 ペア以上の腫脹を認める
2. 血清学的に高 IgG4 血症(135 mg/dL 以上)を認める
3. 涙腺・唾液腺組織に著明な IgG4 陽性形質細胞浸潤(強拡大 5 視野で IgG4 陽性/IgG 陽性細胞が 50% 以上)を認める

B. 診断
上記，1 と 2 または 3 を満たすものを IgG4 関連 Mikulicz 病とする
全身性 IgG4 関連疾患の部分症であり，多臓器病変を伴うことも多い

〔正木康史，他：IgG4 関連疾患―その診断の混沌，および混沌から抜け出すための提言―．日本臨床免疫学会会誌 32：478-483，2009/Masaki Y, et al.：IgG4-related disease including Mikulicz's disease and sclerosing pancreatitis：diagnostic insights. J Rheumatol 37：1380-1385, 2010，より改変〕

表 5 IgG4 関連腎臓病診断基準(日本腎臓学会)

1. 尿所見，腎機能検査に何らかの異常を認め，血液検査にて高 IgG 血症，低補体血症，高 IgE 血症のいずれかを認める．
2. 画像上特徴的な異常所見〔びまん性腎腫大，腎実質の多発性造影不良域，単発性腎腫瘤(hypovascular)，腎盂壁肥厚病変〕を認める．
3. 血液学的に高 IgG4 血症(135 mg/dL 以上)を認める．
4. 腎臓の病理組織学的に以下の 2 つの所見を認める．
   a. 著明なリンパ球，形質細胞の浸潤を認める．ただし IgG4 陽性形質細胞が IgG4/IgG 陽性細胞比 40% 以上，あるいは 10/HPF を超える．
   b. 浸潤細胞を取り囲む特徴的な線維化を認める．
5. 腎臓以外の臓器の病理組織学的に著明なリンパ球，形質細胞の浸潤と線維化を認める．ただし，IgG4 陽性形質細胞が IgG4/IgG 陽性細胞比 40% 以上，あるいは 10/HPF を超える．

確定診断(definite)：1)+3)+4)a,b，2)+3)+4)a,b，2)+3)+5)，1)+3)+4)a+5)
準確診(probable)：1)+4)a,b，2)+4)a,b，2)+5)，3)+4)a,b
疑診(possible)：1)+3)，2)+3)，1)+4)a，2)+4)a

〔川野充弘，他：IgG4 関連腎臓病ワーキンググループ報告　IgG4 関連腎臓病診療指針．日本腎臓学会誌 53：1062-1073，2011，より抜粋〕

表 6 IgG4 関連硬化性胆管炎臨床診断基準 2012

A. 診断項目
1. 胆道画像検査にて肝内・肝外胆管にびまん性あるいは限局性の特徴的な狭窄像と壁肥厚を伴う硬化性病変を認める
2. 血液学的に高 IgG4 血症(135 mg/dL 以上)を認める
3. 自己免疫性膵炎，IgG4 関連涙腺・唾液腺炎，IgG4 関連後腹膜線維症のいずれかの合併を認める
4. 胆管壁に以下の病理組織学的所見を認める
   ① 高度なリンパ球，形質細胞の浸潤と線維化
   ② 強拡 1 視野あたり 10 個を超える IgG4 陽性形質細胞浸潤
   ③ 花莚状線維化(storiform fibrosis)
   ④ 閉塞性静脈炎(obliterative phlebitis)

オプション：ステロイド治療の効果
胆管生検や超音波内視鏡下穿刺吸引法(Endoscopic ultrasound-guided fine needle aspiration，EUS-FNA)を含む精密検査のできる専門施設においては，胆管癌や膵癌などの悪性腫瘍を除外後に，ステロイドによる治療効果を診断項目に含むことができる

B. 診断
I. 確診：1+3，1+2+4①②，4①②③，4①②④
II. 準確診：1+2+オプション
III. 疑診：1+2

診断基準を満たさないが，臨床的に IgG4 関連硬化性胆管炎が否定できない場合，安易にステロイド治療を行わずに専門施設に紹介することが重要

〔厚生労働省 IgG4 関連全身硬化性疾患の診断法の確立と治療方法の開発に関する研究班，他：IgG4 関連硬化性胆管炎臨床診断基準 2012．胆道 26：59-63，2012，より抜粋〕

の浸潤が多くみられる．また，眼領域において最も重要な鑑別疾患はMALT(mucosa associated lymphoid tissue)リンパ腫である．わが国の多施設調査によれば，1,014例の眼窩リンパ増殖性疾患の40%がMALTリンパ腫で，その他のリンパ腫が15%，眼窩炎症が18.8%で，IgG4関連眼疾患が22%であったと報告されている[33]．

これらをふまえて，IgG4関連眼疾患診断基準では，画像所見で，涙腺，三叉神経，外眼筋の3大病変の腫大を含め，様々な眼組織の腫大があげられている．病理基準では，眼窩病変の特徴を捉え，IgG4陽性形質細胞数を50個/HPF以上と定められている[34]．しかし，MALTリンパ腫の中にはIgG4陽性の症例が4.3%あったとされ，MALTリンパ腫との鑑別診断の重要性があげられている．

表7　IgG4関連眼疾患診断基準

1）画像所見で涙腺腫大，三叉神経腫大，外眼筋腫大など，眼関連組織に腫瘤，腫大，肥厚性病変等がみられる．
2）病理組織学的に著明なリンパ球と形質細胞の浸潤がみられ，線維化を伴うこともある．しばしば胚中心がみられる．IgG4陽性の形質細胞浸潤はIgG4(＋)/IgG(＋)細胞比40%以上，または強拡大視野内に50個以上を満たすものとする．
3）血清学的に高IgG4血症を認める(＞135 mg/dL)．

以上の3項目の内，
1)2)3)の3項目を満たした場合は確定診断群
1)と2)の2項目を満たした場合は準確診群
1)と3)の2項目を満たした場合は疑診群

〔Goto H, et al.：Diagnostic criteria for IgG4-related ophthalmic disease. Jpn J Ophthalmol 59：1-7, 2015. より改変〕

6）IgG4関連呼吸器疾患診断基準(表8)[28]

IgG4関連呼吸器疾患は，咳嗽や呼吸困難などを自覚する例もあるが多くは症状に乏しい．X線やCTでは，主に気管支血管束，小葉間隔壁・肺胞隔壁などの間質および胸膜に病変を認める．縦隔・肺門リンパ節腫大を高率に伴い，肺野の腫瘤影や浸潤影を認めることもあり画像所見の重要性があげられている．また，IgG4関連呼吸器疾患単独で現れることはまれで，他臓器のIgG4-RDに合併することが多い．それゆえに，胸郭外臓器でのIgG4-RDの存在が診断項目に加えられている．さらに，積極的な外科的肺生検が望ましく，IgG4細胞数のみならず，閉塞性血管炎や花莚様線維化所見が重要視されている．

7）IgG4関連大動脈周囲炎/動脈周囲炎および後腹膜線維症診断基準(表9)[30]

これまで，IgG4関連大動脈周囲炎および動脈周

表8　IgG4関連呼吸器疾患診断基準

A．診断基準
1．画像所見上，下記の所見のいずれかを含む胸郭内病変を認める
　肺門縦隔リンパ節腫大，気管支壁/気管支血管束の肥厚
　小葉間隔壁の肥厚，結節影，浸潤影，胸膜病変
2．血清IgG4高値(135 mg/dL以上)を認める
3．病理所見上，呼吸器の組織において以下の①～④の所見を認める
　a：3項目以上，b：2項目
　　①気管支血管束周囲，小葉間隔壁，胸膜などの広義間質への著明なリンパ球，形質細胞の浸潤
　　②IgG4/IgG陽性細胞比＞40%かつIgG4陽性細胞＞10細胞/HPF
　　③閉塞性静脈炎(obliterate phlebitis)もしくは閉塞性動脈炎
　　④浸潤細胞周囲の特徴的な線維化*
4．胸郭外臓器にて，IgG4関連疾患の診断基準を満たす病変#
＜参考所見＞低補体血症
　*自己免疫性膵炎診断基準の花莚状線維化に準ずる線維化所見
　#硬化性涙腺炎・唾液腺炎，自己免疫性膵炎，IgG4関連硬化性胆管炎，IgG4関連腎臓病，後腹膜線維症
B．診断
1．確定診断(definite)：1＋2＋3a，1＋2＋3b＋4
2．準確診(probable)：1＋2＋4，1＋2＋3b＋参考所見
3．疑診(possible)　：1＋2＋3b

〔松井祥子，他：第54回呼吸器学会学術講演会　シンポジウム報告　IgG4関連呼吸器疾患の診断基準．日本呼吸器学会誌4：129-132，2015．より抜粋〕

囲炎の診断には，包括診断基準のみが利用可能であった．確定診断するためには病理診断が必須であるが，臓器の局在から，現実的には生検が困難である場合が多い．このことをふまえ，厚労省IgG4 研究班臓器別ワーキンググループにて，IgG4 関連大動脈周囲炎/動脈周囲炎および後腹膜線維症診断基準の策定が行われた．

生検組織が得られない場合を想定し，CT による特徴的な画像所見と血清 IgG4≧135 mg/dL，を満たせば，生検がなくとも，疾患典型的臓器である，涙腺・唾液腺，膵臓，胆管，腎臓，眼および肺で IgG4-RD の確定診断がつけば，IgG4 関連大動脈周囲炎/動脈周囲炎および後腹膜線維症と確定診断できるとされている．

2. IgG4 関連疾患診断の実際と問題点

これまで述べてきたように，IgG4-RD は同時性および異時性に他臓器を障害し，多彩な臨床症状を呈する疾患である．その診断基準の作成は，単一専門領域だけでは不可能であったが，厚生労働省 IgG4 研究班では医学全領域にかかわる研究者によるオールジャパン体制で，「IgG4 関連疾患包括診断基準」が作成された．その後も，包括診断基準を核として前述の 7 つの臓器別診断基準が作成され，ほぼ全臓器にわたり IgG4-RD を診断しう

表 9 IgG4 関連大動脈周囲炎/動脈周囲炎および後腹膜線維症診断基準

A．診断項目
1．CT による画像診断において，以下のような所見を認める．
a．動脈壁（外膜側）の肥厚性病変（多くは全周性）*1,2,3,4，もしくは周囲軟部濃度腫瘤
b．腎盂から尿管壁にかけての肥厚性病変*5
c．骨盤内後腹膜の板状軟部影（主に両側性）
*1 大血管では内腔の狭小化を伴わないが，中型動脈（冠動脈など）では狭窄小化を伴うことがある．
*2 血管腔拡張（動脈瘤）を伴う場合と伴わない場合がある．
*3 動脈硬化や血管壁の解離，感染性病変（細菌性，結核，梅毒など），血管炎，悪性リンパ腫，固形癌，Erdheim-Chester 病など他の病態による血管壁の変化で説明できる場合を除外する．
*4 大動脈～総腸骨動脈～内腸骨動脈および中型動脈（冠動脈，上腸間膜動脈や脾動脈などの大動脈からの一次/二次分枝）に好発する．
*5 腎盂および上部尿管に好発する．
2．血液学的に高 IgG4 血症（135 mg/dL 以上）を認める．
3．病理組織学的に，以下の ①～④ の組織所見のうち，
a．①②③ もしくは ①②④ を認める．
b．①② のみを認める．
① 著明なリンパ球・形質細胞浸潤と線維化*1,2,3
② IgG4 陽性形質細胞の著明な浸潤
生検検体：IgG4 陽性形質細胞数＞10 個/hpf かつ IgG4/IgG 比＞40%
切除検体：陽性細胞数＞30 個/hpf，IgG4/IgG 比＞40% かつ陽性細胞のびまん性分布
③ 花筵状線維化（storiform fibrosis）
④ 閉塞性静脈炎（obliterate phlebitis）
*1 動脈では外膜主体の炎症である．ただし，胸部大動脈では中膜炎が高度の場合がある．
*2 組織像は，典型例では線維化は花むしろ状で閉塞性静脈炎を伴う．閉塞性静脈炎の同定は Elastica van Gieson 染色標本での確認が推奨される．
*3 壊死，肉芽腫，好中球浸潤は通常みられない所見であり，みられる際は上記の組織所見の基準を満たしたとしても慎重な判断を要する．
4．他臓器（涙腺・眼病変，唾液腺，膵臓，胆管，腎臓，もしくは肺）に包括診断基準，あるいは，各臓器の特異的診断基準の確診に合致する所見を認める．
B．診断
1．確診 1（a/b/c）＋3a or 1（a/b/c）＋2＋4
2．準確診 1（a/b/c）＋3b or 1（a/b/c）＋4 or 3a
3．疑診 1（a/b/c）＋2 or 3b

〔水島伊知郎，他：IgG4 関連動脈周囲炎/後腹膜線維症の臨床像の解析と本疾患に対する特異的診断基準．脈管学 58：117-129，2018〕

る体制ができあがりつつある[35,36]．

一方で，IgG4-RDの認識が広まるにつれて，IgG4-RDもどき（IgG4-RD mimicker）をもIgG4-RDと誤診してしまう症例が報告されるようになってきた．IgG4-RDにおけるIgG4の産生メカニズムやIgG4自体の機能などいまだ不明である．この現状で，血清IgG4高値や組織中のIgG4陽性形質細胞数増加にこだわりすぎると診断を見誤る危険がある．喘息などのアレルギー疾患や天疱瘡でもIgG4増加にとどまらず，ANCA関連血管炎やサルコイドーシスなどの全身疾患でも局所のIgG4陽性形質細胞数の増加が知られている．最も重要な点は，各臓器の癌組織周辺にもIgG4陽性形質細胞が増加する症例があり，MALTリンパ腫やCastleman病でもIgG4陽性を示す症例があることである．IgG4-RDに特徴的な臨床像や病理所見に着目しつつ，従来の疾患との鑑別を慎重に行う必要がある[37]．

［梅原久範／岡崎和一］

2019 ACR and EULAR Classification Criteria for IgG4-Related Disease

IgG4-RDが広く認識されるにつれて，世界中から多くの症例報告や病態解析の論文が報告されるようになってきた．IgG4-RD診断には，わが国の包括診断基準かDeshpandeらの病理診断基準（Consensus statement on the pathology of IgG4-related disease）が用いられている．しかし，包括診断基準によれば，病理組織が得られず疑診群（possible）となる症例や血清IgG4＞135 mg/dLを満たさず準確診群（probable）となる症例をも確診群として取り扱っているものが多い．その理由として，組織採取が困難な症例では病理生検が行われていないことが多々あること，血清IgG4値が135 mg/dL以上を必ずしも診断根拠と考えていないことなどが原因である．一方で，治療法の開発や病因解明の研究には，精度の高い基準で診断された均一な疾患集団が必要である．そのために，アメリカリウマチ学会（ACR）からもヨーロッパリウマチ学会（EULAR）からも承認されうる統一的な国際診断基準が望まれていた．

1．概要

上記の状況をふまえ，Harvard大学のStone教授の呼びかけで，北米，ヨーロッパ，日本のエキスパートからなるACR/EULAR IgG4-RD Classification criteria作成委員会（表10）が立ち上がった．2016年に日本人研究者8名を含めた総勢24名がボストンに集合し分類基準の原案を作成した．その後，インターネットを通じて世界各国から1,400例のIgG4-RD症例が集められた．2017年には，24名のメンバーがハワイに集合し，丸2日間をかけて，収集されたデータベースから，1000 Mindsというコンピューター解析ソフト使って，診断項目の抽出とDelphi法による評価を行い，全員一致に至るまで議論が繰り返された．その経緯の中で，各診断項目の重要度がコンピューター評価され，各診断項目の重要度が算出されていくというMulti-Criteria Additive Points System（MCAPS）という方法論は，これまでわれわれが経験したことのない素晴らしい診断基準作成方法であった．新たに収集された908症例でvalidationが行われ，このClassification Criteriaは，感度85.5%，特異度99.2%と素晴らしい結果であった．この事実を受け，

表10 IgG4-RD Classification Criteria Committee

Kazuichi Okazaki (Japan)	Ray P. Naden (Canada)	John H. Stone (US)
Hisanori Umehara (Japan)	Emanuel Dellatorre (Italy)	Zachary Wallace (US)
Mitsuhiro Kawano (Japan)	Jean-Francois Dicaire (Canada)	Arezou Khosroshahi (US)
Dai Inoue (Japan)	Marco Lazillotta (Italy)	Suresh Chari (US)
Takako Saeki (Japan)	Manel Ramou-Casals (Spain)	Hyon Choi (US)
Kensuke Kubota (Japan)	Nicolas Schleinits (France)	Philip A. Hart (US)
Hiroshi Sekiguchi (Japan)	Geroge Webstar (England)	Cory A. Perugino (US)
Yoh Zen (Japan)		Amita Sharma (US)
		James R. Stone (US)

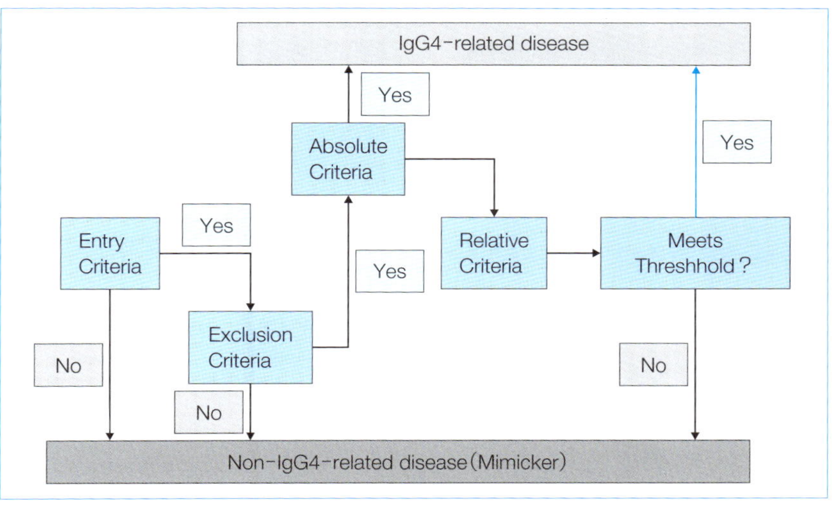

図3 Classification Criteria for IgG4-RD

表11 Entry Criteria

典型臓器における特徴的な臨床像、放射線学的な所見
膵臓
唾液腺
胆管
眼窩
腎
肺
動脈
後腹膜
肥厚性硬膜炎
甲状腺(Riedel's 甲状腺炎)

〔Wallace ZS, et al.：The 2019 American College of Rheumatology and European League Against Rheumatism Classification Criteria for IgG4-Related Disease. Arthritis Rheumatol, 2019. DOI：10.1002/art.41120. より引用改変〕

2019年9月17日にACR, EULAR両学会から承認(approve)を得られた．文字通り世界共通のIgG4関連疾患分類基準ができあがった瞬間である．

2. 2019 IgG4-RD Classification Criteria の解説

IgG4-RD診断に至る一連の流れを図3に示す．

1) Entry Criteria(表11)[38]

IgG4-RDを疑う根拠である．出現頻度の高い膵臓病変，唾液腺病変，腎病変など9臓器において，放射線画像，臨床的にIgG4-RDが疑われることがあればよい．

2) Exclusion Criteria(表12)[38]

5つのドメインにおいて，これらが存在すれば

表12 Exclusion Criteria

臨床	発熱
	ステロイド不応性
血清学的	原因不明の白血球減少，血小板減少
	好酸球増多
	ANCA陽性(PR3- or MPO-)
	抗SS-A(Ro) or SS-B(La)抗体陽性
	抗dsDNA抗体，抗ribonucleoprotein抗体 or 抗Smith(Sm)抗体陽性
	他の特異的自己抗体
	クリオグロブリン血症
放射線画像	明らかな腫瘍像，感染症像
	急速な進行変化
	長管骨異常(Erdheim-Chester 病)
	脾腫
病理	腫瘍浸潤
	炎症性筋線維芽細胞腫瘍
	好中球による炎症像
	壊死性血管炎
	著明な壊死
	肉芽腫像
	単球・組織球による異常
既存疾患	多中心性 Castleman 病
	Crohn 病 or 潰瘍性大腸炎

〔Wallace ZS, et al.：The 2019 American College of Rheumatology and European League Against Rheumatism Classification Criteria for IgG4-Related Disease. Arthritis Rheumatol, 2019. DOI：10.1002/art.41120. より引用改変〕

表 13 Inclusion Criteria

Inclusion Criteria		score
病理	Uninformative biopsy	0
	著明なリンパ球浸潤	4
	著明なリンパ球浸潤と閉塞性血管炎	6
	著明なリンパ球浸潤と storiform fibrosis	13
免疫染色	別表	0〜16
血清 IgG4 値	> Normal but < 2×Upper Limit of Normal	3
	2×to 5×Upper Limit of Normal	4
	2×to 5×Upper Limit of Normal	6
	≧ 5×Upper Limit of Normal	11
両側涙腺，耳下腺，舌下腺，顎下腺	No set of glands is involved	0
	1セット	6
	2セット	14
胸部	所見なし	0
	気管支周辺の肥厚像	4
	傍脊椎の板状腫瘤	10
膵，胆管	所見なし	0
	膵腫大	8
	膵腫大＋capsule-like rim	11
	上記膵臓所見＋胆管病変	19
腎臓	所見なし	0
	低補体	6
	腎盂肥厚像	8
	両側の腎皮質低吸病変	10
後腹膜	所見なし	0
	腹腔大動脈周囲の肥厚	4
	下行大動脈，腸骨動脈周囲の軟部組織	8

上記の合計点が 20 点以上の場合に IgG4-RD と診断する

〔Wallace ZS, et al.：The 2019 American College of Rheumatology and European League Against Rheumatism Classification Criteria for IgG4-Related Disease. Arthritis Rheumatol, 2019. DOI：10.1002/art.41120, より引用改変〕

表 14 表 13 別表：IgG4 免疫染色

		IgG4 + Cells/HPF			
		0 to 9	indeterminate	10 to 50	>50
IgG4/IgG ratio	0 to 40%	0	7	7	7
	indeterminate	0	7	7	7
	41 to 70%	7	7	14	14
	>70%	7	7	14	16

〔Wallace ZS, et al.：The 2019 American College of Rheumatology and European League Against Rheumatism Classification Criteria for IgG4-Related Disease. Arthritis Rheumatol, 2019. DOI：10.1002/art.41120, より引用改変〕

IgG4-RD を否定するという項目である．臨床項目では高熱やステロイド不応性，血液検査では血球減少や自己抗体の出現があげられている．放射線検査では腫瘍像，急速な進行，長管骨の病変と脾腫があげられている．病理学的検査では悪性腫瘍像や顕著な好中球浸潤，壊死性病変，結節性病変，単球・組織球の異常である．加えて，多中心性 Castleman 病，Crohn 病，潰瘍性大腸炎，橋本甲状腺の既存疾患例は除外する．

3) Absolute Criteria

痛風における尿酸結晶のような gold standard 的なものは IgG4-RD には存在しない．

4) Relative Criteria（表 13）[38]

検査所見では，病理組織におけるリンパ球浸潤と IgG4 免疫染色，血清 IgG4 値の 3 項目を評価する．IgG4 免疫染色については，IgG4 陽性細胞数と IgG4 陽性細胞/IgG 陽性細胞比の組み合わせで評価する（表 14；表 13 別表）[38]．臨床的には，涙腺唾液腺，胸部，膵胆管，腎，後腹膜の 5 臓器における臨床的画像的特徴について評価する．各々の項目にポイントが与えられており，その合計が 20 点以上の場合に IgG4-RD と診断する．

［梅原久範／岡崎和一］

文 献

1) 梅原久範：日本からの発信：新たな疾患概念，IgG4 関連疾患（IgG4-related disease）．日本内科学会雑誌 99：2257-2265，2010
2) Sarles H, et al.：Chronic inflammatory sclerosis of the pancreas--an autonomous pancreatic disease? Am J Dig Dis 6：688-698, 1961
3) Nakano S, et al.：Vanishing tumor of the abdomen in patient with Sjoegren's syndrome. Am J Gig Dis 23：75-79, 1978
4) Kawaguchi K, et al.：Lymphoplasmacytic sclerosing pancreatitis with cholangitis：a variant of primary sclerosing cholangitis extensively involving pancreas. Hum Pathol 22：387-395, 1991
5) Yoshida K, et al.：Chronic pancreatitis caused by an autoimmune abnormality. Proposal of the concept of autoimmune pancre-

atitis. Dig Dis Sci 40：1561-1568, 1995
6) Okazaki K, et al.：Japanese clinical guideline for autoimmune pancreatitis. Pancreas 38：849-866, 2009
7) Hamano H, et al.：High serum IgG4 concentrations in patients with sclerosing pancreatitis. N Engl J Med 344：732-738, 2001
8) Yamamoto M, et al.：Elevated IgG4 concentrations in serum of patients with Mikulicz's disease. Scand J Rhumatol 33：432-433, 2004
9) Masaki Y, et al.：Proposal for a new clinical entity, IgG4-positive multiorgan lymphoproliferative syndrome：analysis of 64 cases of IgG4-related disorders. Ann Rheum Dis 68：1310-1315, 2009
10) Kamisawa T, et al.：A new clinicopathological entity of IgG4-related autoimmune disease. J Gastroenterol 38：982-984, 2003
11) Kamisawa T, et al.：IgG4-related sclerosing disease incorporating sclerosing pancreatitis, cholangitis, sialadenitis and retroperitoneal fibrosis with lymphadenopathy. Pancreatology 6：132-137, 2006
12) Yamamoto M, et al.：A new conceptualization for Mikulicz's disease as an IgG4-related plasmacytic disease. Mod Rheumatol 16：335-340, 2006
13) Stone JH, et al.：Recommendations for the nomenclature of IgG4-related disease and its individual organ system manifestations. Arthritis Rheum 64：3061-3067, 2012
14) Umehara H, et al.：A novel clinical entity, IgG4-related disease(IgG4RD)：general concept and details. Mod Rheumatol 22：1-14, 2012
15) Umehara H：A new clinical entity：IgG4-related disease(IgG4-RD)discovered in the 21st century. Intern Med 51：821-822, 2012
16) Stone JH, et al.：IgG4-related disease. N Engl J Med 366：539-551, 2012
17) 梅原久範, 他：温故知新「IgG4 関連疾患」―その概念と診断基準―. 日本内科学会雑誌 101：2973-2981, 2012
18) Umehara H, et al.：Comprehensive diagnostic criteria for IgG4-related disease(IgG4-RD), 2011. Mod Rheumatol 22：21-30, 2012
19) IgG4 関連全身硬化性疾患の診断法の確立と治療方法の開発に関する研究班, 他：IgG4 関連疾患包括診断基準 2011. 日本内科学会雑誌 101：795-804, 2012
20) 梅原久範：IgG4 関連疾患の包括診断基準の考え方. 日本医事新報 4694：22-27, 2014
21) 梅原久範, 他：IgG4 関連疾患包括診断基準―日本発の診断基準―. 川　茂幸, 他(編), IgG4 関連疾患アトラス―IgG4 研究会モノグラフ―. 27-33, 2012
22) 正木康史, 他：IgG4 関連疾患―その診断の混沌, および混沌から抜け出すための提言―. 日本臨床免疫学会会誌 32：478-483, 2009
23) Masaki Y, et al.：IgG4-related diseases including Mikulicz's disease and sclerosing pancreatitis：diagnostic insights. J Rheumatol 37：1380-1385, 2010
24) Shimosegawa T, et al.：International consensus diagnostic criteria for autoimmune pancreatitis：guidelines of the International Association of Pancreatology. Pancreas 40：352-358, 2011
25) Kawano M, et al.：Proposal for diagnostic criteria for IgG4-related kidney disease. Clin Exp Nephrol 15：615-626, 2011
26) 川野充弘, 他：IgG4 関連腎臓病ワーキンググループ報告　IgG4 関連腎臓病診療指針. 日本腎臓学会誌 53：1062-1073, 2011
27) 厚生労働省 IgG4 関連全身硬化性疾患の診断法の確立と治療方法の開発に関する研究班, 他：IgG4 関連硬化性胆管炎臨床診断基準 2012. 胆道 26：59-63, 2012
28) 松井祥子, 他：第 54 回日本呼吸器学会学術講演会　シンポジウム報告　IgG4 関連呼吸器疾患の診断基準. 日本呼吸器学会誌 4：129-132, 2015
29) Goto H, et al.：Diagnostic criteria for IgG4-related ophthalmic disease. Jpn J Ophthalmol 59：1-7, 2015
30) 水島伊知郎, 他：IgG4 関連動脈周囲炎/後腹膜線維症の臨床像の解析と本疾患に対する特異的診断基準. 脈管学 58：117-129, 2018
31) 厚生労働省難治性膵疾患調査研究班, 他：自己免疫性膵炎診断基準 2006. 膵臓 21：395-397, 2006
32) 日本膵臓学会・厚生労働科学研究費補助金(難治性疾患等政策研究事業)「IgG4 関連疾患の診断基準並びに治療指針の確立を目指す研究」班：報告　自己免疫性膵炎臨床診断基準 2018(自己免疫性膵炎臨床診断基準 2011 改訂版). 膵臓 33：902-913, 2018
33) Japanese study group of IgG4-related ophthalmic disease：A prevalence study of IgG4-related ophthalmic disease in Japan. Jpn J Ophthalmol 57：573-579, 2013
34) 高比良雅之, 他：眼窩内病変からみた鑑別疾患(IgG4 関連眼病変の診断と治療の UPDATE). 川　茂幸, 他(編), IgG4 関連疾患 実践的臨床から病因へ. 前田書店, 32-37, 2015
35) Umehara H, et al.：Current approach to the diagnosis of IgG4-related disease-Combination of comprehensive diagnostic and organ-specific criteria. Mod Rheumatol 27：381-391, 2017
36) Umehara H, et al.：How to diagnose IgG4-related disease. Ann Rheum Dis 76：e46, 2017
37) 川野充弘, 他：IgG4 関連疾患診断の基本. 川　茂幸, 他(編), IgG4 関連疾患 実践的臨床から病因へ. 前田書店, 15-24, 2015
38) Wallace ZS, et al.：The 2019 American College of Rheumatology and European League Against Rheumatism Classification Criteria for IgG4-Related Disease. Arthritis Rheumatol, 2019. DOI：10.1002/art. 41120

5 IgG4 関連疾患の診断総論

IgG4 関連疾患(IgG4-related disease：IgG4-RD)とは，高 IgG4 血症と全身の諸臓器への IgG4 陽性形質細胞の浸潤や線維化を主体とした腫瘤性・肥厚性を呈する慢性炎症性疾患である．2018 年，自己免疫性膵炎(autoimmune pancreatitis：AIP)の自己抗原としてラミニン 511 が同定され[1]，また，病変局所の Th2 サイトカインの上昇や，免疫担当細胞のサブセット解析では，Th2 細胞，Treg 細胞，Tfh 細胞，M2 マクロファージの優位な上昇[2~4]や Sjögren 症候群とは異なる遺伝子発現パターンの報告[5]がなされているが，その病因には不明な点がいまだ多い．本項では臓器病変ごとの解析から IgG4-RD が認識されるようになった経緯や用いられる診断基準について解説する．

表 1　IgG4 関連疾患に包含される疾患・病態

臓器別	
涙腺・唾液腺	Mikulicz 病，Küttner 腫瘍，涙腺炎，IgG4 関連眼疾患
呼吸器系	IgG4 関連呼吸器疾患，炎症性偽腫瘍，縦隔線維症
消化器系	腸炎
肝・胆道系	硬化性胆管炎，IgG4 関連ヘパトパチー
膵	自己免疫性膵炎
腎・泌尿器系	IgG4 関連腎臓病，後腹膜線維症，前立腺炎
内分泌系	自己免疫性下垂体炎，甲状腺炎
神経系	肥厚性硬膜炎
リンパ系	IgG4 関連リンパ節症
筋骨格系	関節炎
心血管系	炎症性腹部大動脈瘤・動脈周囲炎

1．IgG4 関連疾患の臓器病変の分布

IgG4-RD は AIP と IgG4 関連涙腺・唾液腺炎(IgG4-related dacryoadenitis and sialadenitis：IgG4-DS；Mikulicz 病)を端緒として，共通の臨床的・病理組織学的特徴を有する多彩な臓器病変・疾患から構成される全身疾患である(表 1)．

AIP は膵癌との鑑別が重要で，また，グルココルチコイドが奏効する膵炎として注目されていた疾患である．わが国から，膵癌との鑑別におけるバイオマーカーとしての血清 IgG4 値の有用性[6]や病変組織における IgG4 陽性形質細胞の存在[7]が報告され，IgG4-RD という新たな疾患概念の第一歩が記され，日本膵臓学会は AIP の診断基準に血清 IgG4 高値を項目として採用した[8](Ⅱ．6．自己免疫性膵炎の項を参照)．

AIP とともに，IgG4-RD の好発部位である涙腺・唾液腺炎であるが，これは両側涙腺・唾液腺の対称性腫脹に特徴づけられる Mikulicz 病に相当し，現在は IgG4-DS と表記される．Sjögren 症候群は IgG4-DS の鑑別疾患として重要であるが，組織所見，血清検査，ステロイドに対する反応性などから明らかな相違点を認める．日本シェーグレン症候群研究会(現・日本シェーグレン症候群学会)は IgG4 関連 Mikulicz 病の診断基準を 2008 年に作成した(p.25, 64 参照)．前述のように，AIP の自己抗原としてラミニン 511 が同定されたのは記憶に新しいところである[1]．

表 1 に示すように IgG4-RD は全身疾患であり，AIP と IgG4-DS の合併に限らず，現在では多施設から，同一患者から複数の臓器に同様の病理組織学的特徴を有する病変が認められることが報告されている．このことは Arthritis Rheumatol 誌のレビューにも述べられている[9]．わが国からの報告でも，半数以上の症例は 2 臓器以上の病変を認めている[10,11]．また，アジア，ヨーロッパ，アメリカの大規模な症例集積研究では，肝胆膵に病変があるグループ，後腹膜や大動脈に病変があるグループ，頭頸部に病変があるグループ，Mikulicz

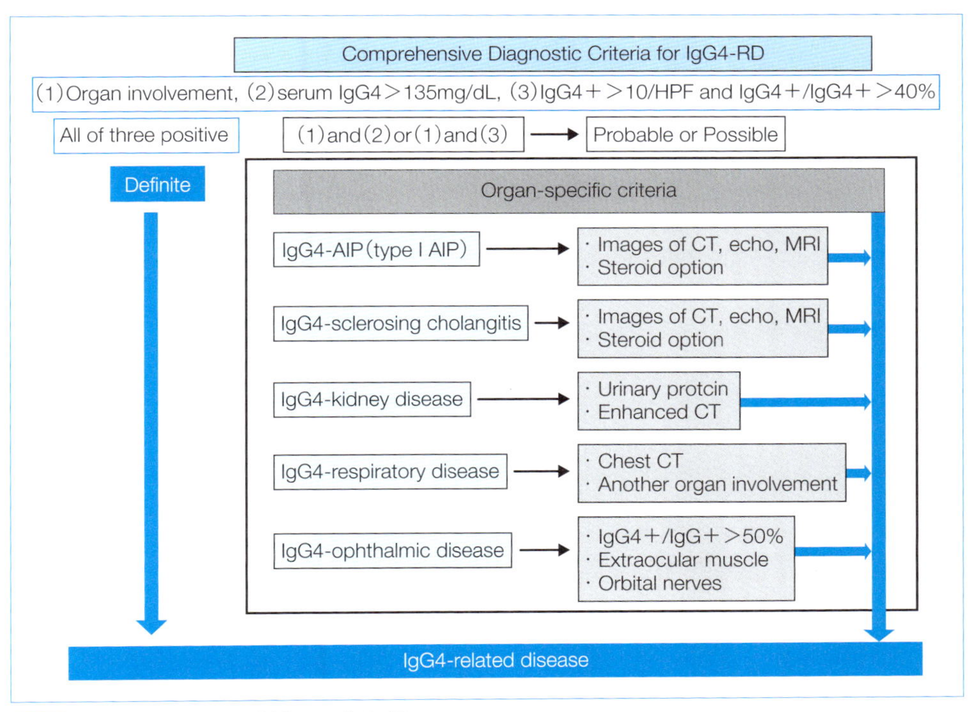

図 1 IgG4 関連疾患の診断アルゴリズム

包括診断基準(Comprehensive diagnostic criteria)で Probable もしくは Possible の場合は，臓器別診断基準(Organ-specific criteria)での診断を試みる

〔Umehara H, et al.：Current approach to the diagnosis of IgG4-related disease-Combination of comprehensive diagnostic and organ-specific criteria. Mod Rheumatol 27：381-391, 2017〕

タイプで全身に病変があるグループの分類がなされている[12]．

2. IgG4 関連疾患の診断基準

IgG4-RD の診断に関しては，IgG4 関連疾患包括診断基準および臓器別病変の項に詳細が述べられており，ここでは概説する．日本リウマチ学会 Mod Rheumatol 誌の 2019　Issue 2 の IgG4-RD に関する特集も参照されたい．前述のように，特徴的な身体所見(IgG4-DS など)や好発臓器・多臓器の腫大を画像などで認め，検査値から IgG4-RD が疑われた場合は，IgG4 関連疾患包括診断基準，もしくは AIP，IgG4 関連 Mikulicz 病，IgG4 関連腎臓病，IgG4 関連硬化性胆管炎などの臓器特異的診断基準に則り，診断を確定する(図 1)[13,14]．

IgG4-RD を疑った場合には血清 IgG4 を測定するが，例外的な場合を除き，IgG4 値は 135 mg/dL 以上である．しかしながら，他疾患でもしばしば高 IgG4 血症を認めることから(後述)，包括診断基準では組織所見が必須となる．したがって，基本的には生検などの組織診断の実施を前提としており，臨床所見＋高 IgG4 血症＋病理組織で確定診断に至る．また，日本を含む国際的な研究体制での新たな診断基準の作成が進行中である．

3. 臓器別診断基準

包括診断基準は IgG4-RD との関連が疑われるも個別の診断基準が設定されていない病変に適応可能であり，これですべてが診断できれば，簡潔でわかりやすい．しかしながら，生検の容易さは対象とする臓器により異なり，病理診断を組み込んだ診断基準では，すべての症例に対応できないこともある．例えば，膵臓，胆管，後腹膜，下垂体などの病変は生検アプローチが難しく，また，アプローチできたとしても，十分な組織が得られないことが予想される．そこで，AIP や IgG4 関連硬化性胆管炎の診断基準では画像所見が項目に取り入れられている．これらではオプションとしてステロイド治療の効果も項目としてあげられているが，専門施設における悪性疾患の除外診断の

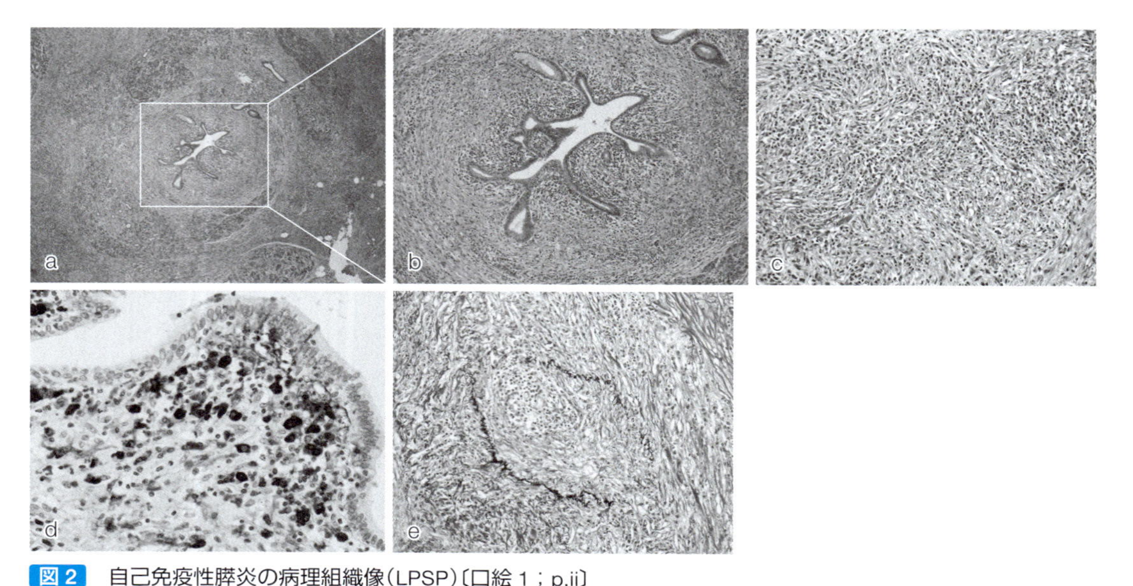

図2 自己免疫性膵炎の病理組織像(LPSP)〔口絵1;p.ii〕
〔岡崎和一,他:IgG4関連疾患 3)病理.日本シェーグレン症候群学会(編),シェーグレン症候群の診断と治療マニュアル.改訂第3版,診断と治療社,192-198,2018〕

うえで行うことと,規定されている.IgG4関連腎臓病の診断基準においても,腎臓の画像所見や腎臓以外の臓器の病理所見が項目に取り入れられている.しかしながら,画像所見を伴わないIgG4関連尿細管間質性腎炎の症例も蓄積されつつある.腎臓は生検のアプローチが比較的容易な部位でもあり,やはり腎生検は診断において重要な位置を占める.前述のようにIgG4-RDは全身疾患であり,多臓器に病変を形成するが,これらの詳細に関しては,本書の**Ⅱ.臓器別病変の診断と治療**の各項を参照されたい.

4. 病理診断基準

病理組織学的所見はIgG4-RDの診断に最も重要なものである.主たる所見は,

① 著明なリンパ球およびIgG4陽性形質細胞の浸潤
② 線維化,特に花筵様線維化(storiform fibrosis)あるいは渦巻き様線維化(swirling fibrosis)
③ 閉塞性静脈炎(obliterate phlebitis)

であり(図2)[15],その他に,④ 閉塞を伴わない静脈炎,⑤ 好酸球の浸潤も,しばしば認める.AIPではlymphoproliferative sclerosing pancreatitis (LPSP),IgG4関連硬化性胆管炎ではlymphoproliferative sclerosing cholangitis(LPSC)とよばれる典型的臓器病変があり,これらの所見はIgG4-RDに特徴的な病理像であるが,臓器や病期により細胞浸潤や線維化の程度は異なる(図3)[16].国際コンセンサス病理診断においては,これらの所見の組み合わせで,histologically highly suggestive of IgG4-RD, probable histological features of IgG4-RDと分類され,そうでない場合はinsufficient histological evidence of IgG4-RDとなる[16].すなわちこれでは,花筵様線維化もしくは閉塞性静脈炎がないと,histologically highly suggestiveとはならない.このコンセンサスにおいても,IgD4-RDの確定診断は,多くの場合で臨床所見や画像との注意深い対比が必要であり,病理所見のみから判断するときは"histologically suggestive of IgG4-RD"とし,"definite"の表現は用いていないと記載されている.また,ここでは現在までにIgG4-RDの病変臓器あるいは部位として認識(報告)されていない症例に遭遇した場合の対応として,表2に示すミニマム基準を提唱している.

5. IgG4関連疾患診断のポイント

IgG4-RDを疑うきっかけとしては罹患臓器の腫大や,物理的な圧迫による機能障害,また,前述のIgG4-DSでは涙腺腫脹による容貌変化や顎下腺腫脹が診断の契機となる.一方,AIP,IgG4関連腎臓病,後腹膜線維症などを身体所見からみ

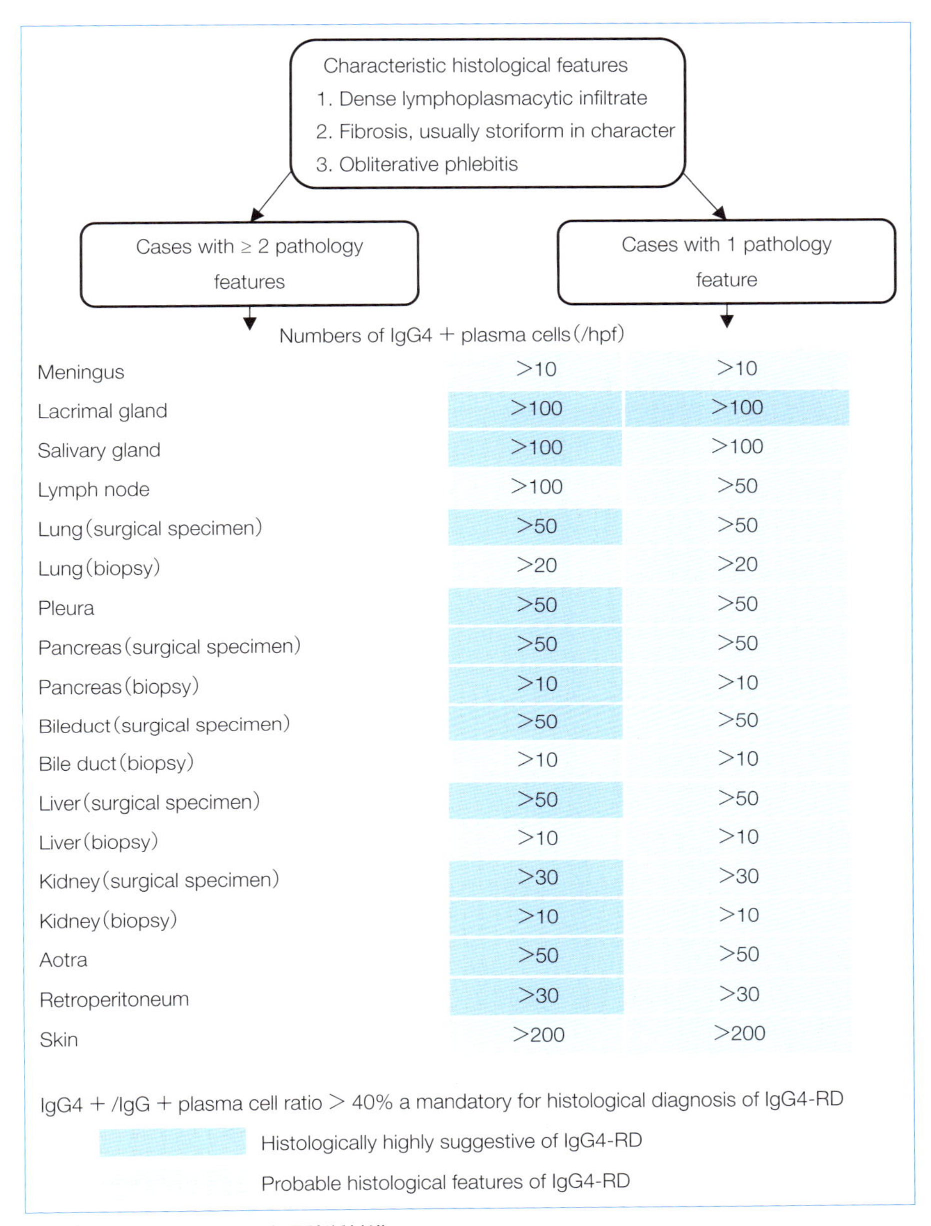

	Cases with ≥ 2 pathology features	Cases with 1 pathology feature
Meningus	>10	>10
Lacrimal gland	>100	>100
Salivary gland	>100	>100
Lymph node	>100	>50
Lung (surgical specimen)	>50	>50
Lung (biopsy)	>20	>20
Pleura	>50	>50
Pancreas (surgical specimen)	>50	>50
Pancreas (biopsy)	>10	>10
Bileduct (surgical specimen)	>50	>50
Bile duct (biopsy)	>10	>10
Liver (surgical specimen)	>50	>50
Liver (biopsy)	>10	>10
Kidney (surgical specimen)	>30	>30
Kidney (biopsy)	>10	>10
Aotra	>50	>50
Retroperitoneum	>30	>30
Skin	>200	>200

図 3 IgG4 関連疾患の病理診断基準

〔Deshpande V, et al.：Consensus statement on the pathology of IgG4-related disease. Mod Pathol 25：1181-1192, 2012〕

表 2 IgG4 関連疾患診断における国際ミニマム基準

① 典型的病理所見
著しい IgG4 陽性形質細胞浸潤，かつ高 IgG4/IgG 比
② 高 IgG4 血症
③ ステロイド治療に対する反応
④ 他臓器の IgG4-RD
*4 項目中 3 項目以上

〔Deshpande V, et al.：Consensus statement on the pathology of IgG4-related disease. Mod Pathol 25：1181-1192, 2012〕

つけるのは困難である．これらの疾患では腹痛や背部痛など，また，病変の圧迫による黄疸(AIP の胆管)や水腎症(IgG4 関連腎臓病の尿管)が前面に出る場合はあるが，無症候性も多い．

したがって，無症候性であっても，各種画像検査で(好発)臓器の腫大・腫瘤・肥厚などを指摘されたときは，IgG4-RD を念頭においた検索が必要となる．これらには AIP でのソーセージ様の膵び

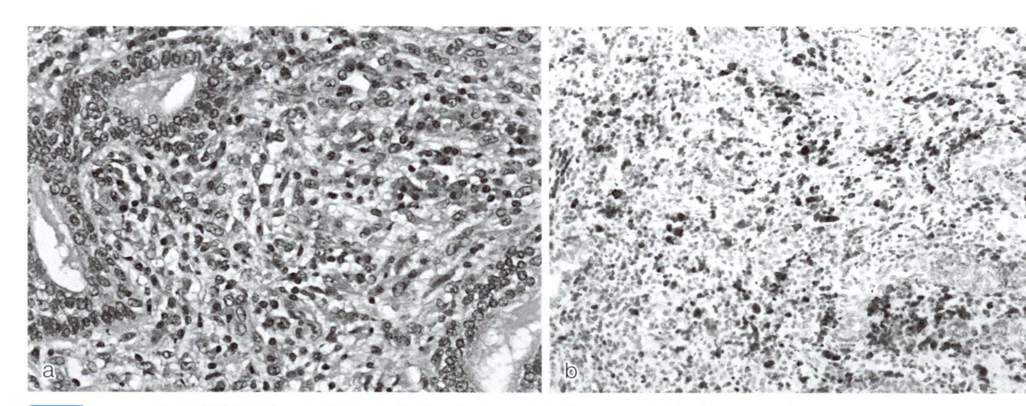

図4 IgG4陽性形質細胞の浸潤を非癌部に認めた前立腺癌の症例〔口絵2；p.ii〕
a：前立腺非癌部(HE染色)，b：前立腺非癌部(IgG4免疫染色)
〔みやしたリウマチ・内科クリニック　宮下賜一郎先生のご厚意による〕

まん性腫大や，造影CTでの遅延性増強パターンや被膜様構造(capsule-like rim)，IgG4関連腎臓病での造影CTでの腎実質の多発性造影不良域などがあげられる．最近では，IONE(infraorbital nerve enlargement)と呼称される，眼窩下神経の腫脹も特徴的と報告される[17]．

臨床検査値ではIgG4高値に加え，IgE高値や好酸球増多も認められ，いわゆるアレルギー疾患が疑われるも，それに該当する診断がつかない場合に，IgG4-RDを考える必要がある．わが国におけるIgG4-RDの臨床徴候や検査値異常をまとめた論文も参考になる[10,11,18]．

6. IgG4関連疾患以外で血清IgG4や組織IgG4陽性形質細胞が増加する疾患

IgG4-RDの認知度が上がるにつれて，IgG4-RD以外でも，血清IgG4高値もしくは組織IgG4陽性形質細胞が増加する疾患もわかってきた[9,16]．

炎症性疾患・自己免疫疾患の多発血管炎性肉芽腫症(granulomatosis with polyangitis：GPA/旧・Wegener肉芽腫症)，好酸球性多発血管炎性肉芽腫症(eosinophilic granulomatosis with polyangitis：EGPA/旧・Churg-Strauss症候群)などのANCA関連血管炎，全身性エリテマトーデスなどの膠原病では多クローン性高γグロブリン血症をきたすが，時に高IgG4血症や病変組織においてIgG4陽性形質細胞の増多を認める．特発性多中心性Castleman病や自己免疫性萎縮性胃炎でも同様の所見をみることがある．しかしながら，これらの疾患では臨床経過やステロイド治療に対する反応性などがIgG4-RDとは異なるので，各疾患の分類/診断基準を適応して，できるだけ正確にIgG4-RDと鑑別すべきである．

時にIgG4-RDとの鑑別が問題となるリンパ腫も，この範疇に入る疾患群であり，特に低悪性度B細胞リンパ腫では注意が必要である．IgG4-RDの組織像と類似するリンパ腫としては節外性濾胞辺縁帯リンパ腫，濾胞性リンパ腫などがあげられるが，IgG軽鎖の再構成(B細胞リンパ腫)や組織で検出されるリンパ球サブセット(IgG4-RDではT細胞の浸潤が強い)などが鑑別に有用である．

機序の詳細は解明されていないが，固形癌組織においてもIgG4陽性形質細胞の浸潤は様々の程度で認められる．膵胆道系悪性腫瘍に関する報告が多いが，それ以外の固形腫瘍においても認められる．図4に自験例の前立腺癌の非癌部における顕著なIgG4陽性形質細胞の浸潤を示すが，これらIgG4陽性形質細胞の浸潤は所属リンパ節にも認める場合がある．一般的にこのような場合は花筵様線維化や閉塞性静脈炎は伴わないことが多いが，針生検などで非癌部においてIgG4陽性形質細胞を認めた場合などは，より多くの組織を得て診断するなどの注意が必要である．前述のYamamotoらの報告では，IgG4-RDの7.4%に悪性腫瘍の合併があり，この頻度は一般人口より高い可能性があり[10]，今後の全国調査などでの評価が望まれる．

＊＊＊

表3に前述のArthritis Rheumatol誌のレ

表 3 International Consensus Guidance Statements

1． The most accurate assessment of IgG4-RD are based on a full clinical history, physical examination, selected laboratory investigations, and appropriate radiology studies.〔96%agreement〕
2． Diagnostic confirmation by biopsy is strongly recommended for the exclusion of malignanciesand other IgG4-RD mimics.〔94%agreement〕
3． All patients with symptomatic, active IgG4-RD require treatment, some urgently. A subset of patients with asymptomatic IgG4-RD require Treatment.〔87%agreement〕
4． Glucocorticoids are the first-line agent for remission induction in all patients with active, untreated IgG4-RD unless contraindications to such treatment are present.〔94%agreement〕
5． Some but not all patients require the combination of glucocorticoids and a steroid-sparing immunosuppressive agent from the start of treatment. This is because glucocorticoid monotherapy will ultimately fail to control the disease and long-term glucocorticoid toxicities pose a high risk to patients.〔46% agreement〕
6． Following a successful course of induction therapy, certain patients benefit from maintenance therapy.〔94%agreement〕
7． Re-treatment with glucocorticoids is indicated in patients who relapse off of treatment. Following successful remission induction. Following relapse, the introduction of a steroid-sparing agent for continuation in the remission maintenance period should be considered.〔81%agreement〕

〔Khosroshahi A, et al.：International Consensus Guidance Statement on the Management and Treatment of IgG4-Related Disease. Arthritis Rheumatol 67：1688-1699, 2015〕

表 4 Research priorities for advances in the management and treatment of IgG4-related disease

Management
1． Validation of clinical diagnostic criteria
2． Further evaluation of the relative value of various biomarkers (e. g., serum IgG4 concentration, circulating plasmablast levels) for diagnosis and monitoring disease activity
3． Large cohort studies that can identify clinically useful disease subgroups and clarify the natural history of the condition
4． Evaluation of the relative utility of various imaging modalities to identify and monitor disease activity at different anatomic sites
Treatment
1． Randomized controlled trials comparing glucocorticoids and steroid-sparing agents
2． Mechanistic studies designed to clarify aspects of disease pathophysiology and identify specific targets for therapy
3． Longitudinal cohort studies that clarify risk factors for disease flares
4． Studies clarifying the optimal timing of re-treatment to prevent disease flares

〔Khosroshahi A, et al.：International Consensus Guidance Statement on the Management and Treatment of IgG4-Related Disease. Arthritis Rheumatol 67：1688-1699, 2015〕

ビューにある 7 つのステートメントをあげるが，診断に関してはステートメント 1 と 2 に述べられている．ステートメント 1 では病歴，臨床所見，臨床検査，画像および生検の組み合わせが正しい診断につながること（96% agreement），ステートメント 2 では悪性腫瘍やその他の IgG4-RD との鑑別が必要となる疾患については生検検査が強く望まれること（94% agreement）が記載されている．また，このレビューでは今後に向けての 8 つ research priorities が述べられ（表 4），IgG4-RD という新しい疾患概念の今後のさらなる発展が期待される．

［川上　純／折口智樹］

文　献

1）Shiokawa M, et al.：Laminin 511 is a target antigen in autoimmune pancreatitis. Sci Trans Med 10：pii：eaaq0997, 2018
2）Moriyama M, et al.：T helper subsets in Sjögren's syndrome and IgG4-related dacryoadenitis and sialoadenitis：a critical review. J Autoimmun 51：81-88, 2014
3）Furukawa S, et al.：Preferential M2 macrophages contribute to fibrosis in IgG4-related dacryoadenitis and sialoadenitis, so-called Mikulicz's disease. Clin Immunol 156：9-18, 2015
4）Umehara H, et al.：The front line of research into immunoglobin G4-related disease - Do autoantibodies cause immunoglobin

G4-related disease? Mod Rheumatol 29：214-218, 2019
5) Tsuboi H, et al.：DNA microarray analysis of labial salivary glands in IgG4-related disease：comparison with Sjögren's syndrome. Arthritis Rheumatol 66：2892-2899, 2014
6) Hamano H, et al.：High serum IgG4 concentrations in patients with sclerosing pancreatitis. N Engl J Med 344：732-738, 2001
7) Hamano H, et al.：Hydronephrosis associated with retroperitoneal fibrosis and sclerosing pancreatitis. Lancet 359：1403-1404, 2002
8) 厚生労働省難治性膵疾患調査研究班・日本膵臓学会：自己免疫性膵炎臨床診断基準 2006. 膵臓 21：395-397, 2006
9) Khosroshahi A, et al.：International Consensus Guidance Statement on the Management and Treatment of IgG4-Related Disease. Arthritis Rheumatol 67：1688-1699, 2015
10) Yamamoto M, et al.：Everyday clinical practice in IgG4-related dacryoadenitis and/or sialadenitis：results from the SMART database. Mod Rheumatol 25：199-204, 2015
11) Yamada K, et al.：New clues to the nature of immunoglobulin G4-related disease：a retrospective Japanese multicenter study of baseline clinical features of 334 cases. Arthritis Res Ther 19：262, 2017
12) Wallace ZS, et al.：Clinical phenotypes of IgG4-related disease：an analysis of two international cross-sectional cohorts. Ann Rheum Dis 78：406-412, 2019
13) Umehara H, et al.：Comprehensive diagnostic criteria for IgG4-related disease (IgG4-RD), 2011. Mod Rheumatol 22：21-30, 2012
14) Umehara H, et al.：Current approach to the diagnosis of IgG4-related disease-Combination of comprehensive diagnostic and organ-specific criteria. Mod Rheumatol 27：381-391, 2017
15) 岡崎和一, 他：IgG4 関連疾患　3)病理. 日本シェーグレン症候群学会(編), シェーグレン症候群の診断と治療マニュアル, 改訂第 3 版, 診断と治療社, 192-198, 2018
16) Deshpande V, et al.：Consensus statement on the pathology of IgG4-related disease. Mod Pathol 25：1181-1192, 2012
17) Watanabe T, et al.：Infraorbital nerve swelling associated with autoimmune pancreatitis. Jpn J Radiol 29：194-201, 2011
18) Kawashiri SY, et al.：Association of serum levels of fibrosis-related biomarkers with disease activity in patients with IgG4-related disease. Arthritis Res Ther 20：277, 2018

6 IgG4 関連疾患の治療総論

IgG4 関連疾患(IgG4-related disease：IgG4-RD)はステロイドが奏効するので，治療は内科治療が基本であり，ステロイド治療が標準治療法である[1]．IgG4-RD は，全身のいたる臓器に病変が生じ，罹患臓器によりステロイド治療の実際や効果も多少異なる．また，わが国と欧米では，維持療法の実施や再燃例の治療法が異なる．

IgG4-RD の中で自己免疫性膵炎(autoimmune pancreatitis：AIP)に関しては，国内で多数の治療例のデータの解析より診療ガイドラインが作成されている[2,3]．また，治療に関する国際調査も行われ[4]，さらに IgG4-RD や AIP の治療に関する国際的コンセンサスも策定された[5,6]．本項では，AIP の診療ガイドラインを中心にして，IgG4-RD の治療法について概説する．

1．診断の確定

治療を開始する前に，IgG4-RD の診断が正しいかを十分に検討する必要がある．AIP や IgG4 関連硬化性胆管炎では，膵癌や胆管癌との鑑別が重要になる[3]．涙腺，唾液腺，リンパ節，呼吸器や腎臓では，悪性リンパ腫や Sjögren 症候群などの類似疾患との鑑別が問題となる．可能な限り組織を採取して，IgG4-RD に特徴的な所見(多数の IgG4 陽性形質細胞浸潤，線維化，閉塞性静脈炎など)により診断を確定することが肝要である[1]．

2．自然軽快

AIP はステロイドが奏効するが，一部の例ではステロイド治療なしに自然軽快し，自然軽快例では胆管狭窄のない例が多い[3]．

3．ステロイド治療

1) 適応

わが国で行われた AIP 563 例の治療に関する多施設共同研究[2]では，459 例(82%)の症例でステロイドが投与された．寛解率はステロイド治療例(98%)でステロイド無治療例(74%)より明らかに高く，ステロイド治療の有用性が示され，ステロイド治療は AIP の標準治療であると考えられた．ステロイド投与の 60% の例が合併する IgG4 関連硬化性胆管炎による閉塞性黄疸に対してであり，胆管狭窄による閉塞性黄疸例は AIP のステロイド治療の第一の適応である．持続する腹痛や背部痛，臨床的に問題となる症状や徴候を示す IgG4 関連唾液腺炎や涙腺炎，IgG4 関連後腹膜線維症などの膵外病変の合併例もステロイド治療の対象となる[3]．AIP の多くの症例で膵性糖尿病を伴うが，ステロイド治療により約半数の例で膵内分泌機能の改善が認められ[7]，治療を要する糖尿病合併例もステロイド治療の適応とする意見もある．IgG4 関連硬化性胆管炎は，ほぼ全例が治療の対象になる．

他の IgG4-RD では，IgG4 関連涙腺炎による視力障害や視野狭窄，後腹膜線維症による水腎症，IgG4 関連尿細管間質性腎炎による腎機能障害，肥厚性硬膜炎による神経障害などの臓器機能障害を起こす病変はステロイド治療の絶対適応となる[8]．

IgG4-RD のステロイド治療の適応は基本的に有症状であり，膵体尾部の限局性腫大の AIP や，軽度の腫大の涙腺・唾液腺炎などの無症状例では，無治療で経過観察される例も少なくない．しかし，臓器の機能回復を考え，線維化が進む前の早期にステロイド治療導入を進める意見もある．無症状例のステロイド導入においては，本人の希望や症例の年齢，合併症などをふまえて，十分なインフォームドコンセントのもとに決める必要がある．一方で，IgG4-RD の動脈炎，後腹膜線維症，肝門部胆管狭窄や間質性腎炎などでは，臓器が非可逆的ダメージを受ける前に，急いで十分な治療を行う必要がある[5]．

ステロイド治療への良好な反応性は，IgG4-RDの診断をより確実にすることより，AIPやIgG4関連硬化性胆管炎の診断基準ではステロイドの反応性が取り入れているが，膵癌や胆管癌との鑑別を主眼とする安易なステロイドトライアルは慎しむべきである[2]．

2）寛解導入治療

AIPの多施設研究では経口プレドニゾロン初期投与量が30 mg/日と40 mg/日の例で寛解までの期間に差はなく[2]，プレドニゾロンを0.6 mg/kg/日から投与を開始し，2〜4週間の継続投与後漸減する方法が標準的と推奨された[2,3]．この方法は，多少の差はあるが，世界各国でほぼ同じである[1,4]．AIPの国際コンセンサス診断基準[9]や治療の国際コンセンサス[6]では，初期投与量として0.6〜1 mg/kg/日と記載されている．経口プレドニゾロンの初期投与量を2〜4週間の継続投与後，1〜2週間ごとに臨床症状，血液生化学検査，血中IgG・IgG4値，画像所見（超音波，CT，MRIなど）などを参考にしつつ，5 mgずつ減量していく．画像上の改善は通常ステロイド投与開始後2週間後には認められるので，ステロイドの反応が悪い場合，悪性腫瘍や他疾患の可能性を念頭においた再評価が必要である[3]．

厚生労働省の研究班によるIgG4-RDの治療に関する共同研究では，経口プレドニゾロン0.6 mg/kg/日で開始し，投与開始後2週間後ごとに10%ずつ漸減し，症状やデータをみながら維持量を決定していくプロトコルが設定されている[10]．

3）維持治療

AIPにおけるステロイドの投与期間についてコンセンサスはない．AIPの多施設研究[2]では，再燃率はステロイド治療例（24%）でステロイド無治療例（42%）より明らかに低かった．また，小量プレドニゾロンによる維持療法が82%（377/459）の症例に行われ，維持療法としてはプレドニゾロン5 mg/日が全体の46%と最も多かった．最近の多施設共同研究では，プレドニゾロンの維持療法量として5 mg/日が，再燃率26.1%と最も低率であった[11]．さらに，わが国で行われたAIP患者における維持療法の有無によるRCTでは，3年間の再燃率は維持療法群で23.3%と明らかに低かった[12]．アメリカやイギリスでは，維持療法は行わないが，その再燃率は50%前後と高率である[13]．これらのデータを考慮すると，少なくともプレドニゾロン5 mg/日の維持療法は，AIPの疾患の活動性を抑え再燃予防に有効と思われる．しかし，維持療法なしでも再燃をきたさない症例があること，逆にステロイドの減量中あるいは比較的高用量のステロイド維持療法中にも再燃をきたす例があることより，維持療法の適用には個々の症例における活動性を見極めることが重要である．ステロイド治療後の再燃は，IgG4関連腎臓病で20%（8/40）[14]，IgG4関連眼疾患で22%（2/9）[15]と報告されている．

再燃したAIP 99例中56%が1年以内に，92%が3年以内に再燃したことより，維持療法の期間として1〜3年間が推奨されている[2,3]．AIPは基本的に予後良好な疾患であることに加え，高齢者発症が多く，ステロイド長期投与の副作用（腰椎圧迫骨折，大腿骨頭壊死，耐糖能異常など）を考慮した場合，画像診断および血液検査で十分な改善が得られた症例では，ステロイド投与の中止が望まれる．ステロイドを中止する際には，個々の症例における活動性を見極め，できるだけ少量投与に切り替えて中止するほうが安全である．また，ステロイド治療中止後も慎重な経過観察が必要である（図1）[3,16]．

AIPにおける再燃をきたしやすい臨床徴候として，膵外胆管病変，びまん性膵腫大や高IgG4血症の持続などがあげられる[2〜4,6]．また，IgG4関連涙腺・唾液腺炎では，診断時に他臓器病変のない例では，男性と若年発症が再燃のリスク因子にあげられている[17]．これらの例では，特に維持療法が必要となる．

再燃例では，ステロイドの再投与や増量により寛解が得られることが多いが，ステロイドの漸減のスピードは初回治療時より遅くしたほうがよい．

4．ステロイド以外の治療薬による再燃例の治療

1）免疫抑制薬

Ghazaleらは，ステロイド治療や外科手術を行ったAIP 48例のうち，寛解後の再燃例7例に免疫抑制薬（アザチオプリン；4例，ミコフェノール酸モフェチル；2例，サイトキサン；1例）を投

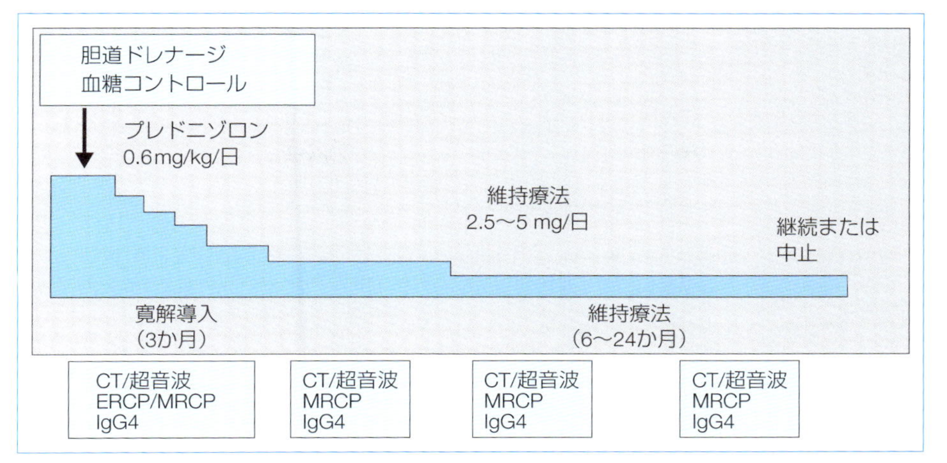

図 1　自己免疫性膵炎のステロイド治療のレジメン
〔神澤輝実，他：自己免疫性膵炎の治療における最近の知見．最新医学 67：1884-1889，2012〕

与し，全例が寛解を維持できていると報告した[13]．免疫抑制薬がAIPの寛解維持療法や再燃時の治療に効果がある可能性が示唆される．しかし，その後の報告では，AIPの再燃患者において，ステロイドのみで治療した例とステロイドと免疫抑制薬で治療した例の間で，初回再燃から2回目の再燃までの期間に差はなかった[18]．わが国では免疫抑制薬の使用は少なく，また免疫抑制薬の種類や投与量，投与期間などに一定の見解はなく，今後のさらなる検討が必要である．

2) リツキシマブ

Bリンパ球の表面免疫グロブリンのCD20抗原に対する抗体で，B細胞を枯渇させる作用のあるリツキシマブ(キメラ型抗CD20抗体)が，ステロイドや免疫抑制薬使用後に再燃したAIPに有効であると報告されている[1]．Khosroshahiらは，再燃したIgG4-RD患者10例にリツキシマブを投与し9例が完全寛解したと報告している[19]．しかし，リツキシマブは高価な薬剤であり，重篤な感染症を引き起こす危険性もある．またわが国ではIgG4-RDに対する投与は保険適応になっていない．

＊＊＊

ステロイド治療は，IgG4-RDの標準的治療法である．今後，ステロイド治療や維持療法の適応，再燃例の治療法などに関してさらに検討していく必要がある．

[神澤輝実]

文　献

1) Kamisawa T, et al.：IgG4-related disease. Lancet 385：1460-1471, 2015
2) Kamisawa T, et al.：Standard steroid treatment for autoimmune pancreatitis. Gut 58：1504-1507, 2009
3) Kamisawa T, et al.：Amendment of the Japanese Consensus Guidelines for Autoimmune Pancreatitis, 2013 III. Treatment and prognosis of autoimmune pancreatitis. J Gastroenterol 49：961-970, 2014
4) Hart PA, et al.：Long-term outcomes of autoimmune pancreatitis：a multicenter, international analysis. Gut 62：1771-1776, 2013
5) Khosroshahi A, et al.：International Consensus Guidance Statement on the Management and Treatment of IgG4-Related Disease. Arthritis Rheumatol 67：1688-1699, 2015
6) Okazaki K, et al.：International consensus for the treatment of autoimmune pancreatitis. Pancreatology 17：1-6, 2017
7) Kamisawa T, et al.：Pancreatic endocrine and exocrine function and salivary gland function in autoimmune pancreatitis before and after steroid therapy. Pancreas 27：235-238, 2003
8) 佐伯敬子，他：IgG4 関連疾患の治療—膵胆道系以外．川　茂幸，他(編)，IgG4 関連疾患　実践的臨床から病因へ．前田書店，101-105，2015
9) Shimosegawa T, et al.：International consensus diagnostic criteria for autoimmune pancreatitis. Guidelines of the International

Association of Pancreatology. Pancreas 40：352-358, 2011
10）Masaki Y, et al.：IgG4-related disease：diagnostic methods and therapeutic strategies in Japan. J Clin Exp Hematop 54：95-101, 2014
11）Kubota K, et al.：Low-dose maintenance steroid treatment could reduce the relapse rate in patients with type 1 autoimmune pancreatitis：a long-term Japanese multicenter analysis of 510 patients. J Gastroenterol 52：955-964, 2017
12）Masamune A, et al.：Randomised controlled trial of long-term maintenance corticosteroid therapy in patients with autoimmune pancreatitis. Gut 66：487-494, 2017
13）Ghazale A, et al.：Immunoglobulin G4-associated cholangitis：clinical profile and response to therapy. Gastroenterology 134：706-715, 2008
14）Saeki T, et al.：The clinical course of patients with IgG4-related kidney disease. Kidney Int 84：826-833, 2013
15）Hagiya C, et al.：Clinicopathological features of IgG4-related disease complicated with orbital involvement. Mod Rheumatol 24：471-476, 2014
16）神澤輝実, 他：自己免疫性膵炎の治療における最近の知見. 最新医学 67：1884-1889, 2012
17）Yamamoto M, et al.：Identification of relapse predictors in IgG4-related disease using multivatiate analysis of clinical data at the first visit and initial treatment. Rheumatology（Oxford）54：45-49, 2015
18）Hart PA, et al.：Treatment of relapsing autoimmune pancreatitis with immunomodulators and rituximab：the Mayo Clinic experience. Gut 62：1607-1615, 2013
19）Khosroshahi A, et al.：Rituximab for the treatment of IgG4-related disease：lessons from 10 consecutive patients. Medicine（Baltimore）91：57-66, 2012

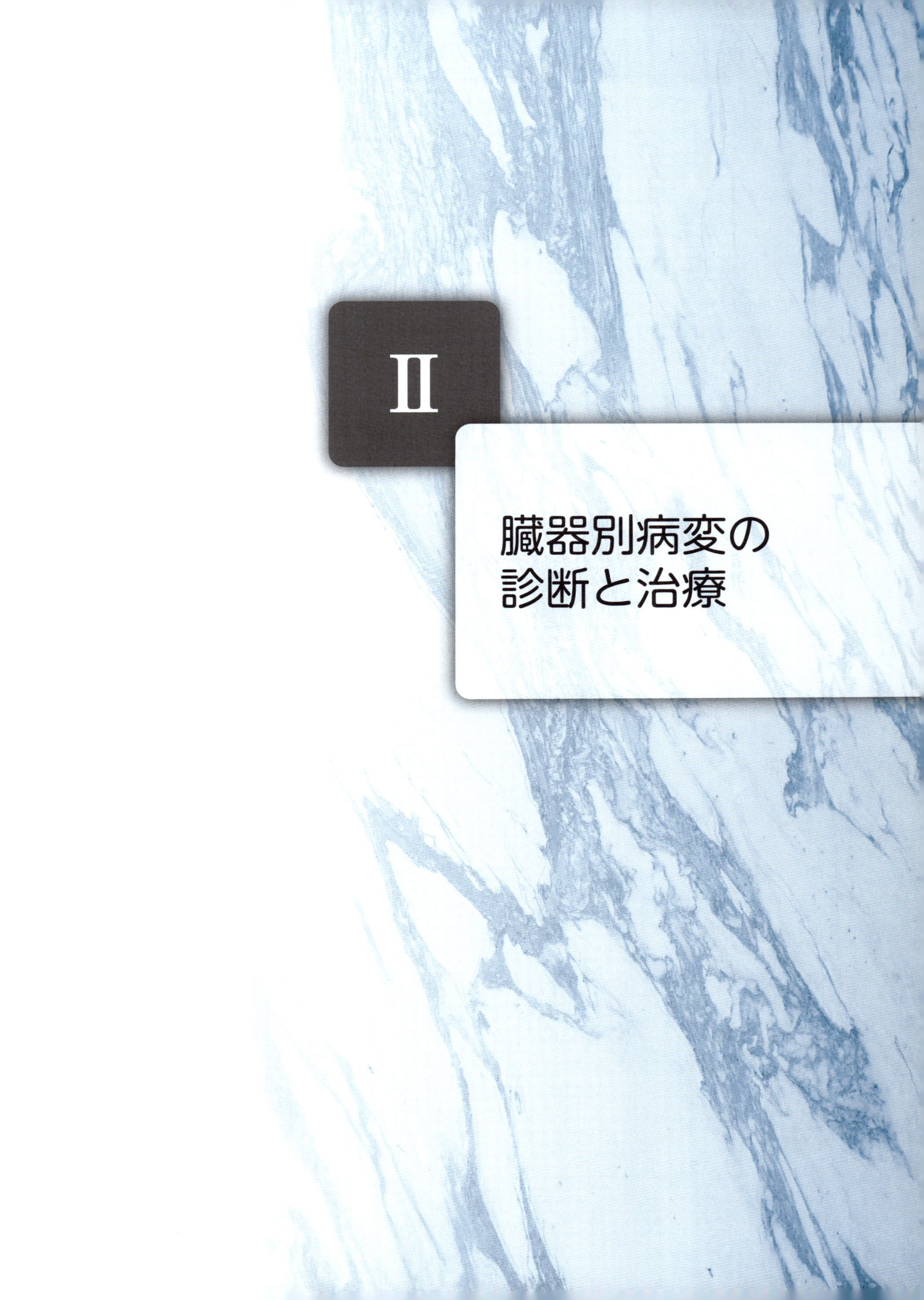

II

臓器別病変の診断と治療

1 中枢神経病変

IgG4関連中枢神経病変として，漏斗下垂体炎，肥厚性硬膜炎，頭蓋内腫瘤性病変などが知られている．

病　態

1．IgG4関連疾患に伴う漏斗下垂体炎

下垂体の炎症性疾患はまれであるが，その原因は多岐にわたる．いわゆる下垂体炎は，病変の主座により下垂体前葉または下垂体茎(漏斗)～下垂体後葉および両者を侵す疾患群[1]に大別され，典型的な前葉炎は妊娠後期～産褥期の女性に多く，下垂体腫瘤および下垂体機能低下の形をとり，漏斗後葉炎は中枢性尿崩症の形をとる．一方，前葉と後葉を同時に侵す汎下垂体炎は多様であり，下垂体後葉から前葉へ炎症が波及した例，Rathke嚢胞や頭蓋咽頭腫，下垂体腺腫などに伴う二次性下垂体炎，特殊な感染症や全身性肉芽腫性疾患に伴う下垂体炎の他，傍鞍部非特異的炎症や多巣性線維硬化症に伴うもの，炎症性偽腫瘍や形質細胞肉芽腫なども知られている．

近年，IgG4関連疾患(IgG4-related disease：IgG4-RD)に併発した漏斗下垂体炎の報告が相次ぎ，2000年以降の論文や学会発表に基づいて2009年にIgG4関連漏斗下垂体炎を新たな疾患概念[2]として提唱した．その後の論文発表および自験例を追加・検討した[3](表1)．ここでは2004年以降において50例ほどの報告のまとめを紹介する．内訳は男性33例，女性17例，年齢別では20歳代2例，30歳代4例，40歳代3例，50歳代10例，60歳代12例，70歳代19例，男性は高齢，女性は比較的若い世代にみられた．

視床下部下垂体炎は，他の自己免疫疾患を合併する例や種々の自己抗体の陽性例があること，下垂体へのリンパ球浸潤がみられることから，自己免疫機序の関与が推測されている．IgG4関連漏斗下垂体炎の他，抗CTLA-4抗体や抗PD-1抗体による薬剤誘発性下垂体炎[4]も報告されており，その病態と発症機序が注目される．

2．IgG4関連肥厚性硬膜炎

肥厚性硬膜炎[5]は，脳・脊髄硬膜の線維性肥厚を主徴とする難治性炎症性疾患であり，肥厚部位に応じて頭蓋内硬膜では頭痛，視神経障害などの脳神経障害，小脳障害などを起こし，脊髄硬膜の場合は神経根や脊髄の圧迫症状のため感覚障害，脱力などをきたす．

原因として，結核，真菌などの感染症の他，サルコイドーシス，慢性関節リウマチやSjögren症候群などの膠原病，ANCA関連血管炎，悪性腫瘍などが知られているが，不明な例(特発性)も多い．硬膜の線維性慢性炎症の病態に，IgG4陽性形

表1 IgG4関連疾患に併発した漏斗下垂体炎の報告(2004年以降)：50例のまとめ

男性33例/女性17例		血清学的検査	
20歳代	2例	IgG4高値	28/41例(14例ステロイド投与下)
30歳代	4例		
40歳代	3例	IgG4関連疾患(重複あり)	
50歳代	10例	涙腺・唾液腺	14例
60歳代	12例	後腹膜	15例
70歳代	19例	膵	13例
下垂体画像(MRI像)		呼吸器	11例
下垂体茎腫大	35例	リンパ節	10例
下垂体腫瘤	40例	腎	7例
下垂体機能		硬膜	6例
前葉機能低下症	40例	肝・胆嚢	2例
		副鼻腔	2例
中枢性尿崩症	35例	下垂体単独	11例
正常	2例	下垂体生検	
		18例	

質細胞の関与[6]が示唆されている．Yonekawaら[7]は，2005〜2009年に医療機関を受診した脳・脊髄肥厚性硬膜炎について全国疫学調査を実施した．二次調査で詳細な情報が得られた178例の内訳は，続発性76例，特発性102例であった．基礎疾患および検査結果を考慮し再分類すると，いわゆる特発性が75例と一番多く，次いでANCA関連60例，IgG4関連15例，ANCA関連とIgG4関連の重複7例，その他21例であったと報告している．

3．IgG4関連頭蓋内腫瘤性病変（脳内炎症性偽腫瘍）

これまで頭蓋内（脳内）炎症性偽腫瘍とよばれてきた線維化を伴う腫瘤形成を示す疾患群があり，2003年時点で60例程度が報告されている．不均一な疾患群であり，発生部位が硬膜・髄膜にあることが多く，髄膜腫との鑑別が必要となる．腫瘍像が主体の例と炎症細胞が主体の例に大別され，前者は炎症性筋線維芽細胞性腫瘍と考えられ，マーカーのALK（未分化リンパ腫キナーゼCD246）陽性を示すことが多い．後者は形質細胞やリンパ球の増殖が主体で，IgG4陽性形質細胞の浸潤[8]が証明されている．脳内炎症性偽腫瘍の一部にIgG4-RDによる腫瘤性病変が含まれると考えられる．

［島津　章］

病　理

1．国際病理診断基準

IgG4-RDの病理診断における国際コンセンサス[9]として，① 密なリンパ球，形質細胞の浸潤，② 少なくとも一部に花莚様線維化（storiform fibrosis），③ 閉塞性静脈炎，の3項目を設け，histologically highly suggestive of IgG4-RDとなるにはこれら3つの所見のうち2つ以上が必要とされている．IgG4陽性形質細胞数については，IgG4/IgG陽性細胞比＞40％に加えて，臓器ごとに生検材料と摘出材料にわけてIgG4陽性形質細胞数が設定されている．

2．漏斗下垂体炎の病理像

これまでの報告では経蝶形骨洞的手術などによる下垂体生検が25例で行われている．病理組織像は，炎症性線維性変化が主体であり，リンパ球や形質細胞の炎症性細胞浸潤がみられ，これらの細胞はIgG4免疫染色陽性であった（図1）．ステロイド治療中で血中IgG4濃度が基準範囲内となっても豊富なIgG4陽性形質細胞浸潤が認められる例がある一方，ほとんどIgG4陽性形質細胞を認めない例も報告されており，疾患の多様性が示唆される．下垂体組織では一部に花莚様線維化がみられるが，閉塞性静脈炎は認められない．

下垂体病変の生検組織は得られにくく，微小な組織片で全体像の判断に困難を伴うこと，下垂体炎はあくまで除外診断が基本であることに留意する必要がある．IgG4陽性形質細胞の明らかな浸潤を認めながら好中球や肉芽腫の病変を伴い

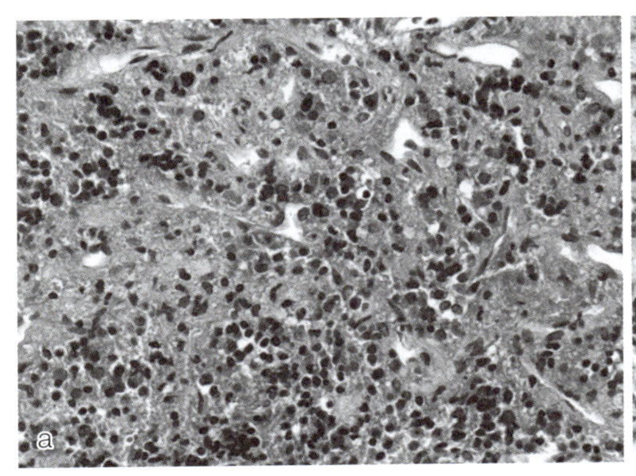

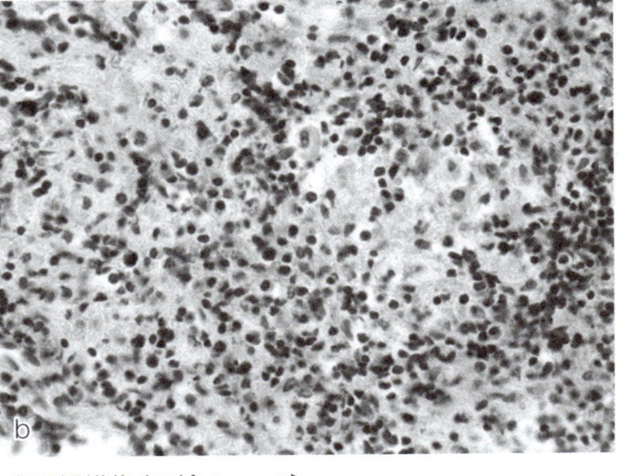

図1　IgG4関連漏斗下垂体炎における下垂体生検の病理組織像〔口絵3；p.iii〕
a：HE染色，b：IgG4免疫染色

ANCA陽性で肉芽腫性多発血管炎による下垂体病変と診断された例や，Rathke嚢胞や頭蓋咽頭腫の病変周囲にIgG4陽性形質細胞が集簇して浸潤している組織像も得られている．しかしこれらはIgG4関連漏斗下垂体炎とは考えがたい．

3．肥厚性硬膜炎の病理像

病理組織所見では，線維性肥厚とリンパ球や形質細胞を中心とする炎症性細胞浸潤が主体で，マクロファージや線維芽細胞，時に好酸球の浸潤もみられる．強い炎症巣は散在性に分布する傾向があり，硬膜の病変部位によって細胞浸潤のパターンに差がみられる．慢性非特異性炎の他，血管炎や肉芽腫性炎の所見を示すことがあり，後に基礎疾患が明らかになることもあることから注意深い経過観察が必要である．

［島津　章］

検査・診断

中枢神経病変としてみられるのはまずはIgG4関連下垂体炎があげられる．その他，硬膜病変，脳神経周囲病変も報告されている．これらは合併してみられることが多い．

1．IgG4関連下垂体炎

検査所見については，IgG4関連下垂体炎で下垂体ホルモンの異常が認められる．島津らの報告[3]では，50例のIgG4関連漏斗下垂体炎のレビューにて，下垂体機能検査で何らかの前葉機能低下を40例に，後葉機能低下として中枢性尿崩症を35例に認めたが，下垂体機能がまったく保たれている症例も存在する．血清IgG4濃度の増加は41例中28例でみられたとされており，全例ということではない．また島津らの報告では，IgG4高値も41例中28例であり，ステロイド治療中で血清IgG4値が正常であった例が多かったという[3]．

下垂体生検や硬膜病変の生検は難しいため，画像診断の検査が広く用いられ診断に有用である．

IgG4関連下垂体炎の画像診断では，下垂体柄の腫大および腫瘤が認められ，漏斗部の近位部のみの肥厚も認められる（図2）．また下垂体の全体的な腫瘤としても認められる例もあり様々である．尿崩症の症例ではT1強調像による下垂体後葉の高信号の消失が認められる．軽微な腫大のみの所見もあり見落とさないようにすることが重要で，MRIの裁断面は，矢状断あるいは冠状断で所見が得られる（図3）[10]．病変はGd造影にて均一から不均一な増強効果が認められる[11]．T2強調像では低信号を呈し，IgG4関連疾患の特徴である病理学的な線維性硬化性変化を反映すると考えられる．辺縁では傍鞍部にparasellar T2 dark signを呈するものもあり[12]，これはリンパ球性下垂体炎としても認められる所見ともなる．

下垂体炎は，後述する硬膜病変ともあわせて，他臓器のIgG4-RD病変を合併し，後腹膜線維症，間質性肺炎，自己免疫性膵炎，涙腺・唾液腺炎，などの臓器病変が多く報告されている．併発する関連疾患を認めない下垂体病変のみの症例が50例中で11例報告されている[3]．

2018年度に「IgG4関連疾患の診断基準並びに治療指針の確立を目指した研究」班にて検討されたIgG4関連下垂体炎の診断の手引きを提示する（表2）[13]．

2．IgG4関連硬膜病変，IgG4関連神経周囲病変など

硬膜病変，神経周囲病変は画像診断で指摘される病変としてあげられる．IgG-RDでは，硬膜病変や神経周囲病変，さらに傍トルコ鞍部海綿静脈洞の病変を伴うことがある．硬膜病変はびまん性あるいは限局性に硬膜肥厚が認められ，限局性の

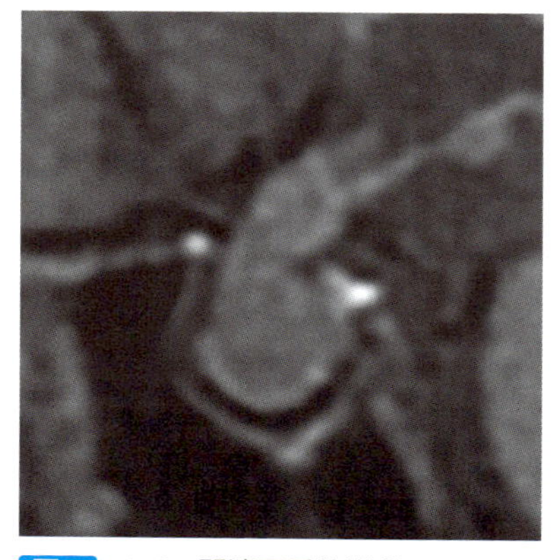

図2　IgG4関連下垂体炎①
T1強調矢状断像．下垂体は全体的に腫大し下垂体柄の腫大も認められる

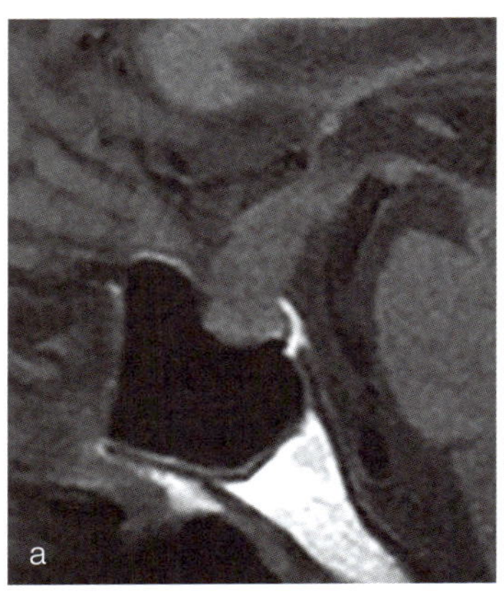

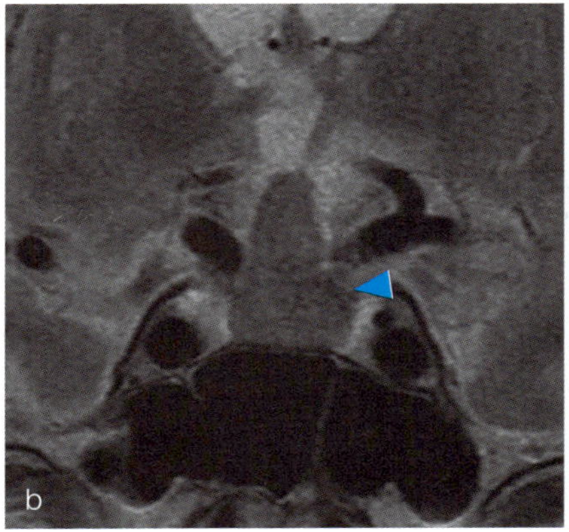

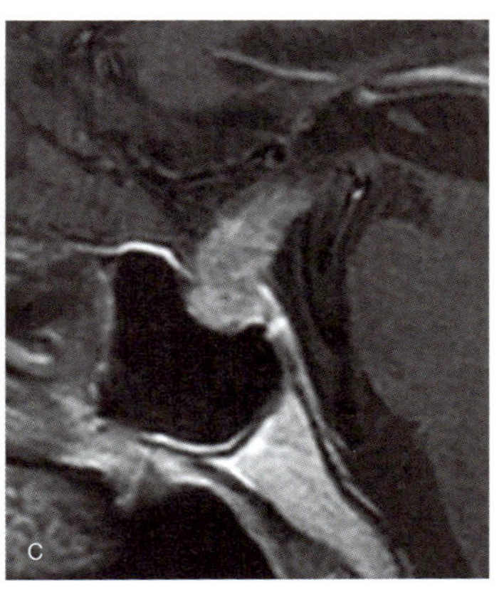

図3 IgG4 関連下垂体炎②

a ：T1 強調矢状断像．下垂体は全体的に腫大し下垂体柄の腫大も認められる

b ：T2 強調冠状断像．腫瘤の辺縁は低信号を呈する（▶）

c ：造影 T1 強調矢状断像．腫大した下垂体および柄に増強効果が認められる

〔豊田圭子：IgG4 関連疾患．三木幸雄，他（編），下垂体の画像診断．メジカルビュー社，224-228，2017〕

表2 IgG4 関連下垂体炎の診断と治療の手引き（平成 30 年度作成）

I．主症候
1．下垂体腫瘤性病変による局所症候または下垂体機能低下症による症候
2．中枢性尿崩症による症候

II．検査・病理所見
1．血中下垂体前葉ホルモンの 1 つ以上の基礎値および標的ホルモン値の低下を認める
2．下垂体前葉ホルモン分泌刺激試験における反応性の低下を認める
3．中枢性尿崩症に合致する検査所見を認める（注 1）
4．画像検査で下垂体のびまん性腫大または下垂体茎の肥厚を認める
5．血清 IgG4 濃度の増加を認める（注 2）
6．下垂体生検組織において IgG4 陽性形質細胞浸潤を認める（注 3）
7．他臓器病変組織において IgG4 陽性形質細胞浸潤を認める（注 4）

III．参考所見
1．中高年の男性に多い
2．ステロイド治療が奏功する例が多いが，減量中の再燃や，他臓器病変（注 4）が出現することがあるので注意が必要である

［診断基準］
確実例：I のいずれかと II の 1，2，4，6 または II の 3，4，6 を満たすもの
ほぼ確実例：I のいずれかと II の 1，2，4，7 または II の 3，4，7 を満たすもの
疑い例：I のいずれかと II の 1，2，4，5 または II の 3，4，5 を満たすもの
（注 1）続発性副腎機能低下症が存在する場合に仮面尿崩症を呈する場合がある
（注 2）135 mg/dL 以上．ステロイド投与により低下することがあり投与前に測定することが望ましい．血清 IgE 濃度が増加することがある
（注 3）IgG4 陽性形質細胞が 10/HPF を超える，または IgG4/IgG 陽性細胞比 40% 以上
（注 4）後腹膜線維症，間質性肺炎，自己免疫性膵炎，涙腺唾液腺炎などの臓器病変が多く認められる
附記：下垂体腺腫，ラトケ嚢胞，頭蓋咽頭腫，悪性リンパ腫，多発血管炎性肉芽腫症などで二次性に IgG4 陽性細胞浸潤が軽度認められることがあるため慎重に鑑別する必要がある

〔厚生労働科学研究費補助金難治性疾患等政策研究事業「間脳下垂体機能障害に関する調査研究」班：間脳下垂体機能障害の診断と治療の手引き（平成 30 年度改訂）．日本内分泌学会雑誌 95（Suppl. May）：1-60，2019〕

場合は炎症性偽腫瘍として，画像上髄膜腫類似の腫瘤形成の報告例（手術例）がみられる[14]．硬膜病変もMRIのT2強調像にて低信号を呈し，Gd造影にて増強効果を呈する．これらの病変は生検が難しいので，硬膜肥厚をきたす自己免疫疾患（特にANCA関連血管炎など），腫瘍性疾患，感染症などをMRIやCTにて鑑別していくことが必要となる．硬膜病変についても班研究にて診断基準を検討している．

さらに，IgG4関連疾患では，脳神経周囲の肥厚が合併することがあり，特に三叉神経で第一枝の上顎神経の分枝である眼窩下神経の同心円状の腫大認めるのがIG4-RDに特徴的である[14]．傍鞍部の海綿静脈洞病変もみられることがあり，海面静脈洞の腫大および増強効果も認められる．

［豊田圭子］

治療と予後

IgG4関連下垂体炎の治療の手引きでは，自己免疫性視床下部下垂体炎（表3）[13]およびIgG4関連疾患の治療の手引き（http://www.nanbyopu.or.jp/entry/4505）を参照して治療を行う．IgG4関連漏斗下垂体炎のステロイド治療は，ACTH分泌低下に対する補充量から併発する後腹膜線維症や自己免疫性膵炎などに対する薬理量まで，種々の用量のステロイドが用いられている．下垂体前葉機能障害に対して一部のホルモン分泌回復が認められる．尿崩症はほとんどの例で不変であるが，経過中に寛解する例も一部みられる．下垂体腫瘤や下垂体茎腫大は経過観察できた症例のほぼ全例で改善がみられたが，ステロイド減量に伴い再燃する場合も報告されている．

ステロイド治療に先立ち，結核を含む感染症は確実に否定しておく必要がある．IgG4関連漏斗下垂体炎では，特に高齢の患者が多いため，補充量以上にステロイドを使用する場合，治療のメリットとデメリットを十分に酌量する必要がある．ステロイド依存性が生じた症例や不応性の再発例においては，免疫抑制薬アザチオプリンの投与やリツキシマブによる治療などが試みられている．

肥厚性硬膜炎の場合も，ステロイドパルスを含むステロイド治療が有効である．減量に伴い時に再燃する例に対し免疫抑制薬を追加することがある．硬膜肥厚が限局的で圧迫の強い場合や脊髄硬膜炎では早期に外科的切除を行うことが推奨される．

表3　自己免疫性視床下部下垂体炎の治療の手引き（平成30年度改訂：厚労省難治性疾患等政策研究事業研究班による）

1．下垂体の腫大が著明で，腫瘤による圧迫症状（視力，視野の障害や頭痛）がある場合は，グルココルチコイドの薬理量（プレドニゾロン換算で0.5～1.0 mg/kg体重/日，高齢の場合や病態に応じて調節する）を投与し，症状の改善が認められれば漸減する．病態によってはステロイドパルスあるいはミニパルス療法を検討する．症状の改善が認められない場合は生検とともに腫瘤の部分切除による減圧を試みる．
2．薬理量のグルココルチコイドを投与する場合には，全身検索や下垂体生検の必要性を検討し，結核などの感染症を十分に除外する必要がある．
3．下垂体腫大による圧迫症状がなく下垂体機能の低下が認められない場合は，MRIなどによって下垂体腫瘤の形態学的変化を経過観察する．
4．下垂体機能低下症，尿崩症の評価を行い適切なホルモン補充療法を行う．

〔厚生労働科学研究費補助金難治性疾患等政策研究事業「間脳下垂体機能障害に関する調査研究」班：間脳下垂体機能障害の診断と治療の手引き（平成30年度改訂）．日本内分泌学会雑誌 95（Suppl. May）：1-60，2019〕

今後の展開

リンパ球性下垂体炎では自己免疫性甲状腺疾患（橋本病）の合併頻度が高いが，IgG4関連漏斗下垂体炎でも合併がみられる．また，GHおよびACTHに対する自己抗体がIgG4関連下垂体炎症例で報告[15]されている．名古屋大学のIwamaら[16]は，漏斗下垂体後葉炎の患者血清と下垂体後葉抽出蛋白による免疫沈降物を高精度質量分析装置により分析し自己抗原の網羅的同定を行った．その中で感度，特異度ともに高いラブフィリン-3Aに対する自己抗体を報告し，漏斗下垂体後葉炎の疾患マーカーとして提唱している．IgG4関連漏斗下垂体炎でも陽性例がみられる．

最近，Iwata，Iwamaら[17]は，17例のIgG4関連下垂体炎症例のうち5例（29%）において抗下垂体抗体が陽性であり，ACTH細胞を標的としていることを報告している．うち2例はACTH前駆体（proopiomelanocortin：POMC）を認識していた．新たな診断マーカーとして，今後の展開が期待される．

［島津　章］

文　献

1）Caturegli P, et al.：Autoimmune hypophysitis. Endocr Rev 26：599-614, 2005
2）Shimatsu A, et al.：Pituitary and stalk lesions（infundibulo-hypophysitis）associated with immunoglobulin G4-related systemic disease：an emerging clinical entity. Endocr J 56：1033-1041, 2009
3）島津　章：IgG4関連（漏斗）下垂体炎．内分泌・糖尿病・代謝内科 40：356-361，2015
4）Iwama S, et al.：Pituitary expression of CTLA-4 mediates hypophysitis secondary to administration of CTLA-4 blocking antibody. Sci Transl Med 6：230ra45, 2014
5）Kupersmith MJ, et al.：Idiopathic hypertrophic pachymeningitis. Neurology 62：686-694, 2004
6）陸　重雄，他：肥厚性硬膜炎は「IgG4関連疾患」か？　臨床神経学 49：594-595，2009
7）Yonekawa T, et al.：A nationwide survey of hypertrophic pachymeningitis in Japan. J Neurol Neurosurg Psychiatry 85：732-739, 2014
8）Lui PC, et al.：Inflammatory pseudotumors of the central nervous system. Hum Pathol 40：1611-1617，2009
9）Deshpande V, et al.：Consensus statement on the pathology of IgG4-related disease. Mod Pathol 25：1181-1192, 2012
10）豊田圭子：IgG4関連疾患．三木幸雄，他（編），下垂体の画像診断．メジカルビュー社，224-228，2017
11）Toyoda K, et al.：MR imaging of IgG4-related disease in the head and neck and brain. AJNR Am J Neuroradiol 33：2136-2139, 2012
12）Nakata Y, et al.：Parasellar T2 dark sign on MR imaging in patients with lymphocytic hypophysitis. AJNR Am J Neuroradiol 31：1944-1950, 2010
13）厚生労働科学研究費補助金難治性疾患等政策研究事業「間脳下垂体機能障害に関する調査研究」班：間脳下垂体機能障害の診断と治療の手引き（平成30年度改訂）．日本内分泌学会雑誌 95（Suppl. May）：1-60，2019
14）Nishino T, et al.：IgG4-related inflammatory pseudotumors mimicking multiple meningiomas. Jpn J Radiol 31：405-407, 2013
15）Landek-Salgado MA, et al.：Growth hormone and proopiomelanocortin are targeted by autoantibodies in a patient with biopsy-proven IgG4-related hypophysitis. Pituitary 15：412-419, 2012
16）Iwama S, et al.：Rabphilin-3A as a targeted autoantigen in lymphocytic infundibulo- neurohypophysitis. J Clin Endocrinol Metab 100：E946-E954, 2015
17）Iwata N, et al.：Anti-pituitary antibodies against corticotrophs in IgG4-related hypophysitis. Pituitary 20：301-310, 2017

2 眼病変

病態・病理

1．病態

1）疫学

日本では眼窩腫瘍性病変の20～50%がリンパ増殖性病変であり[1]，そのおよそ22%がIgG4関連眼疾患である[2]．患者の平均年齢はおおむね60歳前後である[2~4]．性差については，肝胆膵，腎，リンパ節など代表的な臓器のIgG4関連疾患（IgG4-related disease：IgG4-RD）では圧倒的に男性が多いことと比較し，男女はほぼ同数であることが特徴とされている[2~5]．しかし筆者らの行った多施設共同研究では，病変の部位により男女比が異なっており，涙腺に限局している症例では1：2，涙腺以外に眼病変がある症例では約2：1であった（未発表データ）．

2）病変の種類と頻度[3~8]

眼領域のIgG4関連病変は慢性硬化性涙腺炎，IgG4関連Mikulicz病を中心に研究が進んできた歴史があり，涙腺の病変が有名で罹患頻度も高い（62～87%[3,4]）．しかし涙腺だけに病変がとどまっているのは半数にすぎず，残りの半数は複数の眼病変を有している[4]．涙腺以外の病変として，三叉神経分枝（眼窩下神経または眼窩上神経）の腫大（9.5～40%[3,4,6]），外眼筋腫大（19～24.6%[3,4]），筋円錐内腫瘤，眼窩内脂肪組織のびまん性病変（それぞれ17%，23%[4]），眼瞼病変（4.8～12%[3,4]）などがある．特に眼窩下神経病変はIgG4関連眼疾患の特徴的所見とみなされるようになった[6]．まれな病変として涙器（涙嚢，鼻涙管）[3,7]，強膜[3,8]の報告がある．代表的な眼病変のMRIを図1に，前述の多施設共同研究における眼病変の頻度を図2に示す．涙腺や三叉神経分枝病変は両側性が多く，眼窩腫瘤や眼窩脂肪のびまん性病変は片側性が多い[4]．

3）機能障害

視神経障害は重篤な機能障害であり，病変が視神経を圧迫した結果，視力低下，視野障害を生じる．前述した筆者らの調査によると約1割の症例に視神経障害が生じていた[4]．眼窩先端部腫瘤，眼窩上神経腫大，筋円錐内腫瘤や視神経周囲病変が原因となる．

外眼筋腫大があっても眼球運動制限は軽度[3,4]で，視神経を圧迫することも少ない．これらの所

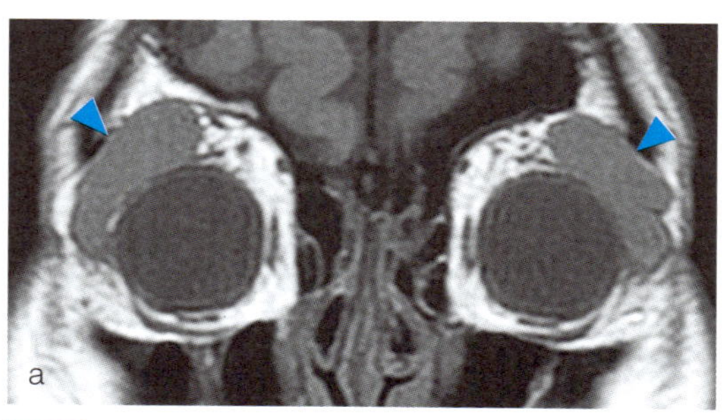

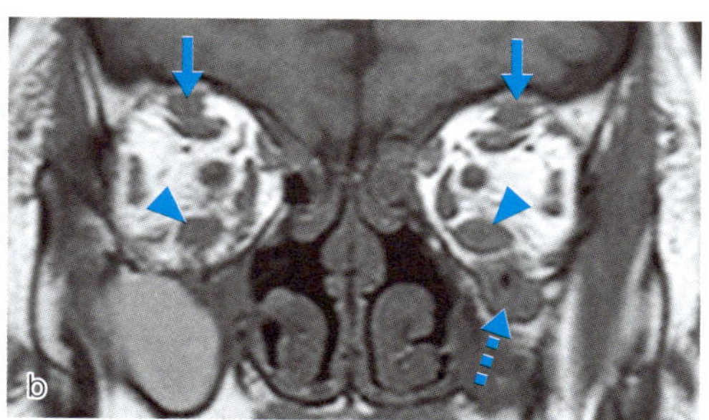

図1 眼病変の代表的MRI所見
a：T1強調冠状断．両側の涙腺（▶）が対称性に腫大している
b：T1強調冠状断．両側の眼窩上神経（➡）と左眼窩下神経（⋯➡）が腫大している．さらに両側の下直筋（▶）も腫大している

見は甲状腺眼症や特発性眼窩炎症との鑑別に参考となる．腫大した涙腺や大きな眼窩腫瘤が眼球などを機械的に圧迫して，眼球運動制限を生じることがある．

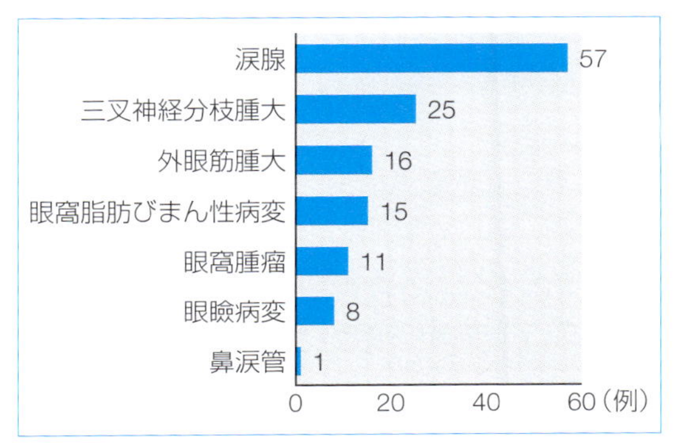

図2 眼病変の種類と頻度

〔Sogabe Y, et al.：Location and frequency of lesions in patients with IgG4-related ophthalmic diseases. Graefes Arch Clin Exp Ophthalmol 252：531-538, 2014〕

涙腺の機能異常としては，軽度の涙液分泌減少がみられる程度である[3,5]．三叉神経分枝病変は支配領域の知覚障害を生じにくい[3,4]．眼窩病変は眼球突出や眼球偏位をもたらす[3,4]が，発赤，疼痛などの炎症徴候を伴わない．

4）経過

数か月～数年にわたり徐々に進行してくる．本疾患は，時間的空間的に多発する傾向を有するため，眼病変発症前に他臓器が罹患していたり，眼病変を経過観察中に他の部位に病変が生じたりすることがある．

5）全身との関連

血清IgG4値はほとんどの例で上昇している[2～6]が，発症後長期経過した症例では正常域のこともある．ちなみに涙腺以外の眼病変があると，涙腺に病変が限局している場合に比べ高い傾向にある．

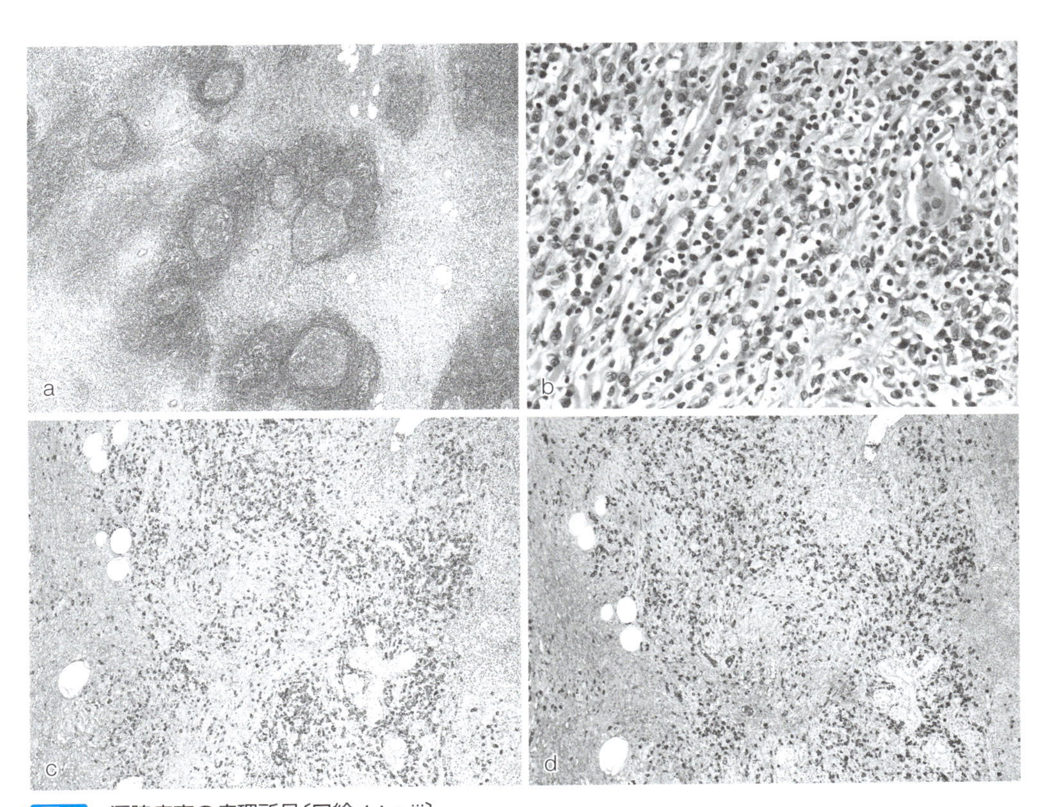

図3 涙腺病変の病理所見〔口絵4；p.iii〕

a：濾胞構造を形成しながら，炎症細胞が浸潤している．その周囲で線維形成が目立っている．HE染色，弱拡大

b：浸潤細胞は，主に小リンパ球と形質細胞である．好酸球も少数ながら認められる．HE染色，弱拡大

c：IgG免疫染色

d：IgG陽性細胞数に対するIgG4陽性細胞数の比率は80%以上である．IgG4免疫染色

他臓器病変の合併率については，まとまった数の報告は少ない．アメリカの単一施設21例の報告では71%[3]，Yamamotoらの IgG4関連 Mikulicz病の173例の調査[5]では53.8%（唾液腺病変とは別に）であった．

アレルギー疾患の合併が多いことが知られており，血清IgEの上昇，好酸球増多がしばしばみられる[3,9]．

6）特殊な病態

MALTリンパ腫の合併している症例は，眼領域ではまれとはいえない[10]．甲状腺眼症[11]や，黄色肉芽腫を合併[3]した報告がある．またMALTリンパ腫のごく一部の症例では，腫瘍細胞がIgG4を産生していることが明らかになった．病理診断するうえで，IgG4-RDとの鑑別が必要である[12]．

7）MRI所見によるIgG4関連眼窩疾患と眼窩MALTリンパ腫との鑑別[13,14]

MRIを用いてIgG4関連眼窩疾患と眼窩MALTリンパ腫を鑑別する試みがなされている．flow void signや副鼻腔炎は炎症に多くみられ，境界の不明瞭な病変はMALTリンパ腫に多くみられた[13]．あるいはdiffusionなどの技法を併用してリンパ腫と炎症を鑑別する試みもなされている[14]．ただし病理診断に苦慮する症例もあるから，MRIで完璧に診断できるものではない．

2．病理（図3）

病理組織像は慢性炎症であり，主に小リンパ球と形質細胞が浸潤する．しばしばリンパ濾胞の形成を伴う．時に線維形成が目立つこともある．病変内に形質細胞が多数浸潤しており，これらの形質細胞の中でIgG4陽性形質細胞の占める比率が40%以上である，あるいは1強拡視野にIgG4陽性形質細胞が50個以上認められることが，診断の根拠となる．

病理学的な鑑別診断として，MALTリンパ腫，反応性リンパ過形成，特発性眼窩炎症が重要である．

［大島浩一／曽我部由香］

検査・診断

1．IgG4関連眼疾患が診断に至るきっかけ

IgG4関連眼疾患の多くは眼瞼の腫脹が受診ならびに診断のきっかけとなる（図4-a）．進行が緩徐な場合には本人は異変に気付かず，他人から「目つきが変わった」「顔の雰囲気が変わった」と指摘されることによってはじめて病識をもつこともある．これらの眼症状，眼所見の多くは涙腺の腫大に基づくものであるが，実際に涙腺が腫大しているか否かの確認は画像診断検査に委ねられる．

眼瞼の腫脹以外では眼球突出，眼瞼内反，複視，視力低下などが疾患の発見動機となる．

2．診断に必要な検査

1）画像診断検査

前述したような何らかの眼症状がみられた際には，涙腺の腫大等を客観的に評価すべく，X線CTもしくはMRIによる眼窩部の画像診断検査を行う．MRIは可能であればガドリニウムによる造影撮影を行う．いずれも水平断のみならず，冠状断や矢状断撮影による評価も重要である．X線CTやMRIでは両側涙腺の対称性の腫大の他（図4-b），三叉神経である眼窩上神経や眼窩下神経の腫大，外眼筋の肥厚，眼窩内のびまん性の病変，視神経周囲の病変などがみられる．他臓器病変の検索には，全身造影X線CTの他，PET-CTや^{67}Gaシンチグラフィなどを行う．

涙腺の腫大を伴う症例では顔面写真を撮影して記録しておくと，経過観察や治療効果を評価するうえで参考となる．

2）血液検査

臨床所見ならびに画像検査所見からIgG4関連眼疾患が疑われた場合，血清IgG，IgG4を含む血液検査が行われる．生検の予定がない，あるいは実施が困難な場合は鑑別すべき疾患を考慮しつつ，抗SS-A，抗SS-B抗体（Sjögren症候群），血清sIL-2受容体，β_2ミクログロブリン，LDH（以上，悪性リンパ腫），アンギオテンシン変換酵素（サルコイドーシス），甲状腺ホルモンおよび抗甲状腺抗体（甲状腺眼症）などを必要に応じて調べる．

3）眼科的検査

視力，眼圧測定に加え，細隙灯顕微鏡による前眼部および倒像鏡などを用いた後眼部（眼底）の観察を行う．複視の訴えがある場合や眼球突出，眼

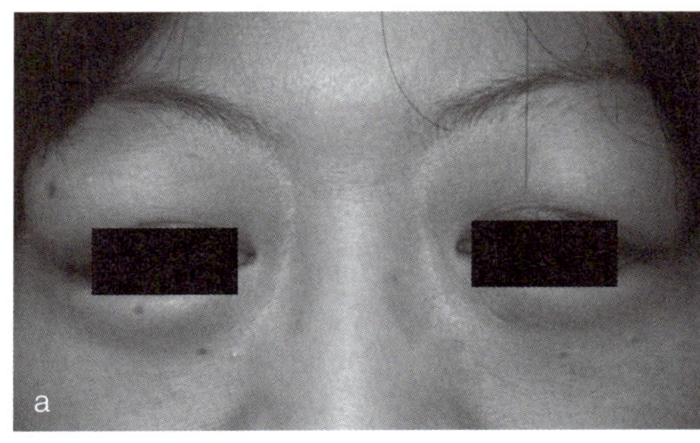

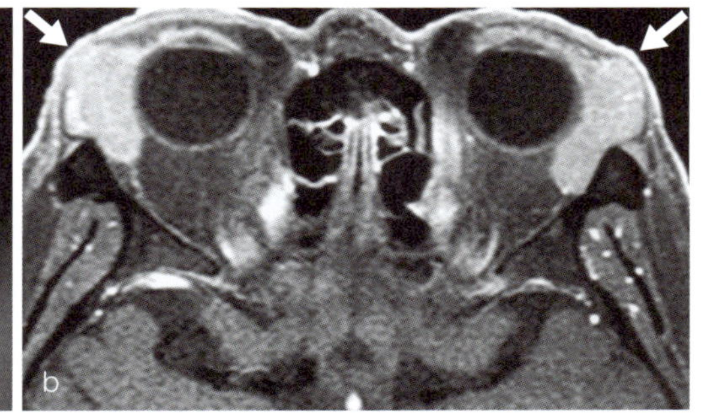

図4 IgG4関連眼疾患に特徴的な両側上眼瞼の腫脹(a)と，造影MRIで明らかとなる両側涙腺の腫大(b)

球偏位が明らかなときは，Hess赤緑試験による眼球運動の評価を行う．視神経障害が疑われる場合には視野検査や限界フリッカー値の測定を行う．

Sjögren症候群と比較してIgG4関連眼疾患ではドライアイ症状は顕著でないことが多いが，涙液分泌能検査であるSchirmer試験を行っておく．

3. IgG4関連眼疾患の診断

1) 眼病変の診断基準

IgG4-RDの診断は2012年にわが国から包括診断基準[15]が提唱され，眼病変については2015年に包括診断基準をもとにした独自の診断基準が提唱されている[16]．

2) 包括診断基準2011と眼病変診断基準の相違点

a. 多彩な眼所見(画像検査所見)に対応

涙腺の腫大はIgG4-RDにみられる病変の中でも頻度が高いが[17]，涙腺以外にも眼付属器を中心に様々な病変がみられることが明らかになってきたため[4]，眼病変の診断基準では「X線CTもしくはMRIによって得られる涙腺の腫大，三叉神経(眼窩上神経もしくは眼窩下神経)の腫大，外眼筋の腫大など」が明記されている．その他にも「眼窩脂肪組織内におけるびまん性の病変，眼窩内の限局性の腫瘤性，眼瞼皮下の腫瘤」などがみられることもあり，診断基準に加えられている．なお，極めてまれであるが瞼結膜や球結膜，涙丘などの結膜における腫瘤性病変や鼻涙管などの涙道における病変，さらには眼球壁を構成する組織である強膜に肥厚性病変を形成することがある．

b. 病理組織学的特徴

膵臓をはじめとするIgG4-RDに特徴的な病理組織所見である線維化は病期にもよるが，眼病変では必ずしも顕著ではない．特に静脈炎をみることはほとんどない．また，高頻度に濾胞形成(胚中心)がみられる．以上より，眼病変の診断基準では「病理組織学的に線維化を伴うこともある」「しばしば胚中心がみられる」という表現が使用されている．

包括診断基準ではIgG4陽性の形質細胞浸潤に関する条件を，「① 組織所見：著明なリンパ球，形質細胞の浸潤と線維化を認める．② IgG4陽性形質細胞浸潤は，IgG4/IgG陽性細胞比40%以上，且つIgG4陽性形質細胞が10/HPFを超える」と定められている．しかし，眼病変では強拡大視野内においては非常に多くのIgG4陽性細胞が確認されることが多いことに加え，免疫染色の特殊性，特にIgG免疫染色の不安定性なども考慮して，「IgG4陽性の形質細胞浸潤はIgG4(+)/IgG(+)細胞比40%以上，または強拡大視野内に50個以上を満たすものとする」と定められている(表1)[16]．

3) 鑑別を要する疾患

Sjögren症候群，悪性リンパ腫，サルコイドーシス，甲状腺眼症，非特異的な眼窩炎症(特発性眼窩炎症)，涙腺炎，眼窩蜂巣炎などについては，画像所見のみでIgG4関連眼疾患と鑑別することは困難なことが多い．生検による診断確定ができない場合は，様々な臨床情報や治療に対する反応性などから総合的に評価し，診断していく必要がある．

IgG4関連眼疾患との鑑別で最も問題となるのはリンパ腫，特に粘膜関連リンパ(MALTリンパ腫)である．臨床的にはもちろんのこと，病理組織学的所見，特にHE染色のみで両者を鑑別するこ

表1 IgG4 関連眼疾患の診断基準

1）画像所見で涙腺腫大，三叉神経腫大，外眼筋腫大など，眼関連組織に腫瘤，腫大，肥厚性病変等がみられる．
2）病理組織学的に著明なリンパ球と形質細胞の浸潤がみられ，線維化を伴うこともある．しばしば胚中心がみられる．IgG4 陽性の形質細胞浸潤は IgG4(＋)/IgG(＋)細胞比 40% 以上，または強拡大視野内に 50 個以上を満たすものとする．
3）血清学的に高 IgG4 血症を認める(>135 mg/dL)．

以上の 3 項目の内，
1)2)3)の 3 項目を満たした場合は確定診断群
1)と 2)の 2 項目を満たした場合は準確診群
1)と 3)の 2 項目を満たした場合は疑診群

〔Goto H, et al.：Diagnostic criteria for IgG4-related ophthalmic disease. Jpn J Ophthalmol 59：1-7, 2015. より改変〕

とは困難である．したがって涙腺をはじめとする眼付属器や眼窩内の腫瘤性病変の生検を行う際には，免疫染色(免疫グロブリン軽鎖の κ もしくは λ の偏在)を含めた病理組織学的検索のみならず，サザンブロッティング法で免疫グロブリン遺伝子 H 鎖 J_H の再構成の有無を確認するなど，多角的な検索を行う必要がある．

［後藤　浩］

治療と予後

1．リンパ腫との鑑別

IgG4 関連眼疾患の治療における最も留意すべき点は，低悪性度リンパ腫，特に MALT リンパ腫との鑑別である[16]．それは，それらの治療方針がまったく異なるからである．IgG4-RD を背景にリンパ腫が発症することは既報でも知られ[18]，また近年のわが国でのある多施設調査[2]によれば，眼窩 MALT リンパ腫 448 症例のうち 44 例では IgG4 免疫染色陽性であるので，やはり両疾患の鑑別は重要である．ひとたびリンパ腫と診断されれば，放射線照射や化学療法(抗悪性腫瘍薬)を主体とした悪性腫瘍としての治療の適応となる．

リンパ腫が否定されても，IgG4 関連眼疾患では眼窩以外の他の臓器にも病変を併発する可能性があり，やはり全身のスクリーニング検査は必須である．他に治療を優先すべき病変がみつかる可能性もあり，また安易なステロイド投与を控えるべき病態(特に消化管や大動脈の病変)との鑑別も要する．

2．標準的なステロイド全身投与

IgG4関連眼疾患に対する治療の基本は，やはり他の臓器の IgG4-RD と同様にステロイドの全身投与である．Yamamoto らは，IgG4 関連 Mikulicz 病において，腺単独の腫脹の場合にはプレドニゾロン(PSL)20〜30 mg/日から，また多臓器疾患を伴う場合には PSL 40〜50 mg/日からの漸減療法を提唱した[19]．また Masaki らが勧めるプロトコルによれば，PSL 内服 0.6 mg/kg/日を初回投与とし，2 週間ごとに 10% 漸減した後，最低 3 か月間 10 mg/日を維持する[20]．多くの症例では 5〜10 mg/日の維持量が必要である．自験例では，病理診断された IgG4 関連眼疾患の連続する 53 症例(2018 年まで)のうち，初期治療として PSL 内服漸減療法を行ったのは39症例であり，そのすべての症例において初期投与に反応して病変が縮小した(図 5)．ただしそのうち 7 例において，病変の再増大や症状の悪化によって PSL 内服を増量するか，ステロイドパルス治療を導入した．

3．軽症例における治療

眼領域の病変に対する標準的な PSL 内服治療で問題となるのは，軽症例と重症例である．先述した自験例53症例のうち，ステロイド全身投与を行わなかったのは12症例であり，眼瞼腫脹の症状しかなく軽微なこと，糖尿病や肝炎ウイルス抗原陽性などがその主な理由である(図 6)．特に血清 IgG4 値が低い症例では，長期経過で涙腺腫脹も自然に軽減する傾向があった．また，ステロイドの全身投与を行わずに抗アレルギー薬のみで病変が縮小した IgG4 関連涙腺炎の報告例もある[21]．標準的なステロイド内服治療プロトコルでは投与期間が長期にわたることから，病変が涙腺に限られるような軽症例では，ステロイド内服の減量や投与期間の短縮，あるいはステロイド局所投与や涙腺切除(図 6)といった眼窩局所の治療も考慮され

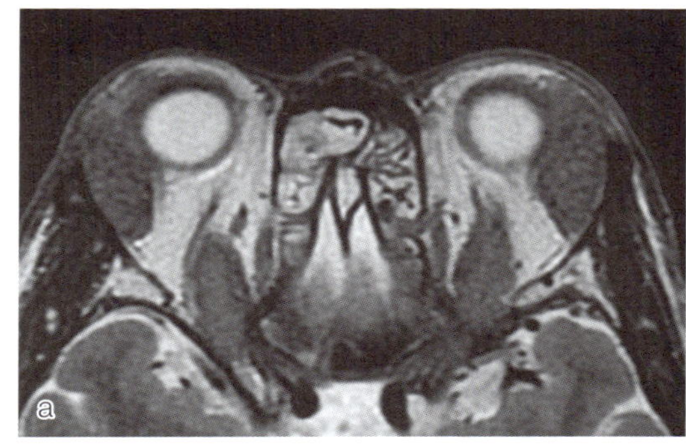

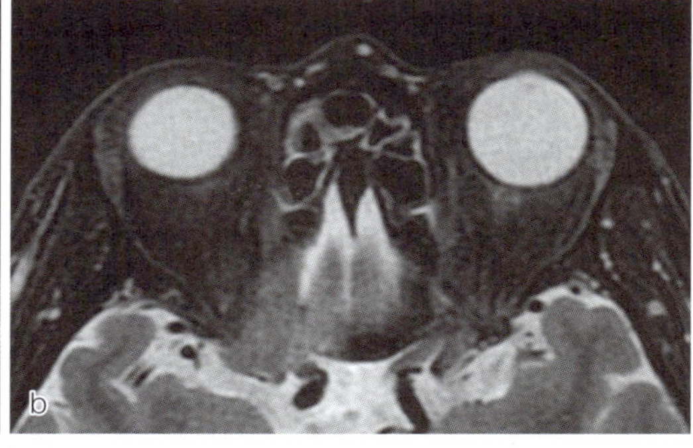

図5 IgG4 関連眼疾患に対するステロイド内服漸減療法
a：54 歳男性．血清 IgG4 1,750 mg/dL．治療前，両側涙腺の著明な腫大がみられた
b：PSL 内服 35 mg/日からの漸減療法を行い，涙腺腫脹は著明に改善した（治療開始より 3 年後）

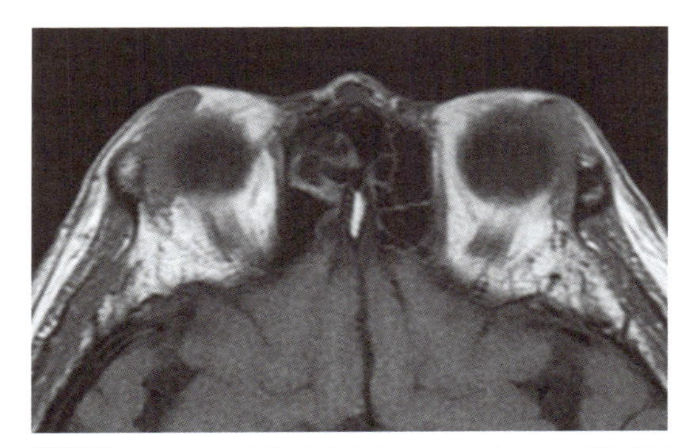

図6 ステロイド治療を行わなかった IgG4 関連涙腺炎
56 歳男性．血清 IgG4 542 mg/dL．両側涙腺腫脹がみられ，右涙腺の眼瞼皮下に突出する部分を切除した．眼瞼腫脹以外の症状はなく，また肝炎ウイルスキャリアであり，ステロイド治療は行わずに経過をみた．約 3 年後には，腫脹が目立ってきた左涙腺の部分切除を行ったが，その後やはりステロイド治療は行っていない

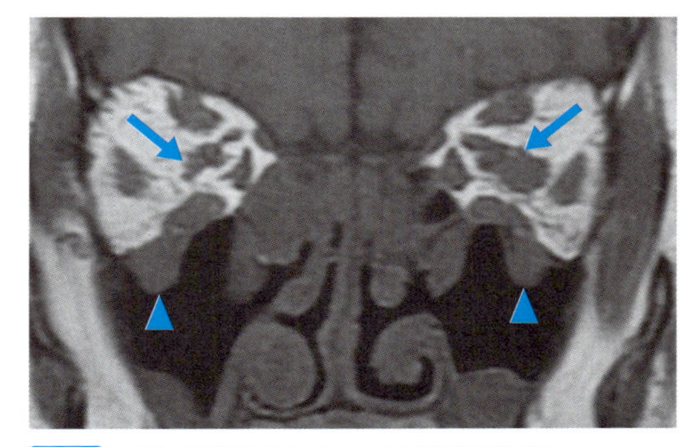

図7 視神経症を呈した IgG4 関連眼疾患
初診時 52 歳男性．血清 IgG4 949 mg/dL．両側涙腺腫脹がみられ，涙腺生検で IgG4 関連眼疾患との診断後，ステロイド内服治療を受けていた．6 年後，視力・視野障害が顕著となり，MRI にて視神経周囲の腫瘤（➡），眼窩下神経腫大がみられ（▶），ステロイドを増量した

るべきである．

4．重症例における治療

一方の重症例は，視神経周囲に病変が及び，視神経症による視力や視野の障害をきたすような症例[22]（図 7）に代表される．視力低下が重症な視神経症では，ステロイドパルスの適応となる．IgG4 関連眼疾患に併発する視神経症（IgG4 関連視神経症）に対するステロイド全身投与の反応は概して良好であるが，障害の程度や期間によってはその回復には限界があるので，早期の治療導入が望ましい．高眼圧症を伴うこともあり，緑内障として管理されていることがあるので，視野障害のパターンが緑内障で説明できないような場合には，MRI で視神経周囲病変の有無を確認する必要がある．自験例では，視神経症を併発する IgG4 関連眼疾患では，涙腺以外に外眼筋や三叉神経の病変（図 7）などの多発病変を伴い，血清 IgG4 値も比較的高い傾向（いずれも 500 mg/dL 以上）がみられた．

5．ステロイド以外の治療

ステロイド治療に抵抗する症例に対しては，アザチオプリンなどの免疫抑制薬の有効性も報告されている[23]．近年，欧米ではステロイド治療に抵抗するような症例について抗 CD20 抗体療法リツキシマブが用いられ，その有効性が報告されている[3]．現在日本では IgG4-RD に対するリツキシマブ投与の保険適用はないが，IgG4 関連眼疾患とMALT リンパ腫が混在するような症例や両者の鑑別が困難な眼病変にはよい適応と考えられる．また，視機能が重篤な IgG4 関連眼疾患に対する治療の選択肢として，今後の適用の拡大が望まれる．

［高比良雅之］

文　献

1）高村　浩：眼窩腫瘍の診断と治療 update．臨床眼科 62：1615-1622，2008
2）Japanese study group of IgG4-related ophthalmic disease：A prevalence study of IgG4-related ophthalmic disease in Japan. Jpn J Ophthalmol 57：573-579, 2013
3）Wallace ZS, et al.：Ophthalmic manifestations of IgG4-related disease：single-center experience and literature review. Semin Arthritis Rheum 43：806-817, 2014
4）Sogabe Y, et al.：Location and frequency of lesions in patients with IgG4-related ophthalmic diseases. Graefes Arch Clin Exp Ophthalmol 252：531-538, 2014
5）Yamamoto M, et al.：Everyday clinical practice in IgG4-related dacryoadenitis and/or sialadenitis：results from the SMART database. Mod Rheumatol 25：199-204, 2015
6）Ohshima K, et al.：The usefulness of infraorbital nerve enlargement on MRI imaging in clinical diagnosis of IgG4-related orbital disease. Jpn J Ophthalmol 56：380-382, 2012
7）Suzuki M, et al.：A case of immunoglobulin G4-related disease with bilateral mass-forming lesions in the nasolacrimal ducts. J Clin Rheumatol 17：207-210, 2011
8）Ohno K, et al.：IgG4-related disease involving the sclera. Mod Rheumatol 24：195-198, 2014
9）Kubota T, et al.：Ocular adnexal IgG4-related lymphoplasmacytic infiltrative disorder. Arch Ophthalmol 128：577-584, 2010
10）Sato Y, et al.：Ocular adnexal IgG4-related disease has uniform clinicopathology. Pathol Int 58：465-470, 2008
11）Kubota T, et al.：Ocular adnexal IgG4-related lymphoplasmacytic infiltrative disorder and Graves ophthalmopathy. Arch Ophthalmol 29：818-819, 2011
12）Sato Y, et al.：Ocular adnexal IgG4-producing mucosa-associated lymphoid tissue lymphoma mimicking IgG4-related disease. J Clin Exp Hematop 52：51-55, 2012
13）Haradome K, et al.：Orbital lymphoproliferative disorders（OLPDs）：value of MR imaging for differentiating orbital lymphoma from benign OPLDs. AJNR Am J Neuroradiol 35：1976-1982, 2014
14）Hiwatashi A, et al.：Diffusivity of intraorbital lymphoma vs. IgG4-related DISEASE：3D turbo field echo with diffusion-sensitised driven-equilibrium preparation technique. Eur Radiol 24：581-586, 2014
15）Umehara H, et al.：Comprehensive diagnostic criteria for IgG4-related disease（IgG4-RD）, 2011. Mod Rheumatol 22：21-30, 2012
16）Goto H, et al.：Diagnostic criteria for IgG4-related ophthalmic disease. Jpn J Ophthalmol 59：1-7, 2015
17）Yamamoto M, et al.：Elevated IgG4 concentrations in serum of patients with Mikulicz's disease. Scand J Rheumatol 33：432-433, 2004
18）Cheuk W, et al.：Complication of IgG4-related chronic sclerosing dacryoadenitis by lymphoma. Arch Ophthalmol 126：1170, 2008
19）Yamamoto M, et al.：Mikulicz's disease and systemic IgG4-related plasmacytic syndrome（SIPS）. Nihon Rinsho Meneki Gakkai Kaishi 31：1-8, 2008
20）Masaki Y, et al.：IgG4-related disease：a novel lymphoproliferative disorder discovered and established in Japan in the 21st century. J Clin Exp Hematop 51：13-20, 2011
21）Ohshima K, et al.：A case of IgG4-related dacryoadenitis that regressed without systemic steroid administration. J Clin Exp Hematop 53：53-56, 2013
22）Takahashi Y, et al.：Bilateral optic nerve involvement in immunoglobulin G4-related ophthalmic disease. J Neuroophthalmol 34：16-19, 2014
23）Caputo C, et al.：Hypophysitis due to IgG4-related disease responding to treatment with azathioprine：an alternative to corticosteroid therapy. Pituitary 17：251-256, 2014

3 唾液腺病変

病 態

IgG4関連疾患(IgG4-related disease：IgG4-RD)の唾液腺病変としては，古くから知られている涙腺炎を伴うMikulicz病と顎下腺に限局するKüttner腫瘍があげられる．Mikulicz病はその病理組織学的類似性から従来はSjögren症候群の一亜型として認識されてきたが，現在ではまったく異なった機序で生じる別の疾患であることが明らかになっている．さらに，Küttner腫瘍はMikulicz病の部分症であることが指摘されており，両者を合わせて「IgG4関連涙腺・唾液腺炎(IgG4-related dacryoadenitis and/or sialoadenitis：IgG4-DS)」とよばれている．本項では，IgG4-DSにおける臨床像と病態をSjögren症候群と比較し，IgG4-DSに特徴的な所見を解説する．

1．IgG4 涙腺・唾液腺炎の臨床像

IgG4-DSとSjögren症候群の臨床像を比較すると，IgG4-DSは涙腺と唾液腺の両側性・持続性の腫脹を特徴とし，Sjögren症候群に好発する耳下腺の片側性・反復性の腫脹とは異なる．IgG4-DSの好発年齢は50～60歳とSjögren症候群よりやや高齢で，性差はSjögren症候群では圧倒的に女性が多いのに対し，IgG4-DSでは男性がやや多い．さらに，IgG4-DSにおける口腔乾燥感と唾液分泌量の減少は，Sjögren症候群と比べて軽度である[1]．その他の病理・臨床所見・治療予後の詳細は，別項に譲る．

2．IgG 涙腺・唾液腺炎の病態

1）IgG4 産生

IgG4は，IgGの中で最も少ないサブクラス(約4%)で，抗原に対する親和性が低く，補体のC1q部に結合できないといった特徴をもっており，補体および細胞活性化の誘導能は低いとされている[2]．また，IgG4の産生は，2型ヘルパーT(Th2)サイトカインであるIL-4がB細胞に作用して誘導されることが知られていることから，筆者らはIgG4-DSの病変局所に浸潤するTh細胞に注目し，唾液腺におけるThサイトカインの発現について検討を行った．その結果，IL-4だけではなく，制御性T細胞(regulatory T cell：Treg)が産生するIL-10や濾胞性ヘルパーT(follicular helper T：Tfh)細胞が産生するIL-21の発現も有意に亢進しており，さらにこれらのサイトカインとIgG4の発現との間に有意な正の相関を示したことから，特異なThサブセットがIgG4-RDの病態形成に関与していることが考えられる[3,4]．筆者らの最新の知見では，唾液腺病変に浸潤するBATF陽性のTfh細胞が主なIL-4産生細胞であり，IgG4へのクラススイッチを促進していることを報告している[5]．また他の施設では，IgG4-RD患者の末梢血を用いてTfhのサブセットを検索し，IL-4を産生するPD1^{hi} Tfh2細胞の割合が増加しており[6,7]，*in vitro*にてナイーブB細胞と共培養すると形質芽細胞への分化およびIgG4産生を確認している[8]．さらに興味深いことに，IL-4の存在下にIL-10やIL-21によりB細胞を刺激すると，IL-4によるIgE産生が抑制され，一方でIgG4産生は促進されることが明らかになっている．この選択的なIgG4の誘導は「modified Th2 reaction」とよばれ，IgG4-DSにおけるIgG4産生もこの反応による可能性が高いと推察される[9]．IgG4-RDにおけるIgG4の臨床的意義については，直接的に発症や病態形成に関与するものなのか，単に二次的に誘導されたものかはいまだ不明であるが，これまでの筆者らの知見から考察すると，少なくとも特異なThサブセットの活性化により誘導されたものである可能性が高いと考えられる．

2）異所性胚中心形成

IgG4-DSは病変局所へのIgG4陽性形質細胞浸潤の他に，異所性胚中心（ectopic germinal center：eGC）の形成と強い線維化を特徴とする．IgG4-DSの唾液腺ではSjögren症候群と比較すると，eGCの形成が高頻度に認められ，その数は多く，サイズも有意に大きかった．eGCの形成や抗体産生には前述のTfh細胞が必須とされているが，この細胞は特異的な転写因子Bcl-6（B cell lymphoma-6）を発現してIL-21を産生し，eGCの形成や自己免疫疾患の病態に関与していることが報告されている[10]．筆者らは，IgG4-DSの唾液腺におけるBcl-6およびIL-21の発現を検索したが，Sjögren症候群と比較して有意に亢進しており，さらにIgG4-DSにおいてのみeGCの数とIL-21の発現との間に正の相関を認めたことから，IgG4-DSにおけるeGCの形成にはIL-21の過剰発現が深く関与していることが示唆された[4]．

3）線維化

IgG4-DSによる唾液腺の腫脹は，Sjögren症候群とは異なって弾性硬の腫瘤として触知するが，これは著明な線維化が原因と考えられる．また，IgG4-RDの膵・胆管病変では花筵様線維化（storiform fibrosis）とよばれる特徴的な線維化様式が認められる．これらの線維化の部位には著明なマクロファージの浸潤が認められることから，筆者らはそのマクロファージの中でも局所の線維化に深く関与しているとされているM2マクロファージが関与しているのではないかと推察した．マクロファージは一般に大きくわけてM1とM2マクロファージに分類され，M1マクロファージは「古典活性化型」とよばれ，細菌感染やウイルス感染時に活性化され，IFN-γやIL-6を産生することでTh1細胞の活性化や酸化ストレスの産生に関与する．一方，M2マクロファージは「選択的活性化型」とよばれ，Th2サイトカインによって活性化し，IL-10，IL-13，CCL18を産生することにより線維化を促し，組織修復や免疫反応活性化に関与するとされる[11]．そこで筆者らは，唾液腺におけるM1およびM2マクロファージの発現と線維化との関連について検討を行った．まず，M1マクロファージとM2マクロファージの共通のマーカーとしてCD68，M2マクロファージのマーカーとしてCD163を用いて線維化因子（IL-10，IL-13，CCL18）とともに免疫組織化学染色を行うと，IgG4-DS患者ではCD68およびCD163ともに強い発現を認め，特にCD163陽性細胞数およびCD163/CD68比は，Sjögren症候群や慢性唾液腺炎患者よりも有意に高かった．また，線維化因子はIgG4-DS患者のみに線維化部分で強い発現を認め，二重蛍光免疫染色ではIL-10およびCCL18はCD163の染色部位とほぼ一致していた．さらに膠原線維部を特異的に染色するマッソントリクローム染色を用いて線維化の面積を測定すると，IgG4-DS患者では他の患者に比べ有意に広く，CD163/CD68比と正の相関を示した[12]．これらの結果より，IgG4-DSの特徴的な線維化はM2マクロファージが産生するIL-10やCCL18や$CD4^+$ CTLが重要であることが示唆された．

また唾液腺病変では，CD4陽性細胞傷害性T細胞（$CD4^+$CTL）が多数浸潤しており，IL-1βやTGF-βを産生することで，線維芽細胞を活性化することが指摘されている[13]．

4）発症と自然免疫

IgG4-RDの1つである自己免疫性膵炎（autoimmune pancreatitis：AIP）では，自然免疫の中で重要な役割を担う単球/マクロファージが細胞内センサーファミリーであるToll様受容体（Toll-like receptor）やNod様受容体（Nod-like receptor）の活性化を介し，T細胞非依存的にIgG4産生を促進することが報告されている[14]．このように最近は，IgG4-RDの発症や病態形成においては，獲得免疫だけではなく自然免疫の関与も指摘されている．

筆者らは，IgG4-DSの唾液腺病変に発現するTLRに注目し，TLRファミリー（TLR1～10）の発現について検討を行った結果，TLR7の発現が有意に亢進していた．免疫組織化学染色では，TLR7はeGC周囲に強い発現を認め，M2マクロファージが主な発現細胞であることを明らかにした．これらの結果は，Fukuiらの膵病変との結果と一致しており，IgG4-RDが共通の自然免疫関連分子にて引き起こされる全身疾患である可能性が示唆された[15]．TLR7はウイルスなどの外因性の一本鎖RNAを認識し，ウイルスの感染防御に関与する

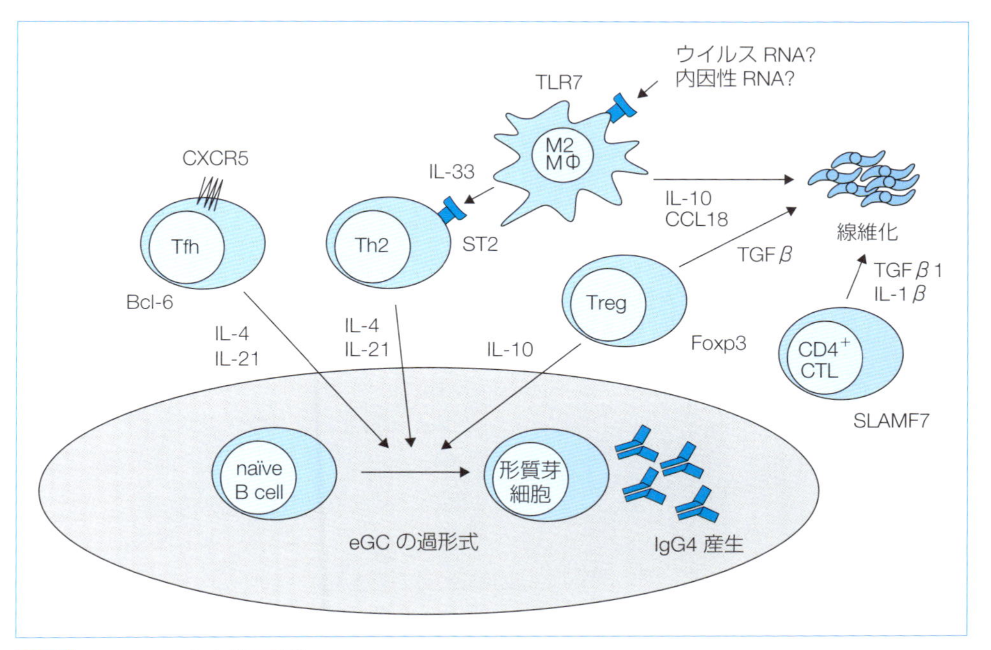

図 1 IgG4-DS の病態モデル

〔Moriyama M, et al.：T helper subsets in Sjögren's syndrome and IgG4-related dacryoadenitis and sialoadenitis：a critical review. J Autoimmu 51：81-88, 2014. より引用改変〕

ことが知られているが，傷害された組織から放出される内因性の RNA も認識し，自己免疫疾患やアレルギー疾患の発症に関与することが指摘されている[16]．さらに，ヒト TLR7 トランスジェニック・マウス TLR7 ノックアウト（huTLR7 Tg/mTLR7 KO）マウスを作成して，TLR7 アゴニスト（R848）による刺激実験を行い，その表現型を検討した．その結果，R848 刺激後の huTLR7 Tg/mTLR7 KO マウスでは，IgG4-RD の好発罹患臓器である顎下腺，膵臓，肺に強いリンパ球浸潤と線維化を認め，さらに血清 IgG1（ヒトの IgG4 に相当）値が有意に上昇していた．また，ヒト末梢血から分離・培養した CD163 陽性細胞（M2 マクロファージ）を R848 で刺激したところ，Th2 活性化因子である IL-33 の産生が亢進した[15]．

これらの結果より，M2 マクロファージが IL-33 を介して Th2 細胞を活性化し，Th2 サイトカイン産生を誘導し Th2 環境へシフトさせることで IgG4-RD の病態形成において重要な役割を演じていることが示唆された．

＊＊＊

IgG4-RD はわが国から提唱され 10 数年が経過し，世界的にも注目され，発症や病態進展の機序に関する基礎研究も進んでいるが，根治的な治療法はまだ確立されていない．これまでの知見から，筆者らは IgG4-DS の発症や病態形成には獲得免疫と自然免疫のネットワークが重要と考えており，図 1[17] に示すような病態モデルを提唱している．今後のさらなる研究により，IgG4-RD の発症や病態形成機序が解明され，新規治療法の確立につながると期待したい．

［森山雅文／中村誠司］

病　理

1．肉眼所見

IgG4 関連唾液腺炎（IgG4-related sialoadenitis：IgG4-RS）では，唾液腺がびまん性に腫大する場合と，限局性に結節を形成する場合とがある．病変部は白く弾性硬である．

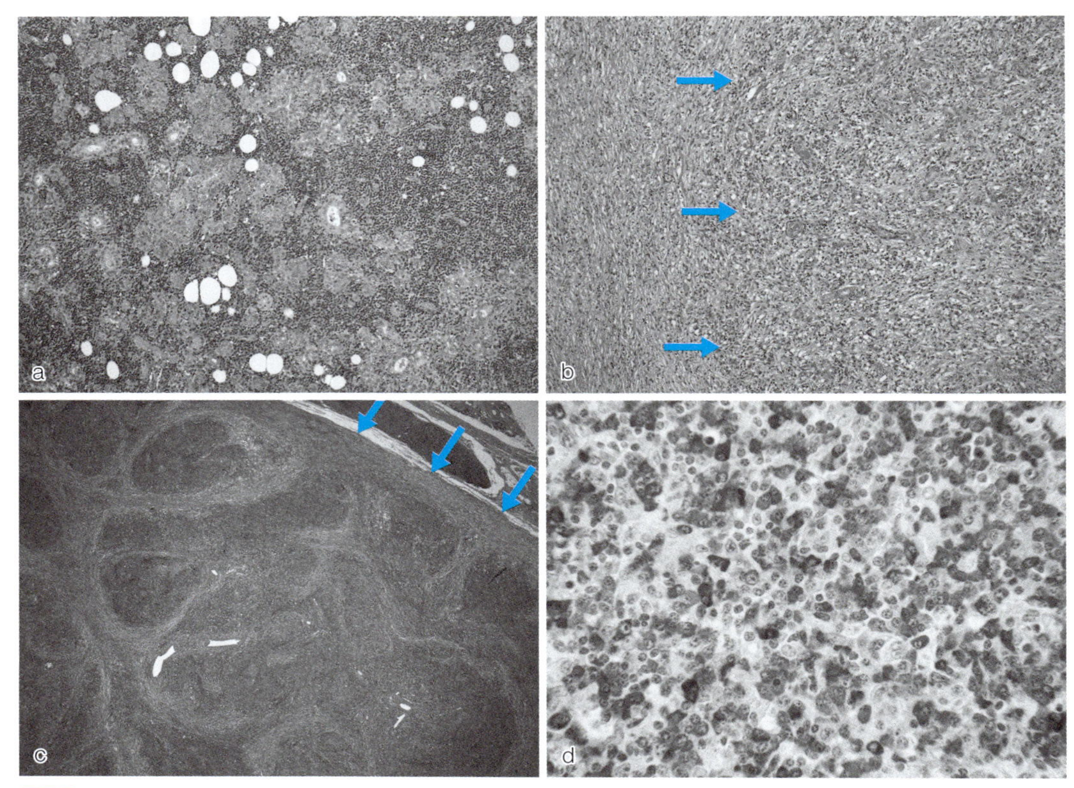

図 2　IgG4 関連唾液腺炎の組織所見〔口絵 5；p.iv〕
a：腺房細胞が減少し，多数のリンパ球と形質細胞が浸潤している
b：小葉内(右方；境界➡)，小葉間(左方)に花筵様線維化が形成され，内部にはリンパ球，形質細胞が浸潤している
c：小葉間から唾液腺被膜(➡)に及ぶ花筵様線維化により，結節状の病変が形成される
d：多数の IgG4 陽性形質細胞の浸潤(IgG4 免疫染色)

2. 組織所見

1) びまん性腫大の組織所見

炎症の主座は小葉内で，腺房細胞は減少し，多数のリンパ球，形質細胞，時に好酸球が浸潤する(図 2-a)．好中球浸潤はまれである．リンパ濾胞形成が目立つこともある[18,19]．小葉の輪郭は保たれ，小葉間には細い線維化を認めることがある．導管，静脈(閉塞性静脈炎)に炎症は乏しい．

2) 結節状構造の組織所見

びまん性腫大の組織所見に加えて，小葉間および小葉内に花筵様線維化が形成され，その内部にリンパ球，形質細胞の浸潤を認める(図 2-b)．小葉間の花筵様線維化は唾液腺被膜に連続し，その結果，病変全体が結節状を呈する(図 2-c)．このような組織像は特徴的で，組織所見から IgG4-RS を推定することが可能である．陳旧化すると小葉は萎縮し，線維化を主体とする病変となる．結節状構造においては閉塞性静脈炎を認めることがある．

3) 多数の IgG4 陽性細胞

病変内に多数の IgG4 陽性形質細胞を認める(図 2-d)．切除材料の場合，高視野あたり 100 個を超えることがほとんどで，さらに IgG4/IgG 陽性細胞比も 40% 以上である．しかしながら，活動性が低下して細胞浸潤が減少した IgG4-RS では IgG4 陽性細胞は少数であり，また IgG4-RS 以外の疾患，たとえば形質細胞型 Castleman 病でも多数の IgG4 陽性細胞を認めることがあるため，IgG4-RS の診断に際しては組織像を含めた検討が必要である．

3. 口唇腺生検の組織診断

口唇腺生検においては通常，小葉内へのリンパ球，形質細胞の浸潤がみられるのみである．これは前述のびまん性腫大の組織所見に相当するもので，結節状構造に相当する所見を得ることはきわめてまれである[20]．そのため，診断にはIgG4の免疫染色が必須である．生検材料の場合，高視野あたり10個がカットオフ値となる．IgG4/IgG陽性細胞比40%以上を確認することが望ましいが，採取される組織が少ないうえにIgGの免疫染色が過染になる傾向があり，評価が難しいことも多い．十分量の組織採取がなされた場合を除き，口唇腺生検のみでIgG4-RSの診断を確定することは難しく，あくまでも診断をサポートする所見の1つと位置づけるべきである．

4．鑑別診断

1）唾石症

唾液腺切除検体の多くは唾石症で，結石が確認できれば診断は容易である．組織学的には，導管上皮を中心とする炎症が強いことや，小葉内に好中球浸潤がみられること，小葉の炎症が結節状を呈さないことなどがIgG4-RSとの鑑別点になる．

2）Sjögren症候群

口唇腺生検の鑑別診断としてSjögren症候群が重要である．リンパ球浸潤が導管周囲に巣状にみられることがSjögren症候群の特徴とされる[21]．リンパ球が導管上皮内に浸潤し，これを破壊していることもある．IgG4-RSに類似する小葉内へのリンパ球，形質細胞浸潤を認めることがあるが，IgG4陽性細胞は乏しい．進行すると小葉の萎縮，脂肪浸潤をきたす．

3）粘膜関連リンパ組織リンパ腫

小リンパ球主体の著明な細胞浸潤をみた場合には，粘膜関連リンパ組織リンパ腫（mucosa associated lymphoid tissue lymphoma：MALTリンパ腫）の可能性を考慮する．正常な小リンパ球に比べ，淡明で豊かな胞体を有することが多い．形質細胞分化を伴うことがあるが，免疫染色で免疫グロブリンのモノクロナリティが確認できる．まれにIgG4陽性細胞が多いことがあり，注意を要する．

［能登原憲司］

検　査

IgG4-RSを疑う場合，また診断確定後に治療を行う場合には，通常，唾液腺局所の評価と他の臓器病変を含めた全身評価が必要である[22]が，本項では診断時と治療効果判定のための唾液腺局所の画像所見，および血液・生理学的所見を中心に述べる．

1．IgG4関連唾液腺炎の画像所見

唾液腺には，耳下腺，顎下腺，舌下腺，小唾液腺があるが，本疾患ではこれらの唾液腺に炎症が惹起され，腫大がみられうる．

1）コンピュータ断層撮影（CT）

診断の際に頻用されるのが，頭頸部CT（computed tomography）であると思われる．CTにより耳下腺，顎下腺の腫大を認める．造影した場合には，耳下腺は主に低吸収域の腫脹を，顎下腺は高吸収域の腫脹を呈する．これらの周囲のリンパ節腫脹を伴うことが多い（図3）．治療により，これらの所見は速やかに改善を認める．

2）超音波

超音波も診断に有用である．特に顎下腺の場合，腫大した顎下腺内部に小さな低エコー域の集簇を認める．石垣状にみられることが多い．この所見は本疾患の涙腺病変でも認められることから，特異的な超音波所見の1つと考えることができる（図4）．またパワー・ドプラ法では血流に富む病変であることがわかる[23]．CTと同様にステロイド治療により寛解を維持できている症例では，上記超音波所見も改善を認める．

3）ガリウム（^{67}Ga）シンチグラフィ・陽電子放射断層撮影（^{18}F-FDG-PET）

^{67}Gaシンチグラフィや陽電子放射断層撮影（^{18}F-fluorodeoxyglucose positron emission tomography：^{18}F-FDG-PET）は，主にIgG4-RSの合併症の評価の際に撮影されることが多いが，唾液腺にも強い集積を認めることが多い．この際，舌下腺病変も検出されることがある．両検査の感度を比較した場合，^{18}F-FDG-PETのほうが，明瞭に異常集積が検出される（図5）．また舌下腺炎を検出することもある．しかし，現時点では保険適応外

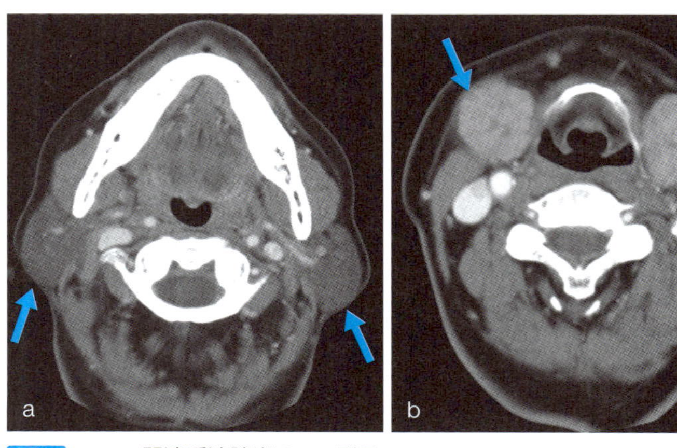

図3 IgG4 関連唾液腺炎の CT 所見
造影 CT では，耳下腺はやや低吸収域（a），顎下腺は高吸収域（b）の腫脹を呈する

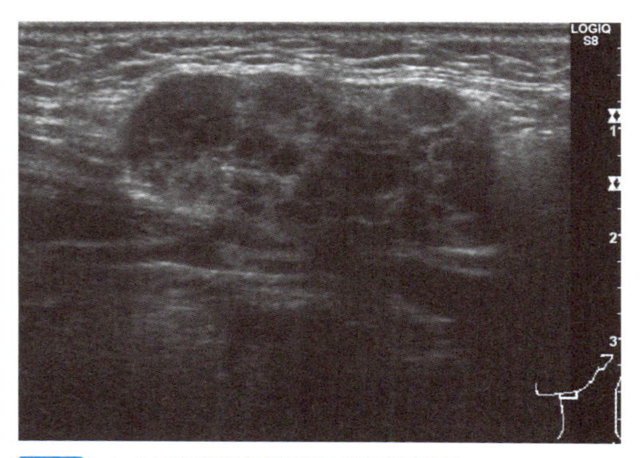

図4 IgG4 関連顎下腺炎の超音波所見
超音波では，腫大した顎下腺の内部に低エコー域の集簇を認め，石垣状に観察される

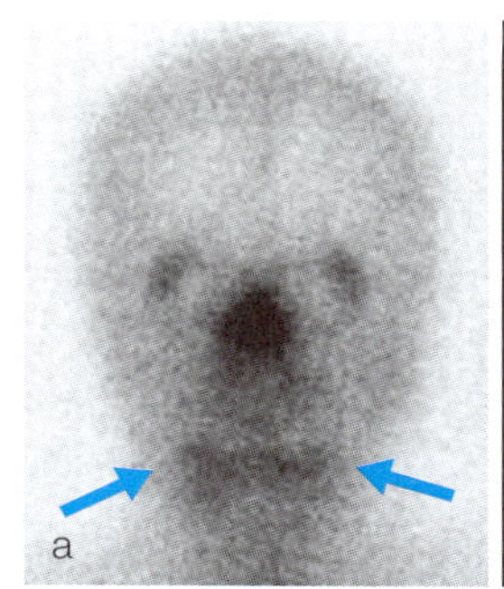

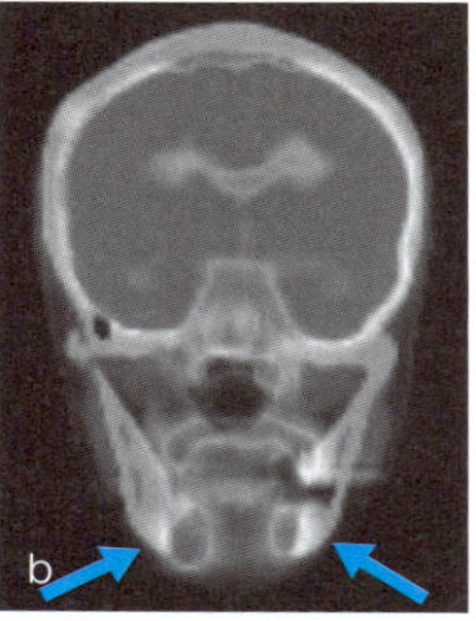

図5 IgG4 関連唾液腺炎の^{67}Ga シンチグラフィと^{18}F-FDG-PET 所見〔口絵 6；p.iv〕
同一症例の^{67}Ga シンチグラフィ（a）と^{18}F-FDG-PET（b）の頭頸部部分を示す．両検査とも唾液腺炎を検出することが可能であるが，^{18}F-FDG-PET のほうが感度が良好である

であるため注意が必要である．

4）耳下腺造影

近年は，耳下腺造影はあまり行われなくなったが，Sjögren 症候群と異なり，IgG4-RS では耳下腺造影で異常所見を認めることは少ない．

5）唾液腺シンチグラフィ

唾液腺分泌能障害のパターンも Sjögren 症候群とはやや異なることがわかっている．西山らは，唾液腺シンチグラフィ定量値のうち取込相（最大取込および取込速度）は IgG4-RS のほうが Sjögren 症候群に比較し有意に高値を示し，排泄相（排泄率，排泄速度）は Sjögren 症候群と差がないことを報告している．また排泄率に関しては，経時的に低下する傾向にあるとされている[24]．

2. IgG4 関連唾液腺炎の血液・生理学的所見

1）血清 IgG および IgG4

IgG4-RD では，高 γ グロブリン血症および高 IgG4 血症を呈することが多い．札幌医科大学を中心に構築している IgG4-RD 症例登録システム「SMART registry」[25]では，IgG4-DS（Mikulicz 病）176 例中 107 例（60.8%）が高 IgG 血症（≧1,800 mg/dL），168 例（95.5%）が高 IgG4 血症（≧135 mg/dL）を呈していた．さらに涙腺炎を認めない IgG4-RS のみで検討した場合，94 例中 41 例（43.6%）に高 IgG 血症，83 例（88.3%）に高 IgG4 血症を認めた．このうち 32 例（34.0%）では血清 IgG4 値が 500 mg/dL 以上を示した．IgG4-RS は，他の臓器障害に比較し，血清IgG4濃度が高値になる傾向がある．ステロイド治療後，血清IgGおよびIgG4濃度は徐々に低下を示していくが，プレドニゾロン10 mg/日前後まで漸減してくると，これらの値は底を打ち，再上昇を示す症例が多い．この段階で臨床的に再燃を直接意味するものではないと考えられるが，各症例の維持量を考慮するうえでの1つの目安になるものと思われる[26)]．また血清IgG4濃度に関しては，再燃以外に，季節的な変動を示す症例も存在するため，治療開始時のアレルギーの有無の確認とそのIgG4上昇が一過性か持続性かを見極める必要がある[27)]．

2）各種自己抗体

IgG4-RSにおける各種自己抗体の検出率を，SMART registryから解析すると，リウマトイド因子はIgG4-DS（Mikulicz病）176例中42例（23.9%），IgG4-RSのみの94例中16例（17.0%）で検出された．抗核抗体陽性者（臨床的意義を有する160倍以上）はIgG4-DSでは25例（14.2%），IgG4-RSのみでは21例（22.3%）であった．抗核抗体の染色型は主に均質型であった．おおよそリウマトイド因子および抗核抗体陽性率は2割前後をみることができる．ただSjögren症候群で検出される抗SS-A抗体がIgG4-DSでは4例（2.3%），IgG4-RSでは7例（7.4%）陽性を示すため，Sjögren症候群との鑑別に注意が必要なこともある[28)]．

3）アミラーゼ

急性唾液腺炎の場合，腺破壊により血中アミラーゼの上昇がみられることが多いが，IgG4-RSの場合，ほとんどが血清アミラーゼ値は基準値内である．

4）唾液分泌量

IgG4-RSでは，Sjögren症候群に比較すると，サクソンテストで評価した刺激唾液分泌量の低下は，認めないか，認めても軽度の場合が多い[29)]．また唾液腺腫脹を自覚してからステロイド治療開始までの期間が2年未満の症例の場合，治療により唾液量が改善する症例が多いことも判明している[30)]．これは病理組織学的に，炎症の持続により不可逆的な線維化が進行する結果，腺萎縮が起こり，腺予備能の低下につながると考えられている．

＊＊＊

IgG4-RSは，IgG4-RDの唾液腺病変にしかすぎないが，体表から最も触知しやすいため，診断・治療評価において大変重要な臓器障害である．

［山本元久／田中廣壽］

診　断

IgG4-RDによる唾液腺炎・涙腺炎は，従来Mikulicz病とよばれてきたが，最近ではIgG4-DSという用語が用いられるようになった[31〜33)]．一方で，これまでKüttner腫瘍とよばれてきた両側性もしくは片側性の慢性硬化性顎下腺炎も，IgG4-RSの一部であると考えられるようになってきた[31〜33)]．Küttner腫瘍は，わが国では一般に唾石症を除いた例を呼称してきたが，海外では唾石症に関連したものも含まれている[31,34)]．IgG4-RSによるKüttner腫瘍は，両側顎下腺に生じることが多いとされている[31,33)]．以上のように，IgG4-RSには，Mikulicz病の一部としての耳下腺炎・顎下腺炎に加えて，Küttner腫瘍としての慢性硬化性顎下腺炎，さらには口唇唾液腺炎も含まれる．IgG4-RSを対象とした臓器特異的診断基準として，IgG4関連Mikulicz病診断基準（2008年）[35,36)]（表1）が用いられてきた．本項では，IgG4-RSの診断におけるIgG4関連Mikulicz病診断基準[35,36)]の有用性と課題，鑑別診断について解説する．

1．IgG4関連Mikulicz病診断基準（2008年）の概要

表1に日本シェーグレン症候群学会で承認されたIgG4関連Mikulicz病診断基準（2008年）[35,36)]を示す．この基準では，2ペア以上の涙腺・耳下腺・顎下腺の持続性，対称性の腫脹を必須項目とし，2ペア以上の涙腺・耳下腺・顎下腺の持続性，対称性の腫脹と高IgG4血症（135 mg/dL以上）があれば，生検を行わなくても診断が可能である．病理学的基準は，IgG4関連疾患包括診断基準[37)]が「IgG4陽性形質細胞浸潤：IgG4/IgG陽性細胞比40%以上且つIgG4陽性形質細胞が10/HPFを超える」，を採用しているのに対して，「IgG4陽性形

表1 IgG4関連Mikulicz病診断基準（日本シェーグレン症候群研究会，2008年）

(1) 涙腺・耳下腺・顎下腺の持続性（3か月以上），対称性に2ペア以上の腫脹を認める．
(2) 血液学的に高IgG4血症（135 mg/dL以上）を認める．
(3) 涙腺・唾液腺組織に著明なIgG4陽性形質細胞浸潤（強拡大で5視野でIgG4＋/IgG＋が50%以上）を認める．

(1)と，(2)または(3)を満たすものをIgG4関連ミクリッツ病とする．

・全身性IgG4関連疾患の部分症であり，多臓器の病変を伴うことも多い．
・鑑別疾患：サルコイドーシス，Castleman病，Wegener肉芽腫（現在は多発血管炎性肉芽腫症），悪性リンパ腫，癌，その他既知の疾患

〔Masaki Y, et al.：IgG4-related diseases including Mikulicz's disease and sclerosing pancreatitis：diagnostic insights. J Rheumatol 37：1380-1385, 2010／正木康史, 他：IgG4関連疾患―その診断の混沌，および混沌から抜け出すための提言―．日本臨床免疫学会会誌 32：478-483，2009〕

表2 IgG4関連疾患包括診断基準とIgG4関連Mikulicz病診断基準の満足度の比較

		IgG4関連Mikulicz病診断基準		
		＋	−	合計
包括診断基準（definite）	＋	11	3	14
	−	2	5	7
	合計	13	8	21

IgG4関連疾患包括診断基準をゴールドスタンダードとした場合
IgG4関連Mikulicz病診断基準の感度：11/14×100＝78.6%
IgG4関連Mikulicz病診断基準の特異度：5/7×100＝71.4%
IgG4関連疾患包括診断基準とIgG4関連Mikulicz病診断基準の一致率
κ係数＝0.483（中等度の一致）
〔住田孝之，他：厚生労働科学研究費補助金難治性疾患等政策研究事業IgG4関連疾患の診断基準並びに治療指針の確立を目指した研究．平成26年度分担研究報告書．IgG4関連ミクリッツ病診断基準の検証．2015〕

質細胞浸潤：IgG4/IgG陽性細胞比50%以上」，とされている．また，IgG4関連Mikulicz病診断基準[35,36]では，鑑別疾患として，サルコイドーシス，Castleman病，Wegener肉芽腫（現在は多発血管炎性肉芽腫症），悪性リンパ腫，癌，その他，既知の疾患があげられている．

2. IgG4関連Mikulicz病診断基準（2008年）の検証

われわれは，唾液腺and/or涙腺の腫大を伴い，IgG4-RDまたはIgG4-RDの疑いで2008年8月～2013年6月までに筑波大学附属病院膠原病・リウマチ・アレルギー内科を受診した21例を後ろ向きに解析し，IgG4関連疾患包括診断基準（definite）[37]を診断のゴールドスタンダードとして，IgG4関連Mikulicz病診断基準[35,36]の感度・特異度，および2つの診断基準の一致率を，κ係数を用いて検討した．IgG4関連Mikulicz病診断基準の感度は78.6%，特異度は71.4%，κ係数による診断の一致率は0.483（中等度の一致）であり，23.8%（5/21例）で2つの診断基準による診断の不一致が認められた（表2）[38]．IgG4関連疾患包括診断基準（definite）は満たさなかったが，IgG4関連Mikulicz病診断基準を満たした症例は9.5%（2/21例）であり，これら2症例は，いずれも2ペア以上の腺腫大と高IgG4血症を認めたが，病理組織学的にはIgG4-RDの基準を満たさなかった症例，もしくは組織学的検討が行われなかった症例であった[38]．また，この検討では，病理組織学的なIgG4陽性形質細胞浸潤に関して，IgG4関連Mikulicz病診断基準のカットオフ（50%以上）をIgG4関連疾患包括診断基準と同じ40%以上に変更しても，診断基準の満足度に影響した症例はなかった[38]．

臨床的には，IgG4関連疾患包括診断基準（definite）は満たさなかったが，IgG4関連Mikulicz病診断基準を満たした症例（2ペア以上の腺腫大と高IgG4血症を認めたが，病理組織学的にはIgG4-RDの基準を満たさなかった症例，もしくは組織学的検討が行われなかった症例）が問題になると考えられる．これらの症例が真にIgG4-RDなのかどうかは，IgG4-RDに伴う他臓器障害，ステロイド反応性を含めた臨床経過，悪性腫瘍を含めた慎重な鑑別診断を総合的に判断する必要がある．また，涙腺や唾液腺は，膵臓，胆管，後腹膜，下垂体などに比べると生検は行いやすく，可能な限り組織学的診断を考慮すべきと考えられる．

3. IgG4関連唾液腺炎の鑑別診断

前述のように，IgG4関連Mikulicz病診断基

表3 Sjögren 症候群と IgG4 関連涙腺炎・唾液腺炎の比較

	Sjögren 症候群	IgG4 関連涙腺炎・唾液腺炎
好発年齢	40〜50 歳代	50〜60 歳代
性別	圧倒的に女性に多い	男女ほぼ同等
眼・口腔乾燥	あり	なし〜軽度
涙腺・唾液腺腫脹	反復性，自然消退 顎下腺のみはまれ	著明，持続性 顎下腺のみもある
アレルギー疾患合併 （アレルギー性鼻炎，喘息）	少ない	多い
リウマトイド因子，抗核抗体	陽性例が多い	陰性例が多い
抗 SS-A/SS-B 抗体	陽性例が多い（70%/30%）	ほとんどが陰性
増加する Ig クラス	IgG，IgA，IgM	IgG，IgE
増加する IgG サブクラス	IgG1，IgG3	IgG4，IgG2
組織 IgG4 陽性形質細胞増加	なし	著明
リンパ上皮性病変	著明	まれ
ステロイド治療反応性 （腺分泌の回復）	効果少ない	著効

〔Stone JH, et al.：Recommendations for the nomenclature of IgG4-related disease and its individual organ system manifestations. Arthritis Rheum 64：3061-3067, 2012／正木康史：IgG4 関連疾患 1）診断．竹内 勤，他（監修），シェーグレン症候群の診断と治療マニュアル．改訂第 3 版，診断と治療社，178-186，2018／Yamamoto M, et al.：The significance of disease-independence in Mikulicz's disease--revival interests in Mikulicz's disease. Nihon Rinsho Meneki Gakkai Kaishi 29：1-7, 2006．より引用改変〕

準[35,36]では，鑑別疾患として，サルコイドーシス，Castleman 病，Wegener 肉芽腫（現在は多発血管炎性肉芽腫症），悪性リンパ腫，癌，その他既知の疾患があげられている．Sjögren 症候群は，唾液腺炎・涙腺炎を主病変とし，IgG4 関連 Mikulicz 病と鑑別すべきその他既知の疾患の中で重要である．Sjögren 症候群と IgG4-DS は，疫学，臨床症状，免疫学的所見，病理組織学的所見，ステロイド治療反応性において異なる特徴を有しており（表 3），病因・病態も異なると考えられている[31〜33,39]．悪性リンパ腫，白血病，サルコイドーシスはいずれも対称性に唾液腺・涙腺腫大を呈することがあり，Mikulicz 症候群として分類される[33]．木村氏病（軟部好酸球性肉芽腫症）は，主として顔面，頸部などの皮膚軟部組織やリンパ節に無痛性の腫瘤を形成する疾患であるが，特に耳下腺部に多くみられ，IgG4-RD と同様に血中好酸球や IgE の上昇を特徴とするため，時に IgG4-RS との鑑別を要する[33,34]．唾液腺症（sialadenosis）は耳下腺あるいは顎下腺の非腫瘍性・非炎症性の腫脹をきたす疾患で，背景には摂食障害，降圧薬や抗精神薬の長期投与，内分泌疾患がある．唾液腺の腫脹は持続・反復いずれの場合もあり，多くは両側，無痛性であり，IgG4-RS との鑑別を要するが，唾液腺症では顎下腺のみの腫脹はまれとされている[33,34]．組織像では，炎症細胞浸潤はみられず，腺房細胞の腫大と分泌顆粒の貯留がみられ，持続的な過剰唾液分泌刺激に起因したものと推定されている[33,34]．表 4 に IgG4-RS の鑑別疾患をまとめた．

表4 IgG4 関連唾液腺炎の鑑別疾患

分類	疾患名
腫瘍性	悪性リンパ腫 白血病 癌
炎症性	Sjögren 症候群 サルコイドーシス Castlman 病 Wegener 肉芽腫（現在は多発血管炎性肉芽腫症） 木村氏病
非腫瘍性，非炎症性	唾液腺症

4. IgG4関連唾液腺炎の診断における口唇唾液腺生検の意義

Moriyamaらは，66例のIgG4-RD疑いの患者に対して，口唇唾液腺生検を実施し，その有用性に関して検討している[40]．66例中，45例はIgG4-関連疾患包括診断基準または臓器特異的診断基準でdefinite，21例はdenial（Sjögren症候群12例，Sjögren症候群疑い4例，悪性リンパ腫3例，全身性エリテマトーデス1例，Warthin腫瘍1例）であった．口唇唾液腺生検の結果はIgG4-RDの診断根拠には含めなかった．DefiniteなIgG4-RD45例中，25例は唾液腺病変あり，20例は唾液腺病変なしであった．これら66例に関して，口唇唾液腺生検陽性（IgG4陽性形質細胞浸潤：IgG4陽性形質細胞が10/HPFを超える，かつIgG4/IgG陽性細胞比＞40%），陰性が評価された（表5）[40]．IgG4-RDの診断に対する，口唇唾液腺生検の感度は55.6%（25/45例），特異度は100%（21/21例）であった（表5）[40]．また唾液腺病変を伴うIgG4-RD25例中17例（68.0%），唾液腺病変を伴わないIgG4-RD20例中8例（40.0%）が口唇唾液腺生検陽性であった[40]．以上の結果より，組織学的診断として，口唇唾液腺生検単独では感度が低く，不十分である可能性が指摘されている[40]．

表5 IgG4関連唾液腺炎の診断における口唇唾液腺生検の意義

		口唇唾液腺生検		
		陽性*	陰性	合計
確定診断	IgG4-RD	25	20	45
	Non-IgG4-RD	0	21	21
合計		25	41	66

*IgG4陽性形質細胞浸潤：IgG4陽性形質細胞が10/HPFをこえる，かつIgG4/IgG陽性細胞比＞40%
IgG4-RDの診断に対する，口唇唾液腺生検の感度は55.6%（25/45例），特異度は100%（21/21例）であった
〔Moriyama M, et al.：The diagnostic utility of labial salivary gland biopsy in IgG4-related disease. Mod Rheumatol 26：725-729, 2016〕

＊＊＊

IgG4-RSは，IgG4-RDの病変の中でも，臨床症状が捉えやすく，診断の契機になりうる病変の1つである．さらに，唾液腺は，膵臓，胆管，後腹膜，下垂体などに比べると生検は行いやすく，組織学的診断が比較的得られやすい．一方で，IgG4-RSの正確な診断には，種々の腫瘍性，炎症性，非腫瘍性・非炎症性病変の除外が必要である．IgG4関連Mikulicz病診断基準にあげられている2ペア以上の腺腫大と高IgG4血症のみで診断された症例に関しては，IgG4-RDに伴う他臓器障害，ステロイド反応性を含めた臨床経過，悪性腫瘍を含めた十分な鑑別診断を総合的に判断し，可能な限りの組織学的診断を考慮したうえで，注意深い診療が必要と考えられる．

［坪井洋人／住田孝之］

治療と予後

1. 治療適応

IgG4-RSは，膵や腎などの胸腹部臓器病変を伴うIgG4-RDに比べ，治療の要否や介入時期，強度を判断するに際して，時間的猶予があるので，リスクベネフィットを十分勘案し，患者の意向も参考のうえ，決定する必要がある．通常，容貌変化を呈するような唾液腺腫脹や強い口渇は治療適応である[41]．一方，画像診断などをきっかけに偶然発見された顎下腺腫脹や，患者自身が気づいた無症候性の顎下部腫脹の場合，治療介入の是非に関しては意見がわかれるところである[42]．IgG4-RDではまれに自然軽快・寛解例の報告もあることや腺機能障害がSjögren症候群に比較し軽微であること[43]，また第一選択薬であるグルココルチコイド（GC）の副作用を考慮すると，無症状例では経過観察を行うことも考慮される．ただし，IgG4-RDで観察される臓器障害が既存の慢性炎症性疾患に比べ緩徐ではあるものの進行性・非可逆性であることが明らかになってきている．IgG4-RSにおいても，当科例の検討では発症後の治療介入が2年以上遅れると，唾液分泌能障害の回復が限定的であることを報告した[30]．これは顎下腺病変部での線維化の進行と腺房細胞の減少が原因と想定される．早期のGCによる治療介入がIgG4-RDで観察される線維化の進行を抑制できるかどうかは証明されていないが，唾液腺機能保

持の観点からは診断確定後の速やかな治療開始が望ましいと考えられる.

2. 治療の実際

第一選択はその高い有効率と速効性から, GC である[41,42]. 唾液腺炎のみの単一臓器病変の場合はプレドニゾロン(PSL)換算 0.6 mg/kg/日以下から投与を開始するが, 腺外病変を伴う場合は PSL の開始量を PSL 0.8～1.0 mg/kg/日まで増量することも考慮する. 原則, 初期投与量を 2～4 週間継続後, 2 週間ごとに 5 mg ずつ減量し, 可及的低用量での寛解維持を目指すが, 多くの再燃が PSL 10 mg/日以下で生じることから, PSL 10 mg/日以下の減量は慎重に行う[44]. IgG4-RS の再燃の判断は身体所見としての顎下腺・耳下腺腫脹に加え, 年 1～2 回 CT や超音波などの画像所見を参考にする. また, しばしば腺外病変での再燃も経験するので, 特に血清 IgG4 増加を認める場合には造影 CT などで全身検索を行う必要がある.

3. 予後

IgG4-RD の長期予後は不明である. IgG4-RS の唾液腺機能予後に関しては, 当科における主に治療介入例の成績を紹介する. 長期の GC 治療を行った IgG4-RS での刺激時唾液腺機能は, 診断時 2.24 g/2 分が最終観察時 3.03 g/2 分(平均観察期間 66.9 か月)と改善しており, 唾液腺機能保持には GC 治療が有効であることが証明された[45]. 問題は GC の中等量・長期使用に伴う副作用とのバランスであるが, 長期症例 122 例(1997～2013 年)での治療状況をみると, 寛解率は 74%, GC の維持量は PSL 換算で 4.8 mg/日であり, GC 中止例は 8% にとどまった. 再燃率は 11.5%/年であり, GC の奏効率が高い一方, GC の減量・中止に伴う再燃が少なくないことが判明した[25]. GC の維持量は長期服用が許容される範囲内とも考えられるが, 寛解導入に中等量以上の GC を要し, しばしば骨壊死の発生をみることも考慮すると, GC の副作用を回避可能な新規治療法が期待される.

4. 新たな治療法

GC 抵抗例や減量困難例における第二選択薬としては, 既存の膠原病診療に準じてカルシニューリン阻害薬やアザチオプリンなどの免疫抑制薬が試みられているが, 有効性のエビデンスは不十分である. ただし, IgG4-RD の病態が徐々に明らかになり, 近年, 分子標的薬, 特に抗体製剤を用いた治療応用が注目されている(表 6).

表 6　IgG4 関連疾患の新規治療薬剤の候補

薬剤	標的分子	報告	結果
リツキシマブ	CD20	オープン試験など	有効
XmAb5871	CD19	オープン試験(PII)	有効
アバタセプト	CD80/86	症例報告	有効
エロツズマブ	SLAMF7	なし	—
AMG-557	ICOSL	なし	—
インフリキシマブ	TNF-α	症例報告	有効
ベリムマブ	BAFF	症例報告	有効

SLAMF7 : signaling lymphocytic activation molecule family member-7, ICOSL : inducible T cell costimulatory ligand, TNF-α : tumor necrosis factor-α, BAFF : B cell activating factor belonging to the tumor necrosis factor family

ランダム化二重盲験試験は施行されていないが, 高い有効性が報告されているのは抗 CD20 抗体であるリツキシマブ(RTX)である. Khosroshahi らは IgG4-RD 10 例に対し, RTX 投与(1,000 mg/回, 隔週で 2 回)を行い, 9 例で病変の縮小などの改善を, 10 例全例で GC・免疫抑制薬の併用中止が可能であったと報告した[46]. Carruthers らは IgG4-RD 30 例(うち 22 例で GC 使用歴あり)での RTX の使用成績を報告している[47]. このうち 26 例は RTX 単独治療であり, 投与 6 か月後の時点で有効と判断されたのは 77% であった. 有効例の約半数は GC 不要の完全寛解を維持していたことから, GC 非併用下でも RTX が有効であることが示唆される. ただし, 単回投与では高率に再燃を呈し, 関節リウマチでの使用と同様, 継続投与が必要と考えられる. また, 以前, 全身性エリテマトーデスに対する RTX のオフラベル使用で進行性多巣性白質脳症が問題になったように, 日和見感染症の発生も懸念される. RTX と同様, B 細胞を標的とした抗体製剤として, CD19 に対する XmAb 5871 を用いた臨床試験が報告され, 15 例中 14 例で responder index の 5 点以上の低下がみられた. 同抗体は B 細胞表面の抑制性シグナルを入れる Fcγ 受容体 IIb への親和性を高めるよう Fc 部分を改変してある一方, RTX と異なり B 細胞を枯渇させない可逆的な抗体であり, 日和見感染症などの副作用の軽減が期待される．また，T細胞選択的共刺激調節薬であるアバタセプトや，抗BAFF（B cell activating factor belonging to the tumor necrosis factor family）抗体の有効例の報告もあるが，今後の慎重な検証を要する．その他，TfhとB細胞の相互作用を阻害するICOS（inducible T cell costimulatory）ligandに対するモノクローナル抗体であるAMG-557や，CD4陽性細胞傷害性T細胞（cytotoxic T lymphocyte：CTL）に発現が増加しているSLAMF7（signaling lymphocytic activation molecule family member-7）に対するエロツズマブの臨床応用も想定され，今後の展開が期待される[48]．

［髙橋裕樹］

文　献

1）Moriyama M, et al.：Clinical characteristics of Mikulicz's disease as an IgG4-related disease. Clin Oral Invest 17：1995-2002, 2013
2）van der Neut Kolfschoten M, et al.：Anti-inflammatory activity of human IgG4 antibodies by dynamic Fab arm exchange. Science 317：1554-1557, 2007
3）Tanaka A, et al.：Th2 and regulatory immune reactions contribute to IgG4 production and the initiation of Mikulicz disease. Arthritis Rheum 64：254-263, 2012
4）Maehara T, et al.：Interleukin-21 contributes to germinal centre formation and immunoglobulin G4 production in IgG4-related dacryoadenitis and sialoadenitis, so-called Mikulicz's disease. Ann Rheum Dis 71：2011-2020, 2012
5）Maehara T, et al.：The expansion in lymphoid organs of IL-4＋BATF＋T follicular helper cells is linked to IgG4 class switching in vivo. Life Sci Alliance 1：e201800050, 2018
6）Akiyama M, et al.：Number of Circulating Follicular Helper 2 T Cells Correlates With IgG4 and Interleukin-4 Levels and Plasmablast Numbers in IgG4-Related Disease. Arthritis Rheumatol 67：2476-2481, 2015
7）Akiyama M, et al.：Enhanced IgG4 production by follicular helper 2 T cells and the involvement of follicular helper 1 T cells in the pathogenesis of IgG4-related disease. Arthritis Res Ther18：167, 2016
8）Chen Y, et al.：Aberrant Expansion and Function of Follicular Helper T Cell Subsets in IgG4-Related Disease. Arthritis Rheumatol 70：1853-1865, 2018
9）Meiler F, et al.：Distinct regulation of IgE, IgG4 and IgA by T regulatory cells and toll-like receptors. Allergy 63：1455-1463, 2008
10）Yu D, et al.：The transcriptional repressor Bcl-6 directs T follicular helper cell lineage commitment. Immunity 31：457-468, 2009
11）Gordon S：Alternative activation of macrophages. Nat Rev Immunol 3：23-35, 2003
12）Furukawa S, et al.：Preferential M2 macrophages contribute to fibrosis in IgG4-related dacryoadenitis and sialoadenitis, so-called Mikulicz's disease. Clin Immunol 156：9-18, 2014
13）Maehara T, et al.：Lesional CD4＋IFN-γ＋cytotoxic T lymphocytes in IgG4-related dacryoadenitis and sialoadenitis. Ann Rheum Dis 76：377-385, 2017
14）Watanabe T, et al.：Involvement of activation of toll-like receptors and nucleotide-binding oligomerization domain-like receptors in enhanced IgG4 responses in autoimmune pancreatitis. Arthritis Rheum 64：914-924, 2012
15）Ishiguro N, et al.：Activated M2 macrophage contributes to the pathogenesis of IgG4-related disease via TLR7/IL-33 signaling. Arthritis Rheumatol 2019 Jul 23. doi：10.1002/art.41052. [Epub ahead of print]
16）Chang YJ, et al.：Innate lymphoid cells mediate influenza-induced airway hyper-reactivity independently of adaptive immunity. Nat Immunol 29：631-638, 2011
17）Moriyama M, et al.：T helper subsets in Sjögren's syndrome and IgG4-related dacryoadenitis and sialoadenitis：a critical review. J Autoimmu 51：81-88, 2014
18）Kitagawa S, et al.：Abundant IgG4-positive plasma cell infiltration characterizes chronic sclerosing sialadenitis（Küttner's tumor）. Am J Surg Pathol 29：783-791, 2005
19）Geyer JT, et al.：Chronic sclerosing sialadenitis（Küttner tumor）is an IgG4-associated disease. Am J Surg Pathol 34：202-210, 2010
20）Baer AN, et al.：Rare diagnosis of IgG4-related systemic disease by lip biopsy in an international Sjögren syndrome registry. Oral Surg Oral Med Oral Pathol Oral Radiol 115：e34-39, 2013
21）Langerman AJ, et al.：Utility of lip biopsy in the diagnosis and treatment of Sjogren's syndrome. Laryngoscope 117：1004-1008, 2007
22）Yamamoto M, et al.：Mechanisms and assessment of IgG4-related disease：lessons for the rheumatologist. Nat Rev Rheumatol 10：148-159, 2014
23）Yamamoto M, et al.：Mikulicz's disease and the extraglandular lesions. Curr Immunol Rev 7：162-171, 2011
24）西山　進，他：IgG4関連ミクリッツ病における唾液腺機能の特徴―唾液腺シンチグラフィーを用いた検討．第23回日本シェーグレン症候群学会学術集会抄録．51，2014
25）Yamamoto M, et al.：Everyday clinical practice in IgG4-related dacryoadenitis and/or sialadenitis：results from the SMART database. Mod Rheumatol 25：199-204, 2015
26）山本元久，他：IgG4関連疾患の診断マーカーと治療マーカーとしての血清IgG4値測定の有用性．日本臨床免疫学会会誌 35：30-37，2012

27) Yamamoto M, et al.：Seasonal allergies and serial changes of serum levels of IgG4 in cases treated with maintenance therapy for IgG4-related disease. Mod Rheumatol 26：161-162, 2016
28) Yamamoto M, et al.：Are Sjögren's syndrome and IgG4-related disease able to coexist? Mod Rheumatol 25：970-971, 2015
29) Yamamoto M, et al.：Beneficial effects of steroid therapy for Mikulicz's disease. Rheumatology(Oxford)44：1322-1323, 2005
30) Shimizu Y, et al.：Necessity of early intervention for IgG4-related disease-delayed treatment induces fibrosis progression. Rheumatology(Oxford)52：679-683, 2013
31) Stone JH, et al.：Recommendations for the nomenclature of IgG4-related disease and its individual organ system manifestations. Arthritis Rheum 64：3061-3067, 2012
32) 正木康史：IgG4 関連疾患　1)診断．竹内　勤，他(監修)，シェーグレン症候群の診断と治療マニュアル．改訂第 3 版，診断と治療社，178-186，2018
33) 吉原俊雄：唾液腺病変からみた鑑別診断．中村誠司，他(監修)，IgG4 関連疾患　実践的臨床から病因へ―IgG4 研究会モノグラフ―．前田出版，38-46，2015
34) 山村幸江：耳下腺疾患と全身疾患．口腔・咽頭科 25：270，2012
35) Masaki Y, et al.：IgG4-related diseases including Mikulicz's disease and sclerosing pancreatitis：diagnostic insights. J Rheumatol 37：1380-1385, 2010
36) 正木康史，他：IgG4 関連疾患―その診断の混沌，および混沌から抜け出すための提言―．日本臨床免疫学会会誌 32：478-483, 2009
37) Umehara H, et al.：Comprehensive diagnostic criteria for IgG4-related disease(IgG4-RD), 2011. Mod Rheumatol 22：21-30, 2012
38) 住田孝之，他：厚生労働科学研究費補助金難治性疾患等政策研究事業 IgG4 関連疾患の診断基準並びに治療指針の確立を目指した研究．平成 26 年度分担研究報告書，IgG4 関連ミクリッツ病診断基準の検証．2015
39) Yamamoto M, et al.：The significance of disease-independence in Mikulicz's disease--revival interests in Mikulicz's disease. Nihon Rinsho Meneki Gakkai Kaishi 29：1-7, 2006
40) Moriyama M, et al.：The diagnostic utility of labial salivary gland biopsy in IgG4-related disease. Mod Rheumatol 26：725-729, 2016
41) 高橋裕樹：IgG4 関連疾患．猿田享男，他(編)，私の治療 2017-2018 年度版．日本医事新報社，851-852，2017
42) Khosroshahi A, et al.：International consensus guidance statement on the management and treatment of IgG4-related disease. Arthritis Rheumatol 67：1688-1699, 2015
43) Yamamoto M, et al.：Clinical and pathological differences between Mikulicz's disease and Sjögren's syndrome. Rheumatology (Oxford)44：227-234, 2005
44) Shirakashi M, et al：Factors in glucocorticoid regimens associated with treatment response and relapses of IgG4-related disease：a multicentre study. Sci Rep 8：10262, 2018
45) Takahashi H, et al.：The immunobiology and clinical characteristics of IgG4 related diseases. J Autoimmun 39：93-96, 2012
46) Khosroshahi A, et al.：Rituximab therapy leads to rapid decline of serum IgG4 levels and prompt clinical improvement in IgG4-related systemic disease. Arthritis Rheumatol 62：1755-1762, 2010
47) Carruthers MN, et al.：Rituximab for IgG4-related disease：a prospective, open-label trial. Ann Rheum Dis 74：1171-1176, 2015
48) Xiao X, et al.：The Immunologic Paradoxes of IgG4-related Disease. Clin Rev Allergy Immunol 54：344-351, 2018

4 甲状腺疾患

病 態

IgG4関連疾患(IgG4-related disease：IgG4-RD)は全身疾患であり，時間的空間的に種々の臓器を侵し，種々の組織におけるIgG4陽性形質細胞の浸潤や線維化を特徴とする．甲状腺においてもIgG4-RDとの連関が注目され，橋本病，Riedel甲状腺炎，Basedow病などに関する報告がある．

1. 自己免疫性膵炎などのIgG4関連疾患からみた甲状腺疾患

自己免疫性膵炎(autoimmune pancreatitis：AIP)では，慢性膵炎に比して甲状腺機能低下症(26.8% vs 0%)や抗サイログロブリン抗体(34.1% vs 7.3%)が高頻度に検出されるという報告がある[1)]．さらに，甲状腺機能低下症を合併したIgG4-RDでは，ステロイド治療によって甲状腺機能が改善し，甲状腺腫の大きさも減少した[2)]．さらに，IgG4-RDとMikulicz病を合併した甲状腺乳頭癌患者の甲状腺組織を検討したところ，非癌部の甲状腺組織に典型的なIgG4関連病理像(線維化と多数のIgG4陽性形質細胞)を認めた[2)]．

2. 甲状腺疾患からみたIgG4関連疾患との関係

1) 橋本病

橋本病の手術例を対象にした検討では，一部症例にIgG4-RDと考えられる病理的所見と臨床的特徴が認められている[3〜5)]．病理的所見については次項の詳細な記載に譲るが，橋本病のfibrous variantやRiedel甲状腺炎との異同が問題である[6)]．臨床的特徴では非IgG4関連橋本病に比して若年者が多かった点が全身性IgG4-RDの特徴と異なっていたが，甲状腺超音波上の低エコー領域の増加や高甲状腺自己抗体価を認めた．

一方，外来通院橋本病患者を対象とした検討では，高IgG血症を呈した橋本病患者の24例中5例で135 mg/dLを超える血中IgG4濃度が認められたという報告がある[7)]．われわれは，外来受診した橋本病患者を対象として前向きに血清IgG4を測定し，その臨床的特徴およびIgG4-RDとの関連性に関し解析を進めた．橋本病患者149名のうち，6名(4.0%)にて高IgG4血症(≥135 mg/dL)を認めた(図1)[8)]．6名のうち2名にそれぞれ下垂体炎と涙腺炎の合併があった．血清IgG4の分布は2峰性を示すと思われたが，1峰性の非正規分布であり，新たな血清IgG4高値の疾患群を見出すには至っていない．本検討では，手術に至ることがないごく早期の橋本病症例が多く含まれており，手術症例を検討したIgG4甲状腺疾患[3〜5)]とは異なる背景の集団を対象としたことが原因と考えられる．臨床的特徴として，高IgG4血症を認める群では有意に高年齢，甲状腺超音波上の低エコー領域の増加が認められたが，甲状腺機能/甲状腺自己抗体価や甲状腺ホルモン補充量には差がなかった．今後，さらなる症例の蓄積と病理組織学的検討が必要と考えられる．最近，IgG4甲状腺関連疾患患者から得られたIgG4抗体が，甲状腺の特異的な分子であるサイログロブリンとサイログロブリンアイソフォームを認識することが，見出された[9)]．このことは甲状腺特異性を示唆する所見であり，他臓器のIgG4-RDとの差異をもたらす可能性があるかもしれない．

2) Riedel甲状腺炎

甲状腺およびその周辺組織における著明な炎症と線維化を特徴とするRiedel甲状腺炎においてもIgG4-RDを示唆する報告がある[10,11)]．われわれは，Riedel甲状腺炎に関しては2012年2月より医中誌，学会抄録集，出版書籍，PubMedを，RiedelあるいはRiedel'sのキーワードにて検索し，臨床病理組織学的にRiedel甲状腺炎が強く疑われた

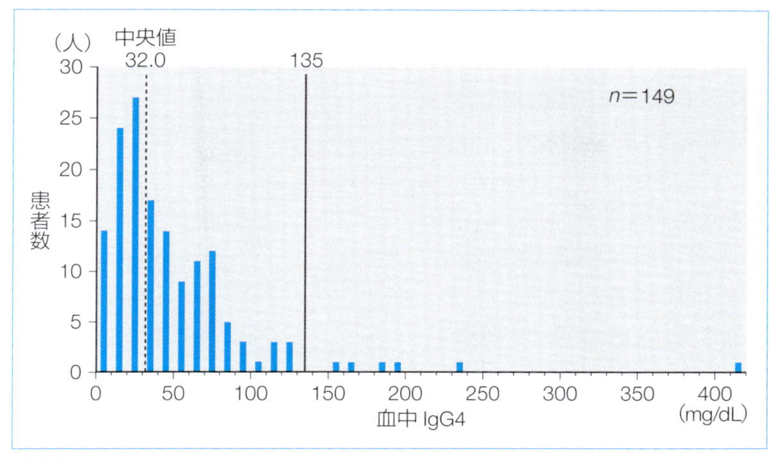

図1 橋本病通院患者の血中 IgG4 濃度分布
〔Takeshima K, et al.：Distribution of serum immunoglobulin G4 levels in Hashimoto's thyroiditis and clinical features of Hashimoto's thyroiditis with elevated serum immunoglobulin G4 levels. Endocr J 62：711-717, 2015〕

10例につき検討した[12]．病理組織学的検討に関しては次項で紹介されている．臨床的には1例であるが，後腹膜線維症の合併を伴い，ステロイド治療が奏効した．このことは，Riedel 甲状腺炎には全身性 IgG4-RD に類似した病態を伴う症例が存在することを示唆していると考えられる．

3）Basedow 病

われわれは，109例の Basedow 病患者につき血清 IgG4 値測定および関連項目に対する評価を前向きに行い，その臨床的特徴について検討を行った[13]．この結果，109名の Basedow 病患者のうち7名にて高 IgG4 血症（≧135 mg/dL）を認めた（図2）．さらに，高 IgG4 血症を認める群と正常 IgG4 値群（135 mg/dL 以下，102名）に分類し検討を行った．その結果，高 IgG4 血症を認める群では有意に高年齢，甲状腺超音波上の低エコー領域の増加を認めた．また，これらの患者群は抗甲状腺薬に対する良好な反応を認め，少量の抗甲状腺薬やレボサイロキシン補充療法に陥った症例がほとんどであった．なお，1例は刺激型抗 TSH 受容体抗体から阻害型抗 TSH 受容体抗体に変換したと考えられる．同症例は低エコー領域を含む比較的大きな甲状腺腫を有しており，他の2報告の症例に酷似していた[7,14]．このような症例は IgG4 甲状腺疾患の一典型の可能性もあり，大変興味深いと考えられる．Basedow 病眼症と IgG4 に関する報告はわずかであるが，眼症がある群はない群に比して血清 IgG4 が高値であり，血清 IgG4 高値 Basedow 病患者では clinical activity score（CAS）や重症度が高かったとの報告がある[15,16]．今後，多数例での検討が必要と考えられる．

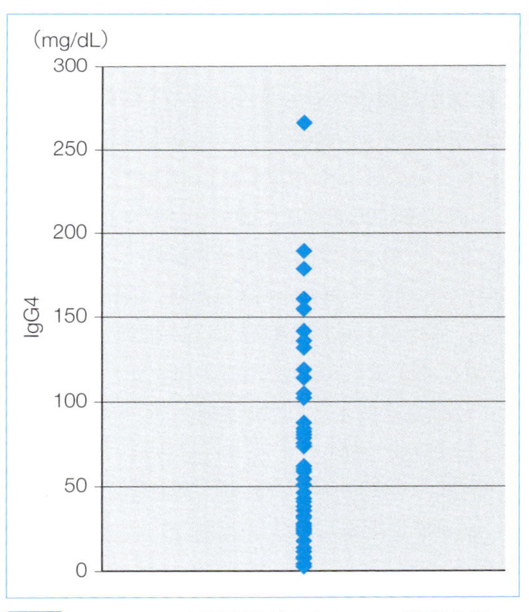

図2 Basedow 病通院患者の血中 IgG4 濃度分布
〔Takeshima K, et al.：Elevated serum immunoglobulin G4 levels in patients with Graves' disease and their clinical implications. Thyroid 24：736-743, 2014〕

3. IgG4関連甲状腺疾患

血中IgG4高値を示し，甲状腺組織中にIgG4陽性形質細胞が高頻度に認められ，かつ他臓器にIgG4-RDを合併する甲状腺疾患症例があり，IgG4関連甲状腺疾患の存在が示唆される．一方で，血中IgG4値や免疫組織染色でIgG4-RDの包括診断基準を満たすにもかかわらず，他臓器病変が皆無の甲状腺疾患症例が大半を占めることから，IgG4-RDとして扱うことに慎重であるべきとも考えられる．今後，全身性IgG4-RDにおける甲状腺組織の網羅的解析が望まれる．以上より，現時点における甲状腺疾患とIgG4-RDとの関係は，図3に示すようなお互いに一部重なり合うような形で存在するというコンセプトが妥当と考えられる．

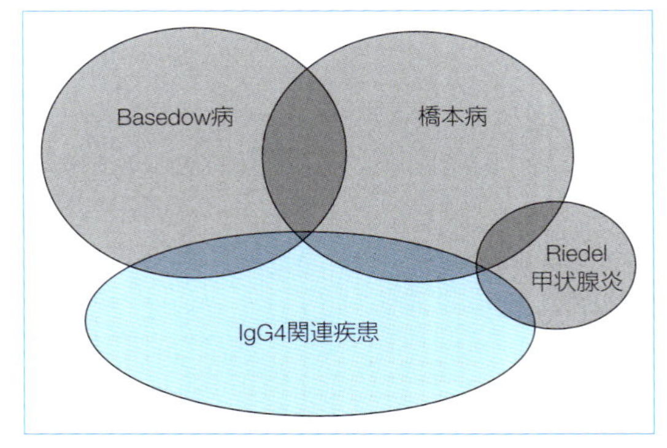

図3 代表的甲状腺疾患とIgG4関連疾患との関係を示す概念図

［赤水尚史／竹島　健］

病　理

1. 肉眼所見と組織所見

IgG4甲状腺炎は石のように硬く，腫大した甲状腺が特色であり，橋本病でもBasedow病でも100 gを超える大きな甲状腺腫をもつ患者が多い．ホルマリン固定後の割面ではリンパ球浸潤と線維化のため，一般に白色調が強い（図4）．いずれも組織学的には種々の程度に濾胞細胞の好酸性変性，萎縮，再生がみられ，図5には典型的な濾胞間の線維化/膠原線維の増加のある例を示した．線維化の程度は症例ごと，病期の進行程度により異なる．線維化の進行したものは橋本病では線維型（fibrous variant）とよばれる．線維型の半数近くがIgG4甲状腺炎であるとされる[3]．IgG4甲状腺炎では他の臓器のIgG4-RDと同様にIgG4陽性形質細胞が甲状腺病変内に増加していることが特色である（図6）[3,4,6,17]．IgG4-RDでは高倍率1視野あたりの陽性形質細胞数，IgG4陽性形質細胞とIgG陽性細胞比率の増加を顕微鏡観察下に計測し評価することが診断に重要とされている．他の臓器ではstoriform fibrosis（花筵様線維化），obliterative phlebitis（閉塞性静脈炎）が特色とされているが，しかし，すべての所見がすべての臓器病変でみられるとは限らず，涙腺，唾液腺，リンパ節では線維化は比較的軽く，閉塞性静脈炎は甲状腺やリンパ節ではみられないことが多いなど，病理組織学的特色は臓器ごとに若干異なることも示されている[18〜22]．多くの臓器病変を統一的に診断する基準として，IgG4-RDの包括診断基準が厚生労働省難治性疾患研究班（岡崎班，梅原班）より発表されている（別項参照）[19]．しかし臓器ごとにIgG4陽性形質細胞の増加の程度には差があり，IgG4関連甲状腺疾患診断基準（内分泌神経領域分科会案）では甲状腺というリンパ球浸潤が起こりやすい臓器であることに配慮して，甲状腺においては独自の病理組織学的診断基準としてIgG4陽性形質細胞高倍率視野20個を超えるとIgG4/IgG陽性細胞比30%以上を提案している[3,4,6,17]．

2. 甲状腺炎とIgG4関連疾患

1）橋本病甲状腺炎とIgG4甲状腺炎

Liらは，種々の理由から外科的に摘出された橋本病甲状腺を解析し，IgG4-RDに類似する橋本病亜型（橋本病型IgG4甲状腺炎）があることを報告した[3,4,17]．Liらの105例の甲状腺全摘出術の理由は，甲状腺腫大（$n=55$），気管圧迫，狭窄（$n=19$），痛み，疼痛（$n=4$），結節性病変（$n=13$），悪性リンパ腫の疑い（$n=12$），乳頭癌の疑い（$n=2$）などであり，27%に認めた橋本病型IgG4甲状腺炎は，100 gを超える巨大な甲状腺腫が特色で，橋本病線維型とよばれたものに多いとした[17]．またLiらの報告では，橋本病型IgG4甲状腺炎は全身他臓器に，IgG4-RDの合併を認めないことが特色であり，他臓器合併病変のない場合，臓器特異的IgG4

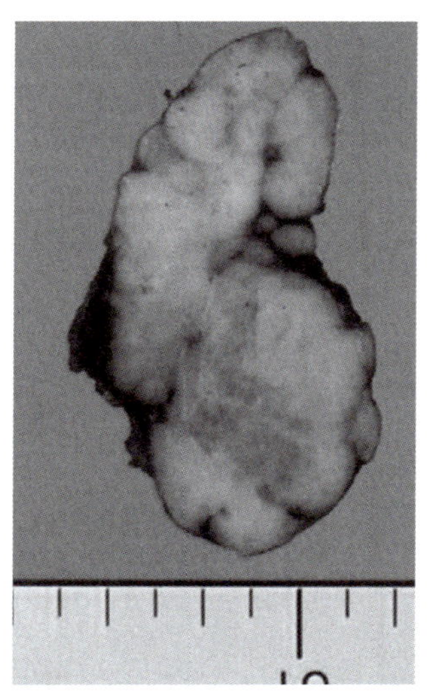

図4 橋本病型 IgG4 甲状腺炎のホルマリン固定後甲状腺割面〔口絵 7；p.iv〕
甲状腺の著明なびまん性腫大をきたした橋本病甲状腺炎．ホルマリン固定後の割面はリンパ球浸潤と線維化のため白色調が強い

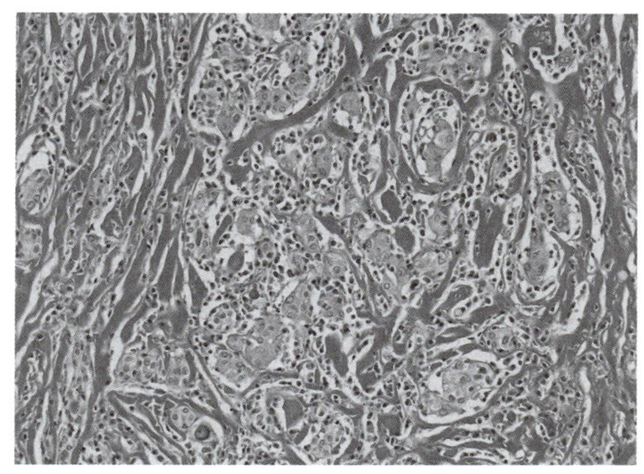

図5 橋本病型 IgG4 甲状腺炎の組織所見〔口絵 8；p.v〕
濾胞は好酸性変性と萎縮を示し，コロイド産生の減少（この視野ではコロイドはみられない）を認める．濾胞間にはピンクに染まる膠原線維の増加とリンパ球形質細胞の増加を認める．濾胞周囲性の線維化が IgG4 甲状腺炎の特色である（HE 染色）

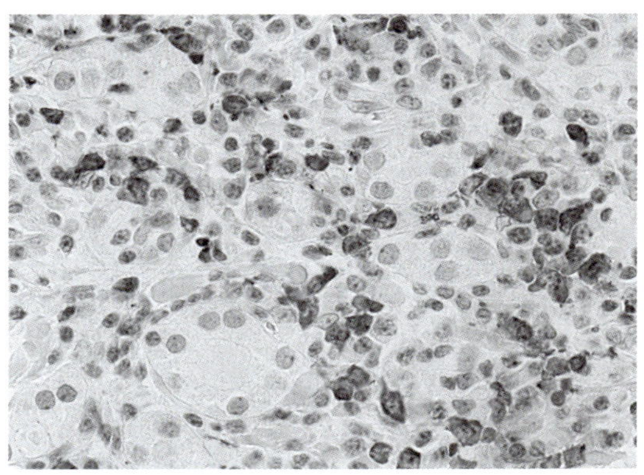

図6 橋本病型 IgG4 甲状腺炎にみられた IgG4 陽性形質細胞の増加〔口絵 9；p.v〕
多くの形質細胞の細胞質が褐色の DAB 反応に陽性を示し褐色に染まる．IgG4 をもつ形質細胞であることがわかる．この視野では約 60 個の細胞が陽性で，著明な増加を示す（免疫染色，IgG4：褐色）

甲状腺炎として，他臓器病変のある IgG4 関連甲状腺疾患（IgG4-related thyroid disease）から区別した[4,6,17]．一方，系統的 IgG4-RD 患者の解析では，対比症例と比較して橋本病合併の頻度が高く，橋本病型自己免疫性甲状腺炎が IgG4-RD の甲状腺病変と報告されている[1,2,23]．Takeshima らの橋本病 149 例の解析からも 2 例の患者で甲状腺外（下垂体，涙腺）病変が報告されている[8]．

橋本病型 IgG4 甲状腺炎は，手術された例では平均年齢が若く（52 歳 vs 59 歳），男性の比率が高く（7：21 vs 3：73），発症から甲状腺外科治療までの期間が短い（8 年 vs 15 年），また潜在性甲状腺機能低下症の割合や抗甲状腺自己抗体価も高く，超音波像もびまん性低エコーを示す例が多い[4,17]．すなわち橋本病には IgG4-RD 類似の組織学的特色をもつ亜型があり，血清 IgG4 高値を示し，急速に甲状腺の破壊，線維化が進行し，潜在性甲状腺機能低下症に至ることが多いと報告されている[4,6,17]．

2) Basedow 病と IgG4 甲状腺炎

最近 Basedow 病にも IgG4 高値を示す例があることを Nishihara ら，Kawashima ら，Takeshima らにより報告された[7,13〜15,24]．Basedow 病型 IgG4 甲状腺炎には，他臓器に IgG4-RD の合併が報告されていない．甲状腺腫が大きく，抗甲状腺薬治療が効果を示し，急速に甲状腺機能低下症に至った例が報告されている[7,13,24]．Takeshima らは 7 例の Basedow 病型 IgG4 甲状腺炎の平均年齢は 57.4 歳と，IgG4 高値を示さない Basedow 病（43.4 歳）よりも有意に年齢が高いと報告している[13]．年齢の特色は橋本病型 IgG4 甲状腺炎とは異なる特色である．Basedow病型IgG4甲状腺炎は，抗甲状腺薬によく反応し，甲状腺機能低下を示す橋本病型甲状腺炎に移行した例が報告されている[7,13,24]．急速な臓器障害，甲状腺機能低下症に至ることが，IgG4甲状腺炎のBasedow病型，橋本病型の共通した臨床像の特色である．Nishiharaらは，外科的治療を必要としたBasedow病甲状腺1,484例の病理組織学的解析から，11例（0.74%）にびまん性のリンパ球/形質細胞浸潤を認め，内5例（0.3%）にIgG4陽性形質細胞の増加を認めている[24]．Bozkirliらは，Basedow病眼症で，有意に血清IgG4の値が高いことを示し，IgG4-RDとしての眼症と，Basedow病眼症の関連性を示した[15]．

3）Riedel甲状腺炎とIgG4甲状腺炎

Riedel甲状腺炎の解析から，一部の例で他臓器にIgG4-RDの合併が報告されている[10,25]．その結果IgG4-RDの甲状腺病変はRiedel甲状腺炎であると結論するものがある[10,26〜28]．しかし日本人患者でのRiedel甲状腺炎の報告例で，筆者の知る限りIgG4-RDの包括診断基準を満たす確実な例の報告は限られている[12]．また疾患頻度からみてもRiedel甲状腺炎は大変まれな疾患であり，他臓器のIgG4-RD患者に合併する甲状腺病変は，確率的には圧倒的に橋本病型IgG4甲状腺炎である可能性が高い．これらの鑑別は画像などでの病変の広がりから，臨床的に可能と考えられる．

3．病因研究の進歩

全身性のIgG4-RDの血清IgG4が認識する抗原は，アネキシンA11，ガレクチン-3，ラミニン511と報告されている[29〜31]．また最近，Inomataらにより，IgG4甲状腺炎患者から得られたIgG4抗体が，甲状腺の特異的な分子であるサイログロブリンとサイログロブリンアイソフォームを認識することが，報告された[9]．IgG4甲状腺炎でなぜ他臓器合併病変が皆無であるかを説明する重大な発見と考えている．これらの疾患で，認識抗原の違いがあるのであれば，これが異なる病型を形成する病因の1つと推定される．筆者らは今までIgG4陽性形質細胞の増加する炎症が橋本病甲状腺にみられるが，ほとんどの例で他の臓器にIgG4関連病変（硬化性病変）の合併がないことを繰り返し報告してきた[3,4,6,17]．これが正しい方向性であったことを裏付ける新知見と考えている．また閉塞性静脈炎，好酸球浸潤，花筵様線維化は，IgG4-RDの病理組織学的特色とされてきたが[18〜22]，筆者らはこれら特色が，IgG4甲状腺炎にみられないことを強調してきた[3,4,6,17]．またNishiharaらも，甲状腺機能亢進を示すBasedow病IgG4甲状腺炎例で，花筵様線維化や閉塞性静脈炎はみられないことを強調している[24]．

［李　亜瓊／覚道健一］

検査・診断

1．橋本病（慢性甲状腺炎）

135 mg/dLを超える高IgG4血症を呈する橋本病サブタイプの検査上の特徴として，甲状腺超音波上の低エコー領域の増加が認められる[4,8]．手術例では甲状腺自己抗体価が高いとの報告[4]があるが，非手術例では甲状腺機能/甲状腺自己抗体価や甲状腺ホルモン補充量には差がなかった（表1）[8]．手術例においては，術前の血中IgG4濃度は高く，術後低下していた．他の臓器病変を伴う例はほとんどなかった．

一方，甲状腺以外の臓器に発症したIgG4-RDにしばしば橋本病が合併する．たとえば，AIPでは甲状腺機能低下症や抗サイログロブリン抗体陽性率が高く，ステロイド治療によって甲状腺機能や甲状腺腫縮小がみられる[1,2]．しかしながら，このような症例の病理組織学的検討はいまだなされていない．

以上より，これまではIgG4-RDの包括診断基準，すなわち血中IgG4濃度と病理的診断に基づいて診断していた．しかしながら，「IgG4関連疾患の診断基準並びに診療指針の確立を目指す研究」班（難治性疾患政策研究事業）の内分泌神経領域分科会では，IgG4甲状腺関連疾患の病理組織学的項目のカットオフについて再検討した．覚道を中心とする検討の結果，甲状腺病変については「強拡1視野あたり20個を超えるIgG4陽性形質細胞浸潤かつIgG4/IgG陽性細胞比30%以上」をカットオフとするほうがより優れた感度・特異性

表1 血中 IgG4 高値を呈する橋本病の臨床的特徴

	IgG4 非上昇群（＜135 mg/dL，*n*=143，96%）		IgG4 上昇群（≥135 mg/dL，*n*=6，4%）		*p* 値
	中央値（四分位数範囲）	*n*	中央値（四分位数範囲）	*n*	
性別（男/女）	33/110		3/3		0.152[a]
年齢（歳）	60.0（42.0〜71.0）	143	75.5（71.0〜77.8）	6	**0.009[b]**
IgG4（mg/dL）	31.0（19.0〜62.0）	143	189.5（172.8〜222.0）	6	NA
IgG（mg/dL）	1,339.0（1,149.0〜1,564.0）	143	1,399.0（1,325.0〜1,584.0）	6	0.352[b]
IgG4/IgG（%）	2.5（1.5〜4.4）	143	12.0（11.5〜13.1）	6	**0.032[b]**
甲状腺の大きさ（mm^2）[c]	537.6（389.8〜798.1）	117	488.2（304.4〜905.3）	5	0.755[b]
低エコー度[d]	1.0（0〜3.0）	116	2.0（1.0〜3.0）	5	**0.014[b]**
甲状腺内血流増強度（カラードプラ法による）	0（0〜1.0）	116	0（0〜0）	5	0.426[b]
TSH（μIU/mL）	2.5（1.3〜4.3）	141	2.3（1.3〜23.5）	6	0.829[b]
fT_3（pg/mL）	2.8（2.5〜3.0）	92	2.7（2.1〜3.1）	5	0.585[b]
fT_4（ng/dL）	1.1（1〜1.2）	141	1.1（1.0〜1.3）	6	0.537[b]
TRAb（IU/L）	1.0（1.0〜1.0）	102	1.0（1.0〜1.0）	6	0.478[b]
TgAb（IU/mL）	313.4（83.0〜531.8）	134	370.2（181.0〜842.3）	6	0.707[b]
TPOAb（IU/mL）	142.2（16.9〜390.5）	136	71.6（20.7〜126.9）	6	0.487[b]
LT_4（mg/日）[e]	0（0〜50.0）	129	37.5（0〜93.8）	6	0.288[b]

p 値は，a：フィッシャーの正確確率検定，または b：マン・ホイットニーの U 検定から得られた：*p* 値＜0.05 を統計的有意とし，太字で記載

＜0.003，＜0.4，＜1.0，＜5，＜10，＞30.0，＞600，＞4,000 の値はそれぞれ 0.003，0.4，1.0，5，10，30.0，600，4,000 として計算

c：甲状腺の大きさは超音波検査で以下のように計算；最大の前後径×横直径（mm^2）

d：低エコー度は Grades 0〜3 の 4 段階に分類され，低エコー領域が大きいほど高いスコアとなる

e：LT_4（レボチロキシン）量は甲状腺機能正常に保つために 1 年間投与された維持量

TRAb：抗 TSH 受容体抗体，TgAb：抗サイログロブリン抗体，TPOAb：抗甲状腺ペルオキシダーゼ抗体

〔Takeshima K, et al.：Distribution of serum immunoglobulin G4 levels in Hashimoto's thyroiditis and clinical features of Hashimoto's thyroiditis with elevated serum immunoglobulin G4 levels. Endocr J 62：711-717, 2015〕

を得られるとの結論に至った．その検討をもとに，同研究班では IgG4 関連甲状腺疾患の診断基準（案）を作成した（表 2）[32]．

2. Riedel 甲状腺炎

これまで IgG4-RD と考えられた Riedel 甲状腺炎は病理組織学的検討によるものであり，血中 IgG4 濃度高値を確認できたものは 1 例程度である[11]．逆に，病理組織学的に典型的な IgG4-RD 像を呈していても血中 IgG4 濃度正常例の報告がある[26]．わが国において Riedel 甲状腺炎が強く疑われた 10 症例の臨床的特徴を表 3 に示すが，甲状腺機能や抗甲状腺自己抗体に関しては様々である[12]．このうち，病理組織標本が得られた 2 症例において IgG4 陽性形質細胞の浸潤を認めたが，IgG4 関連疾患包括診断基準と照らしあわせると，いずれの症例も IgG4＞10/HPF ながら IgG4/IgG＜40% であり部分的に合致するのみであった．また，そのうち 1 例は後腹膜線維症の合併を伴い，ステロイド治療が奏効しており，IgG4-RD に合致していた．Nagashima らの報告例も Mikulicz 病を合併していた[11]．以上より，病理的診断に基づいて診断することになり，他臓器病変の合併が参考になると考えられる．

3. Basedow 病

病理組織と血中 IgG4 濃度の両方を多数例で検討した報告は皆無である．通院 Basedow 病患者 109 例の検討では，高 IgG4 血症を認める群では低エコー領域の有意な増加を認めたが，抗 TSH 受容体抗体，甲状腺機能，眼症の合併には差がなかった（表 4）[13]．また，高 IgG4 血症群において他

表 2　IgG4 関連甲状腺疾患診断基準(案)

A. 診断項目
Ⅰ. 甲状腺腫大がある
Ⅱ. 画像所見：超音波検査における甲状腺内の低エコー領域拡大
Ⅲ. 血清学的所見：高 IgG4 血症(≧135 mg/dL)
Ⅳ. 病理組織学的所見
　① 高度のリンパ球，形質細胞の浸潤と線維化
　② 強拡 1 視野あたり 20 個を超える IgG4 陽性形質細胞浸潤かつ IgG4/IgG 陽性細胞比 30% 以上
Ⅴ. 甲状腺外病変：甲状腺以外の臓器の病理組織学的に著明なリンパ球・形質細胞の浸潤を認め，IgG4 陽性形質細胞が 10/HPF を超える，あるいは IgG4/IgG 陽性細胞比 40% 以上である
(付記)腫瘍性疾患を除外する．Riedel 甲状腺炎では，画像所見にて甲状腺被膜外への浸潤，後腹膜線維症などの線外病変を伴うことがある．
B. 診断
確診　：Ⅰ+Ⅱ+Ⅲ+Ⅳ(①+②)
準確診：Ⅰ+Ⅱ+Ⅲ+Ⅴ
疑診　：Ⅰ+Ⅱ+Ⅲ

〔竹島　健，他：Basedow 病と IgG4 甲状腺炎，IgG4 関連疾患における甲状腺疾患．日本甲状腺学会雑誌 10：25-29，2019〕

表 3　Riedel 甲状腺炎 10 症例の臨床的特徴

患者	年齢	性別	症状	甲状腺機能	抗甲状腺抗体(TgAb/TPOAb)	サイログロブリン(ng/mL)	IgG4 (mg/dL)	IgG (mg/dL)	超音波検査	治療	甲状腺外病変
1	31	男	頸部腫脹	正常	−/−	62	未検査	未検査	低エコー	甲状腺亜全摘術	
2	27	女	頸部痛と頸部腫脹	上昇	未検査/−	36.9	未検査	20.6	低エコー	プレドニゾロン 30 mg 投与	
3	89	女	呼吸困難と嗄声	低下	+/未検査	未検査	未検査	未検査	低エコー	プレドニゾロン 30 mg 投与	
4	38	女	嚥下困難と頸部痛	上昇	+/+	Low	未検査	未検査	不均一	峡部摘除術	
5	50	女	嚥下困難と嗄声	低下	−/−	未検査	未検査	未検査	未検査	レーザー照射とステント留置術	
6	46	女	頸部腫脹	正常	未検査/−	130	未検査	未検査	低エコー	甲状腺全摘術	
7	54	女	頸部腫脹	低下	−/−	62.8	未検査	未検査	低エコー	甲状腺亜全摘術	
8	65	女	頸部腫脹	上昇	−/+	未検査	未検査	未検査	粗大石灰化	甲状腺葉摘除術	
9	66	男	頸部腫脹	未検査	未検査	未検査	未検査	未検査	低エコー	甲状腺葉摘除術	
10	53	男	側腹部痛と頸部腫脹	未検査	未検査	未検査	未検査	未検査	未検査	甲状腺葉摘除術とステロイド療法	後腹膜線維症

TgAb：抗サイログロブリン抗体，TPOAb：抗甲状腺ペルオキシダーゼ抗体
〔Takeshima K, et al.：Clinicopathological features of Riedel's thyroiditis associated with IgG4-related disease in Japan. Endocr J 62：725-731, 2015〕

臓器 IgG4-RD 合併はなかった．なお，甲状腺機能亢進症を呈する Basedow 病から甲状腺機能低下症に変化し，かつ低エコー領域を含む比較的大きな甲状腺腫を有している報告が 3 例ある[12〜14]．これらの症例はいずれも甲状腺刺激抗体陰性ながら抗 TSH 受容体抗体高値を示し，阻害型抗 TSH 受容体抗体の存在を示唆している．通常，阻害型抗 TSH 受容体症例は萎縮した甲状腺を呈するの

表 4　血中 IgG4 高値を呈する Basedow 病の臨床的特徴

	全体（n＝109）		IgG4 非上昇群（＜135 mg/dL）（n＝102, 93.6%）		IgG4 上昇群（≧135 mg/dL）（n＝7, 6.4%）		p 値[a]
性別（男/女）	15/94		14/88		1/6		0.967
眼症有	29（26.6%）		26（25.5%）		3（42.3%）		0.379
	平均±SD（範囲）	n	平均±SD（範囲）	n	平均±SD（範囲）	n	p 値[b]
年齢（歳）	44.1±15.2（13〜79）	109	43.4±15.4（13〜79）	102	54.7±6.2（49〜68）	7	**0.026**
IgG4（mg/dL）	48.3±44.0（3〜266）	109	39.6±27.6（3〜132）	102	175.0±44.5（136〜266）	7	非適応
IgG（mg/dL）	1,276±298（774〜2,928）	104	1,262±288（774〜2,928）	97	1,460±393（910〜2,012）	7	0.179
IgG4/IgG（%）	3.8±3.4（0.3〜21.2）	104	3.2±2.2（0.3〜11.5）	97	12.7±4.5（7.6〜21.2）	7	**＜0.001**
甲状腺の大きさ（mm^2）[c]	961.3±771.6（279〜4,358）	59	962.7±788.9（279〜4,358）	54	946.1±622.3（315〜1,689）	5	0.957
低エコー度[d]	0.71±0.93（0〜3）	62	0.61±0.89（0〜3）	56	1.66±0.81（1〜3）	6	**0.005**
TSH（μIU/mL）	0.73±3.03（＜0.003〜25.07）	107	0.68±3.10（＜0.003〜25.07）	100	1.38±1.74（＜0.003〜4.39）	7	未検討
fT_3（pg/mL）	9.09±7.59（1.72〜30.0＜）	107	9.12±7.41（1.72〜30.0＜）	100	8.63±10.51（2.52〜30.0＜）	7	0.231
fT_4（ng/dL）	2.25±1.20（0.44〜6.29）	108	2.27±1.19（0.44〜6.29）	101	1.91±1.52（0.81〜4.97）	7	0.212
TSAb（%）	671±721（92〜3,024）	42	648±649（92〜2,320）	38	844±1,234（214〜3,024）	4	0.493
TRAb（IU/L）	15.7±26.5（＜1.0〜187.8）	107	16.1±27.2（＜1.0〜187.8）	101	9.6±8.3（1.3〜19.8）	6	0.498
TgAb（IU/mL）	619±1,191（＜10〜4,000＜）	77	537±1,096（＜10〜4,000＜）	70	1,445±1,809（＜10〜4,000＜）	7	0.338
TPOAb（IU/mL）	225.5±224.1（＜5〜600＜）	75	221.0±216.1（＜5〜600＜）	68	269.9±309.0（＜5〜600＜）	7	0.812

p 値は，[a]：フィッシャーの正確確率検定，または[b]：マン・ホイットニーの U 検定から得られた；p 値＜0.05 を統計的有意とし，太字で記載

[c]：甲状腺の大きさは超音波検査で以下のように計算：最大の前後径×横直径（mm^2）

[d]：低エコー度は Grades 0〜3 の 4 段階に分類され，低エコー領域が大きいほど高いスコアとなる

＜0.003，＜0.4，＜1.0，＜5，＜10，＞30.0，＞600，＞4,000 の値はそれぞれ 0.003，0.4，1.0，5，10，30.0，600，4,000 として計算

SD：標準偏差，TSAb：甲状腺刺激抗体，TRAb：抗 TSH 受容体抗体，TgAb：抗サイログロブリン抗体，TPOAb：抗甲状腺ペルオキシダーゼ抗体

〔Takeshima K, et al.：Elevated serum immunoglobulin G4 levels in patients with Graves' disease and their clinical implications. Thyroid 24：736-743, 2014〕

で，阻害型抗 TSH 受容体抗体の存在が疑われながらも低エコー領域を含む比較的大きな甲状腺腫を有している場合，IgG4-RD である可能性がより強くなると考えられる．

［赤水尚史／竹島　健］

治療と予後

IgG4-RD 患者の約 20% で，甲状腺機能低下症が同定されている[2]．一方，甲状腺疾患で IgG4-RD 特有の病理・免疫学的組織像を呈する（IgG4 関連甲状腺疾患）患者は，橋本病，Riedel 甲状腺炎，Basedow 病の一部で報告されている[4,7,10,14,17,26]．各甲状腺疾患とも臨床病態は多様であるため，統一した治療指針は現在のところない．ただし，線維化進展による濾胞構造破壊が進行すると，甲状腺機能低下症を呈し，甲状腺ホルモン補充療法が必要になる点は共通している．症例によっては，ステロイド治療が有効なこともある．甲状腺は表在臓器であり，生検にて IgG4 関連甲状腺疾患の

確定診断をつけることも可能である．しかし，現在まで病理・免疫組織学的に検討された症例のほとんどは，手術例を対象にした後ろ向き研究である．そのため，IgG4 関連甲状腺疾患の進展様式や予後評価には，手術を要したというバイアスがかかっていることを考慮する必要がある．本項では，IgG4 関連甲状腺疾患に対して，現在まで明らかとなっている治療方針や予後を考えていきたい．

1．IgG4 関連甲状腺疾患の治療と予後

1）橋本病

一般的に橋本病の治療対象となる症例のほとんどは，合成甲状腺ホルモンであるレボチロキシン（LT_4）補充により，甲状腺機能低下症の是正と甲状腺腫大進展の抑制が可能である．しかし，一部の症例では，LT_4補充中にもかかわらず甲状腺腫大の著明な進展や，反復性の急性増悪のために，甲状腺摘出術が必要になる．IgG4 関連甲状腺疾患はこのような手術症例の約 3 割で同定されている．通常の橋本病と比較すると，IgG4 関連甲状腺疾患では術前により多量の LT_4補充が必要で，発症から手術までの罹病期間も短い特徴がある[4,17]．

橋本病急性増悪は，橋本病経過中に発熱や甲状腺に圧痛を伴う炎症所見の病態を呈する．このような症例に対しては，ステロイドが著効することが知られている．実際，われわれも橋本病急性増悪の手術例・非手術例において，IgG4 関連甲状腺疾患の病理・免疫組織学的所見を有する症例を経験している[4,17]（文献および未発表データ）．治療としては，プレドニゾロン（PSL）15〜30 mg/日から開始し，炎症所見や疼痛の改善を確認しながら，約 1 か月ごとに漸減する．急速な減量を行うと，再燃をきたしやすい．PSL 治療中から急速に甲状腺機能低下症に移行することもある．その場合，LT_4を 50 μg/日程度から 1〜2 か月ごとの漸増で併用し，PSL 休薬後も LT_4補充療法を継続する．

2）Basedow 病

近年，Basedow 病でも血中 IgG4 135 mg/dL 以上を示す症例が同定されており，IgG4 関連甲状腺疾患との関連性が示唆されている[13]．また，甲状腺機能亢進症が持続している Basedow 病患者に対して，アイソトープ治療を行うと甲状腺内に線維化増生の病理像を呈することはよく知られている．一方，抗甲状腺薬で加療継続されている場合，甲状腺腫大著明な症例でも，甲状腺内に形質細胞や線維化の浸潤をきたすことはまれである．ところが，抗甲状腺薬の治療中に，甲状腺腫大を呈したまま急速に甲状腺機能低下症へ進展し，甲状腺組織にリンパ球・形質細胞浸潤の著明な線維化を伴う病理所見と IgG4 陽性形質細胞が有意に増多した Basedow 病症例が同定された[7,14]．これらの症例では，LT_4補充療法後も甲状腺腫大の改善は乏しく，甲状腺全摘術の適応となることがある．

また，Basedow 病で活動的な眼症を合併した症例で血中 IgG4 が有意に上昇していることも報告されている[15]．早期の Basedow 病眼症の多くはステロイド加療が有効であるが，Basedow 病眼症を有した症例が Riedel 甲状腺炎に進展した例[25]もあり，他の IgG4-RD における眼症状との鑑別も含めて，さらなる検討が必要である．

3）Riedel 甲状腺炎

Riedel 甲状腺炎の臨床経過は，比較的緩徐な進行であるが，診断から 10 年以内に約 3 割で経過中に他臓器の線維化病変（後腹膜線維症，縦隔線維症，AIP，原発性硬化性胆管炎，肥厚性硬膜炎など）を合併する．本疾患の鑑別診断には，甲状腺癌（特に未分化癌）や甲状腺肉腫，リンパ腫などが鑑別疾患にあげられる．ただし，穿刺吸引細胞診では診断困難なことが多く，切開生検が必要である．甲状腺での線維化も甲状腺組織外に及び，広範囲に進展すると気管圧迫・呼吸困難症状を呈する．このような症例や悪性腫瘍が否定できない場合は，手術療法の適応となる．ただし，甲状腺組織は非常に硬く，周辺組織との癒着のため剝離は困難である．副甲状腺や反回神経などにも線維化が進展している場合，これらの永続的な障害をきたすため，減圧を目的とした峡部部分切除などが選択されることが多い．

進展が比較的軽度の場合，ステロイド治療が有効である．PSL 初期投与量 15〜100 mg/日より漸減し，数か月から数年間投与する．ステロイド治療抵抗性を示す症例には，タモキシフェンが有効とする報告もある[25]．これらの治療でも効果がない場合は，分子標的薬（リツキシマブ）や免疫抑制薬（ミコフェノール酸モフェチル）の有効性も報告

されている[33〜35]．

本疾患の病因は，抗甲状腺自己抗体陽性率も比較的高いので自己免疫学的な機序も示唆されているが，線維化進展に伴う甲状腺濾胞破壊が甲状腺機能低下症進展により深く関与している．一般的に，LT_4補充療法にて甲状腺機能正常化後も，甲状腺腫大の改善は乏しい．

＊＊＊

IgG4関連甲状腺疾患においては，甲状腺機能低下症に対する甲状腺ホルモン補充療法が主体であり，ステロイド治療の対象となるものは，Riedel甲状腺炎，橋本病急性増悪，Basedow病眼症があげられるが，その頻度は比較的低い．また，経過中に多くは甲状腺に限局化した免疫異常所見を有し，Riedel甲状腺炎以外で他臓器にIgG4-RDの合併例もほとんどない．各甲状腺疾患において，高IgG4血症例の頻度が明らかになってきたが，今後は病理・免疫組織学的所見との対比を含めながら[24]，長期的な予後や治療方針に関する研究が待たれる．

［西原永潤］

文　献

1）Komatsu K, et al.：High prevalence of hypothyroidism in patients with autoimmune pancreatitis. Dig Dis Sci 50：1052-1057, 2005
2）Watanabe, T et al.：Clinical features of a new disease concept, IgG4-related thyroiditis. Scand J Rheumatol 42：325-330, 2013
3）Li Y, et al.：Immunohistochemistry of IgG4 can help subclassify Hashimoto's autoimmune thyroiditis. Pathol Int 59：636-641, 2009
4）Li Y, et al.：Distinct clinical, serological, and sonographic characteristics of Hashimoto's thyroiditis based with and without IgG4-positive plasma cells. J Clin Endocrinol Metab 95：1309-1317, 2010
5）Kojima M, et al.：Distribution of IgG4-and/or IgG-positive plasma cells in Hashimoto's thyroiditis：an immunohistochemical study. Pathobiology 77：267-272, 2010
6）Kakudo K, et al.：IgG4-related disease of the thyroid glands. Endocr J 59：273-281, 2012
7）Kawashima ST, et al.：Serum levels of IgG and IgG4 in Hashimoto thyroiditis. Endocrine 45：236-243, 2014
8）Takeshima K, et al.：Distribution of serum immunoglobulin G4 levels in Hashimoto's thyroiditis and clinical features of Hashimoto's thyroiditis with elevated serum immunoglobulin G4 levels. Endocr J 62：711-717, 2015
9）Inomata K, et al.：Identification of thyroglobulin and its isoforms as target antigens for IgG4 thyroiditis. J Clin Cell Immunol 9：568, 2018
10）Dahlgren M, et al.：Riedel's thyroiditis and multifocal fibrosclerosis are part of the IgG4-related systemic disease spectrum. Arthritis Care Res(Hoboken)62：1312-1318, 2010
11）Nagashima T, et al.：Subclinical Riedel's thyroiditis with hypothyroidism coexisting with Mikulicz's disease. Rheumatol Int 32：1851-1852, 2012
12）Takeshima K, et al.：Clinicopathological features of Riedel's thyroiditis associated with IgG4-related disease in Japan. Endocr J 62：725-731, 2015
13）Takeshima K, et al.：Elevated serum immunoglobulin G4 levels in patients with Graves' disease and their clinical implications. Thyroid 24：736-743, 2014
14）Nishihara E, et al.：Immunoglobulin G4 thyroiditis in a Graves' disease patient with a large goiter developing hypothyroidism. Thyroid 23：1496-1497, 2013
15）Bozkirli E et al.：Serum Immunoglobulin G4 levels are elevated in patients with Graves' ophthalmopathy. Clin Endocrinol 83：962-967, 2015
16）Yu SH, et al.：Clinical Implications of Immunoglobulin G4 to Graves' Ophthalmopathy. Thyroid 27：1185-1193, 2017
17）Li Y, et al.：Distinct histopathological features of Hashimoto's thyroiditis with respect to IgG4-related disease. Mod Pathol 25：1086-1097, 2012
18）Kamisawa T, et al.：A new clinicopathological entity of IgG4-related autoimmune disease. J Gastroenterol 38：982-984, 2003
19）Umehara H, et al.：Comprehensive diagnostic criteria for IgG4-related disease(IgG4-RD), 2011. Mod Rheumatol 22：21-30, 2012
20）Stone JH, et al.：Recommendations for the nomenclature of IgG4-related disease and its individual organ system manifestations. Arthritis Rheum 64：3061-3067, 2012
21）Kamisawa T, et al.：IgG4-related disease. Lancet 385：1460-1471, 2015
22）Inoue D, et al.：IgG4-related disease：dataset of 235 consecutive patients. Medicine(Baltimore)94：e680, 2015 doi：10.1097/MD.0000000000000680
23）Ceresini G, et al.：Association between idiopathic retroperitoneal fibrosis and autoimmune thyroiditis：A case-control study. Autoimmune Rev 14：16-22, 2015
24）Nishihara E, et al.：Graves' disease patients with persistent hyperthyroidism and diffuse lymphoplasmacytic infiltration in the thyroid show no histopathological compatibility with IgG4-related disease. PLoS One 10：e0134143, 2015
25）Fatourechi MM, et al.：Invasive fibrous thyroiditis(Riedel thyroiditis)：the Mayo Clinic experience, 1976-2008. Thyroid 21：765-772, 2011

26） Pusztaszeri M, et al.：Riedel's thyroiditis with increased IgG4 plasma cells：evidence for an underlying IgG4-related sclerosing disease? Thyroid 22：964-968, 2012
27） Cameselle-Teijeiro J, et al.：Increased lymphangiogenesis in Riedel thyroiditis（Immunoglobulin G4-related thyroid disease）. Virchows Arch 465：359-364, 2014
28） Oriot P, et al.：Fibrosis of the thyroid gland caused by an IgG4-related sclerosing disease：three years of follow-up. Acta Clin Belg 69：446-450, 2014
29） Hubers LM, et al.：Annexin A11 is targeted by IgG4 and IgG1 autoantibodies in IgG4-related disease. Gut 67：728-735, 2018
30） Perugino CA, et al.：Identification of galectin-3 as an autoantigen in patients with IgG_4-related disease. J Allergey Clin Immunol 143：736-745, 2019
31） Shiokawa M, et al.：Laminin 511 is a target antigen in autoimmune pancreatitis. Sci Transl Med 10：eaaq0977, 2018
32） 竹島　健，他：Basedow 病と IgG4 甲状腺炎，IgG4 関連疾患における甲状腺疾患．日本甲状腺学会雑誌 10：25-29，2019
33） Hennessey JV：Clinical review：Riedel's thyroiditis：a clinical review. J Clin Endocrinol Metab 96：3031-3041, 2011
34） Levy JM, et al.：Combined mycophenolate mofetil and prednisone therapy in tamoxifen- and prednisone-resistant Reidel's thyroiditis. Thyroid 20：105-107, 2010
35） Soh SB, et al.：Novel use of rituximab in a case of Riedel's thyroiditis refractory to glucocorticoids and tamoxifen. J Clin Endocrinol Metab 98：3543-3549, 2013

呼吸器病変

病 態

IgG4関連呼吸器疾患(IgG4-related respiratory disease：IgG4-RRD)は中高年の男性に多く[1]，好発年齢や男女比はIgG4関連疾患(IgG4-related disease：IgG4-RD)の他臓器症例と同様である[2]．

IgG4-RDの病因はいまだ特定されていないが，罹患病変の組織中ではTh1/Th2のサイトカインバランスはTh2にシフトしていると考えられている[2]．IgG4-RRDの病態についてはさらに不明な部分が多いが，IgG4-RRDの気管支肺胞洗浄(bronchoalveolar lavage：BAL)液中のサイトカインバランスは，画像所見が類似するTh1優位の全身疾患であるサルコイドーシスと比較して，Th2にシフトしていることが報告されている[3]．したがって，IgG4-RRDも他臓器と同様に，病変部位ではTh2が優位の状態であると考えられる．BAL液中に好酸球の増加がみられる症例がしばしばあることや，喘息様症状や副鼻腔病変のある症例が少なからず存在していること[3～5]も，Th2にシフトしたサイトカインバランスが影響している可能性がある．さらに，IgG4-RRDのBAL液中エオタキシン-3(CCL26)がサルコイドーシスと比較して高値であることも示されている[6]．エオタキシン-3(CCL26)は，血管内皮細胞を含めて多くの組織細胞からIL-4/IL-13の作用によって強

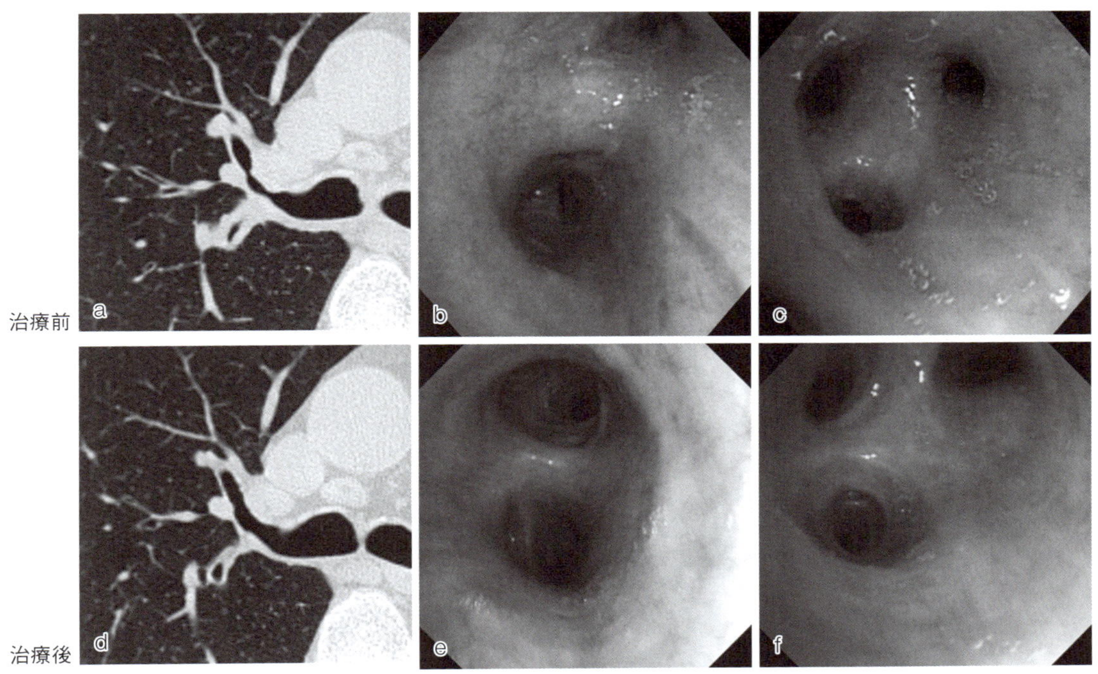

図1 ステロイド治療前後の胸部CTと気管支内腔所見

a・d：胸部CT，b・e：右2nd carina，c・f：右上葉支

〔Yamamoto H, et al.：Clinical features of central airway involvement in autoimmune pancreatitis. Eur Respir J 38：1233-1236, 2011. より一部改変〕

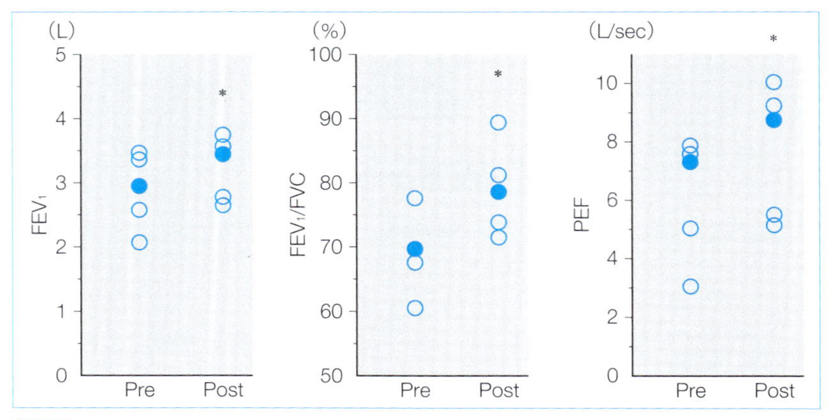

図2　ステロイド治療前後の呼吸機能検査
●：中央値，＊：$p<0.05$（Wilcoxon 検定）
Pre：治療前，Post：治療後
〔Yamamoto H, et al.：Clinical features of central airway involvement in autoimmune pancreatitis. Eur Respir J 38：1233-1236, 2011．のデータより改変〕

力に産生誘導され，CCR3を介して好酸球や好塩基球などを遊走すると考えられており[7]，前述のサイトカインバランスと矛盾しない結果と考えられる．

IgG4-RRDでは病理学的にリンパ路沿いにリンパ球や形質細胞，症例によっては加えて好酸球の浸潤がみられ[1]，その病変の評価には胸部CTが有用である．2015年に提案されたIgG4-RRDの診断基準[8,9]では，「肺門縦隔リンパ節腫大，気管支壁/気管支血管束の肥厚，小葉間隔壁の肥厚，結節影，浸潤影，胸膜病変」を，IgG4-RRDのCT所見として明記している．IgG4-RRDの病変はそれらの組み合わせによって構成され，自覚症状や呼吸機能の障害はその分布や程度に起因する．気管支壁/気管支血管束の肥厚が主体の気道病変症例では咳嗽が高率（6例中6例）にあり，6例中4例に呼吸機能検査で閉塞性換気障害がみられた[4]．IgG4-RRD（気道病変症例）のCT像，気管支鏡内腔所見，呼吸機能検査をステロイド治療前後で比較して呈示する（図1，2）[4]．ステロイド投与前後の経過から，閉塞性換気障害に該当していなくても，air flow limitationが生じていたことがわかる．また，浸潤影や胸膜病変が進行すれば拘束性換気障害をきたす可能性がある．Matsuiらの報告では[1]，17例中4例（24%）に閉塞性換気障害が，2例（12%）に拘束性換気障害が認められたが，11例（65%）の呼吸機能は正常範囲であった．呼吸器症状に関しては，18例中13例（72%）が無症状であった．画像所見と比較して，自覚症状や呼吸機能検査での異常が比較的軽いというのがIgG4-RRDの特徴といえるかもしれない．

IgG4-RDの病態に関して，他臓器ではTh1/Th2サイトカインだけでなく，制御性T細胞やケモカインなどに関する報告[10,11]や原因抗体の検索[12]も進んでおり，IgG4-RRDにおいてもさらなる研究が望まれる．

［山本　洋／久保惠嗣］

病　理

英文論文報告例や筆者らが東京びまん性肺疾患研究会で検討報告した40例からの解析では，他臓器合併例の肺病変の病理組織像を典型所見と考えた場合，IgG4関連呼吸器病変の基本病態は，肺の広義間質いわゆるリンパ路（気管支や血管の周囲，小葉間，胸膜，一部周囲の肺胞壁自体に及ぶ）を主座とするリンパ球形質細胞浸潤性の活動性線維化，肉芽性変化の病変で（図3-a），他臓器病変と共通してIgG4陽性形質細胞が多数浸潤する[1,13,14]．他のリンパ増殖性肺疾患に比べて，線維芽細胞の増生，特に幼若な線維化がより目立ち好酸球の浸潤や血管を肉芽性病変で狭窄する所見に

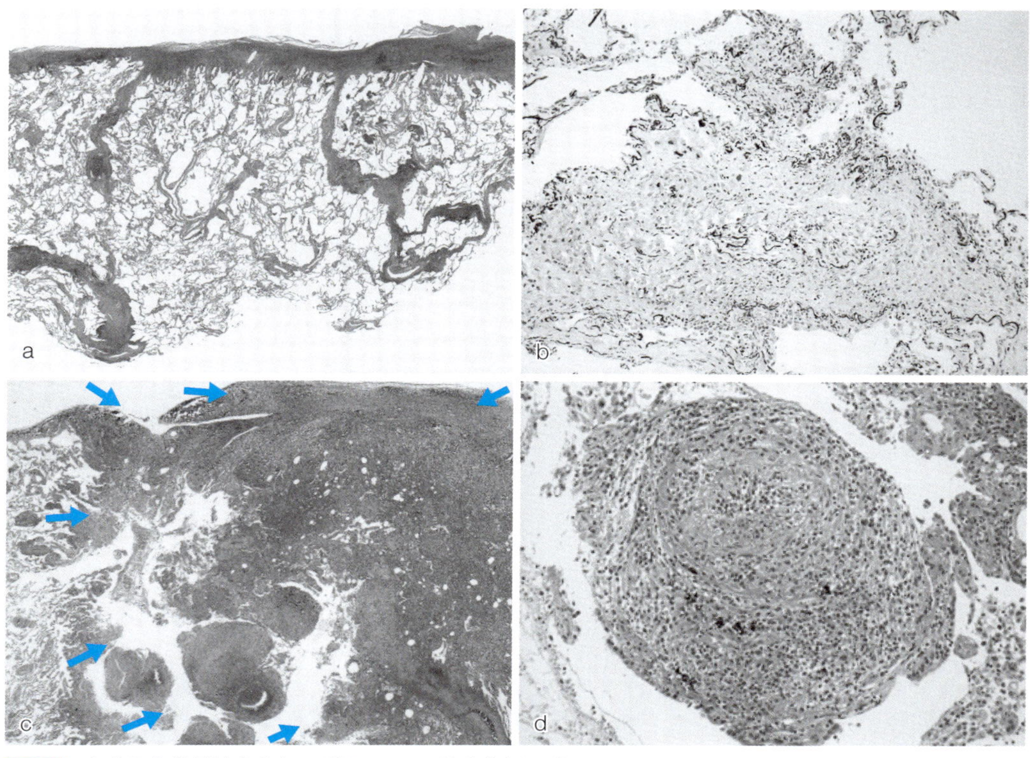

図3 多臓器合併例肺病変(HE 所見と EMG 染色像)〔口絵 10；p.v〕
a：肺の広義間質いわゆるリンパ路(気管支や血管の周囲，小葉間，胸膜)を主座とするリンパ球形質細胞浸潤性の活動性線維化病変(気管支血管周囲性タイプ，HE 染色 弱拡大像)
b：小葉間の静脈狭窄病巣(気管支血管周囲性タイプ，EMG 染色 強拡大像)
c：胸膜肥厚を伴う腫瘤性病変(➡；腫瘤性タイプ，HE 染色 弱拡大像)
d：形質細胞，好酸球浸潤を伴う幼若線維化病変による肺動脈の狭窄，閉塞病巣(腫瘤性タイプ，HE 染色 強拡大像)
EMG：Elastica Masson-Goldner

特徴がある(図 3-b)．肺血管，特に動脈まで狭窄をきたす状況は，特に壊死や異型性のない lymphomatoid granulomatosis(LYG)の Grade 1 病変と類似している(図 3-d)[15]．

画像所見など含めマクロ的には，いわゆるリンパ路としての気管支血管周囲性タイプ(図 3-a)の他に，腫瘤性タイプとして認識される病変がある(図 3-c)[1,14,16]．これは特に小葉間，胸膜などが形質細胞浸潤性の線維性病変による著しい肥厚と周囲の肺胞が肺胞壁自身の間質病変として広汎に波及し捲き込まれる形となり，気腔も含めて正常肺胞領域を置換し腫瘤形成様になるもので，病態の基本は同様であり，結節周囲には前述した典型的血管病変がみられる．膵病変などにみられる花筵様線維化(striform)といえる典型的な病巣は，呼吸器病変においてはあまり目立たず，一部の肥厚した胸膜にみられる程度と思われ，気腔領域が大きく間質成分が少ない肺本来の特有の構造上の違いによるものと思われる．これらの報告をもとに診断基準が提唱されている[9,17]．

過去の報告では IgG4 関連の呼吸器病変の中に間質性肺炎タイプがある程度の割合でみられるようであるが[18]，過去の IgG4 関連の間質性肺炎タイプの報告は，単独例か，他臓器合併例であっても CT 画像や経気管支肺生検(transbronchial lung biopsy：TBLB)による肺組織での解析までの症例がほとんどであり，他臓器合併例で胸腔鏡補助下手術(video-assisted thoracic surgery：VATS)による肺組織検索で honeycomb などを病理学的に確認している IgG4-RRD の報告自体は明らかではなく，ある程度の広がりをもったびまん性のnon-specific interstitial pneumonia（NSIP）typeの病変を他臓器合併典型例のVATS肺組織で病理学的に確認している報告もまだ明らかではないようである．筆者らの他臓器合併例では肺胞領域の肺胞壁自身にみられる病変変化として，小葉間，胸膜のなど広義間質の形質細胞浸潤性の活動性線維化病変から肺胞壁に連続してcellulo-myxomatousに腫大した肺胞がみられる所見があり，広義間質病変が波及した状況と思われ，びまん性にみられるものではなく局所所見にとどまっていた[1,17,19]．形質細胞浸潤が目立つ間質性肺炎は時にみられIgG4陽性がそれなりにある場合もあるので，広義間質自身が主座の所見がないような，間質性肺炎タイプとしての肺単独例は他臓器病変合併の典型例とは病態が違う可能性があり，診断に慎重である必要がある[20]．

鑑別はいわゆるリンパ増殖性肺疾患の病変となり，①多中心性Castleman病（multicentric Castleman disease：MCD），②リンパ腫，③リンパ過形成，④肺の炎症性偽腫瘍・炎症性筋線維芽細胞腫瘍（inflammatory myofibroblastic tumor）など多数に及ぶ．①MCDの肺病変として別に筆者らが検討した症例群と比較すると[14]，病理学的にはMCDはよりリンパ球形質細胞浸潤，増殖病変のほうが主体で線維化はみられるが硝子線維化が中心で，幼若な活動性線維化・肉芽性変化はIgG4-RRDに比べて相対的に乏しい．また病変分布，病変の主座もIgG4-RRDが胸膜，小葉間など広義間質自体にあったが，MCD関連肺病変では広義の間質近傍の肺胞領域自身が病変の主座である傾向があった．さらにMCD関連肺病変では血管内腔を形質細胞浸潤，幼若な細胞外基質で狭窄，閉塞するような病変は乏しく，一方で嚢胞性変化をきたしやすい点などに違いがある傾向があった．IL-6，CRP，IgG4値などのデータや画像所見とあわせて，呼吸器病変においては病理学的には以上のような点に注目した総合的診断が必要であると思われる．②リンパ腫との鑑別としては，特にIgG4-RRDの典型例にみられる血管閉塞性病変とリンパ腫特殊型であるリンパ様肉芽腫症（lymphomatoid granulomatosis：LYG）病変は類似性が強いので，その鑑別には，EBERなどEBウイルス感染や免疫グロブリン遺伝子の再構成の検索などが必要である[15]．③リンパ過形成との鑑別ではIgG4陽性形質細胞浸潤や幼若な線維化，血管病変などが乏しいことなどが鑑別になる[21]．④炎症性偽腫瘍でも炎症性筋線維芽細胞腫瘍の場合は，一般にALK1陽性でIgG4陽性形質細胞が陰性であるので鑑別できる．一方，lymphoplasmacytic typeの炎症性偽腫瘍として認識報告されていた病変はIgG4の腫瘤性タイプとして認識することが可能な病変として近年報告があり，筆者らの他臓器合併例である典型例の腫瘤性タイプは，それを支持するものであった[16,22]．したがって感染症関連も含めて，病因の不明の病態であったlymphoplasmacytic typeの炎症性偽腫瘍とされた中に，IgG4-RRDがかなり含まれる可能性があり，このタイプの症例は他臓器合併例ではなかった場合，鑑別が大変困難であるが，IgG4の肺単独症例の可能性の存在も含めて特に重要な病態と考えられ，さらなる検討が必要と思われる．

［寺崎泰弘］

検査・診断

1．診断

IgG4関連呼吸器疾患診断基準を表1[8]に呈示する．

2．検査

1）画像検査

診断基準の項目を評価するためには，CTが第一選択となる．呼吸器病変に関しては単純CTで十分評価可能であるが，肺門縦隔リンパ節に関して，また，IgG4-RDが全身疾患であることを考慮して胸部以外の臓器も評価するためには，頭部から骨盤部までの造影CTを施行することが望ましい．

肺門縦隔リンパ節腫大は高頻度にみられる所見で，両側対称性であることが多い．癒合傾向は乏しく，内部は均一で，変性壊死などはみられない（図4）．

肺野所見としては気管支壁/気管支血管束肥厚がみられることが多い（図5）．その他には小葉間

表1 IgG4 関連呼吸器疾患診断基準

A．診断基準
1．画像所見上，下記の所見のいずれかを含む胸郭内病変を認める
　肺門縦隔リンパ節腫大，気管支壁/気管支血管束の肥厚
　小葉間隔壁の肥厚，結節影，浸潤影，胸膜病変
2．血清 IgG4 高値(135 mg/dL 以上)を認める
3．病理所見上，呼吸器の組織において以下の ①～④ の所見を認める
　a：3 項目以上，b：2 項目
　① 気管支血管束周囲，小葉間隔壁，胸膜など広義間質への著明なリンパ球，形質細胞の浸潤
　② IgG4/IgG 陽性細胞比＞40%，かつ IgG4 陽性細胞＞10 cells/HPF
　③ 閉塞性静脈炎，もしくは閉塞性動脈炎
　④ 浸潤細胞周囲の特徴的な線維化*
4．胸郭外臓器にて，IgG4 関連疾患の診断基準を満たす病変がある#
　〈参考所見〉低補体血症
　*自己免疫性膵炎診断基準の花筵状線維化に準ずる線維化所見
　#硬化性涙腺炎・唾液腺炎，自己免疫性膵炎，IgG4 関連硬化性胆管炎，IgG4 関連腎臓病，後腹膜線維症
B．診断
1．確定診断(definite)：1＋2＋3a，1＋2＋3b＋4
　組織学的確定診断[definite(histological)]：1＋3 ①～④ すべて
2．準確診(probable)：1＋2＋4，1＋2＋3b＋参考所見
3．疑診(possible)：1＋2＋3b
C．鑑別診断
Castleman 病(plasma cell type)，膠原病関連肺疾患，granulomatosis with polyangiitis(Wegener 肉芽腫症)，eosinophilic granulomatosis with polyangiitis(Churg-Strauss 症候群)，サルコイドーシス，呼吸器感染症，Rosai-Dorfman 病，inflammatry myofibroblastic tumor，悪性リンパ腫，肺癌　など

〔松井祥子，他：第 54 回日本呼吸器学会学術講演会　シンポジウム報告　IgG4 関連呼吸器疾患の診断基準．日本呼吸器学会誌 4：129-132，2015〕

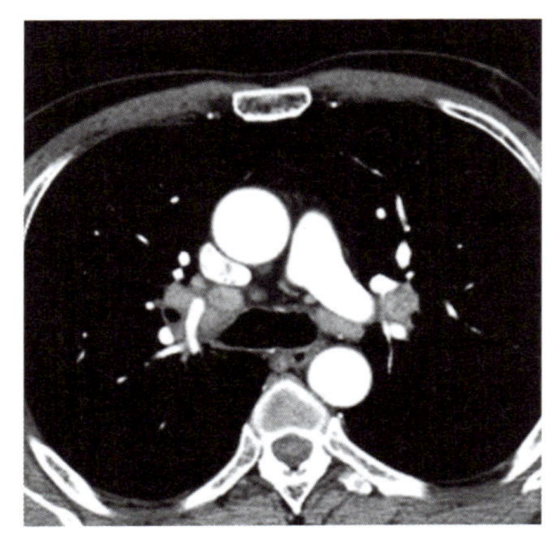

図4　肺門縦隔リンパ節腫大

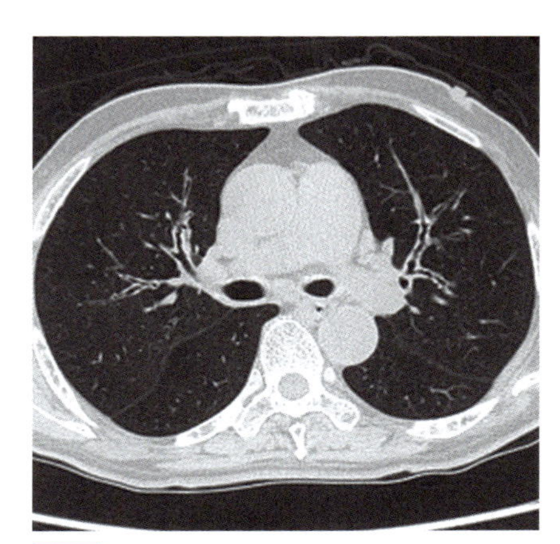

図5　気管支壁肥厚

隔壁や胸膜面などのいわゆる広義間質に肥厚や結節を認めることがある(図 6)．腫瘤影や浸潤影がみられることもあるが非特異的所見である．

その他の胸部では，傍椎体に軟部腫瘤形成がみられることがある(図 7)．また，胸部大血管や冠動脈周囲，心膜，乳腺に生じた IgG4-RD も報告されている．

CT 以外の画像検査として，Ga シンチグラフィは肺門縦隔リンパ節の評価および治療効果判定に有用である．FDG-PET も病変の検出に有用とされるが，IgG4-RD に対しては保険適応外である．

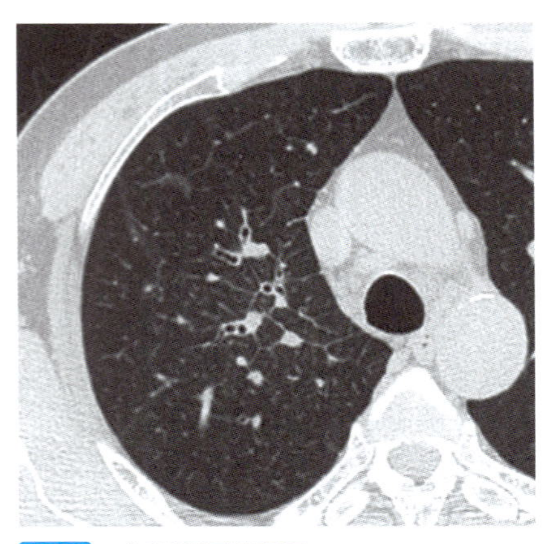

図6　小葉間隔壁肥厚

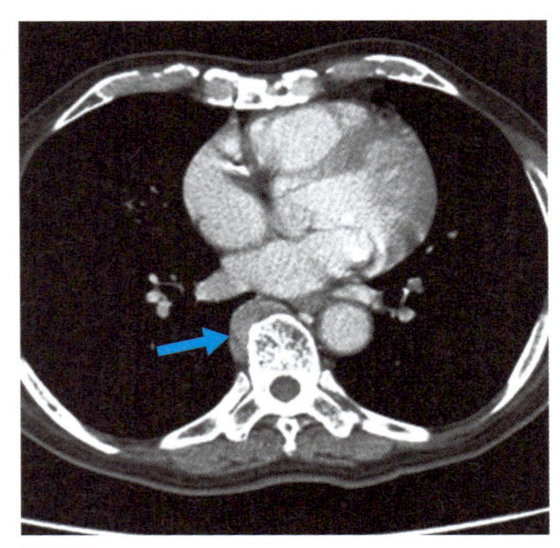

図7　傍椎体軟部陰影

2）血液検査

画像検査以外では血清 IgG4 測定は必須とし，他の免疫グロブリン，補体の測定も行う．鑑別が問題となった際には，適宜必要な検査を追加する．

［川上　聡／藤永康成］

治療と予後

1．治療

1）ステロイド治療

IgG4-RRD の治療は，他の臓器病変と同様に，基本的にステロイドである．IgG4-RD の特徴は，ステロイド治療に良好に反応して改善することであり，呼吸器疾患においても治療を要する場合は，ステロイド治療が原則となる．また IgG4-RD では，罹患臓器の症状や機能障害の程度によりその治療方針は異なるが，病変の肥厚や腫大に伴い圧迫や閉塞による臓器機能障害が生じている場合は，絶対的な治療適応と考えられる．

呼吸器は生体の換気を行う重要な役割を担っているため，治療の目的は呼吸機能を維持することである．したがって，気管支内腔に突出する腫瘤性病変や肺胞隔壁・血管内腔への広範な細胞浸潤，胸水貯留などにより，ガス交換能が低下し呼吸機能障害が生じた場合は，ステロイド治療の絶対的適応となりうる．その際は，自己免疫性膵炎の標準治療のプロトコル[23)]に従って治療が行われる．すなわち，経口プレドニゾロン（PSL）0.6 mg/kg/日を初期投与量として，2～4 週間の継続投与後，1～2 週ごとに臨床症状や検査所見，画像所見を参考に約 5 mg ずつ減量し，2～3 か月を目安に 10 mg 程度まで漸減する．その後は疾患活動性をみながら，維持量 5～7.5 mg/日で少なくとも 1～3 年間の維持療法が行われる．

IgG4-RRD では，呼吸機能障害により低酸素血症をきたす病態はまれであり，多くの場合は呼吸器症状に乏しく，他の臓器の精査中に胸部画像所見にて病変を指摘されている[1)]．IgG4-RRD の 80% 以上が他臓器病変を伴うため，実際には呼吸器症状の有無にかかわらず，複数病変に対してステロイド治療が導入されることが多い．時に病初期に遷延する咳嗽や喘息様症状などを認めるが，これらの症状には鎮咳薬や吸入ステロイドによる対症療法が行われ，コントロール困難な咳嗽が続く場合には，気管支喘息の治療に準じた短期的な経口ステロイドが使用されている．

画像の異常所見のみに対する治療介入の見解は様々であり，まだコンセンサスは得られていない．しかし広範な陰影や強い浸潤影を呈する場合は，炎症の収束過程で線維化が残存し，将来的に呼吸機能障害をきたす可能性があるので，標準治療を行う必要があると考えられる．

ところで IgG4-RD では，前述のように既往歴や現病歴にアレルギー性鼻炎や気管支喘息などのアレルギー症状を呈することが報告されているが[24)]，この呼吸器症状が通常の気管支喘息と同じ病態かどうかについては，まだ詳細な検討がなされていない．筆者らは遷延する喘息症状の精査中に他臓器病変を発見し，IgG4-RD と診断した症例を経験したことがあるが，その症例は気管支喘息の既往を認めず，気管支拡張薬（β_2刺激薬）による気道可逆性試験は陰性であり，短期間試みられた経口ステロイドも十分な効果を示さなかった．気管支粘膜生検では上皮の変化は少なく，粘膜下に好酸球，IgG4 陽性形質細胞の浸潤と軽度の線維化を認めた．IgG4-RD の診断後，PSL 0.6 mg/kg/日からのステロイド治療を開始したところ，他臓器病変とともに喘息症状も改善した．このような経過や所見からみると，IgG4-RD の活動期にみられる喘息症状は，気管支喘息とは少し異なる病態が推察される．しかし一般的には，気管支喘息も IgG4-RD に伴う咳症状も吸入ステロイド治療に反応することが多く，両者の臨床的な鑑別は難しい．

ステロイド治療には様々な副作用があるが，特に高齢者への長期ステロイド投与は，ステロイド骨粗鬆症や感染症などに気をつける必要がある．高齢者は結核菌に既感染の状態にある者が多いため，治療にあたっては胸部 X 線やインターフェロン-γ 遊離試験を行い，発病のリスクなどを検討したうえでのステロイド導入が望ましい．また吸入ステロイドでは，嗄声や口腔カンジダ症などの副作用にも注意が必要である．

2）ステロイド以外の薬物治療

IgG4-RD の再燃例やステロイド減量が困難な症例に対して，アザチオプリン，ミコフェノール酸モフェチル，メトトレキサート，シクロスポリンなどの併用が試みられたという報告[25]や抗 CD20 抗体のリツキシマブが有効であるという報告[26,27]がある．リツキシマブはステロイド治療が困難な症例にとって第二選択薬になることが期待されるが，リツキシマブ治療後に喘息症状を伴い IgG4-RD が再燃した症例も報告されており[28]，リツキシマブの使用量や投与間隔などについての検討が必要と考えられる．

3）その他の治療

肺の孤発性腫瘤病変では，悪性腫瘍との鑑別が困難な場合があり，診断と治療を兼ねての外科的切除が行われることがある．特に病理組織において肺癌周囲に IgG4 陽性形質細胞の出現が認められた報告[29]があるので，他の臓器病変を伴わない肺の腫瘤性病変では，積極的な外科的生検による悪性疾患の除外を考慮すべきと考える．

一方，IgG4-RD では自然軽快する症例も散見されている．特に IgG4-RRD では呼吸機能障害を認めない無症状症例が多いので，無治療での経過観察も選択肢の 1 つである．ただしその場合は，いったん所見が改善しても再燃の可能性があるため，患者への十分な説明のもとに慎重な定期観察が必要と思われる．

表 2 IgG4 関連呼吸器疾患の予後

n=18		中央値
観察期間		33 か月（3～72）
ステロイド治療		15 例
初期投与量		40 mg（30～60）
維持量		5 mg
投与期間		36 か月（6～72）
予後	ステロイド治療あり　15 例	改善　15 例
	ステロイド治療なし　3 例	改善　1 例（自然寛解　1 例） 不変　2 例（観察期間 3～29 か月）

〔Matsui S, et al.：Immunoglobulin G4-related lung disease：clinicoradiological and pathological features. Respirology 18：480-487, 2013．より引用改変〕

2．予後

IgG4-RRD は，ステロイド治療に極めて良好に反応すると考えられる（表 2）[1]．しかし筆者らは，尿崩症と肺炎症性偽腫瘍に対してステロイド投与 3 年後に，PSL を減量したところ肺の陰影が再発した症例を経験している[30]．肺炎症性偽腫瘍の診断後 10 年の経過中にステロイドを一時自己中断したら肺の陰影悪化と尿崩症をきたした症例[31]も報告されている．

このように IgG4-RRD では，ステロイド治療を 3 年以上行ったと考えられる場合でも再燃を認めることがあるので，長期予後や呼吸機能などへの影響は今後の検討課題である．近年では，IgG4-RD と悪性疾患との関連も報告されていることから，症例の継続的な集積と解析，および臨床へのフィードバックが重要である．

［松井祥子］

文　献

1) Matsui S, et al.：Immunoglobulin G4-related lung disease：clinicoradiological and pathological features. Respirology 18：480-487, 2013
2) Stone JH, et al.：IgG4-related disease. N Engl J Med 366：539-551, 2012
3) Yamamoto H, et al.：Cytokine profiles in the BAL fluid of IgG_4-related respiratory disease compared with sarcoidosis. ERJ Open Res 1：pii：00009-2015, 2015
4) Yamamoto H, et al.：Clinical features of central airway involvement in autoimmune pancreatitis. Eur Respir J 38：1233-1236, 2011
5) Moteki H, et al.：IgG4-related chronic rhinosinusitis：a new clinical entity of nasal disease. Acta Otolaryngol 131：518-526, 2011
6) Yamamoto H, et al.: Comparison of the chemokine profiles in the bronchoalveolar lavage fluid between IgG4-related respiratory disease and sarcoidosis：CC-chemokine ligand 1 might be involved in the pathogenesis of sarcoidosis. Cytokine 120：125-129, 2019
7) 義江　修：ケモカインとアレルギー．アレルギー 62：911-936，2013
8) 松井祥子，他：第54回日本呼吸器学会学術講演会　シンポジウム報告　IgG4関連呼吸器疾患の診断基準．日本呼吸器学会誌4：129-132，2015
9) Matsui S, et al.：Proposed diagnostic criteria for IgG4-related respiratory disease. Respir Investig 54：130-132, 2016
10) Zen Y, et al.：Th2 and regulatory immune reactions are increased in immunoglobin G4-related sclerosing pancreatitis and cholangitis. Hepatology 45：1538-1546, 2007
11) Zen Y, et al.：Possible involvement of CCL1-CCR8 interaction in lymphocytic recruitment in IgG4-related sclerosing cholangitis. J Hepatol 59：1059-1064, 2013
12) Shiokawa M, et al.：Laminin 511 is a target antigen in autoimmune pancreatitis. Sci Transl Med 10：pii：eaaq0997, 2018
13) 寺崎泰弘：肺・呼吸器領域と IgG4 関連疾患．腎と透析 73：681-685，2012
14) Terasaki Y, et al.：Comparison of clinical and pathological features of lung lesions of systemic IgG4-related disease and idiopathic multicentric Castleman's disease. Histopathology 70：1114-1124, 2017
15) Yamashita K, et al.：Lung involvement in IgG4-related lymphoplasmacytic vasculitis and interstitial fibrosis：report of 3 cases and review of the literature. Am J Surg Pathol 32：1620-1626, 2008
16) Zen Y, et al.：IgG4-positive plasma cells in inflammatory pseudotumor (plasma cell granuloma) of the lung. Hum Pathol 36：710-717, 2005
17) 寺崎泰弘：肺・呼吸器領域の IgG4 関連疾患の特徴と鑑別　病理学的診断基準にむけて．びまん性肺疾患調査研究報告書．165-173，2013
18) Zen Y, et al.：IgG4-related lung and pleural disease：a clinicopathologic study of 21 cases. Am J Surg Pathol 33：1886-1893, 2009
19) Shrestha B, et al.：Distinctive pulmonary histopathology with increased IgG4-positive plasma cells in patients with autoimmune pancreatitis：report of 6 and 12 cases with similar histopathology. Am J Surg Pathol 33：1450-1462, 2009
20) Ikeda S, et al.：Abundant immunoglobulin (Ig) G4-positive plasma cells in interstitial pneumonia without extrathoracic lesions of IgG4-related disease：is this finding specific to IgG4-related lung disease? Histopathology 70：242-252, 2017
21) Guinee DG Jr：Update on nonneoplastic pulmonary lymphoproliferative disorders and related entities. Arch Pathol Lab Med 134：691-701, 2010
22) Leslie KO, et al.：Inflammatory Pseudotumor-Plasma Cell Granuloma of the Lung. In：Leslie KD, et al. (eds), Practical Pulmonary Pathology：A Diagnostic Approach. Saunders/Elsevier, Philadelphia, 649-651, 2011
23) Kamisawa T, et al.：Standard steroid treatment for autoimmune pancreatitis. Gut 58：1504-1507, 2009
24) Masaki Y, et al.：Proposal for a new clinical entity, IgG4-positive multiorgan lymphoproliferative syndrome：analysis of 64 cases of IgG4-related disorders. Ann Rheum Dis 68：1310-1315, 2009
25) Hart PA, et al.：Long-term outcomes of autoimmune pancreatitis：a multicenter, international analysis. Gut 62：1771-1776, 2013
26) Khosroshahi A, et al.：Rituximab for the treatment of IgG4-related disease：lessons from 10 consecutive patients. Medicine (Baltimore) 91：57-66, 2012
27) Carruthers MN, et al.：Rituximab for IgG4-related disease：a prospective, open-label trial. Ann Rheum Dis 74：1171-1177, 2015
28) Murakami J, et al.：Recurrence of IgG4-related disease following treatment with rituximab. Mod Rheumatol 23：1226-1230, 2013
29) Fujimoto M, et al.：Stromal plasma cells expressing immunoglobulin G4 subclass in non-small cell lung cancer. Hum Pathol 44：1569-1576, 2013
30) 松井祥子，他：肺の炎症性偽腫瘍と尿崩症を来した IgG4 関連疾患の 1 例．谷内江昭宏(監修)，IgG4 関連疾患への誘い．前田書店，128-135，2010
31) 長井賢次郎，他：肺炎症性偽腫瘍の診断後 10 年の経過中に肺病変の悪化と下垂体病変が出現し IgG4 関連疾患と考えられた 1 例．日本呼吸器学会誌 49：922-928，2011

参考文献

・Fujinaga Y, et al.：Characteristic findings in images of extra-pancreatic lesions associated with autoimmune pancreatitis. Eur J Radiol 76：228-238, 2010
・Saegusa H, et al.：Hilar and pancreatic gallium-67 accumulation is characteristic feature of autoimmune pancreatitis. Pancreas 27：20-25, 2003

6 自己免疫性膵炎

病　態

本項では，IgG4関連自己免疫性膵炎（1型AIP）〔以下，自己免疫性膵炎（autoimmune pancreatitis：AIP）〕の病態について概説する．

1．自己免疫性膵炎の歴史的変遷

1）自己免疫性膵炎の最初のステロイド治療例

AIPのステロイド治療例は1978年Nakanoらによる報告が最初である[1]．両側上眼瞼と顎下腺腫脹を初発症状とする1例の症例報告であるが，その後上腹部に腫瘤が出現する．膵外分泌能の低下と血清IgG著明高値を認め，ステロイド治療にていったん軽快するが，漸減中に再燃するという経過である．これは高率に合併する涙腺・唾液腺病変を認める典型的なAIPの臨床像を詳細に記述した優れた内容である．

2）自己免疫性膵炎の病理組織学的特徴

1991年KawaguchiらはAIPの病理組織学的特徴を，膵臓に波及した原発性硬化性胆管炎の特殊型として詳細に報告した[2]．リンパ球・形質細胞の浸潤を伴う著明な線維化，膵管上皮は比較的正常でありながら膵管周囲には強い線維化と炎症細胞浸潤を認める．またその変化は胆管や脂肪組織にもみられる．これらの特徴をlymphoplasmacytic sclerosing pancreatitis（LPSP）と称したが，このLPSPは現在でもAIPの病理像の根幹を成す概念である．

3）びまん性膵管狭細型慢性膵炎

1992年Tokiらは通常の慢性膵炎とは異なり膵管全体が通常より細く不整な膵管像を示す特殊な膵の炎症性病変を，その特徴ある膵管像（irregular narrowing）に注目し「びまん性膵管狭細型慢性膵炎」という名称で報告した[3]．この報告を契機とし，わが国では膵管狭細型膵炎が多く報告されるようになった．

4）自己免疫性膵炎の疾患概念

1995年Yoshidaら[4]はびまん性膵管狭細型膵炎の臨床像として，次の11項目の特徴をあげ，自己免疫性膵炎（autoimmune pancreatitis）という疾患名を提唱した．

① 血清ガンマグロブリン，血清IgG上昇
② 自己抗体の存在
③ 膵のびまん性腫大
④ 主膵管のびまん性不整狭細像
⑤ 病理所見はリンパ球浸潤を伴う線維化
⑥ 症状は，無症状か軽微な腹痛のみ
⑦ 膵内胆管狭小化・上流胆管拡張
⑧ 膵石灰化なし
⑨ 膵嚢胞なし
⑩ 時に，他の自己免疫疾患を合併
⑪ ステロイド治療が著効

5）血清IgG4上昇とIgG4陽性形質細胞の浸潤

筆者らは2001年にAIPで高率に血清IgG4の上昇を認め[5]，さらに2002年には後腹膜線維症の併発例で膵臓と後腹膜組織の両方にIgG4陽性形質細胞が多数浸潤していることを報告し，AIPと膵外病変を包括するIgG4が関連する全身疾患の存在を呈示した[6]．

2．自己免疫性膵炎の病態

1）自覚症状

AIPは急性膵炎のような強い腹痛を伴わないことが多く，自覚症状がある場合は上腹部不快感，胆管狭小化による黄疸，耐糖能異常による口渇感が多い．健診などでの腹部超音波やCTなどの画像検査で偶然膵のソーセージ様腫大やcapsule-like rimを指摘され，まったく無症状で診断される場合もある．

2）膵病変の局在

膵病変の局在に注目して，次の２つに大別されることが多い．

a．びまん性自己免疫性膵炎

画像的に膵全体の腫大を伴うAIPでは，irregular narrowingの特徴的な膵管像もびまん性であることが多い．狭細という日本語が強調されがちだが，正確には不整狭細であり，必ずしも細いことが必要なのではなく，むしろ不整であることがAIPの膵管像の特徴として重要な要素である．膵全体がソーセージ様に腫大したびまん性AIPでも，膵管の狭細像は膵頭部と膵尾部に限局しており，むしろ膵体部の主膵管径は大きい例をよくみかけるが，このような症例も膵管の不整像はびまん性に認めることが多い．

病理学的には膵管上皮自体が正常であることがAIPの特徴であり，膵管周囲にみられる炎症細胞浸潤と線維化により，膵管像が不整狭細を呈すると考えられている．また炎症細胞浸潤と線維化を同時に認めることもAIPに特徴的な病理像であるといわれている．これは想像の域を出ないが，炎症細胞が多数浸潤している部位にみられる線維化は可逆的であり，このためにステロイド治療にて膵管像が改善する可能性がある．

b．限局性自己免疫性膵炎/腫瘤形成性膵炎

限局性AIPは診断に難渋することが少なくない．画像的に膵臓に限局性腫大や腫瘤性病変を認めた場合，まずは膵癌などの腫瘍性病変を疑う必要がある．画像診断でどこまで正しい診断に迫ることができるかは臨床医や放射線診断医の診断能に大きく依存する．経験の少ない施設ではぜひこの段階で積極的なコンサルトを考えていただきたい．血清IgG4値が高値の膵癌も存在することがあり，膵癌との鑑別において重要なことは血清IgG4値ではなく，あくまで画像所見，さらには病理所見である．

AIPの疾患概念が広がるまでは，おそらく限局性AIPは腫瘤形成性膵炎とされ，膵癌も否定できないため，可能であれば手術される例もあったと思われる．術後に病理結果が明らかになった時点で，腫瘤形成性膵炎という特別な膵臓の炎症性病変であり，膵癌ではなくてよかったという説明がされていたと思われる．また様々な理由で手術をしないで経過観察をしていくがその後も長寿を全うしたということもあったと推測される．これらは腫瘍性病変を疑われたが実際には炎症性病変であったという場合である．

AIPの疾患概念が広がり，実は深刻な問題が起きつつある．腫瘍性病変の可能性を十分に検討されることなく，AIPと診断されてしまう膵癌症例の存在である．これらの多くは経験の少ない施設で診断基準を安易に利用して診断するというプロセスが一因であることが多い．実は血清IgG4高値はAIP・IgG4関連疾患（IgG4-related disease：IgG4-RD）であるための必要条件でも十分条件でもないのである．また病理学的所見としてIgG4陽性形質細胞浸潤もAIP・IgG4-RDであるための必要条件でも十分条件でもない．血清IgG4値はあくまで診断の補助としての利用が原則である．

びまん性病変でももちろんだが，限局性病変では特に超音波内視鏡下穿刺吸引法（EUS-FNA）などによる病理学的検索が望ましい．限局性AIPの可能性を考慮していても，病理で癌が証明されれば，いくら血清IgG4が高値であっても，IgG4陽性形質細胞が多数浸潤していても，癌なのである．一方，びまん性AIPの診断をしていたが，EUS-FNAで悪性リンパ腫であったという報告例もある．病理学的検索を怠ってはいけない．

限局性AIPが経過とともにびまん性AIPに進展していったという例も報告されている．一方で，限局性病変は経過観察をしていても限局性のままであったという報告もある．これらの違いがどこからくるのかについては今後の検討課題である．

3）膵臓の臓器障害

AIPにより約80%に膵外分泌障害を，約70%に膵内分泌障害を認めるとされる．AIPにおける膵外分泌障害の発症機序は，形質細胞主体の著明な細胞浸潤と線維化による腺房細胞の脱落に伴う膵酵素分泌低下，および膵管周囲の炎症細胞浸潤とそれによる膵管の狭細化に基づく膵液流出障害と考えられているが，詳細な機序は不明である．膵内分泌障害は膵外分泌腺の線維化に伴う膵内分泌腺（Langerhans島）の血流障害，および炎症波

及によるLangerhans島の障害の両者の影響が考えられ，膵臓の機能障害が惹起されることがある[7,8]．

膵内分泌障害の多くは耐糖能異常，糖尿病として顕在することが多い．早期であればステロイド治療にて耐糖能異常自体の改善を認めることもある．一方，もともと糖尿病があり，AIPの発症で糖尿病自体の増悪を認める例もある．こういった例ではAIPに対するステロイド治療によって糖尿病がさらに増悪し，インスリン治療を余儀なくされることもある．おそらくはAIPの初発から早期であればステロイド治療により耐糖能異常自体が改善するが，発症から長期にわたってしまうと，耐糖能異常がステロイド治療にて改善する可能性が低くなると思われる．

[浜野英明]

疫 学

AIPは，1995年に東京女子医科大学のYoshidaらが提唱した日本発の疾患概念で，びまん性の膵腫大と膵管狭細像を特徴とする[4]．これまでAIPの疾患概念や診断基準の変遷をふまえて，2002年[9]，2007年[10]，2011年[11]に受療した患者を対象とした全国疫学調査が過去3回行われた．本項では，現在進行中の2016年受療患者を対象とした第4回調査の結果も交えて，わが国におけるAIPの実態について概説する．

1. 第1回自己免疫性膵炎全国調査[9]

2002年にわが国で世界初のAIP診断基準（日本膵臓学会自己免疫性膵炎診断基準2002）[12]が作成され，その疾患概念が広く認知されはじめたことをふまえて，はじめてAIPの全国疫学調査が行われた[9]．全国の内科（消化器内科），外科（消化器外科）を標榜する病院を層化無作為抽出し，2002年の1年間に受療したAIP患者を対象とした．その結果，日本膵臓学会診断基準2002を満たすAIP患者294例が報告され，年間受療者数は900人（95% 信頼区間：670〜1,110人）と推計された．一方，日本膵臓学会診断基準2002を満たさないが，AIPと考えられる症例が年間800人（95% 信頼区間：410〜1,180人）と推計された．これら症例の多くは，膵管狭細像が膵全体の1/3未満であったために診断基準を満たさなかった可能性が考えられた．

2. 第2回自己免疫性膵炎全国調査[10]

2006年に自己免疫性膵炎診断基準が改訂された[13]．この診断基準では，血清IgG4高値が診断項目に組み込まれる一方，膵管狭細像が膵全体の1/3以上に限定されなくなった．この改訂診断基準に基づく第2回自己免疫性膵炎全国調査が行われ，2007年の年間受療者数は，2,790人（95% 信頼区間：2,540〜3,040人），年間罹患者数は，1,120人（95% 信頼区間：1,000〜1,240人）と推計された．第1回全国調査における推計受療者数が，疑い症例も含め1,700人だったのに比べて，約1.6倍に増加したことになる．

3. 第3回自己免疫性膵炎全国調査[11]

2010年に提唱された国際コンセンサス診断基準をふまえて，日本の実状にあわせた日本膵臓学会診断基準2011が作成された[14]．この日本膵臓学会診断基準2011を用いて，2011年の受療患者を対象に第3回自己免疫性膵炎全国調査が実施された．

一次調査では，1,875施設（回答率：45.1%）より回答が得られ，男性1,462例，女性497例（男女比：2.9：1）が集計された．年間受療者数は5,745人（95% 信頼区間：5,325〜6,164人），年間罹患者数は，1,801人（95% 信頼区間：1,597〜2,018人）と推計された．一次調査でAIP患者ありと報告のあった356施設を対象として二次調査を行い，936例の臨床情報が得られた．平均年齢は66.3歳で，男性は70歳代，女性は60歳代の患者が最多であった．

4. 第4回自己免疫性膵炎全国調査

第3回までの全国疫学調査を行っていた厚労省難治性膵疾患に関する調査研究班の終了に伴い，AIPの全国疫学調査は日本膵臓学会膵炎調査研究委員会に移管された．現在，2016年受療患者を対象とした調査が進行中であるが，本項の執筆時点での解析結果について簡単に紹介する．

2016年のAIP年間受療患者数は13,436人（95% 信頼区間：10,952〜15,921人；うち新規3,984人）（95% 信頼区間：3,214〜4,755人）と推計された．

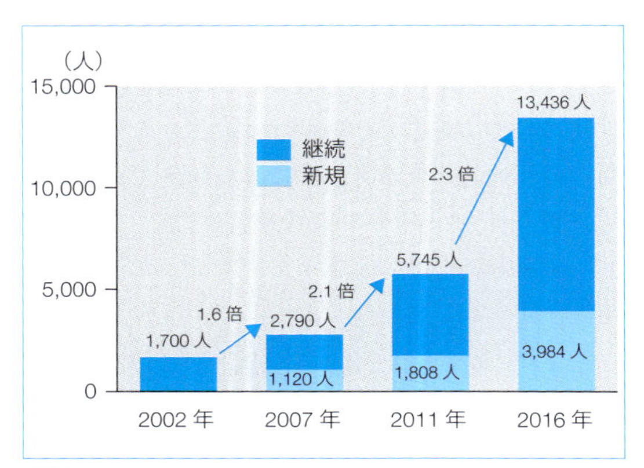

図 1 日本における自己免疫性膵炎患者数の年次推移

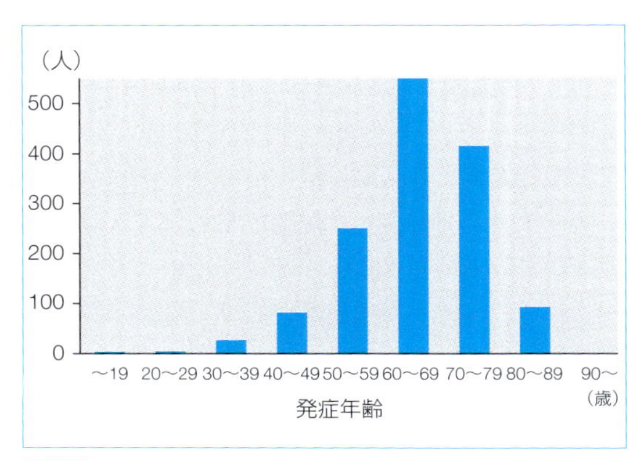

図 2 自己免疫性膵炎患者の発症年齢分布

前回 2011 年調査と比べて，約 2.3 倍に増加していた．図 1 に全国調査における推計患者数の推移を示す．一次調査で AIP 症例ありと回答のあった施設を対象として二次調査が行われ，新規診断例 393 例，継続診療例 1,081 例の計 1,474 例と，過去最多の臨床情報が集積された．男性 1,101 例，女性 373 例と男女比は 2.96：1 であった．平均発症年齢は 64.5 歳で，60〜69 歳が最多であった（図 2）．発症年齢が 50 歳未満の患者は 1,474 例中，119 例（8.1%）にすぎず，本疾患が中高年に多いことが再確認された．2016 年時点の平均患者年齢は 68.1 歳であった．

画像所見上，膵腫大を認めた症例は 1,444 例中 1,394 例（96.5%）と大部分であり，認めなかった症例は 50 例（3.5%）にすぎなかった．1,394 例中 1,382 例では腫大部位の記載があり，膵全体の腫大（2/3 以上）を呈した症例は 681 例（49.3%）と約半数を占め，膵全体の 1/3〜2/3 の腫大を呈する segmental type の症例は 405 例（29.3%），1/3 未満の腫大を呈する focal type の症例は 284 例（20.5%），非典型例 12 例（0.9%）であった．びまん性の膵腫大をきたす典型例が全体の約半数にすぎず，segmental type や focal type 症例が少なくないことも明らかになった．1,400 例で膵管狭細の有無について記載があり，膵管狭細を認めた症例は 1,225 例（87.5%），認めなかった症例は 175 例（12.5%）であった．

5. 2 型自己免疫性膵炎

わが国の自己免疫性膵炎診断基準は 1 型 AIP を対象とし，idiopathic duct-centric chronic pancreatitis（IDCP）を呈する 2 型 AIP はわが国をはじめとする東アジアでは極めてまれとされる[15]．2 型 AIP は潰瘍性大腸炎などの炎症性腸疾患（inflammatory bowel disease：IBD）との合併が知られている．AIP と IBD の専門家を対象とした全国調査では，膵炎を合併した IBD 患者 138 例が報告され，うち IDCP と診断されたのは，各施設で 15 例，中央レビューで 11 例であった．1 型 AIP に比べて若年発症，性差がないこと，腹痛が高頻度であること，血清 IgG4 値が基準値内であるなど，2 型 AIP に類似した臨床的特徴が示された[16]．

＊＊＊

わが国における AIP の実態について，最新の全国疫学調査の結果を交えて概説した．診断基準の作成，改訂にあわせて，適時全国疫学調査が行われ，様々な知見が得られた．さらに，今回の臨床診断基準 2018 改訂にあわせた次回の全国調査も数年後に行われると予想される．全国調査から得られた up-to-date な知見が，ガイドライン作成を含めて AIP の診療や研究の道標となることが期待される．

［正宗　淳／菊田和宏］

病　理

1. 1型自己免疫性膵炎の病理所見

1）肉眼所見

膵はびまん性あるいは限局性に腫大する．線維化のため病変部は白色，弾性硬で，実質の小葉構築は保たれていることが多い．主膵管の周囲にも線維性病変を認めることがあるが，内腔は開通している．膵実質と周囲脂肪組織の境界部に帯状に炎症巣が形成されていることがあり，画像所見の被膜様構造(capsule-like rim)に相当する．

2）組織所見

a. 基本的な組織像

病理学的に lymphoplasmacytic sclerosing pancreatitis(LPSP)とよばれ[2,17]，高度の炎症細胞浸潤と線維化からなる．炎症細胞浸潤は，リンパ球，形質細胞が主体で，特に形質細胞浸潤が目立つ．好酸球浸潤を認めることがあるが，好中球浸潤はまれである．線維化は花筵様線維化(後述)の形態を示す．炎症は膵の小葉，膵管の他に，膵周囲脂肪組織，動静脈，神経などに及ぶ．病変部と健常部はしばしば境界明瞭である．

b. 花筵様線維化(storiform fibrosis)

炎症細胞と小型間質細胞からなる，方向性が無秩序で時に渦巻き状を呈する像で，様々な程度の線維化を伴う(図3-a)．花筵様線維化は1型AIPの病変全体に出現するが，最も典型的なものは，膵境界部の帯状の炎症巣においてみられる．

c. 閉塞性静脈炎(obliterative phlebitis)

炎症が細静脈壁に及び，さらにはその内腔を閉塞する像を閉塞性静脈炎とよぶ(図3-b)．1型AIPでは数が多く，比較的大型の細静脈に認められ，かつ組織像がユニークであるため，HE染色でも同定が可能である[18]．閉塞した静脈の組織像

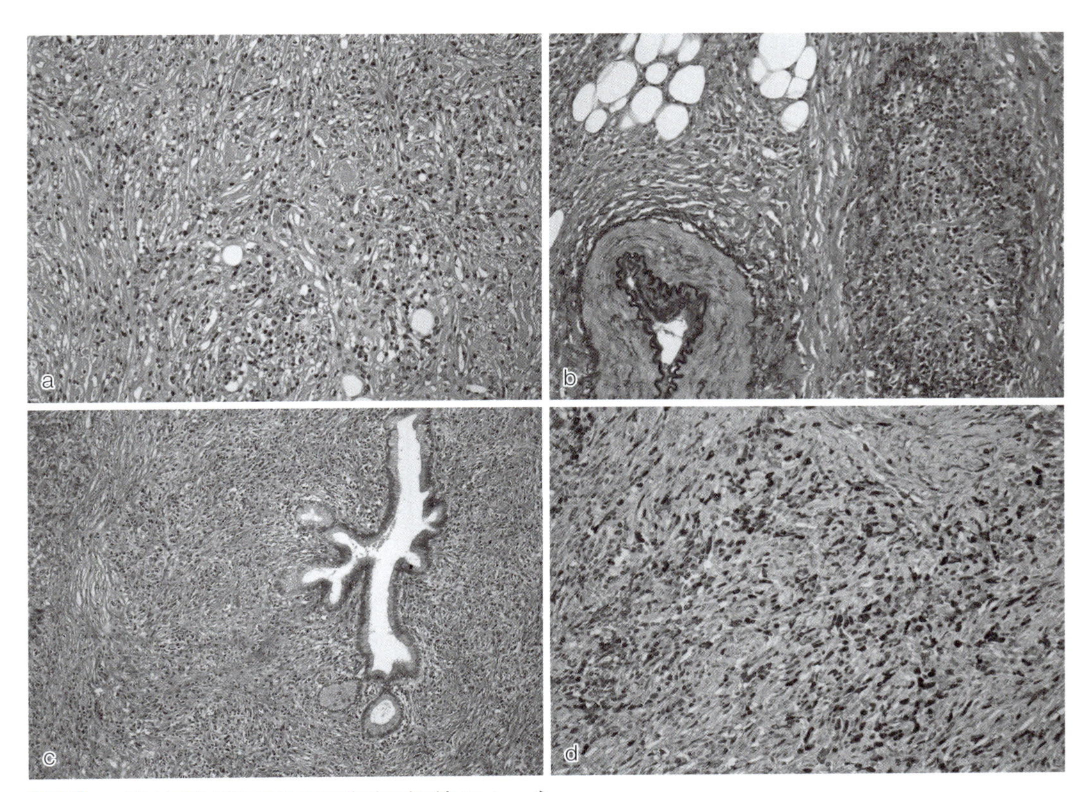

図3 1型自己免疫性膵炎の組織所見〔口絵11；p.vi〕
a：花筵様線維化
b：閉塞性静脈炎(右方；左下は併走する動脈，ビクトリアブルーHE染色)
c：膵管上皮周囲の炎症
d：多数のIgG4陽性形質細胞(IgG4免疫染色)

は静脈周囲にみられるものと同じで，炎症細胞浸潤，花筵様線維化を伴う．線維化のみからなる静脈の閉塞像は，急性膵炎や慢性膵炎にみられる血栓の器質化と区別できず，診断的意義は低い．

d. 膵管上皮周囲の炎症

膵管上皮を取り巻くように炎症細胞浸潤，線維化を認めることも1型AIPの特徴である（図3-c）．上皮の周りに炎症性の厚い壁が形成されているようにみえることもある．上皮自体には炎症細胞浸潤は及ばず，上皮の変性，再生などの変化も認められない．

e. 多数のIgG4陽性形質細胞の浸潤

病変全体に多数のIgG4陽性形質細胞が認められる（図3-d）．高視野あたり>10個と診断基準[14,19]にあるが，これは生検診断を念頭においたもので，切除材料では通常，>50個認められる．IgG4/IgG陽性細胞比≧40%であることや，IgG4陽性細胞がびまん性に分布することも重要な特徴である．

2. 2型自己免疫性膵炎の病理所見

1）病理学的特徴

2型AIPは外分泌膵（膵管，小葉）に広がる，好中球浸潤を伴う炎症で，上皮細胞（膵管上皮および腺房細胞）が炎症のターゲットになっている．病理学的にidiopathic duct-centric pancreatitis（IDCP）[17]とよばれる．

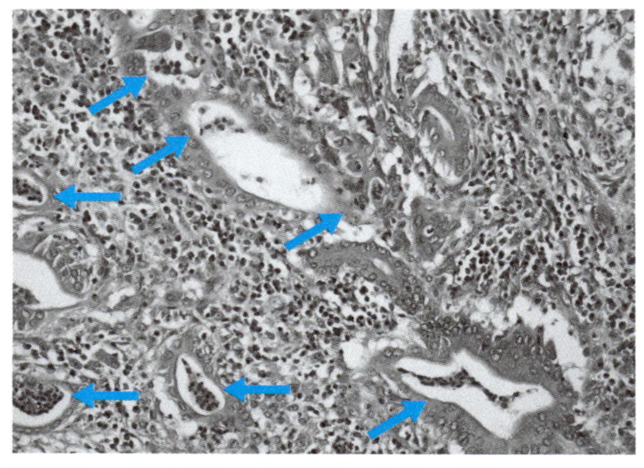

図4　2型自己免疫性膵炎の小葉間膵管にみられるGEL〔口絵12；p.vi〕
膵管内腔に好中球浸潤を認める（➡）

2）granulocytic epithelial lesion（GEL）

膵管の上皮あるいは内腔への好中球浸潤が特徴で，GELとよばれる（図4）[20]．なかでも小葉間膵管にみられるGELは診断的所見と考えられている．

3）小葉にみられる炎症所見

腺房細胞が脱落し，acinar-ductal metaplasia，好中球浸潤を認める．小葉内にみられるGEL様の所見は，実際にはacinar-ductal metaplasiaへの好中球浸潤をみていることが多く，閉塞性膵炎など2型AIP以外の疾患でもみられるため注意を要する．小葉間には線維芽細胞の増生，線維化がみられる．

［能登原憲司］

検　査

1. 血液生化学・免疫学的検査

1）血液生化学検査

ほとんどの症例で肝胆道系酵素の上昇（約60〜80%）やビリルビン高値（約40〜60%）を示す．これは，膵内胆管の狭窄や，膵外胆管の硬化性胆管炎に起因する．また多くの症例で，血清IgG値高値を反映し，アルブミン（Alb）に比べて総蛋白（TP）が高値を示す．血中膵酵素は急性膵炎のように著しい上昇を示すことは少なく，軽度の上昇にとどまることが多い（60%程度）．好酸球上昇を時に認める[8,21]．

2）免疫学的検査

血清学的に最も特徴的なものは高IgG4血症（約70〜90%）であり，感度・特異度とも高く，AIPの診断基準として用いられる．高IgG4血症はアトピー性皮膚炎，天疱瘡，気管支喘息，多中心性Castleman病などでも認められること，さらに，膵癌や胆管癌でも高IgG4血症を呈する症例があるため，注意する必要がある[5,22]．その他，高γグロブリン血症（約40〜65%），高IgG血症（1,800 mg/dL以上，約60〜80%）や抗核抗体，リウマトイド因子などの非特異的自己抗体を高頻度に認める．IgEの上昇も30〜40%に認める．また可溶性IL-2（interleukin-2）受容体が上昇する症例もある[22]．一方，抗SS-A/B抗体や抗ミトコンドリア

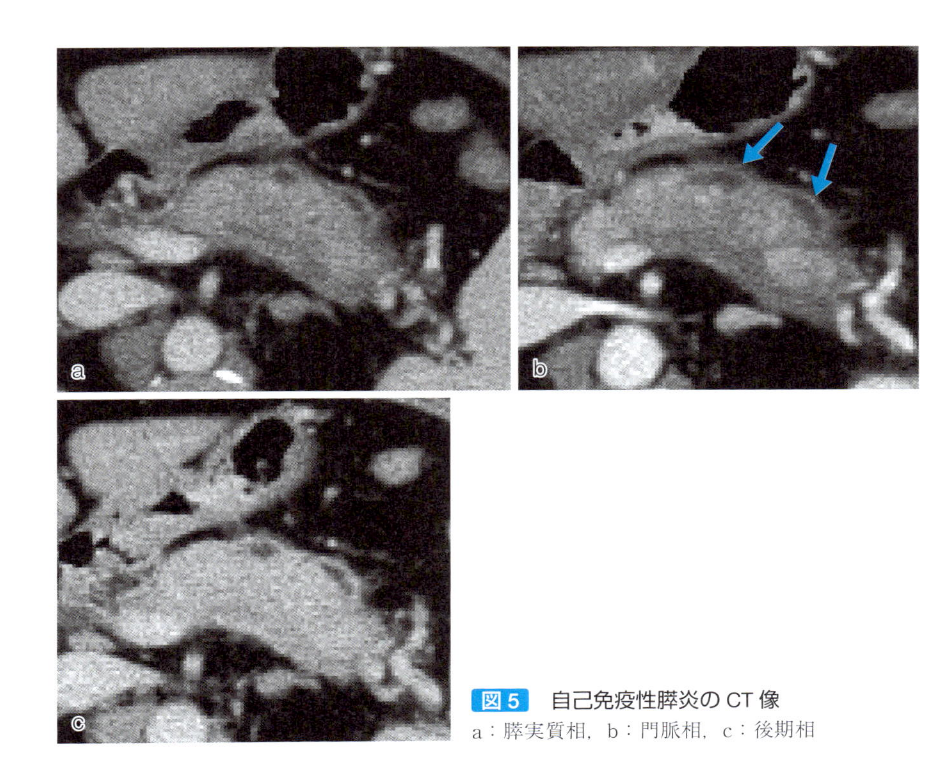

図 5 自己免疫性膵炎のCT像
a：膵実質相，b：門脈相，c：後期相

抗体はほとんどの場合陰性である．

3）膵外分泌および内分泌検査

AIPの多くの症例で膵外分泌機能障害および内分泌機能障害（糖尿病）の合併を認める．BT-PABA（PFD）試験で70％以下の異常低値の頻度は約80％とされる．また高頻度（約70％）に糖尿病を合併するため，空腹時血糖およびHbA1cの測定も必要である．

2. 画像所見

AIPの画像所見の特徴は膵腫大および主膵管の不整狭細像である．AIPはIgG4-RDの膵病変とも考えられており，FDP-PETあるいは^{67}Gaシンチグラムは膵のみならず，膵外病変の有無を把握するうえで有用である．

1）膵腫大

膵のびまん性腫大をきたす典型例では腹部超音波検査において，全体に低エコーを呈し，"ソーセージ様（sausage-like appearance）"と表現される[23]．腫大部は低エコー像を呈し，高エコースポットが散在する場合がある．CTにおける診断には造影CTが有用である．膵実質相（図5-a）での増強効果は低下し，正常膵と比較すると低吸収を示す．門脈相（図5-b）および後期相（図5-c）では遅延性増強パターンを呈する．さらに，膵周囲を取り囲むような被膜様構造（capsule-like rim）はAIPに比較的特徴的な所見で，特異性が高いとされている（図5-b，➡）．病変辺縁部の線維化を反映していると考えられているが，その頻度は報告により様々である．MRIではT1強調像で低信号，ダイナミックMRIでの遅延性増強パターンが特徴的である[23,24]．被膜様構造はT2強調像で低信号として描出される．

限局性腫大（腫瘤形成）では，超音波では隣接する正常膵実質との境界明瞭な内部均一な低エコー域として描出されることが多い．造影CTでは，膵実質相での腫瘤内の点状濃染（speckled enhancement）や腫瘤内を膵管が貫通するduct-penetrating sign所見が特徴的であり，膵癌との鑑別に有用である．しかし膵癌との鑑別に苦慮する場合も少なくない[8,23]．

AIPの中には膵に多発結節を形成する症例もあり注意を要する．

2）膵管狭細像

AIPでは特徴的な膵管狭細像が主膵管に認めら

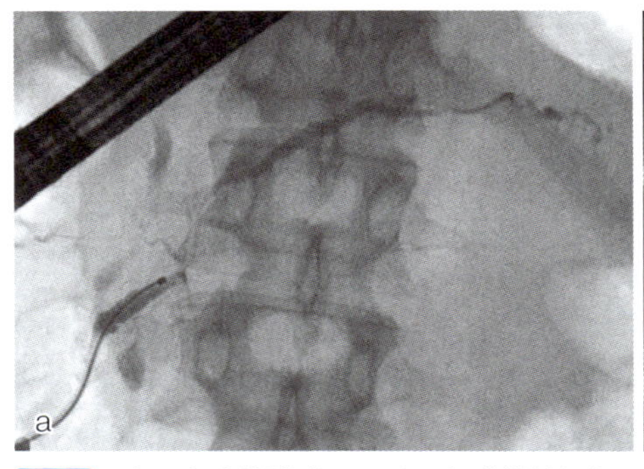

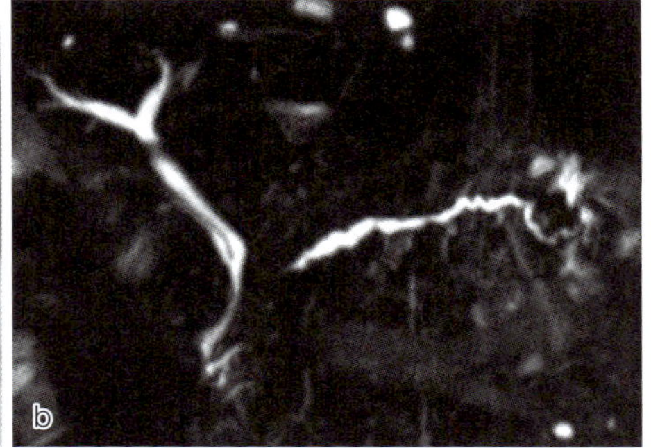

図 6 自己免疫性膵炎における主膵管狭細像
a：ERCP，b：MRCP

れ，診断根拠となる．通常 ERCP によって診断される．膵管狭細像は「閉塞や狭窄像と異なり，ある程度広い範囲に及び，膵管径が通常より細く，かつ不整を伴っている膵管像」と定義される[25]．典型例では狭細像が全膵管長の 1/3 以上を占める．狭細像が 1/3 未満の限局性(focal type)の病変でも，狭細部より上流の主膵管には著しい拡張を認めないことが多い(図 6-a)．また，病変が頭部と尾部というように非連続性の複数の主膵管狭細像(skip lesion)を呈する症例もある[24,25]．

狭細範囲が限局性の症例では膵癌との鑑別に留意する．膵癌による膵管狭窄との鑑別点として，① 主膵管の狭細部からの分枝の派生が認められる，② 狭細部より上流側の主膵管に著明な拡張がない(おおむね径 5 mm 未満)，および ③ 非連続性の複数の主膵管狭細像は AIP に特徴的な所見である．しかし，短い膵管狭細像(3 cm 未満)では膵癌との鑑別が困難なこともある[24,25]．

自己免疫性膵炎臨床診断基準 2018 では主膵管の不整狭細像を評価する画像診断としてはじめて MRCP が採用された．MRCP 所見として，「主膵管がある程度の広い範囲にわたり検出できないか狭細像を呈し，これらの病変のスキップを認めることもある．病変部の上流主膵管の異常拡張は認めない．狭細部からの分枝膵管の評価は困難なことが多い」とされる[25]．図 6 に同一症例の ERCP 像(図 6-a)および MRCP 像(図 6-b)を示す．本症例では，MRCP においても主膵管狭細像が ERCP に一致して認められる．この程度の MRCP 像であれば，AIP の診断は可能である．

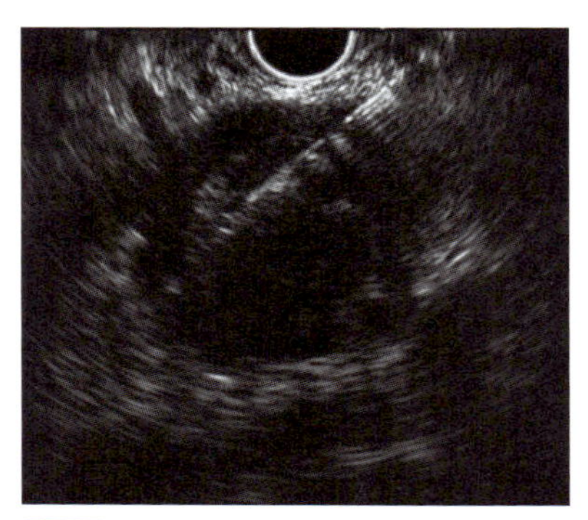

図 7 自己免疫性膵炎の超音波内視鏡像(穿刺施行時)

3) 十二指腸乳頭所見

AIP では口側隆起の腫大，ハチマキヒダと口側隆起の境界不鮮明，乳頭腫大および乳頭における毛細血管拡張を認め，診断に役立つことがある．

4) 超音波内視鏡(EUS)

EUS では膵は低エコー腫瘤として描出される．EUS-FNA において腫瘍細胞を認めないという所見が新しい臨床診断基準に取り入れられた．図 7 に図 5 と同一症例の FNA を施行中の EUS 像を示す．EUS では，膵だけではなく，後述する胆道壁の肥厚の有無についても評価可能であり，有用な画像診断ツールである．

5) 胆道における画像所見

超音波/CT において胆管壁の肥厚を認めることがある(約 60%)．壁肥厚所見は肝外胆管を中心に肝内胆管および胆嚢に及ぶことがある．また，ERC では膵内胆管の狭窄を高頻度に認める．また，様々な形態の膵外胆管の狭窄を認めることがあり，硬化性胆管炎を合併することが少なくない[23]．

6）FDP-PET，^{67}Ga シンチグラム

AIPではFDP-PETおよび^{67}Gaシンチグラムにおいて高率に膵局所にFDPおよびクエン酸ガリウムの集積を認める．また，唾液腺，涙腺，広範なリンパ節病変，後腹膜線維症，腎，前立腺などの膵外病変にも集積し，膵外病変の有無の診断に有用である[8]．

［西野隆義／土岐文武］

診 断

AIPの診断基準は，その疾患概念の変遷とともに変化を遂げ，国際コンセス診断基準(International Consensus Diagnostic Criteria：ICDC)[19]が確立されたのが2011年である．これによって世界共通の基盤のうえにAIPの病態，治療が議論されるようになった．わが国では，ICDCを基本骨格としながら，より簡略化した日本膵臓学会と厚労省研究班の共同編纂による自己免疫性膵炎臨床診断基準2018[25]が用いられる．

1．診断基準の歴史

1995年Yoshidaら[4]によってAIPの疾患概念が提唱されて以来，わが国を中心に症例が蓄積され，2002年に世界初の臨床診断基準[12]がわが国から提唱された．この診断基準は膵管像と膵腫大の画像所見，血清マーカー，膵組織所見の3項目で構成されたが，膵癌との鑑別を重視してAIPの主膵管狭細の長さを全長の1/3以上と規定したため，限局型AIPが診断から漏れる不都合が生じた．また，血清検査にはガンマグロブリンやIgGの上昇，自己抗体を用いたが，前年に報告されたIgG4[5]は採用されなかった．これらの欠点を修正した診断基準が2006年に日本[26]ならびに韓国[27,28]から提案された．一方，Mayo ClinicのChariらは同年，膵組織所見，画像所見，血清所見，他臓器所見，ステロイドへの反応性の5項目の組み合せで診断するHISORt基準を発表した[29]．日韓の提唱する診断基準は基本的に類似するが，MRCP，血清項目，診断的ステロイド治療などに見解の差がみられた．このギャップを埋めるため両国の専門家が討論する日韓シンポジウムが2007年3月北九州市で開催され[30]，その後，第2回が2007年8月にソウル，第3回が2008年1月に小倉で行われた．参加者の合意に基づいて編纂されたのが2008年のアジア基準[31]である．アジア基準を基本とした国際基準の確立を目指して，2008年7月ソウルでAIP summit 2008が開催された．しかし，欧米の専門家を交えたこの会議では，新たに2つの問題が明らかとなった．1つは，欧米には組織学的に日韓が主張するAIPとはまったく異なるタイプがあるとの指摘である．好中球の膵実質への浸潤と，好中球による膵管上皮の破壊を特徴とする膵炎で，Ectorsらが1997年に提唱したNDCP(non-alcoholic duct destructive chronic pancreatitis)[32]，Notoharaらが2003年に発表したIDCP(idiopapathic duct-centric chronic pancreatitis)[17]，Zamboniらが2004年に報告したGEL(granulocytic epithelial lesion)[20]に相当する．もう1つの問題は，膵管像を重視し，診断アルゴリズムの上位におく日韓の診断基準は，合併症への危惧のため診断的ERPが衰退しつつある欧米では受入られないとの主張である．その後，日本が主張する組織学的にLPSPで特徴づけられるAIPと，欧米に多い組織学的にIDCP/GELで定義されるAIPには臨床的にも大きな違いがあることが明らかとなった．Sugumarらは，2009年4月の総説の中で，前者を1型(type 1)，後者を2型(type 2)とよぶことを提唱している[33]．2009年11月5～7日，アメリカ膵臓学会と日本膵臓学会の創設40周年を記念する合同会議がホノルルで開催され，前日にAIPに関するサテライトシンポジウムが企画された．徹底的な討論の末，AIPをとりあえず1型と2型に分類し，2型の本態は継続的な検討課題とするホノルル コンセンサスがまとめられた[34]．これを受けて，2010年7月福岡で開催された第14回国際膵臓学会でAIPの診断基準に関するシンポジウムがもたれ，その成果として2011年4月，国際コンセンサス診断基準(ICDC)[19]が公表された．ICDCは，各地域の専門家によって，それぞれの診療事情にあった診断基準に改変することを認める．日本では2型AIPが極めてまれな

ため，ICDCの1型AIPの診断基準を簡便で使いやすいものに改変した自己免疫性膵炎臨床診断基準2011が日本膵臓学会と厚労省研究班から提案された[14]．2018年，これが7年ぶりに改訂され，自己免疫性膵炎臨床診断基準2018が発表された[25]．

2. 国際コンセンサス診断基準（ICDC）[19]

1）特徴

1型，2型のいずれのAIPも診断可能な唯一の診断基準である．精度，感度，特異度において，過去に提案された診断基準の中で最も高い診断能を有する[35]．

膵実質所見（P），膵管所見（D），血清所見（S），他臓器病変（OOI），組織所見（H）の5項目とオプションとして診断的ステロイド治療（Rt）の組み合わせによって診断する．また，それぞれの項目に所見の信頼性の高さによってレベル1とレベル2を設け，診断に至るアプローチに広がりと柔軟性をもたせた．一方では，このため判定項目数が多くなり，診断過程が複雑である．ICDCは，保険事情による検査の制約，検査の優先度に関する考え方の違い，施設の検査体制の差異などにかかわらず，世界中で広く診断できるよう配慮して作成された診断基準である．

2）診断基準の構成

a. 1型自己免疫性膵炎（表1）

① 膵実質所見（parenchymal imaging：P）

CTまたはMRIで判定する．造影CTで遅延性増強パターンを示すびまん性腫大が典型的でレベル1である．時に，膵辺縁部にcapsule-like rimとよばれる造影不良域を伴い，AIPに特異性が高い．遅延性造影効果を示す分節性または限局性腫大が非典型所見でありレベル2と診断する．レベル2には低吸収腫瘤像や膵管拡張，膵萎縮も含まれ，膵癌との鑑別が特に重要である．

② 膵管所見（ductal imaging：D）

ERPにより判定する．主膵管全長の1/3を超える長さの狭細像または多発性狭細像で上流膵管に顕著な拡張のないものが典型的でレベル1である．分節性または限局性の膵管狭細で上流膵管の拡張が5 mmを超えないものをレベル2とする．

③ 血清所見（serology：S）

IgG4を用いる．正常上限の2倍を超える著明な上昇をレベル1，2倍までの上昇をレベル2とする．

④ 他臓器病変（other organ involvement：OOI）

他臓器病変は，IgG4-RDの部分症である．病理像もしくは典型的な画像所見によって診断する．病理診断は，（1）線維化を伴う著明なリンパ球形質細胞浸潤（好中球浸潤を伴わない），（2）花筵状線維化，（3）閉塞性静脈炎，（4）400倍の高倍率で1視野に10個を超えるIgG4陽性形質細胞，の4項目中3項目以上が認められるのがレベル1，（1）と（4）のみ認められる場合をレベル2とする．乳頭部腫大が認められる症例では，乳頭部生検が診断の補助となる．画像診断には，硬化性胆管炎（肝門部胆管または肝内胆管の分節状/多発性狭窄，またはこれらに加えて遠位胆管の狭窄）または後腹膜線維症のいずれかが認められる場合がレベル1である．対称性の唾液腺/涙腺腫大や腎病変のいずれか，もしくは両者がみられる場合にレベル2とする．

⑤ 膵組織像（histology of the pancreas：H）

コア生検あるいは切除膵組織で判定する．LPSPがレベル1であり，（1）線維化を伴う著明なリンパ球形質細胞浸潤（好中球浸潤を伴わない），（2）花筵状線維化，（3）閉塞性静脈炎，（4）400倍の高倍率で1視野に10個を超えるIgG4陽性形質細胞，の4項目中3項目以上と定義される．コア生検組織で陽性所見が，4項目中2項目にとどまる場合が，レベル2である．

⑥ 診断的ステロイド治療（Rt）

上記5項目で診断することを基本とし，Rtを安易に用いない．特にAIPの限局性腫大と膵癌との鑑別が重要で，針生検による膵癌の除外を十分に行ったうえで慎重な適用が勧められる．ステロイド治療開始後2週間以内に，膵または膵外病変の画像所見に緩解もしくは顕著な改善が認められる場合に陽性とする．

b. 2型自己免疫性膵炎（表2）

P，D，Rtは，1型AIPと共通である．2型AIPには特異的な血清マーカーが存在しない．

① 他臓器病変（OOI）

臨床的に炎症性腸疾患（inflammatory bowel disease：IBD）が認められる場合にのみ，レベル2

表1 Level 1 and Level 2 Criteria for Type 1 AIP

	Criterion	Level 1	Level 2
P	Parenchymal imaging	Typical： Diffuse enlargement with delayed enhancement (sometimes associated with rim-like enhancement)	Indeterminate (including atypical) Segmental/focal enlargement with delayed enhancement
D	Ductal imaging (ERP)	Long (>1/3 length of the main pancreatic duct) or multiple strictures without marked upstream dilatation	Segmental/focal narrowing without marked upstream dilatation (duct size, <5 mm)
S	Serology	IgG4, >2 × upper limit of normal value	IgG4, 1-2 × upper limit of normal value
OOI	Other organ involvement	a or b a．Histology of extrapancreatic organs Any three of following： (1) Marked lymphoplasmacytic infiltration with fibrosis and without granulocytic infiltration (2) Storiform fibrosis (3) Obliterative phlebitis (4) Abundant (>10 cells/HPF) IgG4-positive cells b．Typical radiological evidence At least one of the following： (1) Segmental/multiple proximal (hilar/intrahepatic) or proximal and distal bile duct stricture (2) Retroperitoneal fibrosis	a or b a．Histology of extrapancreatic organs including endoscopic biopsies of bile duct： Both of following： (1) Marked lymphoplasmacytic infiltration without granulocytic infiltration (2) Abundant (>10 cells/HPF) IgG4-positive cells b．Physical or radiological evidence At least one of the following： (1) Symmetrically enlarged salivary/lachrymal glands (2) Radiological evidence of renal involvement described in association with AIP
H	Histology of the pancreas	LPSP (core biopsy/resection) At least 3 of the following： (1) Periductal lymphoplasmacytic infiltrate without granulocytic infiltration (2) Obliterative phlebitis (3) Storiform fibrosis (4) Abundant (>10 cells/HPF) IgG4-positive cells	LPSP (core biopsy) Any 2 of the following： (1) Periductal lymphoplasmacytic infiltrate without granulocytic infiltration (2) Obliterative phlebitis (3) Storiform fibrosis (4) Abundant (>10 cells/HPF) IgG4-positive cells
Rt	Response to steroid	Diagnostic steroid trial Rapid (≤2 wk) radiologically demonstrable resolution or marked improvement in pancreatic/extrapancreatic manifestations	

〔Shimosegawa T, et al.：International consensus diagnostic criteria for autoimmune pancreatitis：guidelines of the International Association of Pancreatology. Pancreas 40：352-358, 2011〕

とする．

② 膵組織像(H)

IDCPがレベル1である．(1)膵管上皮への好中球浸潤(GEL)，時に好中球浸潤を伴う腺房の炎症が併存，(2)IgG4陽性形質細胞が高倍率で1視野10個未満，の両者を満たすものをIDCPと定義する．(1)好中球とリンパ球・形質細胞の腺房領域への浸潤，(2)IgG4陽性形質細胞が高倍率で1視野10個未満，の両者を満たすものをレベル2とする．

3) 診断の手順

1型の場合(表3)，膵の組織検索でLPSPが確認されれば，それのみで確診(definitive)である．膵実質所見(P)が典型例であれば，D以外のS, OOI, Hのいずれかにレベル1か2の陽性所見が1個でもあれば確診となる．Pが非典型例の場合，D, S, OOIのレベル1所見，Dのレベル2所見のうち2つ以上で確診となる．Pが非典型例では，SかOOIのレベル1所見のいずれかが陽性かつステロイドに反応がみられる場合，または，Dのレベル1所見が陽性で，S, OOI, Hのいずれかにレベル2所見が認められ，ステロイド反応が陽性の場合も確診である．Pが非典型例で，S, OOI, Hのいずれかにレベル2所見があり，ステロイドに反

表2 Level 1 and Level 2 Criteria for Type 2 AIP

Criterion		Level 1	Level 2
P	Parenchymal imaging	Typical： Diffuse enlargement with delayed enhancement (sometimes associated with rim-like enhancement)	Indeterminate (including atypical) Segmental/focal enlargement with delayed enhancement
D	Ductal imaging (ERP)	Long (＞1/3 length of the main pancreatic duct) or multiple strictures without marked upstream dilatation	Segmental/focal narrowing without marked upstream dilatation (duct size, ＜5 mm)
OOI	Other organ involvement		Clinically diagnosed inflammatory bowel disease
H	Histology of the pancreas (core biopsy/resection)	IDCP： Both of the following： (1) Granulocytic infiltration of duct wall (GEL) with or without granulocytic acinar inflammation (2) Absent or scant (0－10 cells/HPF) IgG4-positive cells	Both of the following： (1) Granulocytic and lymphoplasmacytic acinar infiltrate (2) Absent or scant (0－10 cells/HPF) IgG4-positive cells
Rt	Response to steroid	Diagnostic steroid trial Rapid (≦2 wk) radiologically demonstrable resolution or marked improvement in pancreatic/extrapancreatic manifestations	

〔Shimosegawa T, et al.：International consensus diagnostic criteria for autoimmune pancreatitis：guidelines of the International Association of Pancreatology. Pancreas 40：352-358, 2011〕

表3 Diagnosis of Definitive and Probable Type 1 AIP Using ICDC

Diagnosis	Primary Basis for Diagnosis	Imaging Evidence	Collateral Evidence
Definitive type 1 AIP	Histology	Typical/indeterminate	Histologically confirmed LPSP (level 1 H)
	Imaging	Typical	Any non-D level 1/level 2
		Indeterminate	Two or more from level 1 (＋level 2 D)
	Response to steroid	Indeterminate	Level 1 S/OOI＋Rt or Level 1 D＋level 2 S/OOI/H＋Rt
Probable type 1 AIP		Indeterminate	Level 2 S/OOI/H＋Rt

〔Shimosegawa T, et al.：International consensus diagnostic criteria for autoimmune pancreatitis：guidelines of the International Association of Pancreatology. Pancreas 40：352-358, 2011〕

表4 Diagnosis of Definitive and Probable Type 2 AIP Using ICDC

Diagnosis	Primary Basis for Diagnosis	Imaging Evidence	Collateral Evidence
Definitive type 2 AIP	Histology	Typical/indeterminate	Histologically confirmed IDCP (level 1 H)
	Response to steroid	Typical/indeterminate	IBD＋level 2 H＋Rt
Probable type 2 AIP		Typical/indeterminate	Level 2 H/IBD＋Rt

〔Shimosegawa T, et al.：International consensus diagnostic criteria for autoimmune pancreatitis：guidelines of the International Association of Pancreatology. Pancreas 40：352-358, 2011. より改変〕

応する場合，準確診(probable)となる．

2型では(表4)，組織学的IDCPをもって確診(definitive)とする．Pが典型，非典型にかかわらず，IBDを合併し，レベル2のH所見が得られ，ステロイドに反応する場合も確診である．IBDの合併，レベル2のH所見のいずれかがあり，ステロイドに反応する場合は準確診(probable)と診断する．

膵実質所見(P)が典型，非典型にかかわらず，Dがレベル1またはレベル2で，ステロイドに反応

表5 Diagnosis of AIP-Not Otherwise Specified Using ICDC

Diagnosis	Imaging Evidence	Collateral Evidence
AIP－not otherwise Specified(NOS)	Typical/indeterminate	D 1/2＋Rt

〔Shimosegawa T, et al.：International consensus diagnostic criteria for autoimmune pancreatitis：guidelines of the International Association of Pancreatology. Pancreas 40：352-358, 2011〕

する場合には，疑診(not otherwise specified：NOS)とする(表5).

3. 自己免疫性膵炎臨床診断基準 2018[25)]

1) 特徴

基本的には臨床診断基準 2011[14)]を踏襲しているが，おもな改訂点として，MRCPによる膵管像が採用されたこと，膵外病変に腎病変が追加されたこと，膵組織診断でEUS-FNAによる膵癌の除外が診断項目に採用されたこと，ステロイドによる診断的治療がオプションから6番目の診断項目に格上げされたことがあげられる．疾患概念の説明では，わが国で多く報告されているAIPがIgG4-RDの膵病変であると明記された.

2) 診断基準の構成(表6)

I. 膵腫大，II. 主膵管の不整狭細像，III. 血清学的所見，IV. 病理所見，V. 膵外病変，VI. ステロイド治療の効果，で構成される.

a. 膵腫大

腹部超音波検査や腹部CT/MRIで判定する．膵全体が腫大して「ソーセージ様」を呈するものが典型例であるが，限局性腫大や腫瘤様または結節様所見も約1/4の症例に認められる．一般的に，膵全体の2/3以上の腫大をびまん性(diffuse)，1/3から2/3を分節性(segmental)，1/3以下の腫大を限局性(focal)とする．腫大部の膵実質は超音波でほぼ均一な低エコーとなり，内部に点状の高エコースポットがみられる．可能な限りCTやMRIのダイナミック撮像が推奨され，後期相で均一な遅延性増強パターンが特徴的である．capsule-like rimは，MRIのT2強調像で低信号を呈する.

b. 主膵管の不整狭細像

ERPかMRCPで判定する．主膵管全長の2/3以上にわたるびまん性狭細像が典型例だが，1/3以下の限局性狭細像を示す例があり，膵癌との鑑別が大切である．AIPでは狭細部より上流の膵管拡張は顕著でないことが多く，膵癌との鑑別点となる．ERPやMRCPで非連続的な複数の主膵管狭細像(skip lesions)がみられる場合，AIPが示唆される.

c. 血清学的所見

血清IgG4が135 mg/dL以上を陽性とする．血清ガンマグロブリンやIgGの上昇，補体価の低下，抗核抗体やリウマトイド因子などの自己抗体が認められることがある．血清IgG4は，膵癌や胆管癌でも時に高値となるため注意を要する．IgG4-RD以外に，アトピー性皮膚炎，天疱瘡や喘息などの他疾患でも高値を示すことがある.

d. 病理所見

切除膵組織，膵生検組織のいずれでも診断できる．EUS-FNA細胞診は悪性腫瘍との鑑別に極めて有用だが，AIPの診断に必要な十分量の組織検体を採取するのが難しい．①高度なリンパ球，形質細胞の浸潤と線維化，②400倍の強拡1視野あたり10個を超えるIgG4陽性形質細胞の浸潤，③花筵状線維化，④閉塞性静脈炎，⑤EUS-FNAで腫瘍細胞を認めない，の5項目で診断する.

e. 膵外病変(OOI)

本診断基準における膵外病変(OOI)は1型AIPに合併するIgG4-RDである．臨床的あるいは病理学的に診断する．臨床的診断とは，膵外胆管の硬化性胆管炎，硬化性涙腺炎・唾液腺炎(Mikulicz病)，後腹膜線維症，AIPの腎病変が臨床所見および画像所見から診断できる場合である．病理学的には，このような病変にIgG4-RDとして特徴的な病理所見が確認される場合である.

f. ステロイド治療の効果

ICDCに準ずる.

3) 診断の手順(表6)

IからVIの各項目の陽性所見の組み合わせによって，I. 確診，II. 準確診，III. 疑診に診断される．たとえば，①びまん型の膵腫大の場合，Iaおよび III，IVb，V(a/b)のいずれか1所見が陽性で

表6 自己免疫性膵炎臨床診断基準 2018

A. 診断項目

I. 膵腫大：

a．びまん性腫大(diffuse)

b．限局性腫大(segmental/focal)

II. 主膵管の不整狭細像：

a．ERP

b．MRCP

III. 血清学的所見：

高 IgG4 血症(≧135 mg/dL)

IV. 病理所見：

a．以下の①～④の所見のうち，3 つ以上を認める．

b．以下の①～④の所見のうち，2 つを認める．

c．⑤を認める．

① 高度のリンパ球，形質細胞の浸潤と，線維化

② 強拡 1 視野当たり 10 個を超える IgG4 陽性形質細胞浸潤

③ 花筵状線維化(storiform fibrosis)

④ 閉塞性静脈炎(obliterative phlebitis)

⑤ EUS-FNA で腫瘍細胞を認めない．

V. 膵外病変：硬化性胆管炎，硬化性涙腺炎・唾液腺炎，後腹膜線維症，腎病変

a．臨床的病変

臨床所見および画像所見において，膵外胆管の硬化性胆管炎，硬化性涙腺炎，(Mikulicz 病)，後腹膜線維症あるいは腎病変と診断できる．

b．病理学的病変

硬化性胆管炎，硬化性涙腺炎・唾液腺炎，後腹膜線維症，腎病変の特徴的な病理所見を認める．

VI. ステロイド治療の効果

専門施設においては，膵癌や胆管癌を除外後に，ステロイドによる治療効果を診断項目に含むこともできる．悪性疾患の鑑別が難しい場合は超音波内視鏡下穿刺吸引(EUS-FNA)細胞診は必須で(上記 IVc)，病理学的な悪性腫瘍の除外診断なく，ステロイド投与による安易な治療的診断は避けるべきである．したがって VI は IVc を包括している．

B. 診　断

I. 確診

① びまん型：Ia＋＜III/IVb/V(a/b)＞

② 限局型：Ib＋IIa＋＜III/IVb/V(a/b)＞の 2 つ以上

または

Ib＋IIa＋＜III/IVb/V(a/b)＞＋VI

または

Ib＋IIb＋＜III/V(a/b)＞＋IVb＋VI

③ 病理組織学的確診：IVa

II. 準確診

限局型：Ib＋IIa＋＜III/IVb/V(a/b)＞

または

Ib＋IIb＋＜III/V(a/b)＞＋IVc

または

Ib＋＜III/IVb/V(a/b)＞＋VI

III. 疑診

びまん型：Ia＋II(a/b)＋VI

限局型：Ib＋II(a/b)＋VI

〔日本膵臓学会・厚生労働科学研究費補助金(難治性疾患等政策研究事業)「IgG4 関連疾患の診断基準並びに治療指針の確立を目指す研究」班：報告　自己免疫性膵炎臨床診断基準 2018(自己免疫性膵炎臨床診断基準 2011 改訂版)．膵臓 33：902-913，2018〕

あれば確診である．② 限局型の膵腫大の場合，Ib および IIa に加えて III，IVb，V(a/b)のいずれか 2 所見以上が陽性であれば確診と診断される．以下，表の記載に従う．疑診例には 2 型 AIP が含まれる可能性があり，ICDC を適用して診断を深める．

＊＊＊

わが国の AIP の大部分が 1 型であり，多彩な臨床所見や検査データから本症を想起することが診断のうえで何よりも重要である．また，限局型や非典型例では膵・胆道の悪性腫瘍との鑑別に特に注意を要する．診断基準を正しく適用し，正確かつ迅速な鑑別診断が求められる．

［下瀬川　徹］

治　療

AIP のステロイド治療は，再燃を抑制し，長期の慢性炎症に伴う膵内・外分泌機能低下を回避するため，寛解導入後の維持療法が推奨される[36]．一方，長期間のステロイド継続による合併症も懸念される．ステロイド治療の補助・代替としての免疫抑制薬やリツキシマブの有用性も報告されている．本項は2013年の日本膵臓学会による診療ガイドライン[8]を参考にステロイド治療の現状について述べる．

1. 自己免疫性膵炎に対するステロイド治療

AIP は，病理組織学的に膵の間質に高度のリンパ球と，IgG4 陽性の形質細胞浸潤と線維化を認め，閉塞性膵炎，胆管炎をきたす病態を呈する[2]．標準治療はステロイド治療である[36]．寛解率は 98% 程度であるが，再燃は 30～60% と common である[8]．膵の慢性炎症は，非可逆的な線維化をきたし，膵管，膵実質に石灰化をもたらす可能性がある．再燃率を低下させ，膵機能温存の立場から AIP に対するステロイド治療は妥当性がある[36]．再燃の抑制のため，1～3 年間の維持療法が推奨されている[36]．初期の寛解導入に引き続き，維持療法は 5～10 mg で行われることが多い．AIP は IgG4-RD の部分症としても発症するため，その診療にあたり，膵，胆道系のみならず，視床下部，頭頸部，肺門・縦隔，泌尿器，後腹膜病変にも注意が必要である．ステロイド治療の有用性について，無作為比較対照試験によるエビデンスは存在しないが，維持療法については，2017 年に国内で維持療法継続群と治療群とで RCT が行われた．その結果，維持療法による再燃抑制効果が証明された[37]．さらに国内先端施設によるコホート研究では，5 mg/日の維持療法で行うことの有効性が示され，7 年の維持療法期間をもって再燃が平衡状態に達することも示された[38]．また AIP では糖尿病を必然的に合併する．ステロイド治療により糖尿病は 25～45% の症例で改善するが，もともと 2 型糖尿病の既往があった場合，70% 以上の症例では逆に悪化するとされている．ステロイド治療誘導による糖尿病も認められる[8]．AIP に合併する糖尿病は，糖尿病が先行する場合，同時発症する場合，AIP に対するステロイド治療後に起こる場合がある．2002 年の全国調査では，67% に糖尿病が合併し，糖尿病先行が 33%，同時発症が 52%，ステロイド開始後が 16% と報告されている．AIP におけるステロイド導入により，先行した糖尿病は改善が 36%，悪化が 18% であった．同時例では改善が 55%，悪化が 16% とステロイド導入により，AIP における耐糖能異常は改善することを示唆した[39]．AIP に合併する糖尿病は，一部はステロイド治療により 25～45% の症例で改善するとしており，AIP の炎症・線維化が膵に非可逆的なダメージを与える前であれば，ステロイド治療により膵内分泌機能が改善する可能性がある[40,41]．

2. ステロイド治療の実際

2013 年の自己免疫性膵炎診療ガイドラインから，ステロイド投与量については 0.6 mg/kg の 30 mg で投与を行い，2～3 か月で寛解導入し，1～3 年はステロイド維持療法を行う[36]．ステロイド治療は抗炎症作用と免疫抑制作用により，AIP の疾患活動性を抑える．厚生労働省調査班の報告では，再燃のリスクには膵全体 1/3 以上の腫大，ガリウムシンチによる膵外臓器への浸潤，肝門型の硬化性胆管炎の合併を指摘しており，これら high risk 症例では 2～3 年以上の維持療法が肝要である[8]．ステロイド治療の適応は，有害事象(黄疸，胆管炎，膵炎症状，糖尿病悪化，膵外病変)を呈する症例である．高齢者において，ステロイド精神病の発症，増悪などのリスクが高いと判断した場合は，胆道ドレナージのみを選択することもある．ステロイド治療開始時に，ステロイド潰瘍の予防のためプロトンポンプ阻害薬(PPI)投与と，骨塩定量検査を行い，必要に応じ，骨粗鬆症の薬剤を併用する．当科ではプレドニゾロン(PSL)30 mgを2週間投与し，造影CTと膵胆道造影(MRCPでも代用可能[25])を再検する．膵腫大と胆管炎の改善を確認し，黄疸改善後に，ステントを抜去する．翌日からPSL 25 mgに減量し退院とする．外来では2〜4週間おきに5 mgずつ10 mgまで減量し，ここからは緩徐に減量する．症例により維持療法のPSL量が異なり，多くは5〜7.5 mgで安定するが，血清IgG4値が初診時1,000 mg/dLを超えた場合や，膵外病変を伴う場合は維持量が10 mgを超える場合がある．一方，ステロイド治療は欧米では，維持療法は行われておらず[42]，3〜6か月の短期間で終了となる．steroid trialについては，AIPの国内，国際診断基準で診断不能な場合，膵胆道癌を否定し，なおかつAIPが強く疑われる症例に対し，専門施設において容認され[8]，多くは血清IgG4陰性，腫瘍マーカーも陰性で，膵がfocalに腫大を呈する症例である．ステロイド治療を開始し，2週間以内に膵腫大所見の改善を認めない場合は，膵腫瘍の可能性が極めて高く，再検査が必要である[8,25]．AIPのステロイド長期投与に伴う合併症は，必発である．維持療法開始3年以後の再燃は減少傾向を示す．その結果，一方，ステロイド総投与量も10 g超となり，ステロイドの毒性(免疫抑制・骨)が増強する．特に大腿骨頸部骨折は，高齢者のquality of lifeを著しく損うため，骨密度測定をステロイド治療導入前に施行し，早期のビスフォネート製剤などの導入を検討する[43]．

3. 自己免疫性膵炎の再燃

臨床症状(黄疸，腹痛，糖尿病の悪化)を呈し，かつ血清IgG4上昇を伴う場合，もしくは新規の膵外病変(other organ involvement：OOI)を認める場合を再燃と定義する[8]．AIPの再燃は異所性に膵外病変として発症する場合と，胆，膵の局所に発症する場合がある．AIPの再燃因子として，黄疸，diffuseな膵腫大，肝門型の硬化性胆管炎，十二指腸乳頭部の腫大，膵外病変の合併，血清IgG4高値などが指摘されてきた[8]．再燃は初回治療後のおおよそ2〜3年以内に発症することから，その期間の維持療法が肝要である[36]．ステロイド治療開始後の累積再燃率は，わが国では56%/1年，92%/3年であった．再燃率について維持療法を24か月行った日本では8%，13か月行った韓国では19%という報告がある．したがって長期の維持療法は再燃率を改善させる可能性がある．再燃例において，ステロイドの再投与が有効である．またステロイド治療開始後に，血清IgG4値が正常化する場合は，比較的再燃率が低い(10% vs 30%；わが国の多施設研究)．再燃に対しては，ステロイド再投与が90%以上の症例に有効である．投与量についてコンセンサスは得られていないが，20〜50%増量で寛解が得られたという報告が多い．ステロイド漸減のスピードを緩徐にすることや，パルス療法の有効性も報告されている．ステロイド治療終了の目安：3年の維持療法を基本として，疾患活動性が画像および血液データで否定されればステロイド中止も選択肢となる．2018年のメタアナリシスでは，AIPの再燃について1型が1,886例，2型が107例検討された．再燃率は前者では37.5%，後者では15.9%であった．1年以上の維持療法が，再燃に対し抑制効果があることが示されている．1型についてさらにみると，ステロイド維持療法を行わない欧米のデータでは，再燃率のほとんどが45%超であった[44]．

4. 免疫抑制薬とリツキシマブ

ステロイド治療抵抗例や再燃例で，免疫抑制薬の有効性が報告されている．骨髄抑制，肝機能障害，薬疹，薬剤性膵炎などの副作用に注意が必要である．免疫抑制薬はそれ単独ではなく，ステロイド治療と併用した場合，維持療法を安定させ，再燃率を改善し，ステロイド必要量を低下させる可能性がある．わが国ではステロイド治療と併用し，アザチオプリン(イムラン®)を25 mgより開始し，50 mgを維持量とすることが多い．ただし免疫抑制薬は，国内では保険診療が認められておらず，その導入に際し，各施設で倫理的・保険的な配慮を要する．欧米でも再燃例に対し，ステロイド治療増量と免疫抑制薬の併用が報告されている．Mayo Clinic からはステロイド治療抵抗性を示す一部の症例で，免疫抑制薬（アザチオプリン）と抗 CD20 抗体（リツキシマブ）の有用性が報告されている[45]．リツキシマブ（リツキサン®）は B リンパ球に対し抑制的に働き，Th2 を介した過剰な B 細胞活性化を抑えることで，IgG4 陽性形質細胞への誘導を阻害する．高用量のステロイド投与不能症例や難治性に対する，新規の 2nd line 治療薬として期待されている．Mayo Clinic からのレビューではリツキシマブ使用に関し，難治例，再燃のリスク例での投与を推奨している[46]．しかしリツキシマブは高価でもあり，AIP への適応は今後の課題である．

5. 自然寛解

ステロイド治療未実施でも自然寛解（spontaneous remission）例が，散見される[8]．自然寛解の定義は確定しておらず，ステロイド治療，切除以外で経過観察を行い，臨床症状，画像所見の改善を自然寛解としている場合が多い．AIP の限局型の腫瘤形成型において，癌と鑑別困難な場合は steroid trial か切除が行われる[8]．自験例の検討から，自然寛解の予測因子として限局型 AIP，血清 IgG4 低値群の疾患活動性の低い一群であることを報告した[47]．AIP を経過観察する場合は，① 確定診断したがステロイド治療を希望しない，② 疑診例で経過観察，③ 初発では診断不能であったが再燃時にステロイドの有効性で疑診となった（AIP-NOS），などが考えられる．一方，自然寛解を呈した症例でも，5〜10 年の経過で再燃する場合があり，ステロイド治療は膵機能温存，再燃予防のため，AIP 全症例で行うべきという論文もある[48]．ステロイド治療未実施の経過観察群でも，長期間の寛解を認める症例もあり，ステロイド治療は全症例に必要でない可能性が示唆される．2018 年の国内先端施設からの，ステロイド投与を施行しなかった 97 例のコホート研究では，活動性の低い AIP は自然寛解を呈するが，その一部は再燃することが示された[49]．

6. 免疫抑制と発癌

AIP はステロイド治療を行っても慢性化し，膵石を呈する場合がある．慢性炎症疾患の長期予後において発癌の問題は不可避である．慢性膵炎において，膵癌発症までの期間について初発から 10〜20 年の経過で，膵癌が併発するといわれる．一方，AIP においては膵癌の合併はまれであり，by chance と考えられている[8]．症例報告をみると，ステロイド治療後3〜6年の経過で膵癌合併の報告がみられる．複数例での報告によれば，膵癌合併は AIP 発症の 3〜6 年後に多く，やや膵体部に多い傾向がみられた[50〜52]．またアメリカの Mayo Clinic によれば，AIP は B 細胞系の異常が示唆されており，悪性リンパ腫のリスクと報告されている．Shiokawa は AIP 診断 1 年以内に癌の発症が多く，SIR（standarized incidence rate）2.7（1.4〜3.4）であり，AIP は paraneocytic syndrome であると報告している[53]．

［窪田賢輔］

予後—特に慢性膵炎への移行について

アルコール・胆石・高カルシウム・脂質異常症など原因の明らかな慢性膵炎以外の原因不明の慢性膵炎は特発性とされ，男性ではアルコールに次いで多く，女性では慢性膵炎の最も多い原因とされている．

IgG4-RD の 1 つである AIP はその自然史がいまだ明らかではなく，長期経過についての十分な検討はなされていないが，最近の報告で膵管狭窄・膵石の形成などをきたし，通常の慢性膵炎と同様の病態に移行しうることが明らかになってきた．本項では AIP 長期経過例（対象は 1 型 AIP のみ）における膵石形成，膵内外分泌能について述べ，慢性膵炎移行の危険因子や機序について概説した．

1. 自己免疫性膵炎と膵石形成

AIP の診断基準として国際コンセンサス診断基準，自己免疫性膵炎臨床診断基準 2018（日本膵臓学会・厚生労働省難治性膵疾患に関する調査研究班）が広く使用されているが，診断基準に記載さ

表7 自己免疫性膵炎症例における慢性膵炎進行群と非進行群の比較

		慢性膵炎進行群 (n=16)*1	非進行群 (n=57)*1	p value
臨床所見	観察期間*2	102(37〜165)	87(36〜230)	0.522
	年齢	66.5(48〜75)	65(38〜84)	0.989
	性別(男/女)	13/3	43/14	0.748
	アルコール摂取(±)	6/10	29/28	0.405
	ステロイド治療(±)	13/3	50/7	0.681
	ステロイド維持療法(±)	10/6	41/16	0.542
	再燃(±)	8/8	12/45	0.030*3
血液検査所見	IgG4	421(146〜1,845)	663(4〜2,970)	0.267
画像所見(診断時)	膵腫大(CT) 頭部(±)	15/1	41/16	0.096
	体部(±)	12/4	36/21	0.553
	尾部(±)	10/6	37/20	1.000
	主膵管狭細像(ERCP) 頭部(±)	13/3	44/13	1.000
	Wirsung管 & Santorini管(±)	11/5	34/23	0.573
	体部(±)	3/13	37/20	0.001*3
	尾部(±)	12/4	42/15	1.000
	主膵管拡張(ERCP)(±)	9/7	7/50	0.001*3

*1：中央値(範囲)，*2：AIP診断時からの観察期間(月)，*3：有意差あり
〔Maruyama M, et al.：Type 1 autoimmune pancreatitis can transform into chronic pancreatitis：a long-term followed-up study of 73 Japanese patients. Int J Rheumatol 2013：272595, 2013. より引用改変〕

れているようなAIPの臨床像は急性期の病態であり，慢性期には異なった臨床像を呈する可能性が高い．

① AIP症例の長期経過で膵石灰化を呈する症例を認めること[54]
② AIPの疾患概念が提唱される以前に診断された慢性膵炎症例の保存血清のIgG4値を測定したところ7.4%(13例/175例)に陽性例を認め[55]，高値例の慢性膵炎の成因の内訳はアルコール性9例，特発性4例であったこと

以上からAIPと非アルコール性の一部の慢性膵炎(アルコール性慢性膵炎の一部を含む可能性あり)はオーバーラップしている可能性がある．

AIPの膵石灰化の頻度に関する報告は4〜40%と幅広く，筆者らの検討では22%[56]，Hartらの国際調査では7%[15]，Itoらの検討では5%[57]と報告されている．われわれの検討でも，3年以上ERCPとCTで経過観察されたAIPの22%(16例/73例)が経過中に慢性膵炎臨床診断基準2009を満たした(表7)．内訳は確診15例，準確診1例で，膵管内の結石を9例，膵全体に分布する複数ないしびまん性の石灰化を13例(重複あり)に認めた(表8)[56]．これまでの報告と比較して膵石形成例の割合が高かったのは観察期間の長い症例が多かったためと考えられた．慢性膵炎への進行群の臨床像では，再燃例の割合が高く，性差，アルコール摂取やステロイド治療の有無，血液検査所見では一定の傾向を認めなかった．画像所見では診断時の膵頭部腫大と，Wirsung管，Santorini管両方の狭細所見および膵体部主膵管拡張が有意に多かった(図8)．慢性膵炎移行の危険因子について多変量解析の結果では，膵頭部腫大と膵体部主膵管非狭細所見が独立した危険因子であった(表7)．アルコールとの関連については摂取量や摂取時期を含めた詳細な検討ができていない点が課題である．Itoらも膵頭部腫大が膵石形成と関連していたと報告している[57]．

以上より，AIPの一部では長期経過で膵石を伴う慢性膵炎に移行しうる．

表 8 自己免疫性膵炎症例における慢性膵炎の特徴的な画像所見

確診所見：以下のいずれかが認められる(n=15)	症例数(重複あり)
a．膵管内の結石	9
b．膵全体に分布する複数ないしびまん性の石灰化	13
c．ERCP 像で，膵全体にみられる主膵管の不規則拡張と不均一かつ不規則な分子膵管の拡張	2
d．ERCP 像で，主膵管が膵石，蛋白栓などで閉塞または狭窄しているときは，乳頭側の主膵管と分枝膵管の不規則な拡張	2
準確診所見：以下のいずれかが認められる(n=1)	
b．ERCP 像において，膵全体に分布するびまん性の分枝膵管の不規則な拡張，主膵管のみの不整な拡張，蛋白栓のいずれか	1
c．CT において，主膵管の不規則なびまん性の拡張とともに膵辺縁が不規則な凹凸を示す膵の明らかな変形	0

本研究では MRCP と超音波(EUS)所見は評価しなかったので，これらの評価に基づく準確診所見の(a)(d)の項目は除外した

〔Maruyama M, et al.：Type 1 autoimmune pancreatitis can transform into chronic pancreatitis：a long-term followed-up study of 73 Japanese patients. Int J Rheumatol 2013：272595，2013．より引用改変〕

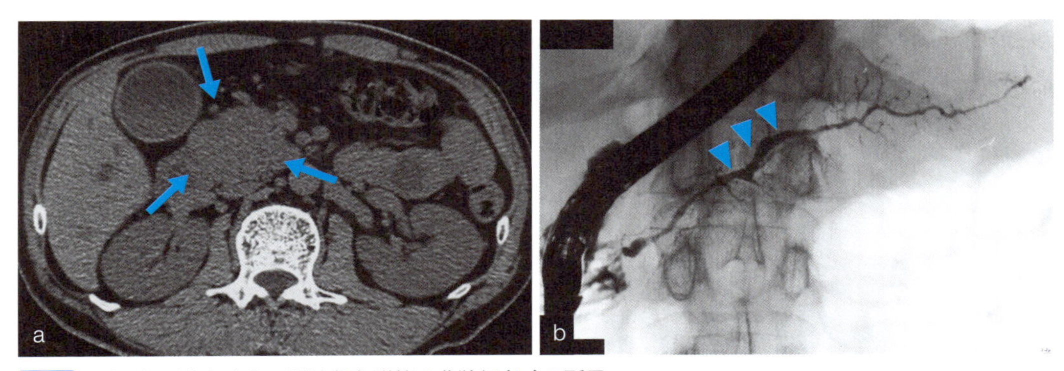

図 8 膵頭部腫大(➡)と，膵体部主膵管の非狭細(▶)の所見

〔Maruyama M, et al.：Type 1 autoimmune pancreatitis can transform into chronic pancreatitis：a long-term followed-up study of 73 Japanese patients. Int J Rheumatol 2013：272595，2013．より改変し引用〕

2. 自己免疫性膵炎と膵機能

膵内外分泌能について Maire らは 44 例の AIP の長期経過を検討し，膵石灰化・膵萎縮を 35% に認め，外分泌，内分泌機能不全をそれぞれ 34%，39% に認めたと報告している[58]．また，Kanai らは膵石灰化の目立つ 17 例の AIP(AIP with SC)，石灰化のない 75 例の AIP(AIP without SC)，石灰化の進んだ 47 例の慢性膵炎と 30 例の健康コントロールを対照として検討し，外分泌機能(便中エスターゼ 1 濃度)は AIP without SC で 39%，AIP with SC で 56%，慢性膵炎 74% で低下していたこと，また内分泌機能(fasting immunoreactive insulin)は AIP without SC で 26%，AIP with SC で 31%，慢性膵炎 59% で低下していたと報告し，AIP は慢性膵炎ほどではないが膵内外分泌能が低下しており，特に外分泌能は石灰化の進行とともに低下すると述べている[59]．Ito らも膵石形成群で診断時の BT-PABA 試験値が有意に低く，ステロイド治療後の HbA1c 値は高値を呈したと報告している[57]．

以上から，AIP の一部は長期経過で膵機能低下を伴う慢性膵炎に移行しうる．

＊＊＊

AIP の慢性化について概説した．経過観察期間の長期化とともに慢性膵炎の診断基準を満たす

AIP 症例は増加すると思われるが，膵石灰化，慢性膵炎への進行や膵内外分泌能の維持・改善にステロイド治療が役立っているのかなど長期経過についていまだ不明な点も多く，今後の検討課題である．

［新倉則和／川　茂幸］

病因 ①―免疫学的背景

AIP は IgG4 の関与する 1 型と好中球病変を主体とする 2 型に分類されているが，本項では日本人に多い 1 型 AIP の免疫学的病因について獲得免疫と自然免疫の観点から概説する（図 9）[60]．

1．獲得免疫

1）Th 細胞

一般的には，Th1・Th17 細胞は炎症性免疫疾患，Th2 細胞はアレルギー疾患の誘導に関与していると考えられている．1 型 AIP では，病態形成において Th2 型の免疫反応が重要な役割をはたしていると考えられている[60]．Th2 型免疫反応はアレルギー疾患の誘導以外に抗体産生にもかかわっていることが知られており，1 型 AIP において膵外病変の臓器（胆道，唾液腺，呼吸器，腎など）に分布するラクトフェリン（lactoferrin：LF），抗炭酸脱水素酵素-II（carbonic anhydrase-II：

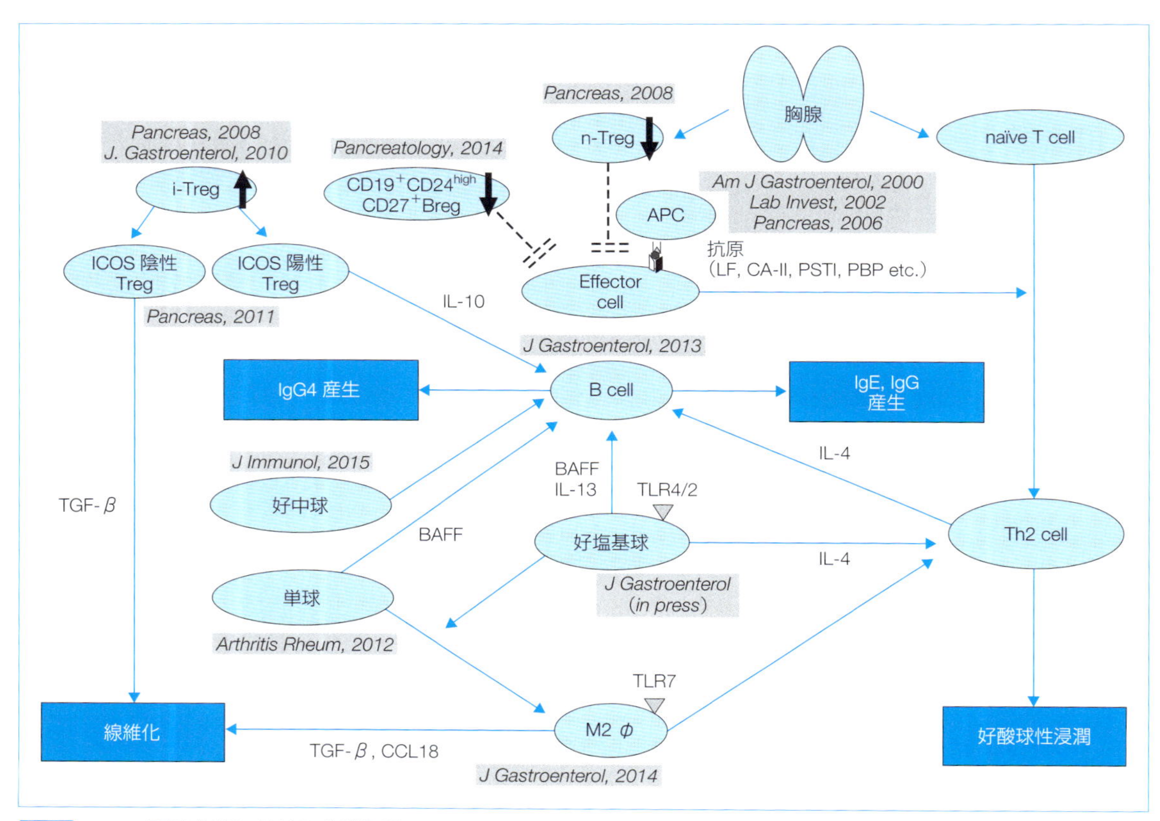

図 9　IgG4 関連疾患における病態仮説

胸腺由来の naïve Treg と $CD19^{+}CD24^{high}CD27^{+}$ 制御性 B 細胞（Breg）が減少することが発症に関与し，LF，CA-II，PSTI などの自己抗原に曝露したことで $CD19^{+}CD24^{high}CD38^{high}$Breg と $CD4^{+}CD25^{high}$の Treg が増加し，ICOS 陽性の Treg が産生する IL-10 と NLR/TLR 刺激により単球もしくは好塩基球より産生される BAFF が IgG4 の産生にかかわっていると考えられている．さらに好中球も細胞外トラップを介して IgG4 産生に関与している．通常組織では認められない好塩基球が 1 型 AIP の膵組織では認められ，この好塩基球は IgG4 産生だけでなく炎症性単球を組織に呼び込み M2 マクロファージへと分化させている．この M2 マクロファージは TLR7 刺激により，ICOS 陰性の Treg が産生する TGF-β とが線維化に関与していると考えられている．この好塩基球，M2 マクロファージは Th2 免疫反応にも関与している

〔Uchida K et al.：Clinical and pathophysiological aspects of type 1 autoimmune pancreatitis. J Gastroenterol 53：475-483, 2018. より改変〕

CA-II), pancreatic secretory trypsin inhibitor (PSTI)などに対する自己抗体の産生にも[61,62]関与している可能性がある．しかしこれらの自己抗体が本当に病因に関係があるのかは不明である．近年Shiokawaらは，自己抗原の1つがラミニン511であることを報告しており今後の展開が期待される[63]．

2）制御性T細胞

CD4陽性T細胞は抗原刺激前のnaïveな状態ではCD45RAを表出しているとされているが，制御性T細胞(regulatory T cell：Treg)においてもCD45RAを表出したnaïve Treg(n-Treg)が存在する．1型AIP患者では，このn-Tregの減少が発症に関与していると推測される[64]．制御性サイトカインからTregを分類すると，IL-10を産生するTregはinducible co-stimulatory molecule (ICOS)を表出しており，TGF-βを産生するTregはICOSを表出していない．1型AIP患者の膵組織やIgG4関連硬化性胆管炎の肝組織では，末梢で誘導されたと考えられるTregが増加しており，TregとIgG4陽性形質細胞には正の相関が認められた[64,65]．この増加したTregは病態制御以外にICOS陽性のTregはIgG4産生に関与し，ICOS陰性のTregが線維化に関与していると考えられる[66]．

3）制御性B細胞

B細胞にもTreg同様IL-10を産生する制御性B細胞(regulatory B cell：Breg)があるとされているが，Tregと異なりマスター遺伝子が同定されておらず複数の表面マーカーが報告されている．このうち1型AIPでは，$CD19^+CD24^{high}CD27^+$ Bregは減少が病因に関与し，$CD19^+CD24^{high}CD38^{high}$Bregは疾患を抑制しようとして増加していると推測している．BregもTregと同じくIL-10を産生するが，BregはICOS陽性Tregとは異なりIgG4の産生に関与している可能性は低いと考えられている[67]．

2. 自然免疫

1）好塩基球

通常組織では好塩基球は認められないが，1型AIPの膵組織ではアトピー性皮膚炎，喘息と同じように好塩基球が浸潤している[68]．自然免疫担当細胞は，微生物の構成成分を認識するTLR, NOD-like receptor (NLR), retinoid acid-inducible gene-1(RIG-1)-like receptors (RLRs)などのパターン認識受容体をもつことが知られている．1型AIPの膵組織に浸潤している好塩基球はTLR2もしくは4を発現しており，患者末梢血の好塩基球はTLR4刺激で活性化し一部の患者ではTLR2刺激で活性化する[68]．また1型AIPを含むIgG4-RD患者末梢血の好塩基球をTLRリガンドで刺激するとB細胞活性化因子(B cell-activating factor：BAFF)・IL-13を介してIgG4産生が亢進することもわかった[69]．

2）単球・マクロファージ

1型AIPの膵組織においては，TLR7を発現したM2マクロファージが浸潤している[70]．M2マクロファージは，抗炎症作用とともに局所でのTh2型免疫反応の形成や線維化に深くかかわっている可能性がある．好塩基球は，炎症性単球を組織に呼び込みM2マクロファジーへと分化させることが知られており，1型AIPでも同じ現象が起こっているものと考えられる．

末梢血CD14陽性単球をNOD2リガンドであるmuramyl dipeptide (MDP)で刺激するとT細胞非依存性にBAFFを介してIgG4産生を誘導できること，1型AIP患者の末梢血単球をTLR/NLRリガンドで刺激すると同様にIgG4の産生が誘導されることがわかった[71]．このようにIgG4産生の経路は，自然免疫・獲得免疫を介した複数の系が存在すると考えられる．

＊＊＊

1型AIPにおける免疫反応について概説した．今後はIgG4の役割を含め，さらなる病因病態の解明が進むことが期待される．

［内田一茂／岡崎和一］

病因 ②—免疫遺伝学的背景

AIP は，病態と症状などの相違から 2 種類(1 型 AIP と 2 型 AIP)[19]に分類されている．わが国では血清 IgG4 値が健常人と比較し 10 倍以上の値を示し，膵病変局所に IgG4 陽性形質細胞の顕著な浸潤を認める 1 型 AIP(以後 AIP)が主である[72]．現在，本疾患は，リンパ球と IgG4 陽性形質細胞の著しい浸潤と線維化により，腫大や結節・肥厚性病変などを全身諸臓器に認める原因不明の疾患である IgG4-RD の膵病変として考えられている．高 γ グロブリン血症，高 IgG 血症，高 IgG4 血症，抗核抗体やリウマトイド因子などの自己抗体の存在が示される 1 型 AIP は，疾患発症に自己免疫学的機序がかかわっていると推測されるが，本疾患の病態・発症機序の詳細については十分解析されていない．今日まで，IgG4-RD 全容を対象とした疾患感受性にかかわる遺伝的要因である「疾患感受性遺伝子」の解析はみられていないが，AIP 疾患発症には多くの自己免疫疾患で報告されているように，環境要因と遺伝学的要因が関与した多因子性要因が寄与していると考えられたことから，われわれは本疾患の感受性遺伝子について解析してきた．

本疾患発症に関与する個々の疾患感受性遺伝子を同定することは容易ではないが，ヒトゲノム全体を対象にゲノム上に存在する 100 万個ほどの 1 塩基多型マーカー(single nucleotide polymorphism：SNP)と数千個の DNA 試料(健常者群と患者群)を用いて，全ゲノムを網羅的に相関解析(genome wide association study：GWAS)することにより，疾患に影響する候補遺伝子の同定が可能となっている．しかし，AIP は発症率がおおよそ 1/100,000[5]の非常にまれな疾患であることから，多くの検査試料を必要とする GWAS 解析を行うには全国レベルでの解析が必要である．

疾患感受性を調べる GWAS 以外の手法としては，免疫学的・生化学的変化が疾患発症に影響を及ぼすと報告されてきた分子を制御する遺伝子(候補遺伝子)を標的として，遺伝子内あるいは遺伝子近傍に設けた多型マーカー(SNP やマイクロサテライト)を用いた相関解析で行われる．

1．候補遺伝子の相関解析

1) *HLA* 遺伝子

顕著な多型性(polymorphisms)を示す組織適合性抗原である *HLA*(human leukocyte antigen)遺伝子は，100 種類以上の種々の疾患と相関を示す．非自己由来の外来ペプチドを結合した抗原分子を T 細胞受容体(T cell receptor：TCR)に提示し免疫応答の誘導を促す HLA 分子多型は，関節リウマチ(*DRB1：04：05*)，1 型糖尿病(*DRB1：04：05*, *DQA1*03：01*)，インスリン自己免疫症候群(*DRB1*04：06*)，Vogt-小柳-原田氏病(*DRB1*04：05*)，および多発性硬化症(*DRB1*15：01*)などをはじめとした自己免疫疾患との感受性に相関することが報告されている．免疫誘導の有無は個々の *HLA* 遺伝子タイプに影響されることから，AIP の疾患感受性には *HLA* 遺伝子多型が関与していると推測される．われわれは，相関解析により HLA クラス II の *HLA-DR4* 遺伝子が AIP 疾患感受性遺伝子であることを報告し[73]，さらに，高分解能解析(HLA 抗原分子のアミノ酸レベルの相違を見極めるタイピング)によりサブタイプである *DRB1*04：05* アリルが疾患感受性アリルであることを示した．症例数を増加(110 例)した解析でも，*DRB1*04：05* アリルが疾患感受性を示したが($p=0.000008$，Odds Ratio：2.52，表 9)，新たに疾患抵抗性を示すクラス I 遺伝子 *A*02：06* が認められた($p=0.0011$，Odds Ratio：0.28，表 9)．Freitag らは，ヒト *DRB1*04：05* 遺伝子を導入した *DRB1*04：05* トランスジェニックマウスを用いて，*DRB1*04：05* アリルが機能的に AIP 発症に関与していることを報告している[74]．さらに，*HLA* 遺伝子領域内(3.6 Mb)に設けた 24 種類のマイクロサテライトマーカーを用いた相関解析では，*C3-2-11* マイクロサテライトアリル(*HLA-B* 遺伝子からおよそ 918 kb，*HLA-A* 遺伝子から 497 kb テロメア側に存在)が，*DRB1*04：05* と独立して相関($p=0.0076$，Odds Ratio $=2.96$)していた[75]．*C3-2-11* マーカー近傍には，炎症反応や自己免疫性反応時に産生されるサイトカインや TNF-α に制御される *ABCF1*(ATP-binding cassette, sub-family F)遺伝子が存在し，この遺伝子が AIP の疾患発症機序，病態

表9 *HLA*, *FCRL3*, *CTLA4* 遺伝子多型とAIP疾患感受性との相関

HLAアリル	アリル	*p*	OR(95%CI)
*HLA-A**	02：06	0.0011	0.28(0.12-0.60)
*HLA-DRB1**	04：05 13：02	0.0000084 0.0230	2.52(1.68-3.79) 1.87(1.09-3.20)
*HLA-DQB1**	04：01	0.00017	2.20(1.59-3.04)
FCRL3-110	G>A AA/AG+GG	0.078 0.0045	1.61(0.95-2.74) 7.45(1.52-36.41)
CTLA4+6230	G>A GG/AG+AA	0.016 0.0065	0.53(0.31-0.89) 0.40(0.21-0.78)

にかかわっている可能性が考えられる.

2) Fc receptor-like 3(*FCRL3*)遺伝子

細胞内ドメインにチロシン活性ITAM(immunoreceptor tyrosine-based activation motif)とチロシン抑制モチーフITIM(immunoreceptor tyrosine-based inhibitory motif)をもつ1型膜蛋白であるFCRL3分子は，B細胞に高発現している受容体分子である．この分子は抗体蛋白の定常部(Fc部)と強く結合し，発現量によりB細胞における免疫寛容を破綻するといわれている．この遺伝子内の多型は，関節リウマチ，自己免疫性甲状腺疾患，全身性エリテマトーデスなどの自己免疫疾患と相関し，疾患感受性にかかわる遺伝子として報告されてきたことから，われわれもAIPにおける*FCRL3*遺伝子の疾患感受性を調べた．その結果，AIPでは*FCRL3-110*位のアリルAが劣性モデルで疾患感受性を示した[76](表9).

3) cytotoxic T lymphocyte antigen-4 (*CTLA4*)遺伝子

活性化T細胞あるいは制御性T細胞(regulatory T cell：Treg)に多く発現しているCTLA4分子は，自己免疫の制御にかかわり，樹状細胞上のCD28リガンド(CD80やCD86)と競合して，T細胞の増殖や活性化の継続を抑制している．CTLA4分子の遺伝子多型(エクソン1：+49のSNP；rs231775, 3'UTR：+6230のSNP)は，糖尿病，自己免疫性甲状腺疾患，原発性胆汁性肝硬変(primary biliary cirrhosis：PBC)などの自己免疫疾患発症との相関が示され，AIPでは*CTLA4+6230* G/G(rs3087243)と有意な相関がみられた[77](表9).

2. GWAS解析

1) マイクロサテライトを用いた解析

メンデル遺伝形式を示さない多因子性遺伝性疾患の感受性遺伝子検索には，全染色体に散在している多型マーカーを用いた関連解析が用いられてきた．用いる多型マーカーは，2～7 bpを1単位とする縦列繰り返し構造を示すマイクロサテライト(short tandem repeat：STR)と1塩基多型SNPである．マイクロサテライトはSNPに比べて多型情報量が大きいが，SNPのようにゲノム上に密に存在していない．AIP感受性遺伝子検索のために，400個のマイクロサテライトマーカー(ABI Linkage Mapping Set v. 2.5-MD10；平均ヘテロ接合度79%，マーカー間距離9.4±2.9cM)を用いた相関解析では，D1S2726近傍に存在するpotassium voltage-gated channel, shaker-related subfamily, member 3(*KCNA3*)遺伝子が感受性候補遺伝子として検索された[78]．さらにこの遺伝子内に存在するSNPsを選び，fine mappingを行ったところ，用いたSNPsのうち4個のSNPsに有意な相関が認めた(表10)．*KCNA3*はカリウムチャンネル蛋白Kv1.3を制御する遺伝子で，そのKv1.3分子はeffector memory T cell(T_{EM})で豊富に発現し，T細胞の増殖と活性化に大きく関与している．T_{EM}は炎症局所でIFN-γやIL-4を産生し，late memory B cell($CD27^+IgG^+IgD^-$)を誘導し，IgGの産生に影響することから，本疾患に特異的に認められる血清IgG4値の上昇は，Kv1.3分子の発現増加ならびにlate memory B cellの増殖が関与している可能性が示唆される.

表10 *KCNA3* 遺伝子内SNPと疾患感受性

SNP rs	Observed Allele	マイナーアリル頻度		p value	OR(95% CI)
		AIP $n=128$	コントロール $n=208$		
rs2840381	A>G	0.594	0.438	0.005	1.88(1.20-2.94)
rs1058184	C>A	0.563	0.409	0.006	1.86(1.19-2.90)
rs2640480	A>C	0.563	0.409	0.006	1.86(1.19-2.90)
rs1319782	T>C	0.563	0.409	0.006	1.86(1.19-2.90)

2) SNP解析

数百～数千の患者群と対照群における各SNPのアリル頻度を全ゲノムワイドで比較検討する網羅的相関解析(GWAS)では，全ゲノムデータベースに蓄積された1,100万種類を超えるSNPを同時に数十万～数百万種タイピングする方法により行われる．アメリカ国立ヒトゲノム研究所(National Human Genome Research Institute：NHGRI)では，第一段階の検査で100,000個以上のSNPsを用いて，SNP特性の相関が$p<10^{-5}$を示した疾患を，GWASにより検出されたものとして登録し，公表していた[79]．現在は，GWASカタログとして出版されたGWAS情報が利用可能となっている(www.ebi.ac.uk/gwas)．

AIP発症にかかわるGWASを用いた原因遺伝子の検索については，厚生労働科学研究委託業務疾病・障害対策研究分野「IgG4関連疾患の病因病態解明と新規治療法の確立に関する研究」(三森班)で，解析された．寺尾らは，AIP，IgG4関連唾液腺炎およびIgG4関連腎臓病の患者850人と2,082人の健常者について，2,3010,564種のSNPsを用いた関連解析を行った．その結果*FCGR2B*遺伝子($p\leq1.2\times10^{-11}$)と*HLA-DRB1*遺伝子($p\leq1.2\times10^{-11}$)がIgG4-RDの感受性遺伝子として検出された[80]．われわれが行ったAffymetrix社のGeneChip Human Mapping 500 K Array Set(500,568 SNPs)を用いた相関解析では，HLAクラスII遺伝子である*HLA-DQB1*($p=4.5\times10^{-6}$, RR=2.1)，*FCER2*(FC fragment of IgE, low affinity II, receptor for CD23)や*MIST*(*CLINK*)が感受性にかかわる候補遺伝子として列記された．FCER2分子は，低親和性IgE受容体として，成熟B細胞，単球，濾胞樹状細胞に発現し，B細胞の活性化とIgE産生の制御に関与している．また，MIST(mast cell immunoreceptor signal transducer)分子はT細胞およびB細胞抗原受容体下流で免疫シグナリングを調節するアダプター分子であり，IgE受容体を介したMAST細胞の脱顆粒反応や，サイトカイン刺激に伴う多様なシグナル伝達に関与している．

3) AIPにおける涙腺・唾液腺合併に関連するSNP解析

AIPおいて，涙腺・唾液腺病変合併例は非合併例と比較して活動性の高い病態を示すのが特徴である．本合併症を誘発する遺伝的要因を検討するために，はじめにAffymetrix社のHuman Mapping 500 K SNPsセットを用いた予備解析を行い，涙腺・唾液腺病変に関連する候補遺伝子を推定した．その後，候補遺伝子内に新たにSNPsを設けてTaqManを用いたSNPタイピングを行い，GWASで得られた結果を評価した．GWASにおいて$p<0.0001$以下で有意なSNPを示す候補遺伝子は10種類検出された．その中で，染色体2q33.3位にある*KLF7*遺伝子，3p14.1位にある*FRMD4B*遺伝子，6q25.3位にある*LOC101928923*遺伝子と11p14.1位にある*MPPED2*遺伝子が，涙腺・唾液腺合併症発症にかかわることが示唆された[81](表11)．

4) AIPにおけるIgG4関連動脈病変に関連するSNP解析

AIP発症にかかわる感受性遺伝子検索のために，GWASスクリーニング解析を行ったデータを用いて，画像所見で血管周囲病変を生じた群(41名)と病変を伴わない群(83名)における関連解析を行った．その結果，血管炎発症に有意な相関を示す候補遺伝子として，*IL1R1*遺伝子が検出され

表11 涙腺・唾液腺合併発症と相関を示したSNPs

dbSNP ID	染色体位置	候補遺伝子	マイナーアリル	*p* value	OR(95% CI)
rs2284932	2q33.3	*KLF7*	C	<0.000003	4.35(2.32-8.16)
rs9831516	3p14.1	*FRMD4B*	G	<0.00002	3.11(1.72-5.62)
rs9371942	6q25.3	*LOC101928923*	G	<0.0000004	0.20(0.10-0.42)
rs514644	11p14.1	*MPPED2*	C	<0.00006	3.06(1.77-5.30)

た．*IL1R1* 遺伝子内のいくつかのSNPsはOR値が>4，$p<0.0009$ を示し，血管発症群に有意な相関を示した．*IL1R1* 遺伝子多型は，IgG4-RD血管炎発症誘発に関与していることが示唆された．

多型マーカーを用いた候補遺伝子相関解析やGWASによる疾患感受性遺伝子検索はいずれも遺伝統計学的手法を用いている．症例群と対照群で頻度の差がみられても，それが偶然による可能性が否定できないことが多い．確証を得るには，サンプル数を増やし，一次試験で得た結果を別の集団で再現する確認試験，および多施設で行われた複数の研究結果を統合して分析するメタアナリシスを行い，有意差を示したSNPsの妥当性を検討する必要がある[82]．まれな疾患であるAIPについてもGWASで感受性遺伝子を検索するには，全国レベルで症例数を増やすことと，国際基準で解析を行うことが必要と考えられる．また，検出された遺伝子が疾患発症に機能するメカニズムが解明されれば，疾患の発症予防，治療への貢献も期待される．

［太田正穂／川　茂幸］

文　献

1) Nakano S, et al.：Vanishing tumor of the abdomen in patient with Sjögren's syndrome. Digestive Disease 23：75S-79S, 1978
2) Kawaguchi K, et al.：Lymphoplasmacytic sclerosing pancreatitis with cholangitis：a variant of primary sclerosing cholangitis extensively involving pancreas. Hum Pathol 22：387-395, 1991
3) Toki F, et al.：An unusual type of chronic pancreatitis showing diffuse irregular narrowing of the entire main pancreatic duct on ERCP- a report of four cases. Endoscopy 24：640, 1992
4) Yoshida K, et al.：Chronic pancreatitis caused by an autoimmune abnormality. Proposal of the concept of autoimmune pancreatitis. Dig Dis Sci 40：1561-1568, 1995
5) Hamano H, et al.：High serum IgG4 concentrations in patients with sclerosing pancreatitis. N Engl J Med 344：732-738, 2001
6) Hamano H, et al.：Hydronephrosis associated with retroperitoneal fibrosis and sclerosing pancreatitis. Lancet 359：1403-1404, 2002
7) Ito T, et al.：Evaluation of pancreatic endocrine and exocrine function in patients with autoimmune pancreatitis. Pancreas 34：254-259, 2007
8) 日本膵臓学会・厚生労働省難治性膵疾患に関する調査研究班：自己免疫性膵炎診療ガイドライン2013．膵臓28：715-784，2013
9) 西森　功，他：自己免疫性膵炎の疫学調査，自己免疫性疾患に合併する慢性膵炎の実態調査．厚生労働省定疾患対策研究事業難治性膵疾患に関する調査研究班　平成15年度総括・分担研究報告書．183-187，2004
10) 西森　功，他：自己免疫性膵炎の実態調査(第2回全国調査)．厚生労働省難治性膵疾患に関する調査研究班．平成21年度総括・分担研究報告書．222-225，2010
11) 下瀬川　徹，他：自己免疫性膵炎の実態調査(第3回全国調査)二次調査．厚生労働省難治性膵疾患に関する調査研究班．平成25年度総括・分担研究報告書．273-279，2014
12) 日本膵臓学会：日本膵臓学会自己免疫性膵炎診断基準2002年．膵臓17：585-587，2002
13) 厚生労働省難治性膵疾患調査研究班・日本膵臓学会：自己免疫性膵炎臨床診断基準2006．膵臓21：395-397，2006
14) 日本膵臓学会・厚生労働省難治性膵疾患に関する調査研究班：報告　自己免疫性膵炎臨床診断基準2011．膵臓27：17-25，2012
15) Hart PA, et al.：Long-term outcomes of autoimmune pancreatitis：a multicentre, international analysis. Gut 62：1771-1776, 2013
16) Kawa S, et al.：Autoimmune pancreatitis complicated with inflammatory bowel disease and comparative study of type 1 and type 2 autoimmune pancreatitis. J Gastroenterol 50：805-815, 2015
17) Notohara K, et al.：Idiopathic chronic pancreatitis with periductal lymphoplasmacytic infiltration：clinicopathologic features of 35 cases. Am J Surg Pathol 27：1119-1127, 2003
18) Miyabe K, et al.：Histological evaluation of obliterative phlebitis for the diagnosis of autoimmune pancreatitis. J Gastroenterol 49：715-726, 2014
19) Shimosegawa T, et al.：International consensus diagnostic criteria for autoimmune pancreatitis：guidelines of the International Association of Pancreatology. Pancreas 40：352-358, 2011
20) Zamboni G, et al.：Histopathological features of diagnostic and clinical relevance in autoimmune pancreatitis：a study on 53

resection specimens and 9 biopsy specimens. Virchows Arch 445：552-563, 2004
21）Okazaki K, et al.：Autoimmune-related pancreatitis is associated with autoantibodies and a Th1/Th2-type cellular immune response. Gastroenterology 118：573-581, 2000
22）川　茂幸，他：自己免疫性膵炎臨床診断基準 2006 の解説―3．血清学的診断．膵臓 22：641-645，2007
23）入沢裕之，他：自己免疫性膵炎臨床診断基準 2006 の解説―1．US，CT，MRI 像．膵臓 22：629-633，2007
24）Nishino T, et al.：Differentiation between autoimmune pancreatitis and pancreatic carcinoma based on endoscopic retrograde cholangiopancreatography findings. J Gastroenterol 45：988-996, 2010
25）日本膵臓学会・厚生労働科学研究費補助金（難治性疾患等政策研究事業）「IgG4 関連疾患の診断基準並びに治療指針の確立を目指す研究」班：報告　自己免疫性膵炎臨床診断基準 2018（自己免疫性膵炎臨床診断基準 2011 改訂版）．膵臓 33：902-913，2018
26）Okazaki K, et al.：Clinical diagnostic criteria of autoimmune pancreatitis：revised proposal. J Gastroenterol 41：626-631, 2006
27）Choi EK, et al.：The Japanese diagnostic criteria for autoimmune chronic pancreatitis：Is it completely satisfactory? Pancreas 33：13-19, 2006
28）Kim MH, et al.：Diagnostic criteria for autoimmune chronic pancreatitis. J Gastroenterol 42（Suppl. XVIII）：42-49, 2007
29）Chari ST, et al.：Diagnosis of autoimmune pancreatitis：The Mayo Clinic experience. Clin Gastroenterol Hepatol 4：1010-1016, 2006
30）Kamisawa T, et al.：Japan-Korea symposium on autoimmune pancreatitis（KOKURA 2007）. Pancreas 35：281-284, 2007
31）Otsuki M, et al.：Asian diagnostic criteria for autoimmune pancreastitis：consensus of the Japan-Korea Symposium on Autoimmune Pancreatitis. J Gastroenterol 43：403-408, 2008
32）Ectors N, et al.：Non-alcoholic duct destructive chronic pancreatitis. Gut 41：263-268, 1997
33）Sugumar A, et al.：Autoimmune pancreatitis：pathologic subtypes and their implications for its diagnosis. Am J Gastroenterol 104：2308-2310, 2009
34）Chari ST, et al.：Histopathologic and clinical subtypes of autoimmune pancreatitis：the Honolulu consensus document. Pancreas 39：549-554, 2010
35）Sumimoto K, et al.：A proposal of a diagnostic algorithm with validation of International Consensus Diagnostic Criteria for autoimmune pancreatitis in a Japanese cohort. Pancreatology 13：230-237, 2013
36）Kamisawa T, et al.：Standard steroid treatment for autoimmune pancreatitis. Gut 58：1504-1507, 2009
37）Masamune A, et al.：Randomized controlled trial of long-term maintenance corticosteroid therapy in patients with autoimmune pancreatitis. Gut 66：487-494, 2017
38）Kubota K, et al.：Low dose maintenance steroid treatment could reduce the relapse rate in patients with type 1 autoimmune pancreatitis：a long-term Japanese multicenter analysis of 510 patients. J Gastroenterol 52：955-964, 2017
39）西森　功，他：いわゆる自己免疫性膵炎の実態調査．厚生労働省難治性膵疾患に関する調査研究班　平成 13 年度研究報告書．125-136，2002
40）Nishino T, et al.：Long-term outcome of autoimmune pancreatitis after oral prednisolone therapy. Intern Med 45：497-501, 2006
41）Ito T, et al.：Treatment for autoimmune pancreatitis：consensus on the treatment for patients with autoimmune pancreatitis in Japan. J Gastroenterol 42（Suppl. 18）：50-58, 2007
42）Ghazale A, et al.：Immunoglobulin G4-associated cholangitis：clinical profile and response to therapy. Gastroenterology 134：706-715, 2008
43）骨粗鬆症の予防と治療ガイドライン作成委員会編：骨粗鬆症の予防と治療のガイドライン 2015 年版．ライフサイエンス出版，2015
44）Tacelli M, et al.：Risk Factors for Rate of Relapse and Effects of Steroid Maintenance Therapy in Patients with Autoimmune Pancreatitis：Systematic Review and Meta-analysis. Clin Gastroenterol Hepatol 17：1061-1072, 2019
45）Hart PH, et al.：Treatment of relapsing autoimmune pancreatitis with immunomodulators and rituximab：the Mayo Clinic experience. Gut 62：1607-1615, 2013
46）Nagpal SJS, et al.：Autoimmune pancreatitis. Am J Gastroenterol 113：1301-1309, 2018
47）Kubota K, et al.：Clinical factors predictive of spontaneous remission or relapse in cases of autoimmune pancreatitis. Gastrointest Endosc 66：1142-1151, 2007
48）Hirano K, et al.：Long-term prognosis of autoimmune pancreatitis with and without corticosteroidtrea treatment. Gut 56：1719-1724, 2007
49）Kubota K, et al.：Clinical course of type 1 autoimmune pancreatitis patients without steroid treatment：a Japanese multicenter study of 97patients. J Hepatobiliary Pancreat Sci 25：223-230, 2018
50）Hirano K, et al.：Incidence of malignancies in patients with IgG4-related disease. Intern Med 53：171-176, 2014
51）Ikeura T, et al.：Relationship between autoimmune pancreatitis and pancreatic cancer：a single-center experience. Pancreatology 14：373-379, 2014
52）Kubota K, et al.：Factors predictive of relapse and spontaneous remission of autoimmune pancreatitis patients treated/not treated with corticosteroids. J Gastroenterol 46：834-842, 2011
53）Shiokawa M, et al.：Risk of cancer in patients with autoimmune pancreatitis. Am J Gastroenterol 108：610-617, 2013
54）Takayama M, et al.：Recurrent attacks of autoimmune pancreatitis result in pancreatic stone formation. Am J Gastroenterol 99：932-937, 2004
55）Kawa S, et al.：Long-term follow-up of autoimmune pancreatitis：characteristics of chronic disease and recurrence. Clin Gastroenterol Hepatol 7（11 Suppl.）：S18-22, 2009
56）Maruyama M, et al.：Type 1 autoimmune pancreatitis can transform into chronic pancreatitis：a long-term followed-up study of 73 Japanese patients. Int J Rheumatol 2013：272595, 2013
57）Ito T, et al.：Risk Factors for Pancreatic Stone Formation in Type 1 Autoimmune Pancreatitis：A Long-term Japanese Multi-

center Analysis of 624 Patients. Pancreas 48：49-54, 2019
58) Maire F, et al.：Outcome of patients with type 1 or 2 autoimmune pancreatitis. Am J Gastroenterol 106：151-156, 2011
59) Kanai K, et al.：Autoimmune Pancreatitis Can Transform Into Chronic Features Similar to Advanced Chronic Pancreatitis With Functional Insufficiency Following Severe Calcification. Pancreas 45：1189-1195, 2016
60) Uchida K, et al.：Clinical and pathophysiological aspects of type 1 autoimmune pancreatitis. J Gastroenterol 53：475-483, 2018
61) Uchida K, et al.：Clinical analysis of autoimmune-related pancreatitis. Am J Gastroenterol 95：2788-2794, 2000
62) Asada M, et al.：Identification of a novel autoantibody against pancreatic secretory trypsin inhibitor in patients with autoimmune pancreatitis. Pancreas 33：20-26, 2006
63) Shiokawa M, et al.：Laminin 511 is a target antigen in autoimmune pancreatitis. Sci Transl Med 10：eaaq0997, 2018
64) Miyoshi H, et al.：Circulating naïve and CD4+CD25high regulatory T cells in patients with autoimmune pancreatitis. Pancreas 36：133-140, 2008
65) Kusuda T, et al.：Involvement of inducible costimulator- and interleukin 10-positive regulatory T cells in the development of IgG4-related autoimmune pancreatitis. Pancreas 40：1120-1130, 2011
66) Koyabu M, et al.：Analysis of regulatory T cells and IgG4-positive plasma cells among patients of IgG4-related sclerosing cholangitis and autoimmune liver diseases. J Gastroenterol 45：732-741, 2010
67) Sumimoto K, et al.：The role of CD19+CD24highCD38high and CD19+CD24highCD27+regulatory B cells in patients with type 1 autoimmune pancreatitis. Pancreatotlogy 14：193-200, 2014
68) Yanagawa M, et al.：Basophils activated via TLR signaling may contribute to pathophysiology of type 1 autoimmune pancreatitis. J Gastroenterol 53：449-460, 2018
69) Watanabe T, et al.：Toll-like receptor activation in basophils contributes to the development of IgG4-related disease. J Gastroenterol 48：247-253, 2013
70) Fukui Y, et al.：Possible involvement of Toll-like receptor 7 in the development of type 1 autoimmune pancreatitis. J Gastroenterol 50：435-444, 2015
71) Watanabe T, et al.：Involvement of activation of toll-like receptors and nucleotide-binding oligomerization domain-like receptors in enhanced IgG4 responses in autoimmune pancreatitis. Arthritis Rheum 64：914-924, 2012
72) Uchida K, et al.：Prevalence of IgG4-related disease in Japan based on nationwide survey in 2009. Int J Rheumatol 2012：358371, 2012
73) Kawa S, et al.：HLA DRB1*0405-DQB1*0401 haplotype is associated with autoimmune pancreatitis in the Japanese population. Gastroenterology 122：1264-1269, 2002
74) Freitag TL, et al.：Human risk allele HLA-DRB1*0405 predisposes class II transgenic Ab0 NOD mice to autoimmune pancreatitis. Gastroenterology 139：281-291, 2010
75) Ota M, et al.：Two critical genes(*HLA-DRB1 and ABCF1*)in the HLA region are associated with the susceptibility to autoimmune pancreatitis. Immunogenetics 59：45-52, 2007
76) Umemura T, et al.：Genetic association of Fc receptor-like 3 polymorphisms with autoimmune pancreatitis in Japanese patients. Gut 55：1367-1368, 2006
77) Umemura T, et al.：Association of autoimmune pancreatitis with cytotoxic T-lymphocyte antigen 4 gene polymorphisms in Japanese patients. Am J Gastroenterol 103：588-594, 2008
78) Ota M, et al.：Polymorphism in the KCNA3 gene is associated with susceptibility to autoimmune pancreatitis in the Japanese population. Dis Markers 31：223-229, 2011
79) Welter D, et al.：The NHGRI GWAS Catalog, a curated resource of SNP-trait associations. Nucleic Acids Research 42：D1001-D1006, 2014
80) Terao C, et al.：IgG4-related disease in the Japanese population：a genome-wide association study. Lancet Rheumatol 1：e14-22, 2019
81) Oguchi T, et al.：Investigation of susceptibility genes triggering lachrymal/salivary gland lesion complications in Japanese patients with type I autoimmune pancreatitis. PloS One 10：e0127078, 2015
82) Ioannidis JP, et al.：Validating, augmenting and refining genome-wide association signals. Nat Rev Genet 10：318-329, 2009

7 硬化性胆管炎

病 態

1. IgG4 関連硬化性胆管炎の歴史

1970 年代より国内外において慢性膵炎を合併した硬化性胆管炎の症例が報告されていた．当時は膵病変に関しては慢性膵炎，pancreatic fibrosis，pancreatic pseudotumors と，胆管病変は硬化性胆管炎または原発性硬化性胆管炎（primary sclerosing cholangitis：PSC）と命名されていた．1975 年に Waldram らが慢性膵炎，糖尿病，Sjögren 症候群を合併した硬化性胆管炎の 2 例を報告し，その後 1979 年に Sjögren が，ステロイドが有効な PSC 症例を報告している．全身に多彩な病態を合併するために，膵病変，胆管病変ともに，multiple idiopathic fibrosclerosis（MIF）の一部分症とも考えられていた．国内では Kawaguchi らが，1991 年に手術標本を検討して a variant of PSC として報告している[1]．

筆者らは 1996 年頃より PSC の診断基準を満たす症例の中に予後良好な一群が存在し，典型的な PSC と区別するために“atypical PSC”と命名してきた．PSC と比較すると高齢発症であること，黄疸で発症するがステロイドや胆道ドレナージで軽快すること，潰瘍性大腸炎を合併せずに高率に特徴的な慢性膵炎を合併することを報告してきた．その後，自己免疫性膵炎（autoimmune pancreatitis：AIP）の概念が確立してからは“自己免疫性膵炎に合併する硬化性胆管炎（SC with AIP）”として報告してきた．IgG4 が疾患と関連していることや，AIP を合併しない硬化性胆管炎が存在することが明らかになり，“IgG4-related screlosing cholangitis（IgG4-SC）”と呼称されるようになった．Mayo Clinic では“IgG4-associated screlosing cholangitis（IAC）”と命名しているが，2011 年 10 月に IgG4 関連疾患（IgG4-related disease：IgG4-RD）の第 1 回国際シンポジウムがボストンで開催され，個々の IgG4-RD の命名法と病理学的特徴に関してコンセンサスが得られ，IgG4-SC が正式名称となった[2]．

2. 病態

AIP と同様な病理所見を呈するため共通の発症要因が考えられているが，標的抗原などは不明である．IgG4-SC は下部胆管の狭窄が最も多く，膵頭部 AIP による締め付け狭窄または炎症の波及と考えられる症例もある．しかし，膵内から肝門部にかけても同様な炎症が連続する症例や肝内に狭窄が多発する症例があること，胆管壁自体が肥厚し，IgG4 陽性の形質細胞の浸潤を伴い AIP と同様な炎症が発生していることより，胆管壁自体が標的臓器と考えられている．

PSC と臨床像を比較検討すると発症年齢，血清 IgG4 値，合併疾患，胆管像，ステロイドに対する反応性，臨床経過など病態が大きく異なっており，別の病態と考えられている[3]（表 1）．わが国の PSC の発症年齢は若年者と高齢者の 2 峰性を呈すると報告されてきた．高齢者のグループには慢性膵炎を合併している症例が多く含まれていたため，IgG4-SC が高齢者のピークを形成していると考えられたが，その後の検討では IgG4-SC を除外しても PSC の発症年齢は 2 峰性を呈することが判明している[4]．PSC においても血清 IgG4 値が高値を呈する症例が 13% 程度存在するため，診断において注意を要する[5]．

3. 硬化性胆管炎の分類について

従来，硬化性胆管炎は原因が明らかな二次性硬化性胆管炎と原因が不明な PSC の 2 つに分類されてきたが，IgG4-SC の疾患概念が明らかにされたため，わが国では PSC，IgG4-SC，二次性硬化性

表1 臨床像の比較

	IgG4 関連硬化性胆管炎（IgG4-SC）	原発性硬化性胆管炎（PSC）
年齢	高齢	若年と高齢の2峰性
性別	男性に多い	性差なし
主訴	閉塞性黄疸	肝機能障害
血清 IgG4	高値	正常
合併疾患	糖尿病，IgG4 関連疾患	特徴的な炎症性腸疾患
胆管像	長い狭窄，下部胆管狭窄	短い狭窄，数珠状所見 憩室様突出，剪定状所見
胆管壁の炎症部位	全層性の炎症 上皮の変化はまれ	内腔面に強い炎症 上皮の変化が強い
治療	ステロイド	UDCA，肝移植
臨床経過	良好	進行性

UDCA：ウルソデオキシコール酸

胆管炎の3つに分類されている．わが国ではPSCと比較してもIgG4-SCは発症頻度が高く日常臨床で遭遇する機会が多い．またステロイドが著効するため，1つの独立した疾患概念として取り扱ったほうがよいと考えられている．一方，欧米のガイドラインではIgG4-SCは二次性硬化性胆管炎の範疇に含まれている．欧米ではPSCの頻度は高いが，IgG4-SCの頻度が低いため，IgG4-SCを二次性硬化性胆管炎の範疇に含めていると考えられる．

4．IgG4 関連硬化性胆管炎の分類

1）胆管像による分類

胆管像は鑑別すべき疾患を念頭において大きく4つのタイプに分類される[6]．Type 1は下部胆管のみに狭窄をきたす所見で，膵癌による締め付けまたは下部胆管癌との鑑別を要する．Type 2は下部胆管のみならず，肝内胆管に狭窄が多発するタイプでPSCとの鑑別を要する．Type 2は，さらに2つのタイプに分類される．肝内胆管に多発性の狭窄をきたす場合，上流胆管の単純拡張を伴うType 2aと，単純拡張を伴わないType 2bに分類される．Type 3は下部胆管と肝門部胆管に狭窄をきたすタイプで胆管癌との鑑別を要する．下部胆管と肝門部胆管の2か所にスキップした狭窄を認めた場合はIgG4-SCを強く疑う所見である．Type 4は肝門部胆管のみに狭窄をきたすタイプで胆管癌との鑑別を要する．中部胆管の狭窄も便宜上，胆管癌との鑑別が重要なためType 4に含めている．

その他，肝内の末梢の胆管のみが狭窄し，肝内に腫瘤を形成するIgG4関連の炎症性肝偽腫瘍なども報告されている．

2）自己免疫性膵炎の合併の有無による分類

IgG4-SCの診断においてAIPの合併は有用な診断根拠となるが，限局性の膵腫大をきたすAIPや明らかな膵腫大を呈さないAIPも存在し，このような症例のAIPの診断はしばしば困難である．Mayo Clinicよりisolated IgG4-SCという名称でAIPを合併しないIgG4-SCの9例が報告されている．総胆管から総肝管，肝内胆管の狭窄で発症し，8例が胆管癌の診断にて外科的に切除されていた．血清IgG4値は8例中3例で軽度上昇していたのみであった[7]．

厚労省IgG4関連疾患の研究班による全国の主要な9施設の集計ではIgG4-SC 344例中，AIPを合併しない症例はわずか15例（4.4%）であった[5]．胆管像のタイプ別に分析すると，AIPを合併しなかったIgG4-SC症例はType 1においては246例中2例（0.81%），Type 2においては56例中5例（8.9%），Type 3においては24例中1例（4.2%），Type 4においては18例中7例（38.9%）であった[5]．Tanakaらの全国集計の検討においてもisolated IgG4-SCはType 1が3例，Type 2が3例，Type 3が4例，Type 4が22例，その他が11例で，Type 4が最も多いことが明らかになった[8]．

筆者らはType 1のisolated IgG4-SCの5例を

症例報告としてまとめて報告したが，5例中3例が下部胆管癌と診断され外科的に切除されていた．残りの2例は血清IgG4の高値，さらに胆管壁が広範囲に肥厚していることよりisolated IgG4-SCと正しく診断でき，外科的切除を免れていた[9]．

5．機能障害について

画像上，IgG4-SCの胆管像のステロイドに対する反応性はAIPの膵管像や膵腫大と比較して遅れて改善したり，改善の程度が悪いという報告もあるが，ステロイド投与により血液上の肝胆道障害は速やかに正常化する．ステロイド減量中や中止症例においてIgG4-SCはしばしば再燃するが，ステロイド増量や再度の投与により速やかに反応する．しかし長期間ステロイドを投与されず経過観察されていた症例においては狭窄の主因が炎症細胞浸潤でなく線維化である場合があり，ステロイドを投与しても胆管像狭窄が改善しない症例が存在する[10]．

AIPは，長期的には膵石や膵外分泌不全が出現し，次第に膵機能が低下していくことが報告されている．IgG4-SCに関して海外の論文では肝不全になる症例があると報告されているが，自験例では肝不全まで進行した症例はない．長期的に経過観察した症例では肝の一部の葉が萎縮することがあったが，肝硬変になった症例は1例も経験していない．最新の全国調査の検討では肝硬変への進展，肝・胆道関連死亡についてみると527例中，胆管癌の合併が2例，肝不全例が2例と予後は良好であった[11]．

［中沢貴宏］

病　理

IgG4-RDにみられる胆管・胆道系疾患として，IgG4関連硬化性胆管炎（IgG4-SC）が代表的であり，胆嚢にもIgG4関連胆嚢炎を高率に認める[1〜17]．

1．IgG4関連硬化性胆管炎

IgG4-SCは，下部胆管，主に膵内胆管を障害するが，肝門部胆管あるいは肝内の大型胆管を障害する例もある．肉眼的には，胆管壁全体が髄様あるいは肉様に肥厚し，白色あるいは灰白色を呈し，胆管内腔の狭小化を伴う．多くの症例では胆管全周性に病変がみられる．病理組織像は，1型AIPと共通点が多い．胆管は全層性に障害され，リンパ球，形質細胞の浸潤，特にIgG4陽性形質細胞の浸潤があり，同時に線維化がみられる（図1）．しかし，病変の程度は，胆管壁の部位により必ずしも均質ではなく，これらの炎症性変化，特に，リンパ球，形質細胞浸潤は，胆管周囲付属腺を中心に目立つ（図1）．形質細胞浸潤の中で，IgG4陽性形質細胞の出現が目立つ．胆管壁および周囲の線維化で花筵様の線維化（storiform fibrosis）が混在し，また閉塞性静脈炎（obliterative phlebitis）も認められるが，1型AIPに比べこれら病変の出現頻度は低い．胆管壁にみられるのと同質のリンパ球，形質細胞の浸潤が胆管周囲結合組織にみられ，神経周囲にもみられる．胆管被覆上皮は，比較的保たれている．免疫病理学的には，CD4陽性のリンパ球浸潤，また制御性T細胞の浸潤が多いとされている．

IgG4-SCの診断に際して，① 高度なリンパ球，形質細胞の浸潤と線維化，② 強拡1視野あたり10個を超えるIgG4陽性形質細胞浸潤，③ 花筵状線維化，④ 閉塞性静脈炎が重要とされている．

鑑別診断として，PSCが重要である．特に，PSCでも病変部にIgG4陽性形質細胞を多数認める例，また血中のIgG4値の上昇を伴う例も知られている．

IgG4-SCは，高率に1型AIPを合併し，また1型AIPも高率にIgG4-SCを合併する．画像的に1型AIPを合併しないIgG4-SCでも，病理組織学的には，胆管壁に軽度のIgG4-SCの病変をみる例が多い．最近，"膵カウンターパートを伴う胆道系疾患"が新しい疾患概念として提唱されている[12,13]．胆管と膵は発生学的に共通した過程があり，また胆管には胆管周囲付属腺（膵外分泌腺が分布することがある）が分布し，膵に発生する疾患が胆管にも発生することがあるとする疾患概念であり，1型AIPとIgG4-SCは本疾患概念で理解でき，隣接する胆管と膵が同時に傷害されると考えられる．

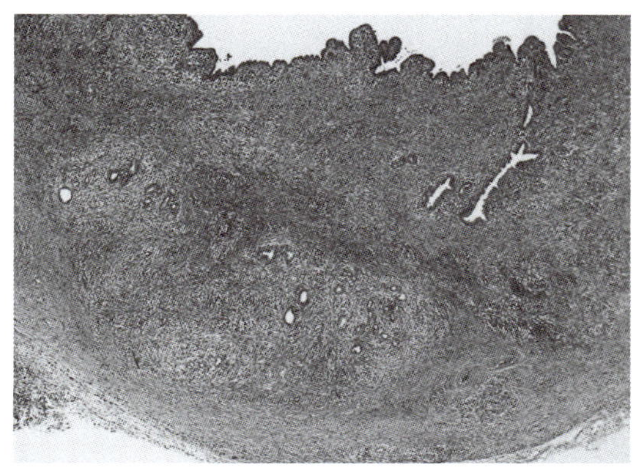

図1 IgG4関連硬化性胆管炎〔口絵13；p.vi〕
胆管壁全体に線維化と炎症細胞浸潤があり，胆管周囲付属腺で目立つ．HE染色

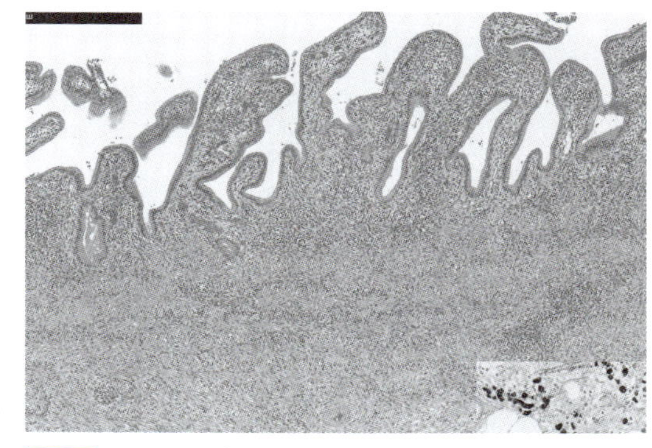

図2 IgG4関連胆嚢炎〔口絵14；p.vii〕
粘膜および漿膜下組織に，リンパ球，形質細胞の浸潤をみる．インセット：IgG4の免疫染色で陽性リンパ球がみられる

2. IgG4関連胆嚢炎（IgG4-related cholecystitis）

IgG4-SCでは高率に胆嚢病変を合併する．典型例では，無石性の慢性胆嚢炎であり，胆嚢壁は肥厚し，リンパ球浸潤，形質細胞の浸潤があり，IgG4陽性形質細胞の浸潤が目立つ（図2）．また線維化，閉塞性静脈炎もみられる．なお，黄色肉芽腫性胆嚢炎でも，IgG4陽性形質細胞を豊富に認めることがあり，鑑別診断に注意する必要がある．

3. 肝炎症性偽腫瘍

肝炎症性偽腫瘍，特にリンパ球形質細胞型の中で，IgG4陽性形質細胞が多く浸潤する症例が明らかとなった．同時にIgG4陽性形質細胞浸潤を伴う胆管炎や胆管周囲付属腺の炎症が認められ，上述したIgG4-SCの中で，炎症反応や線維化が高度の症例が炎症性腫瘤を形成したものと理解される．

［中沼安二］

検 査

IgG4-SCはステロイド治療が奏効する比較的予後良好な疾患とされているが，胆管像が類似していることからPSCや胆管癌などの予後不良な疾患として扱われてきた症例も少なくない．そのため，各疾患の検査所見の特徴を理解することは重要である．本項では，IgG4-SCにおける画像検査と血液検査の特徴的所見について述べる．

1. 画像検査

1）ERCP

ERCPでは，IgG4-SCに特徴的な肝内外胆管のびまん性または限局性の胆管狭窄像を詳細に評価することが可能である．

a. 胆管像の分類

鑑別すべき疾患を想定して狭窄部位により大きく4つのタイプに分類される[14,15]（図3）．Type 1は下部胆管のみに狭窄をきたし，慢性膵炎，膵癌による締め付けまたは下部胆管癌との鑑別を要する．Type 2は下部胆管のみならず，肝内胆管に狭窄が多発してPSCとの鑑別を要する．Type 3は下部胆管と肝門部胆管，Type 4は肝門部胆管に狭窄をきたし，いずれも胆管癌との鑑別を要する．

b. 胆管像の特徴

IgG4-SCでは，比較的長い狭窄と下部胆管の狭窄が特徴的であり，PSCに特徴的な長さ1～2 mmの短い帯状狭窄，狭窄と拡張を交互に繰り返す数珠状所見，剪定したように肝内胆管分枝が減少している剪定状所見，憩室様突出を認めることは少ない[16]．

2）超音波検査

体外式の腹部超音波では，肝内外の胆管に高率に胆管壁の肥厚が描出され，拾い上げ診断に有用である．一方，超音波内視鏡（EUS）と管腔内超音波（IDUS）は胆管癌との鑑別に有用とされている．IgG4-SCでは，胆管狭窄部に全周性，対称性の壁

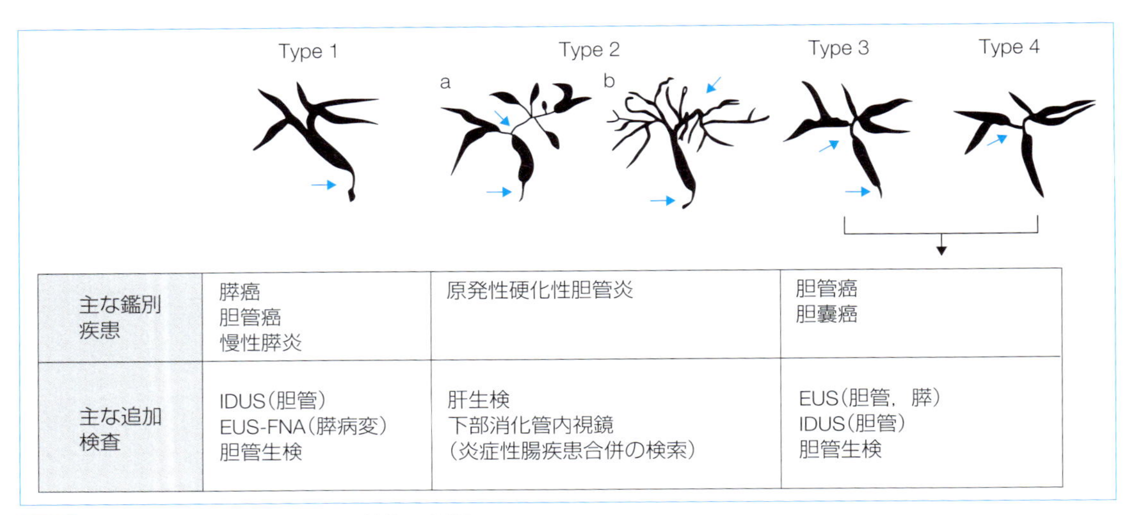

主な鑑別疾患	膵癌 胆管癌 慢性膵炎	原発性硬化性胆管炎	胆管癌 胆嚢癌
主な追加検査	IDUS(胆管) EUS-FNA(膵病変) 胆管生検	肝生検 下部消化管内視鏡 (炎症性腸疾患合併の検索)	EUS(胆管，膵) IDUS(胆管) 胆管生検

図3 IgG4関連硬化性胆管炎の胆管像の分類

〔厚生労働省 IgG4 関連全身硬化性疾患の診断法の確立と治療方法の開発に関する研究班，他：IgG4 関連硬化性胆管炎臨床診断基準 2012．胆道 26：60-63，2012〕

肥厚を呈することが多く，さらに内側縁，外側縁は平滑で，内部は均一なエコーを呈する[17]．最も特徴的な所見は，胆管造影像において一見正常にみえる非狭窄部位にも壁の肥厚を広範囲に認めることである．

3) CT，MRI/MRCP検査

CTおよびMRI/MRCPは，非侵襲的に胆管と膵管の全体像の把握や肥厚した胆管壁の性状の評価が可能であり，IgG4-SCの診断のきっかけとして有用な検査である[18]．また，合併する胆管外のIgG4-RDの診断にも寄与する[19]．

4) 経口胆道鏡(POCS)検査

IgG4-SCのPOCS像としては拡張蛇行した血管増生(dilated and tortuous vessels)が特徴的な所見であり，narrow band imaging(NBI)を併用した観察が診断に有用である[20]．PSCでみられる線維性瘢痕像や偽憩室様変化がみられることは少ない．一方，胆管癌では不整な粘膜と新生血管がみられることが多いが，POCS像のみではIgG4-SCとの鑑別が困難なことがあり，直視下での生検が望まれる．

2. 血液検査所見

1) 一般生化学的検査

閉塞性黄疸で発症することが多いことより，総ビリルビンおよび肝胆道系酵素が高値を示す症例が多い．好酸球数比率の上昇やIgG，IgEなどのγグロブリンの増加もみられる．1型AIPを合併する症例では耐糖能が低下し，HbA1cの上昇がみられることがある．また，C3，C4などの補体が低下することや免疫複合体が高値を示すことが報告されている[21]．

2) 血清IgG4

IgG4-SCでは，血清IgG4値はPSCや胆管癌と比較して高値を示す症例が多く，診断に有用である[3,22]．一般に，血清IgG4値のカットオフ値には，本症の約90%に合併するAIPと同様の135 mg/dLが用いられている．わが国9施設の共同研究では，IgG4-SC 344例，膵癌245例，胆管癌149例およびPSC 110例の血清IgG4値を比較すると，ROC解析により119 mg/dLが最適なカットオフ値となったが，感度，特異度ともにカットオフ値をAIPと同様の135 mg/dLとした場合とほとんど差はみられなかった[5]．しかし，胆管像別に検討すると，Type 1(246例)と膵癌のカットオフ値は119 mg/dL，Type 2(56例)とPSCのカットオフ値は125 mg/dL，Type 3・4(42例)と胆管癌のカットオフ値は182 mg/dLとなり，Type 3・4と胆管癌の鑑別にはカットオフ値をやや高めに設定したほうがよいことが判明した．また，血清IgG4値がカットオフ値135 mg/dL以下のIgG4-SC症例はType 1，Type 2，Type 3・4においてそれぞれ11.4%，5.4%，11.9%であった(図4)．

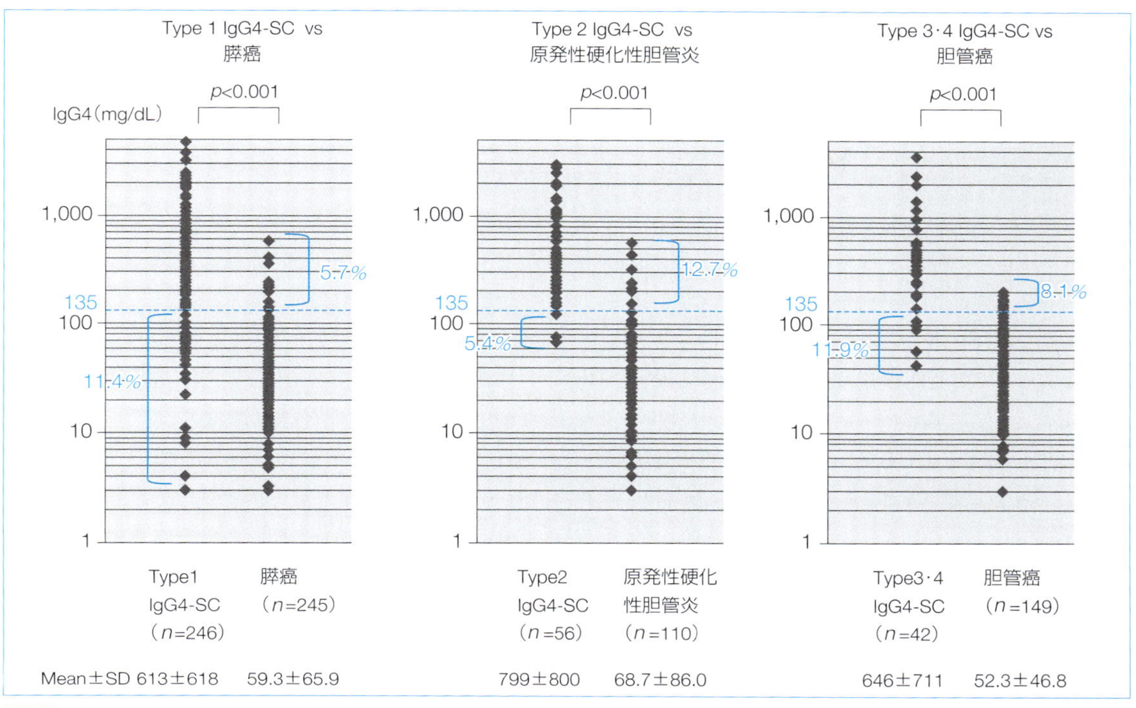

図4　血清IgG4値の分布

IgG4-SC：IgG4関連硬化性胆管炎

〔Ohara H, et al.：Establishment of a serum IgG4 cut-off value for the differential diagnosis of IgG4-related sclerosing cholangitis：a Japanese cohort. J Gastroenterol Hepatol 28：1247-1251, 2013. より引用改変〕

一方，IgG4高値は本疾患に必ずしも特異的ではなく，アトピー性皮膚炎，天疱瘡，喘息など他疾患にも認められ，特に胆管癌，膵癌などの膵胆道の悪性疾患でも高値を呈する場合があるので注意が必要である．前述の共同研究でも，膵癌の5.7%，胆管癌の8.1%，PSCでは12.7%の症例において血清IgG4値が135 mg/dL以上を示した[5]（図4）．

3）その他

IgG4-SCの多くの症例において合併するAIPでは，抗核抗体は33.5%（263例/785例），リウマトイド因子が21.7%（125例/576例）において陽性と報告されている[23]．抗炭酸脱水素酵素II抗体（28～59%），抗ラクトフェリン抗体（76%），抗炭酸脱水素酵素IV抗体（27%），抗pancreatic secretory trypsininhibitor（PSTI）抗体（42%）など他の自己抗体も比較的高頻度に認めるが，いずれも疾患特異性は低い[24]．

＊＊＊

IgG4-SCの画像検査と血液検査の特徴的所見について述べた．今後のさらなる検討によって，より特異性の高い所見が明らかにされることを期待する．

［大原弘隆／中沢貴宏］

診　断

IgG4-SCは，2012年に報告された「IgG4関連硬化性胆管炎臨床診断基準2012」[15]（以下，診断基準2012）によれば，血中IgG4値の上昇，病変局所の線維化とIgG4陽性形質細胞の著しい浸潤などを特徴とする原因不明の硬化性胆管炎である，と説明されている．本項では，診断基準2012と2019年に報告された「IgG4関連硬化性胆管炎診療ガイドライン」[25]に基づき，IgG4-SCの診断について解説する．

1. 臨床診断基準

診断基準2012は診断項目と診断から成り立っている.

1) 診断項目

診断項目は4項目あり，オプションとしてステロイド治療の効果が追加されている.

a. 診断項目1：肝内・肝外胆管にびまん性，あるいは限局性の特徴的な狭窄像と壁肥厚を伴う硬化性病変を認める.

b. 診断項目2：血液検査で高IgG4血症(135 mg/dL以上)を認める.

c. 診断項目3：AIP, IgG4関連涙腺・唾液腺炎, IgG4関連後腹膜線維症のいずれかの合併を認める.

d. 診断項目4：胆管壁の病理組織学的所見として以下の4所見が規定されている.

① 高度なリンパ球形質細胞の浸潤と線維化

② 強拡1視野あたり10個を超えるIgG4陽性形質細胞浸潤

③ 花莚状線維化(storiform fibrosis)

④ 閉塞性静脈炎(obliterative phlebitis)

2) 診断

診断は前述した4つの診断項目のうち，合致する項目の数によって確診，準確診，疑診の3段階で診断する[15].

a. 確診：診断項目1+3(特徴的な胆管狭窄像と壁肥厚と他のIgG4関連疾患の合併)．または，診断項目1+2+4①②(特徴的な胆管狭窄像と壁肥厚と血清IgG4が135 mg/dL以上+胆管壁への高度なリンパ球形質細胞の浸潤と線維化とIgG4陽性形質細胞浸潤)．病理組織所見だけでも，高度なリンパ球形質細胞の浸潤と線維化とIgG4陽性形質細胞浸潤に花莚状線維化または閉塞性静脈炎を認めれば確診となる.

b. 準確診：病理組織所見が得られない場合，特徴的な胆管狭窄像と壁肥厚と血清IgG4が135 mg/dL以上にステロイドによる治療効果を認めた症例.

c. 疑診：特徴的な胆管狭窄像と壁肥厚と血清IgG4が135 mg/dL以上だけの症例.

診断にあたっては，胆管癌や膵癌などの悪性疾患，PSCなどを除外する必要があり，IgG4-SCが否定できない場合は，安易にステロイド治療を行わず，胆管生検や超音波内視鏡下穿刺吸引法(EUS-FNA)が行える専門施設に紹介することが重要である.

2. 画像診断

1) 胆管像

ERCPあるいは経皮経肝胆管造影(PTC)による直接造影で得られた胆管像で診断することが重要である.

IgG4-SCにみられる胆管像の特徴は比較的長い狭窄とその上流の単純拡張であり[15,24]，PSCに特徴的な長さ1～2 mmの短い帯状狭窄，狭窄と拡張を交互に繰り返す数珠状所見，剪定したように肝内胆管分枝が減少している剪定状所見，憩室様突出を認めることは少ない(図5).

鑑別すべき疾患を念頭におく．胆管像は以下の4型に分類される[15](図3)．Type 1は下部胆管のみに狭窄をきたし，膵癌や慢性膵炎による締め付けまたは下部胆管癌との鑑別を要する(図6-a)．IDUS, EUS-FNA, 胆管生検などにより鑑別診断を行う必要がある．Type 2は下部胆管のみならず肝内胆管に狭窄が多発し，PSCとの鑑別を要する．Type 2は上流胆管の単純拡張を伴う2aと肝内末梢胆管への強い炎症細胞浸潤により拡張を伴わない2bに分類される．Type 3は下部胆管と肝門部胆管に狭窄をきたし，Type 4では肝門部胆管のみに狭窄が認められ，いずれも胆管癌との鑑別を要する(図6-b).

2) 腹部超音波

IgG4-SCの超音波像は，胆管壁の硬化像に一致した壁肥厚所見であり，低エコーの肥厚を主体とし，高低高の3層構造を呈することが多い[26]．ただし，壁肥厚所見のみの症例ではPSCとの鑑別診断は困難である.

3) CT/MRI

CTやMRIは病変の広がりや局所病変の評価を非侵襲的に行うことができる．IgG4-SCの特徴は，広範囲で平滑な胆管壁肥厚である．胆管壁肥厚は対称性で造影CT/MRIでは粘膜面の濃染を認めることがある[27]．また，^{67}Gaシンチグラフィや FDG-PETは他臓器のIgG4-RDの検出に有用である.

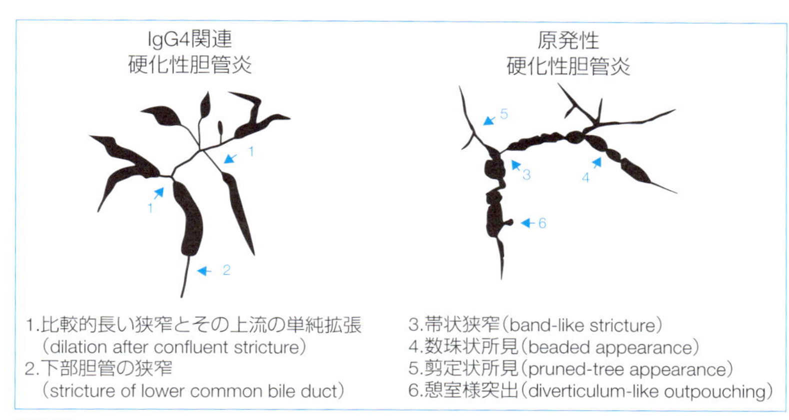

図5 胆管像によるIgG4関連硬化性胆管炎と原発性硬化性胆管炎の比較

〔厚生労働省IgG4関連全身硬化性疾患の診断法の確立と治療方法の開発に関する研究班，他：IgG4関連硬化性胆管炎臨床診断基準2012．胆道 26：60-63，2012〕

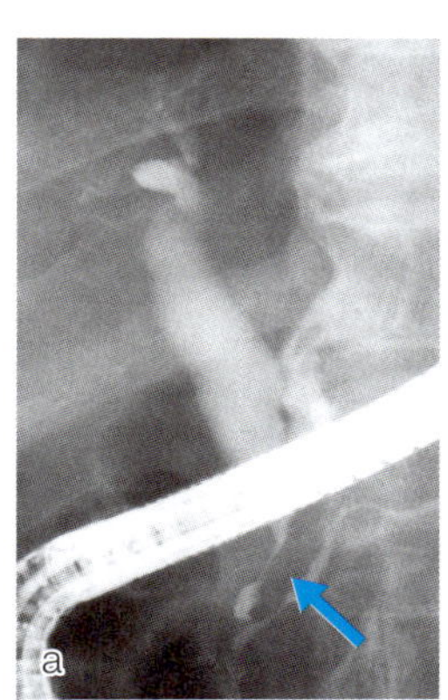
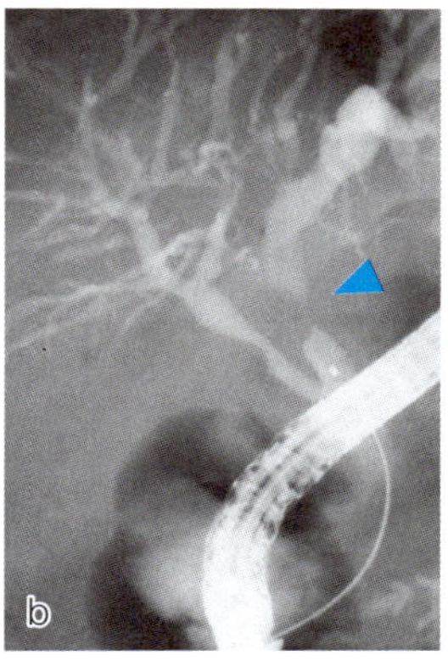

図6 IgG4関連硬化性胆管炎の胆管像

a：Type 1で下部胆管に狭窄像を認める．AIPに特徴的な膵管狭細像（➡）も認められる

b：Type 4で左肝管に強い狭窄像（▶）と肝内胆管の拡張を認める

4）EUS/IDUS

IgG4-SCの画像診断で重要な所見である胆管壁肥厚像は，EUS/IDUSにより明瞭に描出される．胆管狭窄部に一致して全周性の壁肥厚所見を認め，内膜面・外膜面とも平滑で内部は均一である[28]．また，明らかな狭窄部以外でも胆管壁肥厚所見を認めるのが特徴的である．特にIDUSは下部胆管癌やPSCとの鑑別診断に有用であるとの報告が多い[29,30]．なお，IDUSによる長谷部ら[31]の検討では，下部胆管狭窄を認めたAIP 19例中15例に壁肥厚を認め，締め付けによると考えられる狭窄が11例（58%）にみられたとしている．

＊＊＊

臨床診断基準と診療ガイドラインに基づいてIgG4-SCの診断を解説した．肝門部領域の胆管に狭窄を認める場合は，画像診断だけでは胆管癌との鑑別が容易ではないため，胆管生検，胆管細胞診，IDUSなどを併用して診断にあたる姿勢が必要である[25]．

［乾　和郎］

治療と予後

1．治療

IgG4-SCには副腎皮質ステロイドが著効する．治療プロトコルとして十分なエビデンスが備わったものはないが，通常AIPに準じ，初回寛解導入として，経口プレドニゾロンを0.5～1 mg/kg/日（通常30～40 mg/日）で開始し，2～4週間継続する．寛解導入後，血液生化学検査，画像検査（US，CT，MRCPなど）でステロイドの効果を確認しながらおよそ2週間ごとに5 mgずつ減量し，ステロイド開始から2～3か月を目安に5～10 mg/日への維持量まで漸減する．ステロイドの中止はしばしば再燃を招くためわが国では一般的ではない．筆者らが2015年に行ったIgG4-SC全国調査[11]では，全527例中458例（87%）でステロイド治療が行われており，初期投与量は30～40 mgが全体の88%を占めていたが，メチルプレドニゾロ

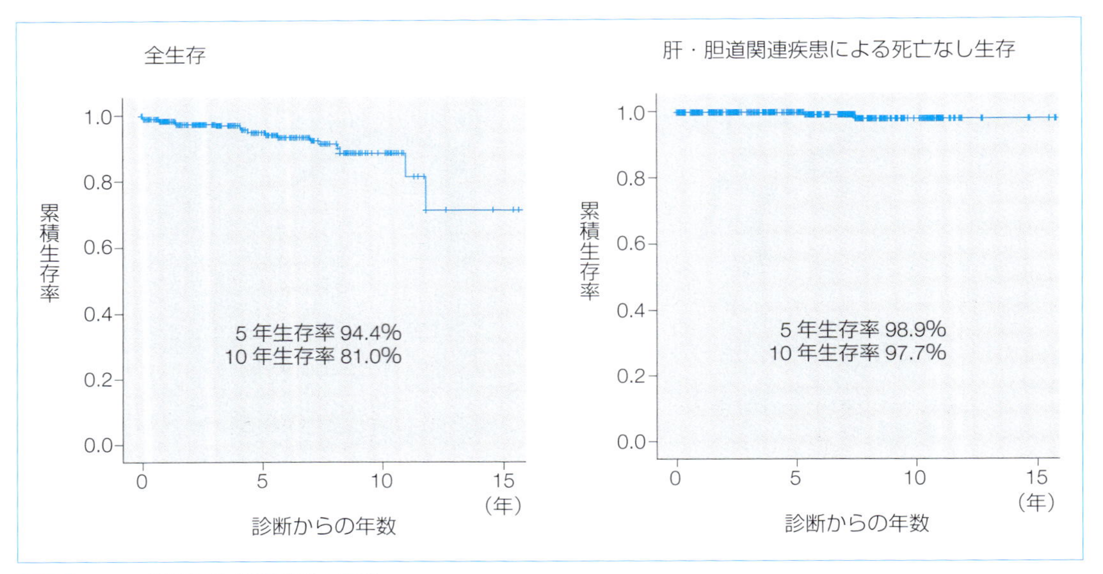

図7 IgG4関連硬化性胆管炎の予後

〔Tanaka A, et al.：Clinical features, response to treatment, and outcomes of IgG4-related sclerosing cholangitis. Clin Gastroenterol Hepatol 15：920-926, 2017〕

ン125〜500 mgによるミニパルスを行われている症例もみられた．治療効果としては，治療前と比較してALP値が50%以上低下した症例が86%，画像上胆管狭窄が改善した症例が89%であり，全体としてステロイドの治療効果は良好であった．副作用や合併症のため副腎皮質ステロイドが使用できない症例では，欧米ではリツキシマブがしばしば用いられている．その他にもアザチオプリン，ミコフェノール酸モフェチルなど免疫抑制薬が有効である可能性があるが，本疾患に対する保険適応はない．

胆道狭窄を伴う閉塞性黄疸例では胆道ドレナージを行う．しかし他臓器のIgG4-RD合併かつ血清IgG4高値例などIgG4-SCとの診断が確定的で，黄疸も軽度で感染のない症例であれば，胆道ドレナージを行うことなくステロイド治療を開始することも選択肢となる．

2. 予後

IgG4-SCの長期予後は概して良好である．IgG4-SC全国調査[11]の対象となった527例の平均観察期間は4.2±3.2年，最終観察時にステロイドが継続されている症例は215例，中止されていた症例が119例であり，全体のおよそ3分の2の症例でステロイドの維持投与が行われていた．全症例の予後は5年・10年生存率は94.4%・81.0%，肝・胆道関連死亡に限定すると5年・10年生存率は98.9%・97.7%であった(図7)．肝移植を施行された症例はなかった．死因の中で原疾患を含む肝胆道系疾患としては胆管癌2例，Mikulicz病・肝不全1例のみであり，明らかな原疾患の進行による死亡はみられなかった．ただし，感染症(肺炎，偽膜性腸炎，敗血症)による死亡が5例みられ，これらは上記のようなステロイドの長期投与と何らかの関連があるかもしれない．また，経過中の胆管再狭窄が98例(21%)と少なからぬ症例で生じており，1年，3年，5年の再狭窄率はそれぞれ1.9%，7.0%，15.6%であったが，再狭窄を起こした症例と起こさなかった症例との間に生存率の有意な差はみられなかった．

以上より，IgG4-SCは適切に診断されステロイド治療が行われれば予後は良好であると考えられるが，今後さらに症例を集積し長期予後を観察していく必要がある．

［田中　篤］

文　献

1）Kawaguchi K, et al.：Lymphoplasmacytic sclerosing pancreatitis waith cholangitis：a variant of primary sclerosing cholangitis extensively involving pancreas. Hum Pathol 22：387-395, 1991
2）Stone JH, et al.：Recommendations for the nomenclature of IgG4-related disease and its individual organ system manifestations Arthritis Rheum 64：3061-3067, 2012
3）Nakazawa T, et al.：Clinical differences between primary sclerosing cholangitis and sclerosing cholangitis with autoimmune pancreatitis. Pancreas 30：20-25, 2005
4）Takikawa H, et al.：Analysis of 388 cases of primary sclerosing cholangitis in Japan；Presence of a subgroup without pancreatic involvement in older patients. Hepatol Res 29：153-159, 2004
5）Ohara H, et al.：Establishment of a serum IgG4 cut-off value for the differential diagnosis of IgG4-related sclerosing cholangitis：a Japanese cohort. J Gastroenterol Hepatol 28：1247-1251, 2013
6）Nakazawa T, et al.：Schematic classification of sclerosing cholangitis with autoimmune pancreatitis by cholangiography. Pancreas 32：229, 2006
7）Graham R, et al.：Isolated IgG4-related sclerosing cholangitis：a report of 9 cases. Hum Pathol 45：1722-1729, 2014
8）Tanaka A, et al.：Nationwide survey for primary sclerosing cholangitis and IgG4-related sclerosing cholangitis in Japan. J Hepatobiliary Pancreat Sci 21：43-50, 2014
9）Nakazawa T, et al.：Isolated intrapancreatic IgG4-related sclerosing cholangitis. World J Gastroenterol 21：1334-1343, 2015
10）Nakazawa T, et al.：A case of advanced-stage sclerosing cholangitis with autoimmune pancreatitis not responsive to steroid therapy. JOP 11：58-60, 2010
11）Tanaka A, et al.：Clinical features, response to treatment, and outcomes of IgG4-related sclerosing cholangitis. Clin Gastroenterol Hepatol 15：920-926, 2017
12）Okazaki K, et al.：Recent advances in the concept and pathogenesis of IgG4-related disease in the hepato-bilio-pancreatic system. Gut Liver 8：462-470, 2014
13）Nakanuma Y, et al.：Proposal of a new disease concept"biliary diseases with pancreatic counterparts". Anatomical and pathological bases. Histol Histopathol 29：1-10, 2014
14）Ohara H, et al.：Clinical diagnostic criteria of IgG4-related sclerosing cholangitis 2012. J Hepatobiliary Pancreat Sci 19：536-542, 2012
15）厚生労働省 IgG4 関連全身硬化性疾患の診断法の確立と治療方法の開発に関する研究班，他：IgG4 関連硬化性胆管炎臨床診断基準 2012．胆道 26：60-63，2012
16）Nakazawa T, et al.：Cholangiography can discriminate sclerosing cholangitis with autoimmune pancreatitis from primary sclerosing cholangitis. Gastrointest Endosc 60：937-944, 2004
17）Naitoh I, et al.：Endoscopic transpapillary intraductal ultrasonography and biopsy in the diagnosis of IgG4-related sclerosing cholangitis. J Gastroenterol 44：1147-1155, 2009
18）Kim JH, et al.：Differential diagnosis of sclerosing cholangitis with autoimmune pancreatitis and periductal infiltrating cancer in the common bile duct at dynamic CT, endoscopic retrograde cholangiography and MR cholangiography. Eur Radiol 22：2502-2513, 2012
19）Inoue D, et al.：IgG4-related disease：dataset of 235 consecutive patients. Medicine（Baltimore）94：e680, 2015
20）Itoi T, et al.：The role of peroral videocholangioscopy in patients with IgG4-related sclerosing cholangitis. J Gastroenterol 48：504-514, 2013
21）Muraki T, et al.：Autoimmune pancreatitis and complement activation system. Pancreas 32：16-21, 2006
22）Hamano H, et al.：High serum IgG4 concentrations in patients with sclerosing pancreatitis. N Engl J Med 344：732-738, 2001
23）西森　功：血液検査．岡崎和一，他（編集），自己免疫性膵炎．診断と治療社，87-91，2009
24）Nakazawa T, et al.：Diagnosis of IgG4-related sclerosing cholangitis. World J Gastroenterol 21：7661-7670, 2013
25）Kamisawa T, et al.：Clinical practice guidelines for IgG4-related sclerosing cholangitis. J Hepatobiliary Pancreat Sci 26：9-42, 2019
26）中村雄太，他：特集原発性硬化性胆管炎（PSC）の診療をめぐって．PSC の画像診断―腹部エコー．胆と膵 26：393-396，2005
27）藤永康成，他：IgG4 関連硬化性胆管炎の画像診断―ガリウムシンチグラフィ，FDG-PET を中心に―．胆と膵 33：503-509, 2012
28）Nakazawa T, et al.：Usefulness of intraductal Ultrasonography in the Diagnosis of Cholangiocarcinoma and IgG4-Related sclerosing cholangitis. Clin Endosc 45：331-336, 2012
29）Inui K, et al.：Differential diagnosis and treatment of biliary strictures. Clin Gastroenterol Hepatol 7（11 Suppl.）：S79-S83, 2009
30）Kubota K, et al.：Discrimination between sclerosing cholangitis-associated autoimmune pancreatitis and primary sclerosing cholangitis, cancer using intraductal ultrasonography. Dig Endosc 23：10-16, 2011
31）長谷部　修，他：自己免疫性膵炎における膵内胆管狭窄の検討．膵臓 27：733-741，2012

8 肝病変

病 態

1. IgG4 関連疾患における肝障害とは

IgG4 関連疾患(IgG4-related disease：IgG4-RD)は全身疾患であり，様々な臓器における診断基準，ガイドラインが作成されている．特に，胆道系についてはIgG4 関連硬化性胆管炎として病態が確立されている．しかし，肝臓における病態，診断基準などについての検討はあまりされていない．信州大学と金沢大学のグループが共同でIgG4-RD の患者の肝生検の病理学的検討を行うことでIgG4 関連ヘパトパチー(IgG4-hepatopathy)[1]，IgG4 関連自己免疫性肝炎(IgG4-related autoimmunehepatitis：IgG4-AIH)[2]という2つの病態が存在しうることを提唱するに至ったので紹介する．本病態は多数例での検討がされておらず，今後の課題となっている．

2. IgG4 関連ヘパトパチー

IgG4-RD の代表的な疾患である自己免疫性膵炎(autoimmune pancreatitis：AIP)では血中ALP，γ-GTP が高値となる症例が多く認められる．従来，これはAIP に高率に合併するIgG4 関連硬化性胆管炎による胆道系の傷害によって起こると考えられていた．しかし，2003 年にHirano ら[3]がAIPに(IgG4関連)硬化性胆管炎を合併した8 名の患者において肝生検を施行し，病理学的検討を行い，肝内の門脈域に著明なリンパ球・形質細胞の浸潤を認めていることをはじめて報告した．同時期にKamisawa ら[4]は，AIP 患者の全身の様々な臓器から採取された生検標本についてIgG4 免疫染色を施行し，肝臓にもIgG4 陽性形質細胞の浸潤を認めていることを明らかにした．これらの報告から肝臓にもIgG4-RD が胆道から及んでいる，もしくは存在する可能性が示唆された．

そこで，AIP，IgG4 関連硬化性胆管炎について臨床・肝生検組織の評価を行った．

① 血清IgG4 値はコントロール群であるAIH，原発性胆汁性胆管炎(primary biliary cholangitis：PBC)，原発性硬化性胆管炎(primary sclerosing cholangitis：PSC)，ウイルス肝炎患者では低値であり，AIP 患者で特異的に高値である．

② AIP 患者では膵・胆道系の病変が特徴的であるが実際にはほとんどの症例で肝組織に変化を認めて，5 つのパターンに分けることが可能であった．(A)portal inflammation pattern；(B)large bile duct damage pattern；(C)portal sclerosis pattern；(D)Lobular hepatitis pattern；(E)cholestatic pattern である(病理は次項を参照)．

③ 肝臓におけるIgG4 陽性形質細胞の浸潤程度もコントロールと比較して有意に高値であった．

④ 肝臓におけるIgG4 陽性形質細胞の浸潤程度は血清IgG4 値と有意な相関を示した．

病理学所見から単に硬化性胆管炎が肝内に波及しているのではなく肝実質にIgG4-RD が存在していることを示唆し，ステロイド治療前後で血液検査のみならず病理学的改善もきたすことを証明した．

3. IgG4 関連自己免疫性肝炎

AIH 患者の治療前保存血清でIgG4 値が高値の症例を認めた．本例は自己免疫性肝炎の国際診断スコアにより確診のAIH と診断され，ステロイド内服治療が行われていた．肝病理学的所見ではAIH に特徴的な所見を満たしているが，血清IgG4 高値に加え，肝内にもIgG4 陽性形質細胞の浸潤が高度に認められており，IgG4-AIH と命名した．その後，計3例の特徴を検討してIgG4-AIH

の診断基準案を提唱した[5]．その後はわが国から数例，海外からも症例の検討が発表されているが診断基準の確立が今後の課題である．

［梅村武司］

病 理

IgG4-RDにみられる肝実質病変として，IgG4関連ヘパトパチー，IgG4-AIHが報告されている[1~5]．

1. IgG4関連ヘパトパチー

1型AIP，IgG4関連硬化性胆管炎例では，肝機能異常がしばしばみられ，肝生検では，門脈域の炎症，胆汁うっ滞などがみられ，またIgG4陽性の形質細胞の浸潤もみられる．これらの病変は，総称してIgG4関連ヘパトパチーと呼称されている[6,7]．具体的には，①門脈域での炎症性変化のみられる門脈域炎型，②胆管閉塞に関連した病変がみられる大型胆管閉塞型，③門脈域での線維化を特徴とする門脈域硬化型(症例により，線維性隔壁形成を示す例もある)，④肝小葉内での肝細胞壊死や炎症性変化を示す肝小葉炎型，⑤毛細胆管内胆汁うっ滞型の5型に代表されるが，複数の病型が同一症例にみられることもある(図1)．1型AIP(高率にIgG4関連硬化性胆管炎を伴う)やIgG4関連硬化性胆管炎では，肝内外での大型胆管に硬化性胆管炎病変がみられ，胆道狭窄に関連した病変が肝に発生しやすく，また膵，胆道の炎症に際した，二次的な肝病変(非特異的肝炎)がIgG4関連ヘパトパチーに含まれていると思われる．しかし，IgG4関連硬化性胆管炎が肝内胆管末梢枝に及ぶ例もあり，IgG4関連ヘパトパチーがIgG4-RDそのものに関連した肝病変である可能性もある．

2. IgG4関連自己免疫性肝炎

活動性の高いAIH像を示し，血清のIgG4が高値で，肝組織中に高度のIgG4陽性形質細胞浸潤を認める症例が，文献上，4例報告されている[5]．いずれも抗核抗体を認め，また肝生検では門脈域で古典的な慢性活動性肝炎がみられ，さらに，高度のリンパ球，形質細胞浸潤を伴い，インターフェイス肝炎，架橋性の壊死を含む高度の実質炎，ロゼット形成もあり，高度のIgG4陽性形質細胞の浸潤も認めている(図2)．いずれも，ステロイド治療に奏効を示す．興味深いことに，4例中2例は，IgG4関連硬化性胆管炎，それに1型AIPを合併している．これら症例は，いわゆる慢性活動性肝炎であり，IgG4関連硬化性胆管炎や1型AIPに合併した可能性がある．従来，自己免疫性の胆管疾患であるPBCやPSCで，慢性活動性肝炎を伴う症例が知られており，オーバーラップ症候群とされている．したがって，IgG4関連自己免疫性肝炎は，IgG4関連硬化性胆管炎に合併したオーバーラップ症候群と理解できる．

なお，通常経験するAIHの肝生検で，強視野で5個以上のIgG4陽性形質細胞の浸潤を伴う例がある[8~12]．IgG4陽性形質細胞の浸潤を伴わないAIH

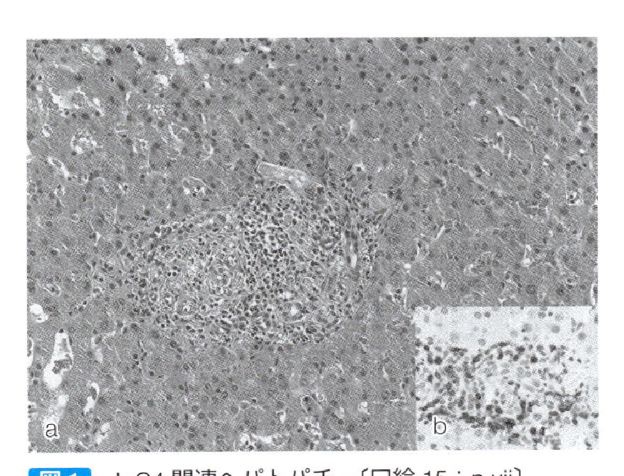

図1 IgG4関連ヘパトパチー〔口絵15；p.vii〕
a：門脈域はやや拡大し，リンパ球，形質細胞の浸潤をみる．HE染色
b：多数のIgG4陽性形質細胞をみる．IgG4免疫染色

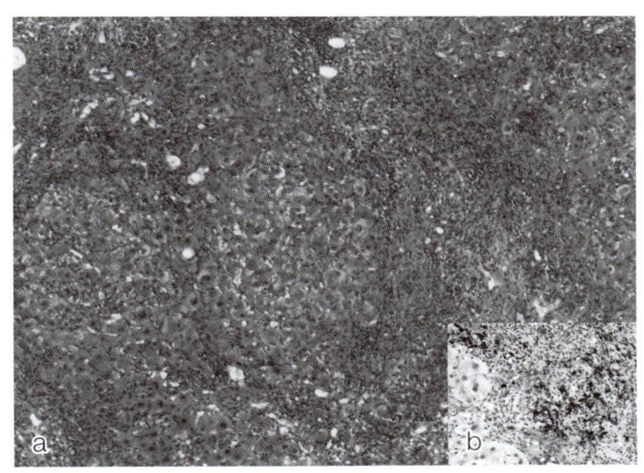

図2 IgG4関連自己免疫性肝炎〔口絵16；p.vii〕
a：高度の肝炎像があり，肝細胞の脱落とインターフェイス肝炎，IgG4陽性形質細胞浸潤がみられる．HE染色
b：多数のIgG4陽性形質細胞をみる．IgG4免疫染色

に比べ，血中のIgG値は高いが，IgG4の上昇はなく，IgG4-RDを伴う例は報告されていない．また，肝移植後に発生する*de novo*型のAIHの一部の症例で，肝組織で密なIgG4陽性形質細胞の浸潤がみられる（IgG4-rich plasma cell hepatitis）ことが注目されている．免疫抑制薬に対する反応が良好とされ，自己免疫の関与が想定されている．これらの肝炎は，IgG4-AIHとは異なる．

［中沼安二］

検査・診断

1. IgG4関連ヘパトパチー

1）背景

その他のIgG-RDと同様に50〜60歳以上の男性に多い．

2）肝機能検査値

胆道系酵素の高値が認められるが肝実質への病態の進展を反映してトランスアミナーゼの上昇も認められる．IgG4関連硬化性胆管炎やAIPによる下部，膵内胆管の狭窄による閉塞性黄疸でみつかる症例もある．高率に血清IgG4高値（≧135 mg/dL）である．抗核抗体陽性例は半数に認める．

3）肝生検

IgG4-RDにおける肝組織の検討を行った報告をまとめた．5つの病理学的パターンを認め，これらの5つの所見の陽性率は24〜47％であったが，興味深い点は1人の患者で2つ以上のパターンを同時に肝組織中に認めることであった．肝内のIgG4陽性形質細胞浸潤についても半数例で5個以上/高視野を認めた．他の報告についても検討してある項目については表1にまとめた[1,8〜10]．

4）診断基準

定まっていない．

2. IgG4関連自己免疫性肝炎

1）背景

症例数が少ないため男女比，好発年齢は不明である．

2）診断基準

われわれが提唱した診断基準案は表2[5]に記載する．ここではその内容と特徴を説明する．

① 他のIgG4-RDの基準値である135 mg/dLにそろえた．

② 肝組織においてIgG4陽性形質細胞の浸潤は強視野10個以上とした．IgG4関連ヘパトパチー17例の検討ではこの基準を超えるものは4例しかなく，10個以上の浸潤は基準としては厳しめと考える．

③ 帯状あるいは架橋性壊死を伴う慢性肝炎の存在はAIHでは重要であり，単なる門脈域の細

表1 IgG4関連疾患における肝病変の検討

	Umemura[1] (*n*=17)	Nishino[8] (*n*=8)	Deshpande[9] (*n*=10)	Naitoh[10] (*n*=19)
門脈域への細胞浸潤	6(35)	8(100)	7(70)	7(37)
インターフェイス肝炎	4(24)	0(0)	7(70)	—
小葉性肝炎	7(41)	—	7(70)	10(53)
形質細胞浸潤	6(35)	—	9(90)	5(26)
好酸球浸潤	4(24)	—	9(90)	4(21)
細胆管増生	10(59)	8(100)	—	—
胆管障害	10(59)	—	—	6(32)
毛細胆管の胆汁うっ滞	9(53)	—	—	6(32)
線維化ステージ≧3	7(41)	0(0)	1(10)	—
IgG4陽性形質細胞数(/高視野)の平均(範囲)	9.5(0〜55)	2.2	60(0〜140)	7.2(0〜25)
IgG4陽性形質細胞数＞10/高視野の頻度(%)	4(24)	—	6(60)	5(26)

表2 IgG4 関連自己免疫性肝炎診断基準（案）

(1) 血清 IgG4 値が 135 mg/dL 以上
(2) 肝組織において IgG4 陽性形質細胞浸潤が 10 個以上（強視野）
(3) 帯状あるいは架橋性壊死を伴う慢性肝炎
(4) 同時性ないし異時性の他臓器 IgG4 関連疾患の合併

確　診：(1)＋(2)＋(3)＋(4)
準確診：(1)＋(2)＋(3)
疑　診：(1)〜(4)のうち 2 項目

〔Nakanuma Y, et al.：Histopathology of IgG4-Related Autoimmune Hepatitis and IgG4-Related Hepatopathy in IgG4-Related Disease. Semin Liver Dis 36：229-241, 2016．より改変〕

表3 IgG4 関連自己免疫性肝炎と自己免疫性肝炎の違いについてのまとめ

	Umemura[2]		Canivet[11]		Aydemir[12]	
	IgG4-AIH $n=2$	Classical AIH $n=58$	IgG4-AIH $n=7$	Classical AIH $n=21$	IgG4-AIH $n=6$	Classical AIH $n=34$
男性：女性	1：1	10：48	11：17		3/3	21/13
年齢（歳）	48	58	54		10	9.7
AST/ALT（U/L）	425/497	437/573	236/301	618/740	455/556	541/709
ALP/T-Bil（U/L/mg/dL）	539/5.6	401/2.1	184/1.2	176/3.1	—/2.4	—/2.6
IgG（mg/dL）	4,015	2,940	—	—	2,636	2,872
IgG4（mg/dL）	560	22	—	—	—	—
IgG4 陽性形質細胞数（/高視野）の平均	26.5	0	13.4	2.5	—	—
IgG4 陽性形質細胞数＞10/高視野の頻度（%）	2(100)	0(0)	7(100)	0(0)	6(100)	0(0)

胞浸潤，インターフェィス肝炎ではないことに注意が必要である．

④ 他の IgG4-RD の存在も認められることがある．

わが国からの報告例はいずれも AIH の国際診断スコアで確診例であり，いわゆる典型的な AIH の診断基準を満たしている．

3）遺伝学的検討

わが国の AIP，AIH ともに，*HLA-DRB1*04：05-DQB1*04：01* ハプロタイプが健常人より高率であることが報告されている．いまだ症例数が少ないためこれらの検討もされていない．

4）海外の症例

わが国では IgG4-AIH の症例報告が数例あるが，まとまった検討はほとんどない．海外では 2016 年にフランスから，2018 年にはトルコの小児から AIH の患者群における IgG4-AIH の含まれる程度について報告がされているくらいである[11,12]．表3にわれわれの報告とあわせて血液検査データと肝組織内の IgG4 陽性形質細胞浸潤数などの比較をまとめる．診断基準の暫定案が発表される前の検討であり，AIH の患者の中で肝内の IgG4 陽性形質細胞浸潤が 10 個以上/HPF の症例を IgG4-AIH と診断していることに注意が必要である．よって，海外の 2 つの報告では血清 IgG4 測定がされていない．これは，以前，Chung らが血清 IgG4 低値例を IgG4-AIH として報告をしたのと同じ状況である．今後は肝臓においても他臓器の診断基準に準じた診断基準を作成する必要がある．

［梅村武司］

治療と予後

1. 治療

1）IgG4 関連ヘパトパチー

IgG4関連ヘパトパチーを認める患者はIgG-RD，特に AIP と IgG4 関連硬化性胆管炎に罹患している患者が多い．よって，肝内胆管から総胆管にかけて生じた胆管狭窄による閉塞性黄疸をきたしている症例がある．その場合は胆管ドレナージを施行し，減黄を図り，AIP，IgG4 関連硬化性胆管炎のガイドラインに従ってプレドニゾロン（PSL）0.6 mg/kg/日から開始する．経過で徐々に減量していき，再燃の有無などの臨床経過とあわせて維持療法を行う．

IgG4 関連ヘパトパチーでは PSL 投与前と投与後 4 週時点での血液検査，病理所見の比較検討をしている．肝機能検査値，血清 IgG4 値，さらに病理学的所見，肝内 IgG4 陽性形質細胞浸潤の程度も有意に改善している．以上より，他の IgG4-RD 同様，短期での治療経過は良好である．しかし，IgG4 関連ヘパトパチーにおける長期的な経過，予後についての報告はない．

2）IgG4 関連自己免疫性肝炎

IgG4-AIH は AIH として診断されていた症例について後ろ向きに病理を検討したところ，IgG4 陽性形質細胞浸潤が認められて診断されている．よって，当初から PSL の単独投与が施行されている．海外の症例では PSL 単独療法に加え，PSL とアザチオプリン（AZA）の併用療法も一般的に行われる治療であるため，これらの治療が施行されている．

2. 予後

予後を検討している報告例はまだない．

われわれが最初に報告した IgG4-AIH の患者は PSL を継続内服していたが，発症 5 年後に IgG4 関連硬化性胆管炎を発症した．

海外の報告では治療開始 1 年後，2 年後の血液検査値の推移を確認し，免疫抑制薬治療による寛解率について検討を行っている．本研究では ALT の正常化（女性≦35 IU/L，男性≦50 IU/L）を完全寛解，正常上限の 2 倍以上に上昇した場合を再燃と定義して解析した．PSL 単独療法を行っている患者は少なく，AZA と PSL の併用療法や AZA 単独療法などで加療されている．治療開始 1 年後では IgG4-AIH では 6 例中 4 例（67%），AIH では 17 例中 13 例（76%）が，2 年後ではそれぞれ 6 例中 4 例（67%），17 例中 10 例（59%）が完全寛解となった（図 3）[11]．一方，治療開始 1 年後には IgG4-AIH は 6 例中 1 例（17%），AIH は 17 例中 4 例（24%）で，2 年後には 5 例中 1 例（20%），17 例中 3 例（18%）で再燃をきたした．

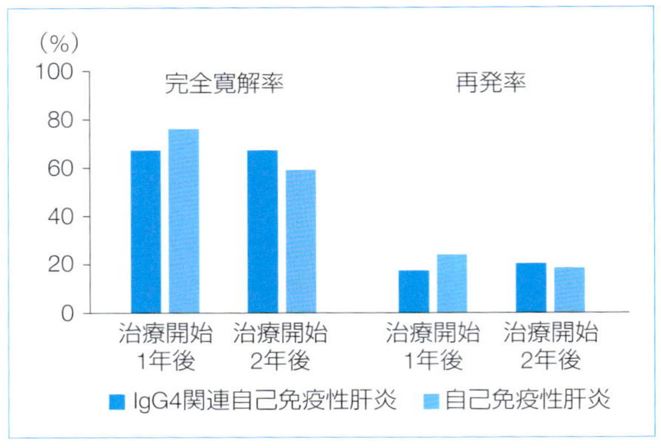

図 3 IgG4 関連自己免疫性肝炎の治療後の完全寛解率と再発率

〔Canivet CM, et al.：Immunoglobulin G4-associated autoimmune hepatitis may be found in Western countries. Dig Liver Dis 48：302-308, 2016. より作成〕

今後の課題としては，IgG4-AIH の診断基準のコンセンサスが得られていないために血清 IgG4 値が測定されていない症例の診断について議論がされているため，本来の病態における治療効果，長期経過についてはこれからのデータの集積が必要である．

［梅村武司］

文 献

1）Umemura T, et al.：Immunoglobin G4-hepatopathy：association of immunoglobin G4-bearing plasma cells in liver with autoimmune pancreatitis. Hepatology 46：463-471, 2007

2）Umemura T, et al.：Clinical significance of immunoglobulin G4-associated autoimmune hepatitis. J Gastroenterol 46（Suppl. 1）：48-55, 2011

3）Hirano K, et al.：Involvement of the biliary system in autoimmune pancreatitis：a follow-up study. Clin Gastroenterol Hepatol 1：453-464, 2003
4）Kamisawa T, et al.：A new clinicopathological entity of IgG4-related autoimmune disease. J Gastroenterol 38：982-984, 2003
5）Nakanuma Y, et al.：Histopathology of IgG4-Related Autoimmune Hepatitis and IgG4-Related Hepatopathy in IgG4-Related Disease. Semin Liver Dis 36：229-241, 2016
6）Okazaki K, et al.：Recent advances in the concept and pathogenesis of IgG4-related disease in the hepato-bilio-pancreatic system. Gut Liver 8：462-470, 2014
7）Nakanuma Y, et al.：Proposal of a new disease concept "biliary diseases with pancreatic counterparts". Anatomical and pathological bases. Histol Histopathol 29：1-10, 2014
8）Nishino T, et al.：Clinicopathological differentiation between sclerosing cholangitis with autoimmune pancreatitis and primary sclerosing cholangitis. J Gastroenterol 42：550-559, 2007
9）Deshpande V, et al.：IgG4-associated cholangitis：a comparative histological and immunophenotypic study with primary sclerosing cholangitis on liver biopsy material. Mod Pathol 22：1287-1295, 2009
10）Naitoh I, et al.：Small bile duct involvement in IgG4-related sclerosing cholangitis：liver biopsy and cholangiography correlation. J Gastroenterol 46：269-276, 2011
11）Canivet CM, et al.：Immunoglobulin G4-associated autoimmune hepatitis may be found in Western countries. Dig Liver Dis 48：302-308, 2016
12）Aydemir Y, et al.：Clinical and histopathological features of immunoglobulin G4-associated autoimmune hepatitis in children. J Gastroenterol Hepatol 34：742-746, 2019

9 消化管病変

概念と病態

IgG4関連疾患(IgG4-related disease：IgG4-RD)は，高IgG4血症を呈し，リンパ球とIgG4陽性形質細胞の著しい浸潤と線維化により，臓器の腫大や結節・肥厚性病変などを認める．罹患臓器としては膵臓，胆管や涙腺・唾液腺などが高頻度であるが，ほぼ全身諸臓器に認められる[1,2]．その中で，IgG4-RDと同様の機序が示唆される消化管病変の頻度は極めて低く，IgG4関連消化管病変の疾患概念は定まっていない．

筆者らは，自己免疫性膵炎(autoimmune pancreatitis：AIP)患者の胃粘膜(図1-a)や大腸粘膜(図1-b)に多数のIgG4陽性形質細胞浸潤を認めることを2003年に報告し，IgG4が関連する全身疾患の疾患概念を提唱した[3]．多数のIgG4陽性形質細胞浸潤はAIP 13例中7例の胃粘膜，3例中2例の大腸粘膜に認められ，それらはステロイド治療後減少した[4]．これらの胃粘膜や大腸粘膜には明らかな病変はなく，組織学的に著しい線維化や閉塞性静脈炎は認められなかった．AIP患者では，明らかな腫大がないリンパ節や唾液腺にも多数のIgG4陽性形質細胞浸潤がみられることがあるので[5]，胃や大腸粘膜に多数のIgG4陽性形質細胞が浸潤しているだけで，これらをIgG4関連消化管病変とは考えられない．

一方，AIPの合併のない炎症性腸疾患の大腸粘膜にしばしば多数のIgG4陽性形質細胞浸潤が認められることが報告されている[6]．当院の検討でも潰瘍性大腸炎患者の約30%の大腸粘膜に多数のIgG4陽性形質細胞の浸潤を認めたが，この機序は不明である[7]．

この10年ほどの間に，IgG4が関連する消化管病変の報告が散見されるようになった．Lopesらは，食道狭窄による嚥下障害をきたし手術した23歳男性の食道の粘膜下腫瘍に多数のIgG4陽性形質細胞の浸潤を認め，自己免疫性食道炎として報告した[8]．Leeらは，多数のIgG4陽性形質細胞浸潤を伴う著しい食道狭窄で手術した63歳の男性例をIgG4関連硬化性食道炎として報告している[9]．胃では，AIPに合併し多数のIgG4陽性形質細胞浸潤を伴う胃潰瘍[10]，胃ポリープ[11]，胃壁肥厚[12]が報告されている．大腸では，Matsuiらが，AIP患者に認められた多数のIgG4陽性形質細胞浸潤を伴う上行結腸の大腸ポリープをポリペクトミーし，さらにステロイド治療1年後に多数のIgG4陽性形質細胞浸潤を伴う多発大腸ポリープを下行結腸に認めた75歳男性例を報告している[13]．Chettyらは，AIPは伴わず，多数のIgG4陽性形質細胞浸潤を認める結節性隆起を胃で2例，盲腸とS状結腸で各1例報告している[14]．IgG4関連消化管病変として文献的に報告されて

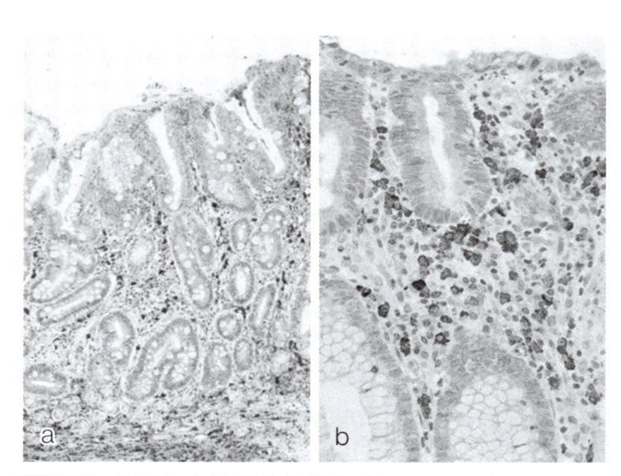

図1 自己免疫性膵炎患者〔口絵17；p.vii〕
胃粘膜(a)，大腸粘膜(b)に認められる多数のIgG4陽性形質細胞浸潤(IgG4免疫染色)
〔Kamisawa T, et al：A new clinicopathological entity of IgG4-related autoimmune disease. J Gastroenterol 38：982-984, 2003〕

いる例は，主に粘膜下に多数のIgG4陽性形質細胞浸潤と線維化を生じて食道や胃に著明な壁肥厚を呈する例と，胃や大腸などに生じたIgG4が関連した偽腫瘍の2つのタイプに分けられる[15)].

IgG4-RDの病理のコンセンサスステートメント[16)]が提唱した新たな臓器をIgG4-RDとして認める基準とし，下記の4項目を満たすことがあげられている.

① 密なリンパ球と形質細胞浸潤，花筵様線維化，閉塞性静脈炎，多数のIgG4陽性形質細胞の浸潤，および浸潤しているIgG4陽性細胞数とIgG陽性細胞数の比の上昇を伴った特徴的な病理組織像
② 高IgG4血症
③ ステロイド治療への良好な反応性
④ 他のIgG4-RDの合併

IgG4関連消化管病変と診断する際は，多数のIgG4陽性形質細胞浸潤を伴った腫瘤や壁肥厚の形成が必須となるが，特殊な炎症性変化に伴う反応性のIgG4陽性形質細胞浸潤の可能性もあり，他の病理組織像や臨床的条件を満たす必要があると思われる.

一方，筆者らの呼気テストによる検討では，AIP患者では胃排出能が低下し，ステロイド治療後改善し，機序は明確ではないが胃もIgG4関連の全身疾患のターゲットになる可能性が示された[17)].

＊＊＊

IgG4関連消化管病変の疾患概念は確立されていないが，他臓器に比べてまれな疾患と思われる.

［神澤輝実］

診断

IgG4関連消化管病変の報告例は臨床病理像が多彩で，他臓器病変を欠くものが多く，真のIgG4-RDか否か不明である．近年わが国から，IgG4-RD患者に出現した消化管固有筋層の肥厚性病変が報告されている[18～22)]．IgG4-RDの組織学的特徴も備え，これは真のIgG4関連消化管病変である可能性が高い．いまだ報告例は少数であるが，本項ではその臨床病理学的特徴，診断について解説する.

1. 臨床像・検査

高齢者(中央値71.5歳)，男性に多い．胃に好発し，食道にも発生する．報告例の多くは消化器症状を訴えず，画像診断や切除検体の検索で偶発的にみつかっている．IgG4-RDの経過中に指摘されることが多いが，消化管病変がIgG4-RDの初発病変であることもある．潰瘍や胃癌を粘膜面に伴うことは，留意しておくべき特徴である.

血液・生化学検査では，高IgG4血症，高IgG血症を認める．高IgE血症や好酸球増多がみられることもある.

CTでは壁肥厚を認めるが，病変が軽微であると描出できない．後述の偽腫瘍のケースは腫瘤と診断されている．内視鏡検査では，偽腫瘍が粘膜下腫瘤と診断できたのみで，その他は病変を指摘できないが，粘膜面の潰瘍や早期癌の診断において内視鏡検査は重要である.

報告例は全例，病変の切除により確定診断されたため，ステロイド治療への反応性は不明である．予後は良好で，IgG4-RDの他臓器病変が再燃することはあるが，ステロイド治療によく反応する．消化管での再燃は報告されていない.

2. 病理所見

肉眼的には，固有筋層に肥厚性病変あるいは腫瘤形成を認める．表面に良性潰瘍や早期癌を伴うことが多い．組織学的には固有筋層において，多数のリンパ球，形質細胞，好酸球が筋状に浸潤し，神経叢周囲への細胞浸潤が容易に認められる(図2-a)．平滑筋細胞に顕著な破壊はない．一部の症例は部分的に花筵様線維化や閉塞性静脈炎を伴う．花筵様線維化をきたすと病変は結節状となり，大きな偽腫瘍を形成することもある．IgG4陽性形質細胞は極めて多数で(図2-b)，IgG4/IgG陽性細胞比も極めて高値である．IgG4陽性形質細胞は病変内にびまん性に認められる.

粘膜においては，深部主体の形質細胞浸潤(bottom-heavy plasmacytosis；図2-c, d)を認めることがある[18,23)]．*Helicobacter pylori* 感染胃炎では，形質細胞が粘膜表層に浸潤するが，それとは浸潤

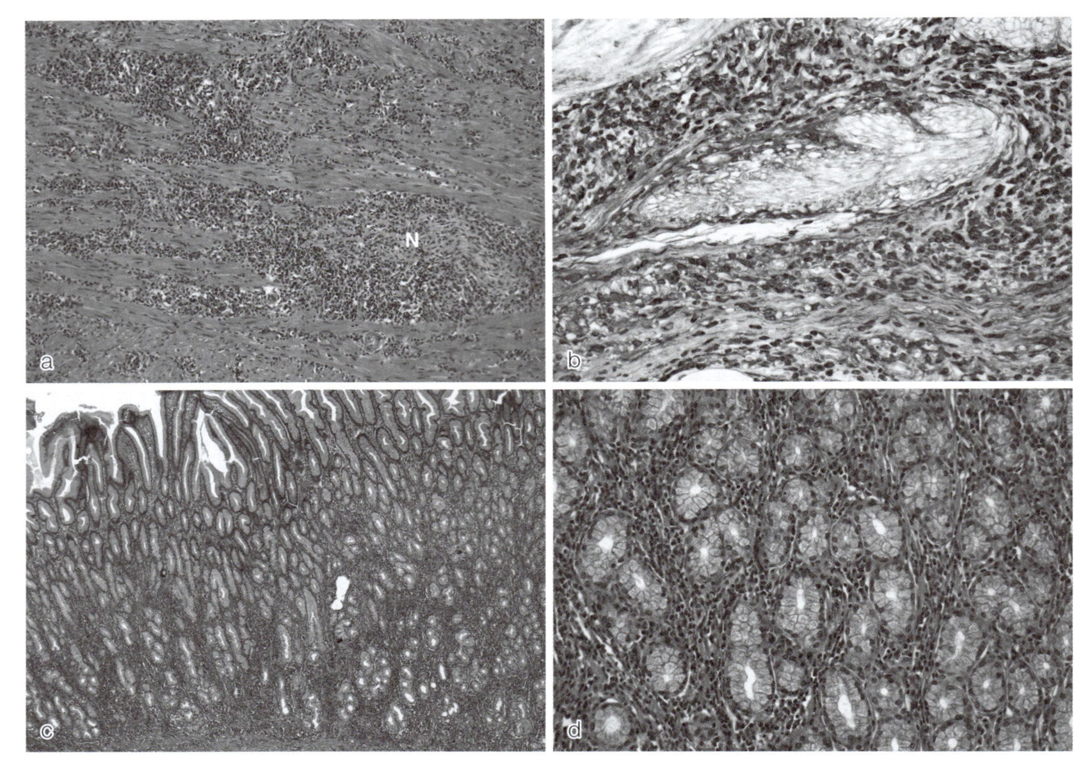

図2 IgG4関連消化管病変の組織所見〔口絵18；p.viii〕

a：固有筋層において，リンパ球，形質細胞，好酸球が筋状に浸潤している．神経叢(N)周囲への細胞浸潤を伴う

b：多数のIgG4陽性形質細胞の浸潤(IgG4免疫染色)

c・d：粘膜のbottom-heavy plasmacytosis．粘膜深部に多数の形質細胞が浸潤している

部位が異なる特異な像である．多数の好酸球が混じることもある．免疫染色にて多数のIgG4陽性形質細胞，IgG4/IgG陽性細胞比高値を認める．bottom-heavy plasmacytosisと連続して，粘膜下層に偽腫瘍を形成する症例も報告がある[24]．

3. 診断

以上述べた臨床的特徴，画像所見から，IgG4関連消化管病変をまずは疑うことが必要である．報告例はいずれも切除標本で診断されており，非侵襲的な診断法は確立されていない．胃癌や悪性リンパ腫が鑑別にあがること，また胃癌を伴う症例もあることから，悪性腫瘍は特に慎重に除外する必要がある．bottom-heavy plasmacytosisは胃生検で診断できる可能性がある．

4. 鑑別診断

前述のとおり，臨床的には胃癌や悪性リンパ腫が鑑別にあがる．偽腫瘍の症例では，消化管間質腫瘍(gastrointestinal stromal tumor)を含む軟部腫瘍との鑑別も要する．

消化管に発生する炎症性偽腫瘍の中には，IgG4-RDでないものも存在する．にもかかわらず，多数のIgG4陽性形質細胞を認めることがあり，免疫染色だけでIgG4関連消化管病変を診断してはならない．

［能登原憲司］

文献

1) Kamisawa T, et al.：IgG4-related disease. Lancet 385：1460-1471, 2015
2) Umehara H, et al.：Comprehensive diagnostic criteria for IgG4-related disease(IgG4-RD), 2011. Mod Rheumatol 22：21-30, 2012
3) Kamisawa T, et al.：A new clinicopathological entity of IgG4-related autoimmune disease. J Gastroenterol 38：982-984, 2003

4) Kamisawa T, et al.：Gastrointestinal findings in patients with autoimmune pancreatitis. Endoscopy 37：1127-1130, 2005
5) Kamisawa T, et al.：Close relationship between autoimmune pancreatitis and multifocal fibrosclerosis. Gut 52：683-687, 2003
6) Strehl JD, et al.：Numerous IgG4-positive plasma cells are ubiquitous in diverse localized non-specific chronic inflammatory conditions and need to be distinguished from IgG4-related systemic disorders. J Clin Pathol 64：237-243, 2011
7) Kuwata G, et al.：Ulcerative colitis and immunoglobulin G4. Gut Liver 8：29-34, 2014
8) Lopes J, et al.：Autoimmune esophagitis：IgG4-related tumors of the esophagus. J Gastrointest Surg 14：1031-1034, 2010
9) Lee H, et al.：IgG4-related sclerosing esophagitis：a case report. Gastrointest Endosc 73：834-837, 2011
10) Shinji A, et al.：Autoimmune pancreatitis is closely associated with gastric ulcer presenting with abundant IgG4-bearing plasma cell infiltration. Gastrointest Endosc 59：506-511, 2004
11) Kaji R, et al.：Autoimmune pancreatitis presenting with IgG4-positive multiple gastric polyps. Gastrointest Endosc 71：420-422, 2010
12) Baez JC, et al.：Gastric involvement in autoimmune pancreatitis：MDCT and histopathologic features. JOP 11：610-613, 2010
13) Matsui H, et al.：Colonic polyposis associated with autoimmune pancreatitis. Pancreas 38：840-842, 2009
14) Chetty R, et al.：Sclerosing nodular lesions of the gastrointestinal tract containing large numbers of IgG4 plasma cells. Pathology 43：31-35, 2011
15) Koizumi S, et al.：Immunoglobulin G4-related gastrointestinal diseases, are they immunoglobulin G4-related diseases? World J Gastroenterol 19：5769-5774, 2013
16) Deshpande V, et al.：Consensus statement on the pathology of IgG4-related disease. Mod Pathol 25：1181-1192, 2012
17) Anjiki H, et al.：Gastric emptying in patients with autoimmune pancreatitis. Pancreas 40：1302-1306, 2011
18) Notohara K, et al.：Gastrointestinal manifestation of immunoglobulin G4-related disease：clarification through a multicenter survey. J Gastroenterol 53：845-853, 2018
19) Kawano H, et al.：IgG4-related disease manifesting the gastric wall thickening. Pathol Int 66：23-28, 2016
20) Inoue K, et al.：IgG4-related stomach muscle lesion with a renal pseudotumor and multiple renal rim-like lesions：a rare manifestation of IgG4-related disease. Mod Rheumatol 28：188-192, 2018
21) Inoue D, et al.：Imaging and pathological features of gastric lesion of immunoglobulin G4-related disease：A case report and review of the recent literature. Mod Rheumatol 29：377-382, 2019
22) Mori S, et al.：Sclerosing Esophagitis with IgG4-positive Plasma Cell Infiltration. Intern Med 56：3023-3026, 2017
23) Uehara T, et al.：Chronic gastritis in the setting of autoimmune pancreatitis. Am J Surg Pathol 34：1241-1249, 2010
24) Na KY, et al.：Gastric nodular lesion caused by IgG4-related disease. Pathol Int 62：716-718, 2012

10 腎病変・泌尿器病変

病　態

IgG4関連腎臓病(IgG4-related kidney disease：IgG4-RKD)は中高年男性に好発し，ほとんどの症例で，腎臓以外の臓器にIgG4関連疾患(IgG4-related disease：IgG4-RD)病変〔涙腺・唾液腺，リンパ節炎，後腹膜線維症，自己免疫性膵炎(autoimmune pancreatitis：AIP)など〕を有している．IgG4-RKDを発症しても，特徴的な全身症状が現れるわけではない．IgG4-RDや他の疾患群の精査中に，あるいは偶然に腎機能異常，腎画像の異常で気づかれることが多い[1,2]．報告されている症例の腎生検時の腎機能は，正常から腎不全に至るまで様々な程度のものがあり，腎機能低下の進行も，急速なものから緩徐に進行するものまで様々である[1〜3]．

IgG4-RKDの病態は，尿細管間質性腎炎(tubulointerstitial nephritis：TIN)である．病変部と非病変部の境界が明瞭にわかれていることは，大きな特徴である．病変部にはリンパ球と多くの形質細胞が密に浸潤するとともに，特徴的な線維化をきたしている．好酸球浸潤もよく認められる所見である．腎の被膜を越えて細胞浸潤が認められる症例もある．線維化は特徴的であり，花筵様線維化(storiform fibrosis)とも表現されるが，単なる間質線維化ではなく，線維性硬化(fibrosclerosis)，あるいは硬化性線維化(sclerosing fibrosis)と表現するのが適している所見であり，この像は“bird's-eye”パターンと称されている[4]．線維化の程度も症例ごとに様々であり，また同一症例においても様々な程度の線維化が混在することも特徴とされる[1,2]．

本病態は，腎画像に反映され，IgG4-RKDを発見するのに重要な所見を呈している．造影CT像での多発性の腎実質造影不良域は，最も多く認められる所見である[2]．まれではあるが，単発性腎腫瘤像を呈するものもある．びまん性腎腫大は単純CTでもわかる所見であり，IgG4-RKDの20〜30%にみられる．これら腎実質画像異常のある症例で腎生検を行うと，腎機能正常例でも，組織学的にはIgG4-RKDの所見が認められることがある．

IgG4-RKDの主病変はTINであるが，いくつかの糸球体病変の合併が報告されている[1,2]．膜性腎症はその中で最も多く，IgG4-RKDの7〜10%に認められている．IgG4-RDにTINを伴っていない膜性腎症単独の合併も報告されている．膜性腎症の他にも微小変化型ネフローゼ症候群，紫斑病性腎炎，IgA腎症，管内増殖性糸球体腎炎，メサンギウム増殖性腎炎などの報告があり，腎機能異常だけではなく，糸球体病変に起因する蛋白尿，ネフローゼ症候群などの症状が前面に出ている．糸球体病変とIgG4-RDの関連性はいまだ不明な点が多い．

腎盂の壁肥厚や腫瘤は，画像的に多く認められる．内腔面が保たれた腎盂壁肥厚は特徴的な腎盂所見であり，IgG4-RKDの診断に有用である．密なリンパ球，形質細胞の浸潤，他臓器と同様に好酸球浸潤，花筵様線維化などの所見を呈する．腎病変ではほとんどみられない閉塞性静脈炎の所見も認められることがある．

腎臓や腎盂以外の泌尿器病変としては，尿管周囲に腫瘤性病変を形成することがあるが，尿管病変としてではなく，後腹膜線維症として捉えられることが多い．

前立腺病変も腫瘤として認識される．臨床的には前立腺肥大症との鑑別は容易ではない．他臓器に対するステロイド療法に伴い，症状が改善することでその存在が示唆されることがある．

IgG4抗体の増加は，慢性の寄生虫感染者や減感作療法を受けている患者で多く認められる．IgG4抗体が増加することで，IgEを介したTh2反応が抑えられ，アレルギー反応の抑制に効果を有することが示されている[5)]．免疫反応抑制性のサイトカインであるIL-10がIgG4抗体産生に大きくかかわることが示され，さらに制御性T細胞（regulatory T cell：Treg）がこれらの抑制性のサイトカインIL-10，TGF-βを産生，分泌することで，Th2反応を抑制していることが示されている[6)]．したがって，IgG4-RDでは，標的臓器にかかわらず，共通してTh2反応がそれを抑制するTregを主体とする反応を誘導し，Tregから分泌されるIL-10によってIgG4産生が促されるという免疫学的機序が働いている病態であることが示唆されてきた[7,8)]．IgG4は，その分子構造に起因する奇妙な特性がある．重鎖ヒンジ部のCys残基同士の結合で，相手側の重鎖との共有結合ができずに形態としては半分のIgGの形で存在していることがある．他のサブクラスの重鎖とペアリングする場合もある．抗原認識部位が異なる2種類のFab部分からなるIgG4が存在する．このような構造上の特性から，IgGの他のサブクラスやIgEの働きを抑え，炎症抑制の方向に進ませる役目があると考えられている[9)]．

近年，末梢血リンパ球を対象とした解析は大きく進んでいる．B細胞の分化，増殖やクラススイッチに関与する濾胞性Th2細胞（Tfh2）は，IgG4-RD患者の末梢血中に病勢に応じて増加していることが示され，着目されている[10,11)]．新たに提唱されたcytotoxic effector memory CD4陽性T細胞（$CD4^+CTL_{EM}$）は，そのクローナルな増殖が病態に大きく貢献していることが示された[12)]．一方IgG4-RKD組織の免疫学的検討では，尿細管基底膜，血管壁などにIgGや補体C3の沈着が認められることが多く示され，自己抗体による免疫複合体沈着の病態であることも示唆されている[3,4)]．実際に約半数のAIP患者血清からラミニン511-E8に対する自己抗体が検出され，陰性の患者からは，ラミニン511-E8のリガンドであるインテグリンα6β1に対する自己抗体が検出されたという興味深い報告がなされ，ラミニンはIgG4-RDの有力な特異的自己抗原候補として認識されはじめている[13)]．他にも28%の陽性率のガレクチン-3，78%の陽性率のプロヒビチン，18%の陽性率のアネキシンA11などの自己抗原候補があげられている．しかし，IgG4-RKDに特徴的に認められる線維化のはっきりとした機序に関しては，不明のままであり，なぜこのような免疫反応が惹起されるのかという病因論的な問いにはいまだ応えられていない状況である．

本質的な病態は十分には理解できていない状況であるので，血清IgG4値，組織でのIgG4陽性形質細胞比率は診断には有用な所見ではあるが，IgG4陽性形質細胞の増多は，ANCA関連血管炎，Castleman病，リンパ増殖性疾患や炎症性疾患でも認められることがあり，IgG4-RDに特異的なものではないことをふまえ[14)]，組織のIgG4免疫染色結果を過信することなく，臨床，画像，そして組織学的結果をあわせて検討することが重要である．

［中島　衡］

病　理

1．腎実質病変

1）尿細管・間質病変

IgG4-RKDの特徴的組織像は，間質線維化を伴った多数のIgG4陽性形質細胞の浸潤によるTINである[3,4,15,16)]．IgG4-TINの診断基準はIgG4陽性形質細胞数＞10/強拡大視野またはIgG4/IgG陽性細胞比≧40%であるが[15)]，この基準は必ずしも疾患特異的ではなく，ANCA関連血管炎や多中心性Castleman病においても満たしうる点に注意が必要である[17,18)]．このため，IgG4-TINを診断する際には次にあげる光顕における陽性所見・陰性所見を参考にする[15,16)]．

① 陽性所見：病変部と非病変部の境界が明瞭であること，花筵様線維化（storiform fibrosis，bird's-eye pattern fibrosis）とよばれる形質細胞を取り囲むような走行の線維化や，被膜を越えたリンパ球形質細胞浸潤，髄質へのリンパ球形質細胞浸潤，好酸球浸潤があげられる（図

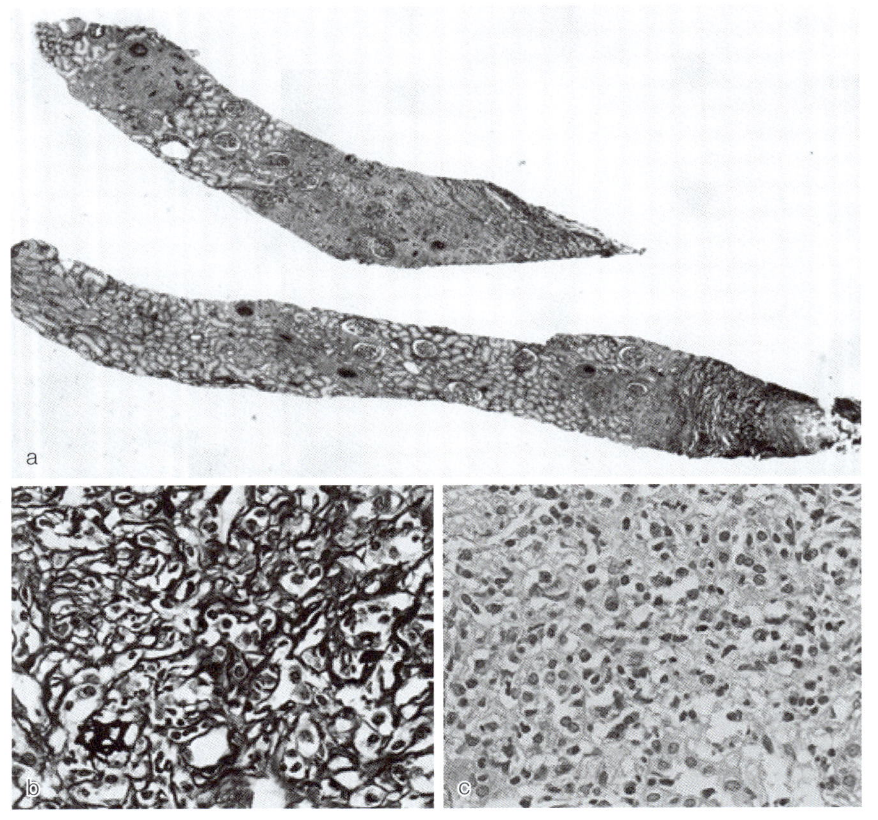

図 1　IgG4 関連尿細管間質性腎炎の組織像〔口絵 19；p.ix〕
a：病変と非病変部が明瞭な境界を形成しながら縞状に分布するのが特徴である（PAM 染色）
b：花筵様線維化（storiform fibrosis, bird's-eye pattern fibrosis；PAM 染色）．通常の線維化よりも膠原線維を多く含むため太い bundle となり，浸潤細胞を取り囲むように分布する
c：浸潤細胞はリンパ球形質細胞が主で，好酸球も混在している（HE 染色）

1）．IgG4-RD の特徴的な組織像である閉塞性静脈炎は IgG4-RKD ではまれである．

② 陰性所見：フィブリノイド壊死性血管炎，肉芽腫，好中球浸潤，高度の尿細管炎があげられ，これらが認められた場合は IgG4-TIN とせずに他疾患を考える．注意すべき点として，IgG4-RKD の病変はまだらに分布することが多いため，腎生検ではサンプルエラーが起こり正常な組織しか採取されないことがある．

蛍光染色では IgG, C3 をはじめとした免疫グロブリンや補体が尿細管基底膜や間質，血管，Bowman 嚢へ沈着し[3,4,19,20]．これは光顕でもマッソントリクローム染色陽性の沈着物として認識できる．電子顕微鏡では蛍光染色における沈着と一致して高電子密度物質の沈着が認められる[3,4]．

2）糸球体病変

IgG4-RKD では糸球体病変を合併することがある．膜性腎症が最も多く（約 7%）[21]，他に微小変化群や紫斑病性腎炎などが報告されている．IgG4 関連膜性腎症は糸球体係蹄壁に IgG, C3 が陽性であり，原発性膜性腎症のマーカーである抗 M 型ホスホリパーゼ A2 受容体抗体は基本的に陰性である[21,22]．IgG サブクラスは IgG4 が優位であるが，IgG1 など他のサブクラスも沈着することがある．また原発性膜性腎症との相違点として C1q の沈着があげられる．炭酸脱水酵素 II に対する IgG4 がポドサイトの細胞内酸性化とミトコンドリア由来の酸化ストレス，ネオアンチゲンを誘導し，ポドサイト傷害を起こす機序が想定されている[23]．

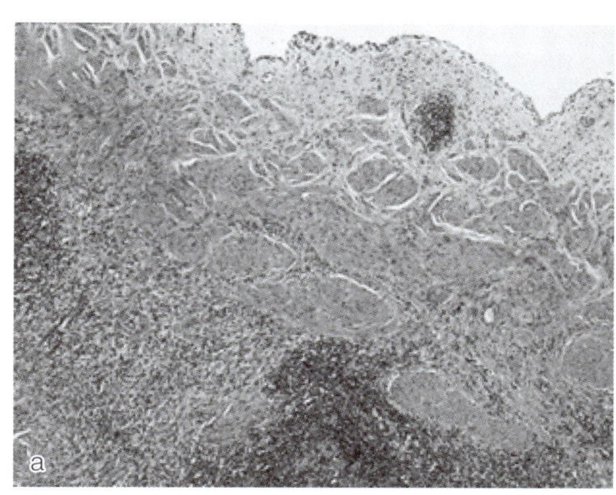
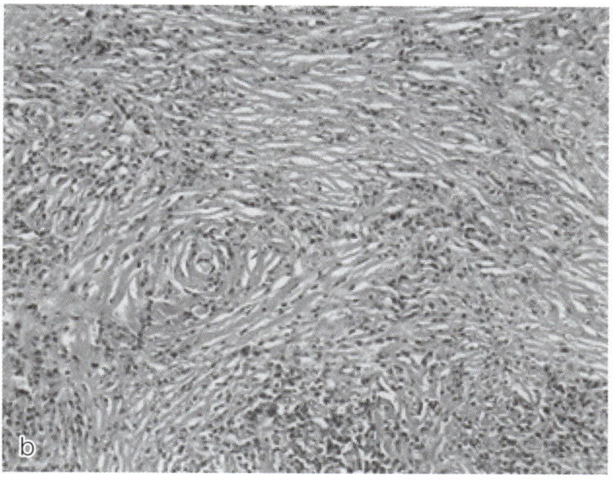

図2 IgG4 関連尿管病変の組織像（HE 染色）〔口絵 20；p.x〕
a：尿管壁への炎症細胞浸潤は軽度だが，尿管腫瘤部に炎症細胞浸潤と線維化が認められ，一部リンパ濾胞様である
b：尿管腫瘤部には花筵様線維化を呈し，高度の線維性硬化を呈している

2. 腎盂・尿管病変

1）腎盂病変

腎盂病変は画像上，内腔不整を伴わない腎盂壁の肥厚や腎門部腫瘤を呈する．組織学的には腎盂の尿路上皮下に高度のリンパ球形質細胞の浸潤がみられ，リンパ濾胞形成を伴う[24]．リンパ濾胞間には線維性硬化を形成する．閉塞性静脈炎もみられる．

2）尿管病変

尿管壁の肥厚や尿管を中心とした腫瘤を形成し，水腎症を呈する．組織学的には花筵様の高度の線維性硬化による尿管壁肥厚と尿管周囲脂肪織への進展が特徴である[25]（図2）．炎症細胞はリンパ球形質細胞を主体とし，好酸球浸潤を伴う．花筵様線維化を伴うことが多く，閉塞性静脈炎やリンパ濾胞形成も時にみられる．

3. 前立腺病変

前立腺病変は肥大として認知され，前立腺生検や経尿道的前立腺切除術で検体が採取される．病理所見としては他病変と同様にリンパ球形質細胞や好酸球の浸潤と腺萎縮を伴う線維化が特徴的である[26,27]．花筵様線維化や閉塞性静脈炎，リンパ濾胞形成も観察されうるが，まれである．病変の分布としては移行帯や中心帯に病変を起こし，辺縁帯には炎症が軽微である[26]．IgG4 免疫染色では全例で IgG4 陽性形質細胞数の増加と IgG4/IgG 陽性細胞比が上昇する．

4. 膀胱病変

まれな病変であるが，膀胱壁に腫瘤を形成する．粘膜固有層および筋層にリンパ球形質細胞の浸潤と好酸球浸潤，花筵様線維化を呈する[28]．

［原　怜史／長田道夫］

検　査

IgG4-RKD では，血液と尿に検査異常がみられる．しかし，この疾患にきわめて特異的な検査所見異常があるわけではない．正確な診断のためには，画像診断や病理診断を併用する必要があり，血液・尿検査所見はあくまでも補助的診断データである[15,29]．

1. 血液検査所見の特徴

1）血清・免疫学的異常

IgG4-RKD にみられる血液・尿検査所見を表1にまとめた．免疫グロブリン上昇，低補体血症，抗核抗体陽性所見はおよそ過半数の症例に認められる．血中免疫グロブリン上昇においては，IgG レベルの上昇は顕著であるが，IgM，IgA レベルは正常かまたは軽度上昇にとどまる．CRP の軽度上昇も散見される所見であるが，高度な上昇を示すことはない．症例によっては，抗核抗体，リウ

表1 IgG4関連腎臓病の血液・尿検査所見異常

血液検査所見異常
1．免疫グロブリン上昇（IgGとIgE上昇）
2．免疫グロブリンサブクラス　IgG4上昇
3．補体系（C3，C4，CH50）低下
4．C反応性蛋白（CRP）軽度上昇
5．抗核抗体陽性
6．リウマトイド因子陽性
7．好酸球比率上昇
8．腎機能低下（血清クレアチニン，血清シスタチンC，BUN，尿酸の上昇，eGFRの低下）
尿検査所見異常
1．蛋白尿・血尿陽性
2．尿中β_2ミクログロブリン増加
3．尿中NAG増加
4．α_1ミクログロブリン増加

マトイド因子も陽性となる[30]．血中C3レベルは，血中IgG4，リウマトイド因子レベルと負の相関関係を示すとも報告されている[31]．また，血中IgE上昇，好酸球増多所見が認められる症例がある．本疾患のアレルギー的反応を示すのではないかと考えられている．

最も重要な検査異常であるが，IgGサブクラスのIgG4レベルの上昇（診断基準値：≧135 mg/dL）がみられる．しかし，近年では，IgG4上昇がない症例でも画像および組織学的診断によりIgG4-RDと診断される場合がある．自然経過あるいは治療過程でIgG4レベルが正常範囲内に入る症例もある．ここに列挙した血清・免疫学的異常は，すべて同時に生じるわけではなく，症例により異なるパターンで異常所見が認められる．血中IgG4の上昇は，蜂に刺された既往のある養蜂家の人では高いといわれている．また，血中IgG4上昇はAIPの診断としても感度，特異度の高いマーカーであり，膵癌と比較すると有意に高いレベルを示す[32]．しかし，時に膵癌症例でも血中IgG4は高くなることがあり，他の画像診断も含めて慎重に鑑別することが求められる．

2）腎機能検査異常

IgG4-RKDの基本的な病理変化はリンパ球・形質細胞が腎間質に浸潤するTINである．そのため，血清クレアチニン，血清シスタチンC，BUN，尿酸などの上昇，eGFRの低下が腎機能低下に応

X年7月

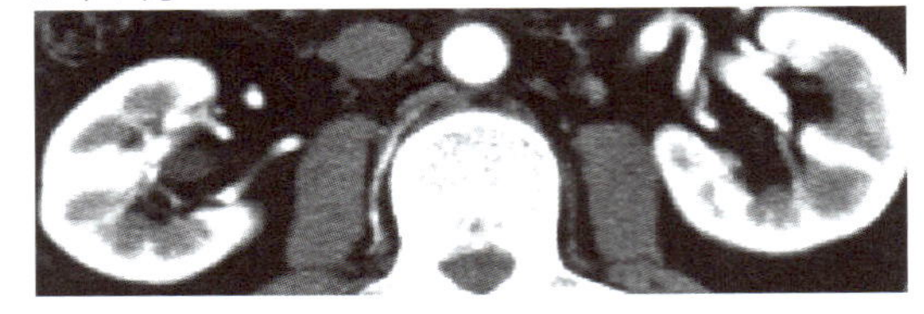

X+3年2月

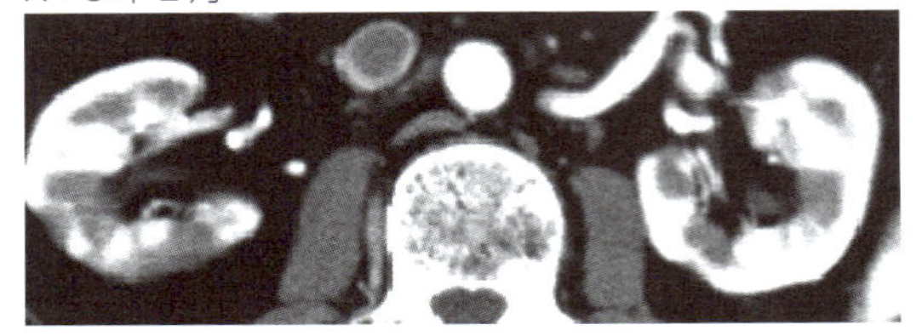

X+3年7月

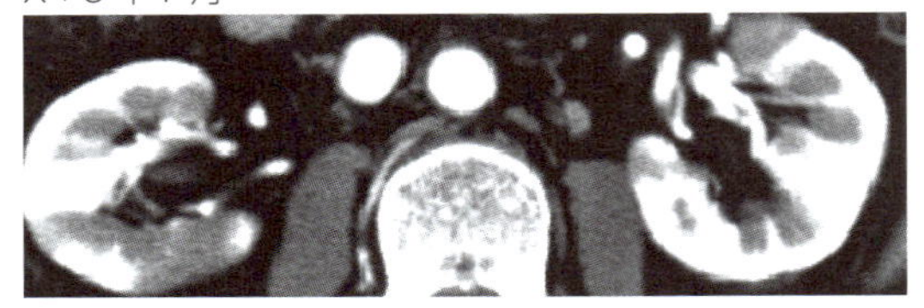

図3 腎CT画像所見が経時的に変化した症例
AIP無治療で経過観察している症例．徐々に造影不良域の部位が変化している．新たに出現した部位と消失した部位が認められる．この間に腎機能の悪化はみられない

じて認められる（表1）．画像検査所見で，びまん性に細胞浸潤がある場合は，腎機能低下がみられやすいが，局所性に細胞浸潤がある場合は腎機能低下所見がまったく認められない場合がある．この点が，他の膠原病，薬剤性アレルギー，血管炎などから生じるTINと異なる．軽症腎機能障害例では血清クレアチニンは上昇しづらいため，血清シスタチンCを用いて判断することが勧められる．

2．尿検査所見の異常

尿検査所見の異常として，蛋白尿，血尿の他に尿中のβ_2ミクログロブリン，NAG，α_1ミクログロブリンの増加が認められる．

IgG4-RKDの尿検査所見は，概して軽症例が多い．TINが腎障害の主体であるため，定量的にみても尿蛋白量は1 g/日（1 g/gCr）を超える症例は少ない．血尿の程度も軽く顕微鏡的血尿にとどまるかまったく血尿を認めない症例が多い．

顕著な蛋白尿がある場合は，糸球体腎炎の合併を疑うべきである．膜性腎症[14,33]の合併報告が多く，その他，非IgA型メサンギウム増殖性糸球体腎炎，膜性増殖性糸球体腎炎，管内増殖性糸球体腎炎

などの合併報告がある．AIP を合併している場合は，長期に糖尿病状態が持続していることもあり，糖尿病性腎症による蛋白尿を疑う必要がある．

TIN を反映して尿中β_2ミクログロブリン，NAG，α_1ミクログロブリンなどが増加していることがある．しかし，TIN の所見の広がりが限局的である症例では，これらの尿細管性蛋白尿が増加していない場合もしばしばある．これも IgG4-RKD の特徴的所見といえる．

3. 画像検査所見の異常

IgG4-RKD の画像検査所見の異常は，造影 CT，MRI，PET-CT などで捉えられることが報告されている．

CT に関しては，単純撮影でも腎臓全体の腫大が確認されることがあるが，より診断制度をあげるためには造影 CT が望ましい．IgG4-RKD では，多彩な画像所見異常がみられ，おおよそ 4 つのパターンにわかれる[34]．① 腎実質の多発実質造影不良型，② びまん性腫大型，③ 単発性腫瘍形成型，④ 腎盂肥厚型，である．ただし，後腹膜線維症がある場合は，水腎・水尿管所見がみられる．①〜④ の画像所見は，経時的に変化することがある．たとえば，多発実質造影不良域，あるいは単発性腫瘍所見は，移動，出現，消失することがある（図 3）．また，細胞浸潤があった病変部位が，経時的に萎縮していく過程が観察されることもある．

MRI では，病変部位は，T1 強調像，T2 強調像ともに低信号に描出される．腎盂病変は MR urography や T2 強調像で，造影剤を使用せずに判定することも可能である．

PET-CT の有用性も指摘されている．本来，PET-CT では腎盂領域は陽性所見を示すが，病変部が腎皮質に認められる場合，あるいは左右差がある場合は，病変部位の特定ができる[35]．

［西　慎一］

診　断

IgG4-RD は全身の慢性炎症性疾患であり，包括診断基準によって診断される．診断の基本は，臨床的に「びまん性もしくは限局性の腫大・腫瘤・結節・肥厚性病変」を認め，血清学的な IgG4 高値と組織学的な IgG4 陽性形質細胞を確認することである．しかし，それぞれの罹患臓器によって，必ずしもこれら 3 項目を満たすとは限らず，それぞれの臓器の特殊性を加味した臓器別診断基準が必要となることがある．

腎臓は，生検のしやすい臓器であり，一般的に血清学的な項目と組織学的な項目には問題がない．しかし，後述するように，病変分布が均一ではないため，病変部が腎臓の上極に集中している場合や，腎臓の単一腫瘤性病変の場合は病理診断が困難となる．また，診断を疑うきっかけとしては，画像検査による広義の腫瘤性病変の検出の他に，画像異常を伴わない症例で腎機能低下や検尿異常で発見される症例がある．そこで，日本腎臓学会の IgG4 関連腎臓病ワーキンググループを中心に 2011 年に作成された IgG4 関連腎臓病診断基準を補助的に使って診断する[15,29]．

1. IgG4 関連腎臓病の診断基準

IgG4-RKD の診断基準は，臨床所見，血液所見，組織所見から構成されており，これらの組み合わせで診断される．日本腎臓学会の診断基準（表 2）[15,29] の特徴は，確定診断群とするためには血清 IgG4 高値が必須項目であると規定した点と診断基準がカバーする範囲を腎盂病変にまで広げた点である．臨床所見の項目は，① 特徴的な画像所見〔びまん性腎腫大，腎実質の多発性造影不良域，単発性腎腫瘤（hypovascular），腎盂の壁肥厚病変〕，もしくは　② 頻度の高い血液検査異常（高 IgG 血症，低補体血症，高 IgE 血症のいずれか）を伴う腎機能低下もしくは検尿異常のどちらかを満たすものとした．① の特徴的な画像所見は，AIP などの腎外病変が先にみつかり，全身の精査の過程で偶然に診断されるケースにあてはまる．さらに，常に腎病理所見が得られるとは限らないため（病変が腎上極に集中している場合や，生検で病変部が採取されず正常腎組織のみが得られた場合など），特徴的な腎臓の画像所見が得られている場合には，腎以外の臓器の生検所見によっても診断可能とした．この診断基準では，41 例中 39 例（95.1%）が確定診断群であった．

表2 IgG4関連腎臓病診断基準(日本腎臓学会)

1．尿所見，腎機能検査に何らかの異常を認め，血液検査にて高IgG血症，低補体血症，高IgE血症のいずれかを認める．
2．画像上特徴的な異常所見(びまん性腎腫大，腎実質の多発性造影不良域，単発性腎腫瘤(hypovascular)，腎盂壁肥厚病変)を認める．
3．血液学的に高IgG4血症(135 mg/dL以上)を認める．
4．腎臓の病理組織学的に以下の2つの所見を認める．
 a．著明なリンパ球，形質細胞の浸潤を認める．ただしIgG4陽性形質細胞がIgG4/IgG陽性細胞比40%以上，あるいは10/HPFを超える．
 b．浸潤細胞を取り囲む特徴的な線維化を認める．
5．腎臓以外の臓器の病理組織学的に著明なリンパ球，形質細胞の浸潤と線維化を認める．ただし，IgG4陽性形質細胞がIgG4/IgG陽性細胞比40%以上，あるいは10/HPFを超える．

Definite： 1)+3)+4)a, b
 2)+3)+4)a, b
 2)+3)+5)
 1)+3)+4)a+5)

Probable： 1)+4)a, b
 2)+4)a, b
 2)+5)
 3)+4)a, b

Possible： 1)+3)
 2)+3)
 1)+4)a
 2)+4)a

付記：
1．臨床上鑑別を要する疾患をあげる．多発血管炎性肉芽腫症，好酸球性多発血管炎性肉芽腫症，extramedullary plasmacytoma等
2．画像診断において鑑別を要する疾患をあげる．悪性リンパ腫，腎癌(尿路上皮癌等)，腎梗塞，腎盂腎炎(まれに結節性多発動脈炎，多発血管炎性肉芽腫症，サルコイドーシス，癌の転移等)

〔川野充弘，他：IgG4関連腎臓病ワーキンググループ報告 IgG4関連腎臓病診療指針．日本腎臓学会誌53：1062-1073，2011，一部現状にあわせて改変〕

腎の画像所見は臨床所見として重要であるが，常に「びまん性もしくは限局性の腫大・腫瘤・結節・肥厚性病変」にあてはまる所見が得られるとは限らない．腎の診断に最も有用なのは造影CTであるが，腎機能低下症例では，単純CTによる腎腫大もしくは単純MRIで評価する[34,36]．造影CTで最も特徴的な所見は腎実質の多発性造影不良域である[15,29,34,36]．病変部は類円形や楔状，斑状を呈し，正常部位との境界は明瞭なことも不明瞭なこともある．鑑別診断としては腎梗塞や腎盂腎炎，多発血管炎性肉芽腫症(granulomatosis with polyangiitis：GPA)や結節性多発動脈炎(polyarteritis nodosa：PAN)などの血管炎，サルコイドーシスがあげられる．一方で腎盂病変の特徴は内腔不整を伴わない腎盂壁の肥厚性病変である．また，単発性腎腫瘤(hypovascular)の報告例も散見されておりリンパ腫をはじめとした悪性腫瘍との鑑別を要する．

腎の病理組織所見において重要な注意点は，他の様々な腎疾患でもIgG4陽性形質細胞浸潤を伴う尿細管間質性病変を認めることがあるという点である．Houghtonら[17]は，活動性の間質性病変をもつ腎生検症例を100例検討し，5例のANCA関連血管炎をはじめ，ループス腎炎，特発性間質性腎炎，糖尿病性腎症などの11症例において200倍の視野で>10のIgG4陽性形質細胞が認められたと報告した．Kimら[37]は，特発性TIN 44例中12例で≥10/HPFのIgG4陽性形質細胞浸潤を認めたと報告したが，これらのうち血中IgG4濃度や他臓器合併所見よりIgG4-RKDと診断できるものは2例のみであった．したがって，特発性TINにおいてIgG4染色のみでIgG4-TINと診断するのは危険であり，機械的に診断基準にあてはめるだけではなく，全体の臨床像をよく見極めて

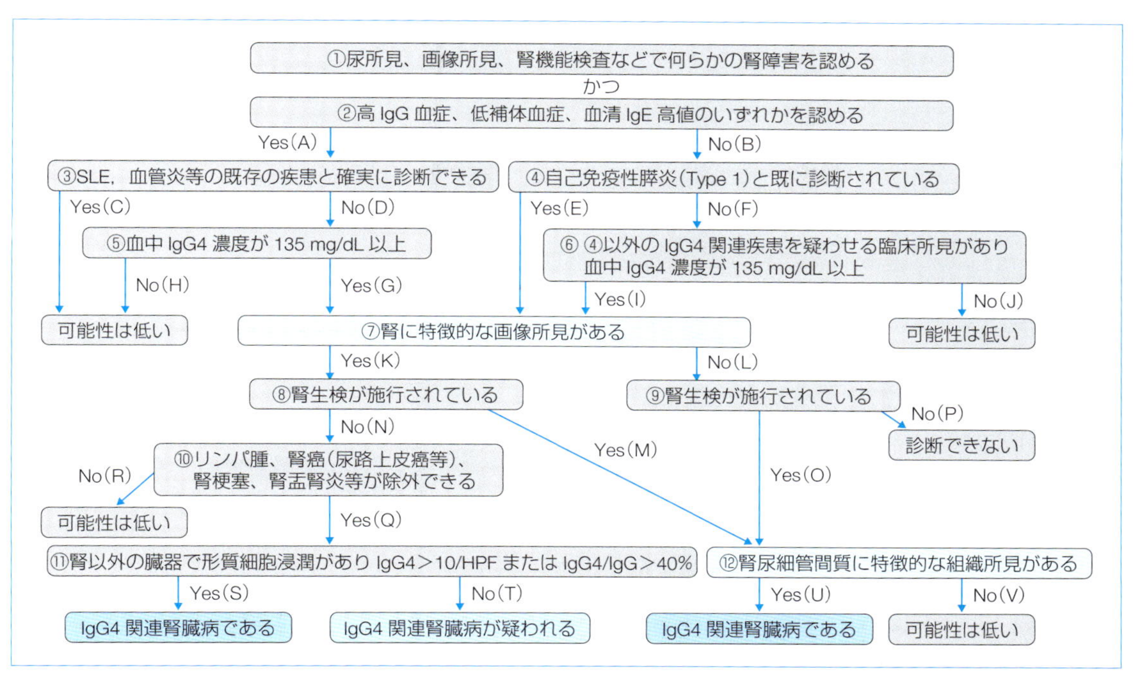

図 4 IgG4 関連腎臓病診断のためのアルゴリズム

〔川野充弘，他：IgG4 関連腎臓病ワーキンググループ報告 IgG4 関連腎臓病診療指針．日本腎臓学会誌 53：1062-1073，2011〕

表 3 IgG4 関連腎臓病診断のためのアルゴリズム—付記—

1．IgG4 関連腎臓病は，腎実質病変，腎盂病変を対象とする．
2．① の尿所見には蛋白尿，血尿の他に NAG 高値，β_2ミクログロブリン高値，α_1ミクログロブリン高値を含む．
3．② 高 IgG 血症，低補体血症，高 IgE 血症の少なくともどれか 1 つを認める．
4．③ の鑑別すべき既知の疾患には全身性エリテマトーデス(SLE)，血管炎(好酸球性多発血管炎性肉芽腫症，多発血管炎性肉芽腫症)，クリオグロブリン血症があげられる．ただし，診断基準を満たした場合でも完全に IgG4 関連疾患が否定されるわけではなく，非典型例では血清 IgG4 濃度を測定することが望ましい．
5．④ の 1 型自己免疫性膵炎は，過去に報告された診断基準に基づいて診断される．
6．⑥ の ④ 以外の IgG4 関連疾患を示唆する所見として，胆管病変(硬化性胆管炎)，肺病変(間質性肺炎，炎症性偽腫瘍)，後腹膜病変(後腹膜線維症)，動脈(周囲)病変(炎症性大動脈瘤)，リンパ節病変(肺門・縦隔リンパ節腫大)，涙腺・唾液腺病変(慢性硬化性涙腺炎，慢性硬化性唾液腺炎)，肝臓病変(炎症性偽腫瘍)がある．
7．⑦ 腎に特徴的な画像所見がある(原則として造影 CT で評価するが，造影剤使用可能かどうかは腎機能を十分に配慮して決める)．a．腎実質の多発性造影不良域，b．びまん性の腎腫大，c．単発性腎腫瘤(hypovascular)，d．内腔不整を伴わない腎盂壁の肥厚性病変
8．⑩ 類似の画像所見を呈し除外すべき疾患として，悪性リンパ腫，腎癌(尿路上皮癌等)，腎梗塞，腎盂腎炎の除外が必要である．特に悪性腫瘍との鑑別には細心の注意を払う．
9．⑫ 腎尿細管間質に特徴的な組織所見がある．
　a．著明なリンパ球と形質細胞の浸潤
　　(ただし IgG4 陽性形質細胞は IgG4/IgG 陽性細胞比 40% 以上あるいは 10/HPF を超える)
　b．浸潤細胞を取り囲む特徴的な線維化
　c．その他の役立つ所見：
　　肯定的な所見：腎被膜外に及ぶ病変，好酸球浸潤，境界明瞭な病変，高度の線維化
　　否定的な所見：壊死性血管炎，肉芽腫性病変，好中球浸潤，高度の尿細管炎

丸囲み番号はアルゴリズム(図 4)の番号に対応する

〔川野充弘，他：IgG4 関連腎臓病ワーキンググループ報告 IgG4 関連腎臓病診療指針．日本腎臓学会誌 53：1062-1073，2011，より一部現状にあわせて改変〕

IgG4-RKDと診断すべきであると考えられる．

2．アルゴリズム

IgG4-RKDが疑われる新規症例では，診断基準と同時に作成されたアルゴリズム(図4)とその付記事項(表3)を使って診断を進める．

3．腎以外の泌尿器病変(前立腺疾患，傍精巣病変，尿管病変など)

腎臓や腎盂以外の泌尿器病変としては，前立腺病変の報告が多い[27]．臨床的に，排尿障害を認め，FDG-PETにて前立腺部に集積が認められれば，合併が疑われるが，ステロイド治療後の集積の消失や臨床症状の改善もあわせて総合的に評価する．前立腺癌との鑑別が重要である．確実な診断は，生検である．その他，まれな病変として，尿管病変[38]や傍精巣病変[39]がある．これらの稀少病変は，包括診断基準にあてはめて診断するため，病変部の生検所見が重要であるが，腫瘍を疑って摘出される場合以外は，実際には組織所見が得られないことも多い．

＊＊＊

日本腎臓学会にて作成されたIgG4-RKDの診断基準とアルゴリズムについて概説した．これらをうまく用いることにより，これまでに腎硬化症や糖尿病性腎症と診断され見落とされてきたIgG4-RKDが的確に診断されると同時に，ANCA関連血管炎を含めた類縁疾患との鑑別が容易にできるようになることが望まれる．

[川野充弘]

治療と予後

IgG4-RKDの主病変はIgG4-TINであり，臨床的に比較的急激にあるいは緩徐に進行する腎機能低下やCTでの腎画像異常として発見されることが多い[1,15]．障害臓器の腫脹，肥厚が問題となる臓器に比べ，腎臓では“腎機能の回復，温存”が治療の主な目的となる．腎機能異常も他臓器と同様，ステロイドにより，ほとんどの症例で速やかに改善するが[1,15]，治療前すでに腎機能低下が進行した症例では腎機能の回復は一部にとどまることから[40]，早期発見，早期治療が望ましい．

1．ステロイド治療の実際

1）治療適応，初期治療

IgG4-RKDにより腎機能低下をきたしている症例は治療の絶対適応である．ステロイド開始1か月以内にほとんどの症例で腎機能の回復が得られる．腎画像異常のみで腎機能正常例の治療開始については判断が難しいが，ステロイド治療前のeGFRが71 mL/分未満の症例では治療後高率に腎萎縮が出現すると予測され[41]，eGFR 60 mL/分未満では腎機能障害が残存することから[40]，IgG4-TINと確定診断がついた症例ではできるだけ早期にステロイド治療を行うことが望ましい．

IgG4-TINは，多くが多臓器病変を合併し，しかも腎不全進行が懸念されることから，以前は他の臓器に比し比較的多量のステロイドで治療が開始されてきた．しかし初期プレドニゾロン(PSL)量が平均0.47 mg/kg/日の群と平均0.81 mg/kg/日の群で治療1か月後の腎機能の回復度や再燃率に差がなかったことから初期投与量として他の臓器と同様PSL 0.5～0.6 mg/kg/日程度で十分と思われる[42]．

なお，ステロイド治療開始後1か月たっても腎機能が回復しない場合はIgG4-TINの診断は正しいか，腎機能低下の原因としてIgG4-TIN以外の要因はないか，あるいはもはやステロイドが効かないほど進行した状態なのか，などの再考が必要である．

2）維持療法

初期治療を2～4週ほど続けた後，徐々に減量していく．日本ではPSL 5～10 mg/日程度の維持療法を長期行う施設が多いが，このような維持療法下でもIgG4関連病変(腎病変以外も含む)を20%程度，腎病変の再燃を15%程度に認めることから[40,42]，ステロイド単独治療においてはステロイドの完全な離脱は困難な症例が多いと思われる．ただし再燃時は初期量より少ないステロイド増量によりほとんどの症例で腎機能は回復する[40]．

3）治療中の観察項目

腎機能，検尿所見(尿中β_2ミクログロブリン含む)，血清IgG・IgG4，補体，画像所見などを定期的にフォローする．血清 IgG4 値はステロイド減量とともに再燃と関係なく再上昇してくる例が多く，上昇したからといって再燃とは判断できないが，治療前に低補体血症を呈した症例で再び血清補体が低下した際は再燃している場合が多く，補体は再燃のバイオマーカーになる可能性がある[40]．なお，IgG4-RD は悪性腫瘍の合併が多いことが報告されていることから[43]，診断時，経過観察中ともに悪性腫瘍に留意する．

2. ステロイド維持療法下における腎予後

治療前に腎機能低下のない症例は治療によりそのままの腎機能を維持する．治療前に腎機能低下を認める（eGFR 60 mL/分未満；主に IgG4-TIN による）症例では治療 1 か月後にはほとんどの症例で腎機能は改善するが，回復は部分的で（平均 eGFR 33 mL/分が平均 45 mL/分程度），それ以上の回復は得られない．また，腎画像異常も治療 1 か月後に改善するが，その後多くの例で腎萎縮が進行する[40]．このような画像所見の推移をみると腎機能は長期的に低下していくように思われるが，興味深いことに治療前 eGFR 60 mL/分未満でステロイド治療 1 か月以内に末期腎不全に進行しなかった例ではステロイド少量維持療法下（PSL 5 mg/日程度）で，治療開始 1 か月後の eGFR が最終観察時（平均観察期間 74 か月）までほぼ同等レベルで維持されており，末期腎不全に至った症例はなかった[42]．つまり画像上腎萎縮は進行するが比較的少量のステロイドにより腎機能は長期間保たれるといえる．

3. 糸球体病変の推移

IgG4-TIN と異なり糸球体病変のステロイドに対する反応性は一様ではない．尿異常は速やかに改善するものから高度蛋白尿が持続するものまで様々である[21,40]．これは糸球体病変の成り立ちが IgG4-TIN と異なる機序で起きていることによると思われる．

4. ステロイド以外の薬物治療

IgG4-RD のステロイド減量，再燃予防に対してアザチオプリン，メトトレキサート，タクロリムスなどの免疫抑制薬が有効であったという報告は散見されるが IgG4-TIN に対する免疫抑制薬使用についてはまだエビデンスはない．IgG4-RD に伴う膜性腎症による難治性ネフローゼ症候群に対しリツキシマブが有効だった報告がある[21]．アメリカからリツキシマブが IgG4-RD の治療において，ステロイドの減量に有効，あるいはステロイドに代わる治療法として発表されて以来[44]，現在欧米を中心に盛んに使用されているが，IgG4-RKD における経験は少ない．またリツキシマブ治療にも再燃はあり，維持療法が必要な場合も多い（リツキシマブは日本では保険診療上 IgG4-RD には未承認）．

［佐伯敬子］

文献

1）Saeki T, et al.：Clinicopathological characteristics of patients with IgG4-related tubulointerstitial nephritis. Kidney Int 78：1016-1023, 2010
2）Deshpande V, et al.：Consensus statement on the pathology of IgG4-related disease. Mod Pathol 25：1181-1192, 2012
3）Raissian Y, et al.：Diagnosis of IgG4-related tubulointerstitial nephritis. J Am Soc Nephrol 22：1343-1352, 2011
4）Yamaguchi Y, et al.：Characteristic tubulointerstitial nephritis in IgG4-related disease. Hum Pathol 43：536-549, 2012
5）Hussain R, et al.：Control of allergic reactivity in human filariasis. Predominant localization of blocking antibody to the IgG4 subclass. J Immunol 148：2731-2737, 1992
6）Maloy KJ, et al.：Regulatory T cells in the control of immune pathology. Nat Immunol 2：816-822, 2001
7）Zen Y, et al.：Th2 and regulatory immune reactions are increased in immunoglobin G4-related sclerosing pancreatitis and cholangitis. Hepatology 45：1538-1546, 2007
8）Tanaka A, et al.：Th2 and regulatory immune reactions contribute to IgG4 production and the initiation of Mikulicz disease. Arthritis Rheum 64：254-263, 2012
9）Stone JH, et al.：IgG4-related disease. N Engl J Med 366：539-551, 2012
10）Akiyama M, et al.：Number of Circulating Follicular Helper 2 T Cells Correlates With IgG4 and Interleukin-4 Levels and Plasmablast Numbers in IgG4-Related Disease. Arthritis Rheumatol 67：2476-2481, 2015
11）Kubo S, et al.：Correlation of T follicular helper cells and plasmablasts with the development of organ involvement in patients with IgG4-related disease. Rheumatology（Oxford）57：514-524, 2018
12）Mattoo H, et al.：Clonal expansion of CD4（+）cytotoxic T lymphocytes in patients with IgG4-related disease. J Allergy Clin Immunol 38：825-838, 2016

13) Shiokawa M, et al.：Laminin 511 is a target antigen in autoimmune pancreatitis. Sci Transl Med 10：eaaq 0997, 2018
14) Saeki T, et al.：IgG4-related kidney disease. Kidney Int 85：251-257, 2014
15) Kawano M, et al.：Proposal for diagnostic criteria for IgG4-related kidney disease. Clin Exp Nephrol 15：615-626, 2011
16) Yoshita K, et al.：Light-microscopic characteristics of IgG4-related tubulointerstitial nephritis：distinction from non-IgG4-related tubulointerstitial nephritis. Nephrol Dial Transplant 27：2755-2761, 2012
17) Houghton DC, et al.：An abundance of IgG4＋plasma cells is not specific for IgG4-related tubulointerstitial nephritis. Mod Pathol 24：1480-1487, 2011
18) Zoshima T, et al.：Multicentric Castleman Disease With Tubulointerstitial Nephritis Mimicking IgG4-Related Disease：Two Case Reports. Am J Surg Pathol 40：495-501, 2016
19) Kawano M, et al.：Immunohistochemical Characteristics of IgG4-Related Tubulointerstitial Nephritis：Detailed Analysis of 20 Japanese Cases. Int J Rheumatol 2012：609795, 2012
20) 川野充弘, 他：組織　IgG4 関連腎臓病. 川　茂幸, 他(編), IgG4 関連疾患アトラス―IgG4 研究会モノグラフ―. 前田書店, 151-156, 2012
21) Alexander MP, et al.：Membranous glomerulonephritis is a manifestation of IgG4-related disease. Kidney Int 83：455-462, 2013
22) Khosroshahi A, et al.：IgG4-Related Disease Is Not Associated with Antibody to the Phospholipase A2 Receptor. Int J Rheumatol 2012：139409, 2012
23) Buelli S, et al.：Mitochondrial-dependent autoimmunity in membranous nephropathy of IgG4-related disease. EBioMedicine 2：456-466, 2015
24) Kuroda N, et al.：Chronic sclerosing pyelitis with an increased number of IgG4-positive plasma cells. Med Mol Morphol 42：236-238, 2009
25) Marando A, et al.：IgG4-related disease of the ureter：report of two cases and review of the literature. Virchows Arch 462：673-678, 2013
26) Uehara T, et al.：Autoimmune pancreatitis-associated prostatitis：distinct clinicopathological entity. Pathol Int 58：118-125, 2008
27) Buijs J, et al.：Immunoglobulin G4-related prostatitis：a case-control study focusing on clinical and pathologic characteristics. Urology 83：521-526, 2014
28) Dropkin BM, et al.：Immunoglobulin G4-related disease in the urinary bladder. Int J Urol 22：605-607, 2015
29) 川野充弘, 他：IgG4 関連腎臓病ワーキンググループ報告 IgG4 関連腎臓病診療指針. 日本腎臓学会誌 53：1062-1073, 2011
30) Nishi S, et al.：Clinicopathological findings of immunoglobulin G4-related kidney disease. Clin Exp Nephrol 15：810-819, 2011
31) Wang R, et al.：Role of complement system in patients with biopsy-proven immunoglobulin G4-related kidney disease. Hum Pathol 81：220-228, 2018
32) Detlefsen S, et al.：Value of anti-plasminogen binding peptide, anti-carbonic anhydrase II, immunoglobulin G4, and other serological markers for the differentiation of autoimmune pancreatitis and pancreatic cancer. Medicine(Baltimore)97：e11641, 2018
33) Wada Y, et al.：Development of IgG4-related disease in a patient diagnosed with idiopathic membranous nephropathy. Clin Kidney J 6：486-490, 2013
34) 井上　大, 他：画像所見. 斉藤喬雄, 他(編), IgG4 関連腎臓病のすべて. 南江堂, 46-52, 2014
35) Nguyen VX, et al.：Usefulness of PET/CT imaging in systemic IgG4-related sclerosing disease. A report of three cases. JOP 12：297-305, 2011
36) 井上　大, 他：腎・尿路系病変. 川　茂幸, 他(編), IgG4 関連疾患アトラス―IgG4 研究会モノグラフ―. 前田書店, 74-80, 2012
37) Kim TY, et al.：Comparative clinical manifestations of IgG4- related and IgG4-negative primary tubulointerstitial nephritis. Clin Nephrol 76：440-446, 2011
38) Kim SA, et al.：IgG4-associated inflammatory pseudotumor of ureter：clinicopathologic and immunohistochemical study of 3 cases. Hum Pathol 42：1178-1184, 2011
39) Hart PA, et al.：IgG4-related paratesticular pseudotumor in a patient with autoimmune pancreatitis and retroperitoneal fibrosis：an extrapancreatic manifestation of IgG4-related disease. Hum Pathol 43：2084-2087, 2012
40) Saeki T, et al.：The clinical course of patients with IgG4-related kidney disease. Kidney Int 84：826-833, 2013
41) Mizushima I, et al.：Factors related to renal cortical atrophy development after glucocorticoid therapy in IgG4-related kidney disease：a retrospective multicenter study. Arthritis Res Ther 18：273, 2016
42) Saeki T, et al.：Recovery of renal function after glucocorticoid therapy for IgG4-related kidney disease with renal dysfunction. Clin Exp Nephrol 20：87-93, 2016
43) Yamamoto M, et al.：Risk of malignancies in IgG4-related disease. Mod Rheumatol 22：414-418, 2012
44) Carruthers MN, et al.：Rituximab for IgG4-related disease：a prospective, open-label trial. Ann Rheum Dis 74：1171-1177, 2015

後腹膜線維症

病　態

1. 疾患概念

後腹膜線維症は1905年にAlbarranが尿管閉塞をきたす後腹膜の線維増生症を報告したのが嚆矢である．Ormondにより1948年に同様の2症例が報告され，以降Ormond病という疾患名で認知されてきた[1]．炎症細胞浸潤や線維組織が腹部大動脈や腸骨動脈，尿管の周囲に形成される疾患であり，大動脈瘤や腸骨動脈瘤を伴うことがあるため炎症性大動脈瘤や大動脈周囲炎とおおむね同一の疾患と考えられている．疾患名の使い分けに厳密な決まりはなく，病変がどの部位で顕著であるかによって「後腹膜線維症」「炎症性大動脈瘤」「大動脈周囲炎」などの呼称が使い分けられているのが現状である[2]．IgG4関連の冠動脈周囲炎や縦隔線維症も病態的には同一かもしれないが，「後腹膜」に位置する病変ではないので，後腹膜線維症という用語を用いた場合は冠動脈や縦隔の病変は含まれない．

2. 疫学

疫学に関してはわが国のデータはなく，フィンランドから罹患率が10万人あたり年間0.1人，有病率が10万人あたり1.38人であったとの報告がある[3]．50歳以上が好発年齢で，男女比は2～3：1で男性に多いとされる[3～5]．

3. 成因

後腹膜線維症は従来，原因の不明な特発性と，薬剤(鎮痛薬やβ遮断薬)，悪性腫瘍(悪性リンパ腫など)，感染，外傷，放射線治療などを原因とする二次性のものに分類され，二次性が3割程度とされている[5,6]．自己免疫性膵炎(autoimmune pancreatitis：AIP)やIgG4関連疾患(IgG4-related disease：IgG4-RD)の疾患概念の普及とともに，特発性後腹膜線維症のかなりの部分がIgG4関連であると知られるようになってきた．しかしながら，実際に何割程度がIgG4関連なのかは報告者によってばらつきが大きく(30～80%)，正確な頻度は現時点では不明である[7,8]．AIPにどの程度後腹膜線維症が合併するかについては諸家からの報告があるが，3～19%とやはり報告者間のばらつきが大きい[9,10]．軽微なものまで拾いあげるか否かによっても合併率が変わってくるものと思われる．

4. 臨床像

特異的な症状はないが，自覚症状としては腹痛，背部痛，全身倦怠感，発熱，体重減少などがあげられる．下大静脈や尿管を巻き込むことが多いため，下肢浮腫や水腎症を契機に診断されることも多い．実際には，AIPや唾液腺炎などの他のIgG4-RDの精査中にみつかることが一番多いのではないかと考えられる．このようなケースの大部分では後腹膜線維症に関しては無症状である．一方，後腹膜線維症の精査の途中に他の無症状のIgG4-RDがみつかるケースもみられる．

5. 診断

CTやMRIで大動脈周囲の軟部腫瘤組織を確認することからはじまる(図1)．その所見を見落とさないことに加え，「IgG4-RD」の可能性を考慮して血清IgG4の測定に至るか否かが鍵である．知っていればそれほど診断は難しくない．他のIgG4-RDの合併があれば後腹膜線維症もIgG4関連病変と考えるのが妥当であるが，他のIgG4関連病変の合併がない場合は診断が難しくなる．血清IgG4の高低は参考にはなるが，決定的因子とまではいえず，とりわけ基準値(135 mg/dL)前後の値を呈すると，IgG4-RDの否定も肯定も難しくなる．そうなると組織診断が重要になってくる

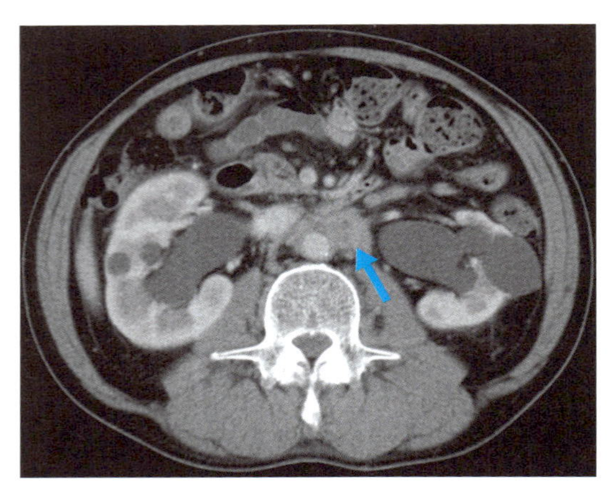

図1　両側水腎症をきたした後腹膜線維症例
大動脈を取り囲む腫瘤陰影が認められる(➡)．同病変によって尿管が閉塞し水腎症をきたしている

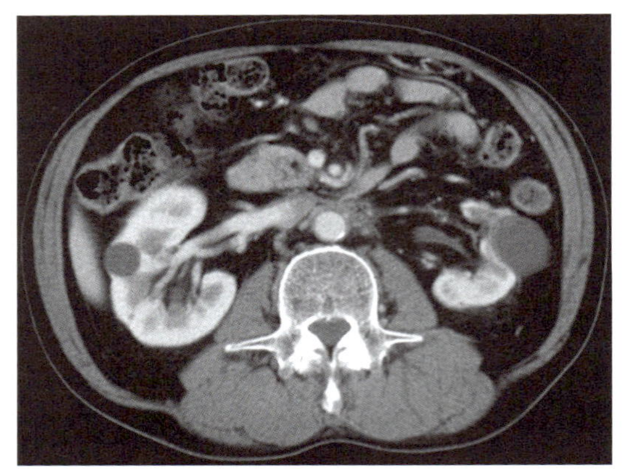

図2　図1の症例のステロイド治療後
大動脈を取り囲む腫瘤陰影は縮小し，水腎症も改善している

が，部位的に生検が難しいため，生検も開腹下に行わざるを得なくなり，そのハードルは低くない．しかしながら，診断に苦慮するような場合はやはり生検を行うのが原則である．実際の臨床では患者背景や病変の程度をふまえ，開腹生検か，ステロイドによる診断的治療か，あるいは単に経過観察とするかは，個々のケースに応じて考えるしかない．

6．治療

IgG4-RDとしての後腹膜線維症であるならばステロイド治療が基本になる．有症状例，あるいは合併する他のIgG4-RDがあればおおむね治療適応である．無症状かつ病変が尿管や下大静脈を巻き込む可能性が当面は少ないと思われる場合は，経過観察が選択されることもあるが，後腹膜病変の増悪や他のIgG4-RDの出現，増悪が認められればステロイド投与の適応になりうるため定期的な経過観察が必要である．ステロイドはプレドニゾロン(PSL)30～40 mg/日で開始し，徐々に減量して2.5～7.5 mg/日程度で維持療法を行うことが多い．水腎症を呈し，早急に腎機能の改善を図りたいような場合では先に尿管ステントの留置を行ってから，ステロイド治療を行う．

なお，いわゆる「炎症性大動脈瘤」の症例についてはステロイド投与により動脈壁の脆弱化から瘤破裂をきたす懸念があり，外科的治療が優先される場合が多いものと考えられる．

7．予後

短期的には多くの症例でステロイド治療により病変の縮小が認められる(図2)．しかしながら，長期間治療されず線維化が進行したような症例ではステロイドが奏効しない場合もあり，尿管ステントの長期留置を余儀なくされるようなケースも散見される．

［平野賢二］

病　理

後腹膜に線維化を生じる病態は腫瘍やその治療(手術，放射線照射など)に伴うもの，感染症(結核)，外傷などに伴うものなど二次性のもの以外は特発性後腹膜線維症(idiopathic retroperitoneal fibrosis：IRF)とされてきたが，近年，その中の比較的多くのものがIgG4関連の後腹膜線維症(IgG4-retroperitoneal fibrosis：IgG4-RPF)ではないかと考えられるようになってきている[11～14]．

1．後腹膜線維症の病理像

1）特発性後腹膜線維症の病理像

病態が進行すると尿管や下大静脈を巻き込むことが多いため，原因精査のために針生検が施行されたり外科手術が行われ，その過程で線維化した病変が採取され病理組織学的検査に供されることがある．一方，IgG4-RPFの場合は，他の部位での診断によってステロイド治療がなされれば，後

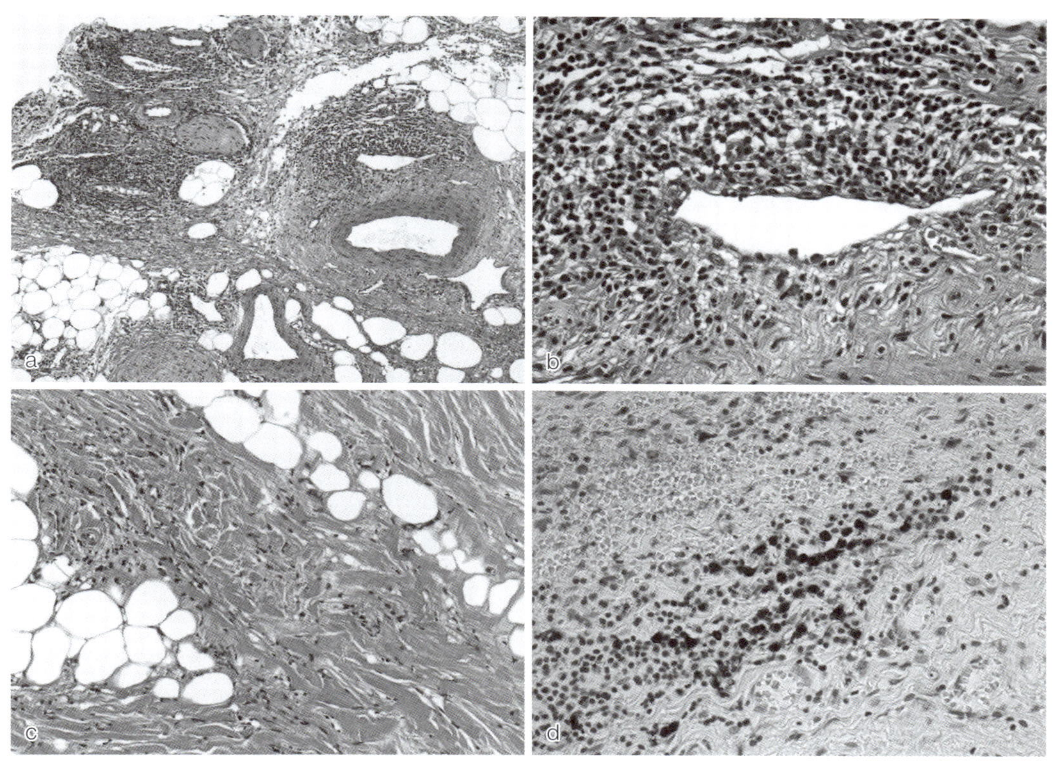

図3 後腹膜腫瘤として提出された生検標本〔口絵21；p.x〕
a：種々の程度の線維増生と炎症細胞浸潤がみられる
b：静脈壁に強いリンパ球，形質細胞の浸潤をみる
c：厚い膠原線維増生部．炎症細胞浸潤は乏しい
d：IgG4免疫組織化学．ごく一部にみられたIgG4陽性を示す形質細胞の小集族

腹膜病変に関しては組織学的評価なしに治療が開始される場合が多く，特に病勢が強い時期の後腹膜病巣の状態について病理学的に検索できる機会は少ない．病理解剖で消退後の病巣と考えられる像を観察できることがあるが，形質細胞を含む炎症細胞の浸潤が少なければ，その時点でIgG4-RPFであったのかは判定できない．

以上の事情からIRFのすべてがIgG4-RPFだとは言い切れないものの，IgG4-RDの病態の解明やその周知によって，その割合は増えてくると考えられる．

a. 肉眼所見

白色調で硬く境界不明瞭な軽度結節状を示す．病変の広がりは，多くの症例で腹部大動脈周囲性にみられ，尿管や下大静脈などを巻き込むことが少なくない[5,11～14]．

b. 組織所見

典型例では不整な線維増生とリンパ球，形質細胞を主体とした慢性炎症細胞浸潤を伴う．炎症の程度は，時期や病勢により様々で，他のIgG4-RDと同様，病勢の強いときは線維芽細胞の増生と活動性の慢性炎症細胞浸潤がみられ，病勢によっては膠原線維化・硬化が目立ち炎症細胞浸潤は少ない場合もある．リンパ濾胞の形成や好酸球の浸潤も半数の症例でみられる[11,12]．一方，好中球浸潤や肉芽腫形成などはみられない．閉塞性静脈炎がみられることもある[11～13]．

後腹膜線維症の病巣がどこからどのように広がっていくのかは不明であるが，上述のように尿管を巻き込み尿管狭窄，水腎症・水尿管症を引き起こすことがまれではない．また他の臓器(膵臓の膵管，唾液腺の導管など)にみられるIgG4-RDと同様に，通常は尿管の被覆上皮は保たれている[12].

IgG4-RPFであるか否かには，抗IgG4抗体を用いた免疫組織化学染色が欠かせない．

2）二次性後腹膜線維症の病理像

腫瘍や手術，放射線照射などの治療に伴うもの，感染症（結核），外傷などに伴うものなどがあり，それぞれの病因や病態により病理像を示す[5,12].

2. 症例

・56歳，男．

・**臨床診断**：後腹膜腫瘤．

・**臨床経過**：1年前，膀胱癌のため経尿道的腫瘍切除術を受けた．病理診断は非浸潤性の低異型度非浸潤性乳頭状尿路上皮癌であった．その後，膀胱腫瘍の再発はないが，左水腎症が指摘され，CTで仙骨前面後腹膜に腫瘤があり生検が実施された．

・**病理所見**：断片状の後腹膜軟部組織が提出された（図3）．標本内には不規則に線維化がみられ，脂肪組織との境界は不整である（図3-a, c）．線維化内にも厚い膠原線維に富むところから，比較的疎な線維組織までみられ，炎症細胞浸潤にも疎密があった（図3-a～c）．典型的な閉塞性静脈炎の像はなかったものの静脈壁にリンパ球，形質細胞主体の強い炎症細胞浸潤を伴い内腔が狭窄した小静脈が認められた（図3-a，b）．IgG4免疫組織化学では，浸潤細胞のごく一部であったがIgG4陽性形質細胞の軽度の集簇がみられた（図3-d）．採取された組織中には，尿路上皮癌の再発を示唆するような所見は認められなかった．

以上，後腹膜線維症に矛盾しない組織で，またIgG4関連の病態が疑われた．

＊＊＊

IRFという診断は除外診断的であり，その病態について十分検討する必要がある．IgG4-RPFと診断するためには，IgG4陽性形質細胞の浸潤が必須となるが，IgG4-RPFの病態組織は，その病期によって大きく変動する．このためIgG4陽性形質細胞以外の組織所見からIgG4-RPFの可能性を強く疑っても，生検検体ではそれと確診できない場合も少なくない．前述の呈示症例もIgG4-RPFが疑われるが，確認できたIgG4陽性形質細胞の小集簇はごく一部であり，それによってIgG4-RPFと診断してよいかは議論のあるところであろう．しかし，後腹膜線維症を疑われて採取された生検標本としてはよく遭遇する一般的な像でもあり，最終的には臨床所見と総合して病態を理解することが重要である．

［福嶋敬宜］

検査・診断

1. IgG4関連後腹膜線維症の現状の問題点

IgG4-RDにおいて後腹膜線維症はよく知られたmanifestationであり，病理学的な検討では後腹膜線維症の約60%程度がIgG4-RDとされているが，IgG4-RD全体において後腹膜線維症の合併頻度は報告においてばらつきがみられる[15～18]．1つの原因としては“後腹膜線維症”がどこまでの病変を含むかが各施設，医師において統一されてこなかったことがあげられる[19,20]．これらの現状をふまえ，2018年に厚生労働省研究班，日本循環器学会合同ワーキンググループより動脈周囲/後腹膜線維症診断基準が策定された[21]．この診断基準は大動脈を含む動脈周囲病変，腎盂尿管病変，骨盤内後腹膜線維症をすべてカバーする形で作成されており，主に画像所見，血清IgG4値，病理所見，他臓器病変の4項目からなり，これらの組み合わせで診断を行う．大きな特徴としてはこれまでの包括診断基準では確定診断のために必須であった病理学的検索を得ずに確定診断することが可能となったことがあげられる（表1）．

動脈周囲病変，腎病変については別項が設けてあるため，本項では特に骨盤内を中心とした後腹膜線維症病変について，診断に有用な画像検査，診断アプローチについて述べる．

2. 画像所見と画像検査の役割

IgG4-RDは血清IgG4値，画像所見，病理組織学的所見を総合的に判断して診断されるがこれは後腹膜線維症においても同様である．画像上は骨盤壁（腸骨，仙骨）に沿った板状の軟部陰影として描出される．主に画像検査はCT，MRIが用いら

表1 IgG4 関連大動脈周囲炎/動脈周囲炎および後腹膜線維症診断基準

A. 診断項目
1. CT による画像診断において，以下のような所見を認める.
 a. 動脈壁(外膜側)の肥厚性病変(多くは全周性)*1,2,3,4，もしくは周囲軟部濃度腫瘤
 b. 腎盂から尿管壁にかけての肥厚性病変*5
 c. 骨盤内後腹膜の板状軟部影(主に両側性)
 *1 大血管では内腔の狭小化を伴わないが，中型動脈(冠動脈など)では狭窄小化を伴うことがある.
 *2 血管腔拡張(動脈瘤)を伴う場合と伴わない場合がある.
 *3 動脈硬化や血管壁の解離，感染性病変(細菌性，結核，梅毒など)，血管炎，悪性リンパ腫，固形癌，Erdheim-Chester 病など他の病態による血管壁の変化で説明できる場合を除外する.
 *4 大動脈～総腸骨動脈～内腸骨動脈および中型動脈(冠動脈，上腸間膜動脈や脾動脈などの大動脈からの一次/二次分枝)に好発する.
 *5 腎盂および上部尿管に好発する.
2. 血液学的に高 IgG4 血症(135 mg/dL 以上)を認める.
3. 病理組織学的に，以下の ①～④ の組織所見のうち，
 a. ①②③ もしくは ①②④ を認める.
 b. ①② のみを認める.
  ① 著明なリンパ球・形質細胞浸潤と線維化*1,2,3
  ② IgG4 陽性形質細胞の著明な浸潤
  生検検体：IgG4 陽性形質細胞数＞10 個/hpf かつ IgG4/IgG 比＞40%
  切除検体：陽性細胞数＞30 個/hpf，IgG4/IgG 比＞40% かつ陽性細胞のびまん性分布
  ③ 花筵状線維化(storiform fibrosis)
  ④ 閉塞性静脈炎(obliterate phlebitis)
 *1 動脈では外膜主体の炎症である．ただし，胸部大動脈では中膜炎が高度の場合がある.
 *2 組織像は，典型例では線維化は花むしろ状で閉塞性静脈炎を伴う．閉塞性静脈炎の同定は Elastica van Gieson 染色標本での確認が推奨される.
 *3 壊死，肉芽腫，好中球浸潤は通常みられない所見であり，みられる際は上記の組織所見の基準を満たしたとしても慎重な判断を要する.
4. 他臓器(涙腺・眼病変，唾液腺，膵臓，胆管，腎臓，もしくは肺)に包括診断基準，あるいは，各臓器の特異的診断基準の確診に合致する所見を認める.

B. 診断
1. 確診 1(a/b/c)＋3a or 1(a/b/c)＋2＋4
2. 準確診 1(a/b/c)＋3b or 1(a/b/c)＋4 or 3a
3. 疑診 1(a/b/c)＋2 or 3b

〔水島伊知郎, 他：IgG4 関連動脈周囲炎/後腹膜線維症の臨床像の解析と本疾患に対する特異的診断基準. 脈管学 58：117-129, 2018〕

れるが，病変は CT では骨格筋とほぼ等吸収を示し，MRI T1 強調像では等～低信号，T2 強調像では低～淡い高信号を示す(図 4-a～c)．特に T2WI 強調像では低信号を示す場合があるが，これは病変内の線維化を反映したものと推測される．拡散強調像では軽度の高信号を呈する．病変は通常骨盤内両側，仙骨前面に連続性にみられることが多いが症例によっては片側性の場合もある．境界は明瞭で造影剤急速注入下での dynamic study では病変は漸増性に濃染し，後期相では均一に増強される(図 4-a)．病変内に石灰化や壊死はみられない．骨盤上部で尿管を巻き込み水腎/水尿管症を呈することがある．重要なことはこれらの画像所見は IgG4-RPF に特異的なものではなく，他の原因によるものや特発性の後腹膜線維症でも類似の所見を呈し，現状では IgG4-RPF を画像のみで診断することはできない．画像検査の役割はその存在診断と水腎/水尿管症といった合併症の評価，涙腺，顎下腺，肺，膵臓，腎臓といった他の臓器病変の有無の評価を行うことである．特に診断基準では他臓器病変での診断が項目に含まれており，これらの検索が非常に重要になる．全身病変のスクリーニングとしては FDG-PET が用いられることがあるが軽微な病変や線維化の強い病変の

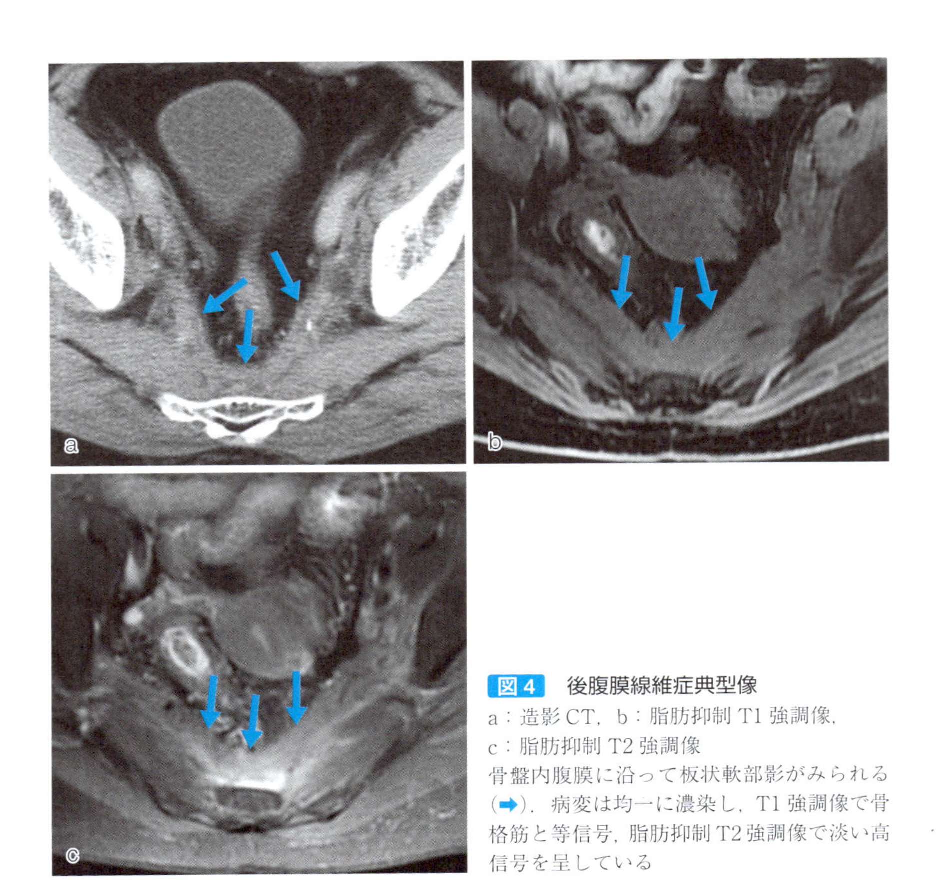

図4　後腹膜線維症典型像
a：造影CT，b：脂肪抑制T1強調像，
c：脂肪抑制T2強調像
骨盤内腹膜に沿って板状軟部影がみられる（➡）．病変は均一に濃染し，T1強調像で骨格筋と等信号，脂肪抑制T2強調像で淡い高信号を呈している

描出が困難な場合があり，われわれは本疾患を疑った際にはFDG-PETに加え，全身の造影CTを施行している．特に膵病変，腎実質病変に関してはダイナミックCTでないと描出できない病変も存在し，他臓器病変の有無が診断の糸口として重要な後腹膜線維症においては，できる限り施行しておくべき検査である．また必要に応じて涙腺，顎下腺病変に対してはMRIや超音波，膵病変に対してはMRIやERCP，超音波内視鏡（生検）などを追加し，複数の画像検査で評価する必要がある．

3. 確定診断のための検査

上述のとおり，IgG4-RPFに特異的な画像所見は存在しない．そのためIgG4-RPFの診断には今回策定された診断基準に則して血清IgG4値の測定とともに，画像検査で他臓器病変の検索を行う．他臓器病変の存在がみられるような症例では各臓器別の診断基準に基づきIgG4-RDの診断を確定させることも考慮する必要がある．ただ，後腹膜線維症単独症例においては，たとえ血清IgG4値が高値を呈してもそれだけでは診断することはできない．そういった症例では通常内科的に二次性の後腹膜線維症（薬剤，感染，腫瘍性など）の除外を行った後に病理学的な検査が必要になる．後腹膜線維症は骨盤深くに生じ，外科的生検を行う際には侵襲が大きくなる．このため組織採取のためにCTガイド下生検が有用であり，第一選択となる．診断に十分な組織を得るために，通常は18 Gもしくは可能であれば16 Gの生検針を用いてなるべく病変内に平行に生検針を刺入し，生検を行う（図5）．神経障害や血管，腸管損傷といった合併症の危険性があるため，CT透視を確認しながら慎重に行う必要がある．採取された組織量が不十分と判断された場合は複数回の穿刺を行うことがある．

＊＊＊

実臨床においてIgG4-RPFの診断プロセスは以

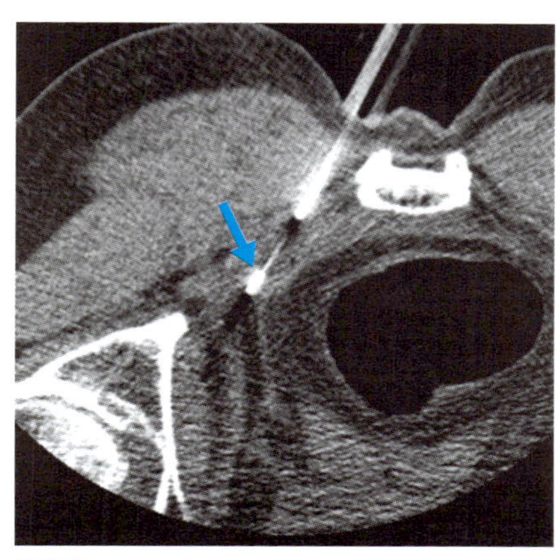

図 5　後腹膜線維症に対するCTガイド下生検(18 G 生検針使用)
骨盤内病変に対してなるべく平行に生検針を刺入して組織を採取する(➡は生検針先端)

下のようにまとめられる．

①画像で後腹膜線維症の所見を認める．
②血清IgG4値の確認および造影CTやFDG-PETなどを用いた後腹膜外病変の有無の検索を行う．腫瘍，薬剤，感染などの除外を行う．
③組織診断の可否の評価を行い，可能な場合にはCTガイド下生検による組織学的検索を行う．

診断基準が作成されたもののIgG4-RPFの診断は依然血清IgG4値や後腹膜外病変の有無，病理組織学的検査に依存しているのも事実である．そのため，IgG4上昇を認めない症例や後腹膜線維症単独病変に関しては，組織学的な検索が行われていない症例においては十分に診断しきれていないのが現状である．今後，画像所見の蓄積や血清IgG4値と同程度の診断価値を有する血清マーカーの発見が期待される．

［井上　大］

治療と予後

後腹膜線維症の分類は曖昧で，なお暫定的ではあるが，少なくとも，悪性腫瘍，薬物，放射線，Erdheim-Chester病などの特殊な疾患に由来するもの以外をIRFとし，本項ではその治療について述べる．

後腹膜線維症の多くは大動脈周囲から発症するが，臨床的な問題の多くは尿路(腎)への障害のため，治療は(他臓器にIgG4-RDがなければ)泌尿器科医師が担当することが多い．治療の最大の目標は腎機能の維持である．後腹膜線維症の分類，病態，診断基準には必ずしも確定的なものではない．近年後腹膜線維症の中にIgG4-RDと分類されるものが，一定数あることがわかってきた．ただし，実際の治療では，IgG4-RPFも後腹膜線維症も基本的には同じ治療がなされることが多い．

1．尿路の確保

腎機能を低下させるような水腎症がある場合には，まず尿管カテーテル留置を試みる．多くの場合，尿管は外部からの圧迫による閉塞であり，粘膜面までは波及していないことが多く，尿管ステント留置は比較的容易である．高度な狭窄症例では，尿管ステント留置が困難なこともある．このような場合，腎瘻をおいて尿流を確保する．両側例では，腎後性急性腎不全となっていることもあるが，尿路を確保できれば，透析療法はほとんどの場合不要である．腎後性腎不全で尿管ステントや腎瘻をおいた場合には，利尿がつき尿量が増えるため，適度な補液が必要である．大動脈周囲や，骨盤内，腎周囲(腎盂)に軟部陰影があっても，水腎症をきたしていない場合には尿路の確保は必要ない．

2．薬物療法と効果

続いて，ステロイド(プレドニゾロン；PSL)を投与する．ステロイド療法には，現在のところ確定的なプロトコルはない．まず，PSL 30〜40 mgを2〜4週投与し，病変の消退をCTなどで観察しながら，反応があれば適宜漸減し5〜7.5 mgの維持量までテーパリングしていくのが一般的である．ただ，remission induction doseは体重に応じて0.75〜1 mg/kgとより高用量を推奨する報告もある[22]．この間，腎瘻は約4週ごと，尿管カテーテルは2〜3か月ごとに交換が必要である．われわれの施設では，過去には，パルス療法を行った症例もあるが，現在は，30 mg/bodyで開始し，4週間後にCTで反応をチェックしながら漸減している．一般的に，初期の有効性は，75〜95%で，massは約50%の縮小が期待される[22]．日本人，韓国人の少数のデータではあるが，IgG4関連，非

IgG4関連ともにステロイドは有効との報告がある[23,24].

3. 治療における未解決の問題

ここで，いくつかの疑問に直面する．ステロイドによるinductionに反応し，テーパリングした後に維持は必要なのか，ステントは抜去してよいのか，どのような経過観察を行えばよいか，再燃したらどうするか，などである．残念ながら現時点で，これらの疑問に答えうるエビデンスレベルの高いデータは皆無であり，データの集約と解析が望まれる．理想的には，カテーテルフリーで腎機能が維持されることが目標である．私見ではあるが，ステロイドが奏効すれば一度カテーテルを抜去して水腎症が出現しないか定期的に画像評価を行っていくのが合理的であると考える．

保険適応外の薬物療法として，タモキシフェンや，種々の免疫抑制薬の有用性が報告されている．しかし，タモキシフェンとステロイドの無作為比較試験では，ステロイドのほうが奏効しており[22]，現時点では，少なくとも1st lineでステロイドを超える薬剤はないと考えてよい．

4. 予後と再燃時の治療

予後などについてはデータが限られているが，PSL中断後，72% 13/18が再発したというデータもあり[25]，相当数の症例で再燃すると考えるのが妥当であろう．再燃した場合，再度PSLの投与を行い，どの程度のresponseが得られるか明らかではない．また，再燃症例でPSLが無効な場合，リツキシマブが有用というデータもある[26,27]．1st lineのステロイドが無効な場合，あるいは奏効したのちに再燃した場合，尿路に対しては2つの選択肢がある．1つは，生涯尿管ステントや腎瘻を交換し続けるか，もう1つは外科手術を行うかである．長期間のカテーテル留置は，それ自体が圧迫や阻血による尿管の狭窄の原因になりうるし，また，閉塞による感染などを繰り返せば，腎機能は低下する可能性が高い．しかし，腎機能の長期予後に関して，Mayo Clinicの185例の検討では，30%程度に慢性腎不全を認めたが，透析の導入の頻度は極めて低かったという報告もある[28]．

5. 手術療法

尿管剥離術（ureterolysis）は，開腹または，腹腔鏡で尿管にアプローチし，尿管を周囲の線維化，瘢痕組織から剥離する．さらに尿管を外側に移動させて，後腹膜の病変が及びにくい部位で腹膜内に包み込むような形で固定する．報告されている手術は，一般的には症例数も少なく侵襲的な治療であり，経験の多い施設で行うべき手術であろう．96%でカテーテルフリーとなったという報告もある[29]．最近では，腹腔鏡でのアプローチや，大網などに包み込む他に，セプラフィルム®やSurgiWrap®に包む術式や，金属ステントやシリコンステントなど新たな術式も報告されている[30,31]．

＊＊＊

IgG4-RPFの診断基準では，特に他臓器のIgG4-RDがない場合には病理学的な所見が必要となるが，後腹膜線維症での組織の採取は，生検であったとしても相応のリスクと侵襲を伴う．よって，血清IgG4は高いものの確定診断には至らず，possible，probableレベルの診断で，IgG4-RPFとして報告している論文も多いのが現状である．今後，きちんとした診断基準のうえにIgG4-RPFと非IgG4-RPFの治療の反応性や長期予後の臨床データが蓄積されることが望まれる．

［木下秀文］

文　献

1) Ormond JK, et al.：Bilateral ureteral obstruction due to envelopment and compression by an inflammatory retroperitoneal process. J Urol 59：1072-1079, 1948
2) Inoue D, et al.：Immunoglobulin G4-related periaortitis and periarteritis：CT findings in 17 patients. Radiology 261：625-633, 2011
3) Uibu T, et al.：Asbestos exposure as a risk factor for retroperitoneal fibrosis. Lancet 363：1422-1426, 2004
4) 神澤輝実，他：自己免疫性膵炎と後腹膜線維症．肝胆膵 50：599-602，2005
5) Vaglio A, et al.：Retroperitoneal fibrosis. Lancet 367：241-251, 2006
6) Corradi D, et al.：Idiopathic retroperitoneal fibrosis：clinicopathologic features and differential diagnosis. Kidney int 72：742-753, 2007
7) Neild GH, et al.：Hyper-IgG4 disease：report and characterisation of a new disease. BMC Med 4：23, 2006

8) Yamashita K, et al.：Degree of IgG4＋plasma cell infiltration in retroperitoneal fibrosis with or without multifocal fibrosclerosis. Histopathology 52：404-409, 2008
9) Ryu JK, et al.：Review of 67 patients with autoimmune pancreatitis in Korea：a multicenter nationwide study. Pancreas 37：377-385, 2008
10) Hirano K, et al.：Long-term prognosis of autoimmune pancreatitis with and without corticosteroid treatment. Gut 56：1719-1724, 2007
11) Zen Y, et al.：Retroperitoneal and aortic manifestations of immunoglobulin G4-related disease. Semin Diagn Pathol 29：212-218, 2012
12) Deshpande V：The pathology of IgG4-related disease：critical issues and challenges. Semin Diagn Pathol 29：191-196, 2012
13) Lian L, et al.：IgG4-related retroperitoneal fibrosis：a newly characterized disease. Int J Rheum Dis 19：1049-1055, 2016
14) Lomborg N, et al.：IgG4-related disease in patients with newly diagnosed idiopathic retroperitoneal fibrosis：a population-based Danish study. Scand J Rheumatol 1：1-6, 2019
15) Zen Y, et al.：Retroperitoneal fibrosis：a clinicopathologic study with respect to immunoglobulin G4. Am J Surg Pathol 33：1833-1839, 2009
16) Khosroshahi A, et al.：Rethinking Ormond's disease："idiopathic" retroperitoneal fibrosis in the era of IgG4-related disease. Medicine (Baltimore) 92：82-91, 2013
17) Uchida K, et al.：Prevalence of IgG4-Related Disease in Japan Based on Nationwide Survey in 2009. Int J Rheumatol 2012：358371, 2012
18) Inoue D, et al.：IgG4-Related Disease：Dataset of 235 Consecutive Patients. Medicine (Baltimore) 94：e680, 2015
19) Hara N, et al.：Retroperitoneal disorders associated with IgG4-related autoimmune pancreatitis. World J Gastroenterol 20：16550-16558, 2014
20) Ohtsubo K, et al.：A case of autoimmune pancreatitis associated with retroperitoneal fibrosis. JOP 8：320-325, 2007
21) 水島伊知郎, 他：IgG4関連動脈周囲炎/後腹膜線維症の臨床像の解析と本疾患に対する特異的診断基準. 脈管学 58：117-129, 2018
22) Vaglio A, et al.：Prednisone versus tamoxifen in patients with idiopathic retroperitoneal fibrosis：an open-label randomised controlled trial. Lancet 378：338-346, 2011
23) Iyoki T, et al.：Clinical Evaluation of Diagnostic and Treatment Protocol of Idiopathic Retroperitoneal Fibrosis Incorporating Consideration of Possible IgG4-Related Disease. Hinyokika Kiyo 63：449-454, 2017
24) Choi YK, et al.：Retroperitoneal fibrosis in the era of immunoglobulin G4-related disease. Kidney Res Clin Pract 38：42-48, 2019
25) van Bommel EF, et al.：Long-term renal and patient outcome in idiopathic retroperitoneal fibrosis treated with prednisone. Am J Kidney Dis 49：615-625, 2007
26) Maritati F, et al.：Rituximab therapy for chronic periaortitis. Ann Rheum Dis 71：1262-1264, 2012
27) Carruthers MN, et al.：Rituximab for IgG4-related disease：a prospective, open-label trial. Ann Rheum Dis 74：1171-1177, 2015
28) Kermani TA, et al.：Idiopathic retroperitoneal fibrosis：a retrospective review of clinical presentation, treatment, and outcomes. Mayo Clin Proc 86：297-303, 2011
29) O'Brien T, et al.：Contemporary role of ureterolysis in retroperitoneal fibrosis：treatment of last resort or first intent? An analysis of 50 cases. BJU Int 120：556-561, 2017
30) Kamihira O, et al.：A new treatment for retroperitoneal fibrosis：initial experiences of using Seprafilm® to wrap the ureter. BJU Int 114：563-567, 2014
31) Hartman RJ Jr, et al.：The use of adhesion barrier film as an alternative to omental wrap in open ureterolysis. Can J Urol 20：7064-7066, 2013

12 動脈病変

病　態

1. IgG4関連疾患の血管病変の頻度

IgG4関連疾患(IgG4-related disesae：IgG4-RD)においては，動脈は比較的認識の低い部位である．Brito-Zerónらは，IgG4-RDの報告文献の検索により，様々な臓器の罹患について集計しており，そこでは，血管病変が9%に存在していたと報告している[1]．またPeruginoらは，IgG4-RDと診断された160例中36例(23%)に大型血管炎が認められたことを報告している[2]．水島らは，IgG4関連動脈病変と診断された99症例の検討により，その7割以上に動脈以外の部位のIgG4-RDの罹患があることを報告している[3]．

これらのことを総合すると，動脈はIgG4-RDの罹患部位としては決してまれなものではないこと，また，動脈以外の臓器病変と合併して存在していることが少なくないことがわかる．ただし，報告例には，手術などの対応が必要な病変から，臨床的にはさほど問題とならないレベルのものも含まれている．

2. IgG4関連大動脈/動脈病変の臨床像，症状，罹患部位

Peruginoらの報告では，IgG4関連大型血管炎と診断された症例の平均年齢は54.6歳で男性が約8割と頻度が高い．罹患部位は腹部大動脈，頸動脈，冠動脈，肺動脈，胸部大動脈，腸骨動脈など多彩である．また，症状としては，脳虚血症状や呼吸困難感，浮腫，胸痛，腹痛，背部痛があるが，その一方で，後腹膜線維症の症例などでは症状に乏しいことも少なくない．

水島らの検討では，動脈病変と診断された症例の平均年齢は67歳とやや高齢であるが，男性が8割以上と多数を占めることはPeruginoらの報告と同様である[3]．罹患血管は，腹部大動脈(67例)が最も多く，次いで，腸骨動脈(50例)，冠動脈(9例)，腸間膜動脈(8例)，胸部大動脈(8例)である．血清IgG4値の中央値は551 mg/dLであった．その他，少数例ながら発熱，浮腫，倦怠感，呼吸困難感などの症候があったと報告されている．

3. 大動脈周囲炎/動脈周囲炎の病像

動脈周囲の炎症性肥厚が，IgG4関連動脈病変を疑う最もキーとなる所見であると考えられる(図1)．すなわち，動脈病変の特徴は，動脈外膜(周囲組織)に病変が存在することにある．この点が，高安動脈炎など，中膜に炎症が波及する疾患と異なっている．一方，病理組織学的には炎症の局在が明らかではあるが，画像的には，血管壁の肥厚がどの層に及んでいるかについて，必ずしも明瞭ではないケースも少なくない．そのため，IgG4関連動脈病変と，動脈硬化，血管壁の解離，感染(細菌性，結核，梅毒など)，他の血管炎，悪性リンパ腫，固形癌や，まれな疾患であるがErdheim-Chester病などと，臨床像や病理所見などから鑑別する必要がある．この点については，臓器別診断基準である「IgG4関連大動脈周囲炎/動脈周囲炎および後腹膜線維症」にも記載されている．ことに，動脈硬化はよくある病態であるため，しっかり鑑別する必要がある．循環器内科の入院症例の4%以上で，血清IgG4値が135 mg/dL以上であったという報告もあり，血清IgG4値が135 mg/dLより少しばかり高値だということをもってIgG4-RDと診断することには，慎重であるべきであろう[4]．一方，血清IgG4値が正常上限の5倍を超えるような場合には，IgG4-RDの可能性が高くなる．

画像的診断には，MRIより造影CTが適しており，動脈周囲の肥厚に加えて，動脈のびまん性の

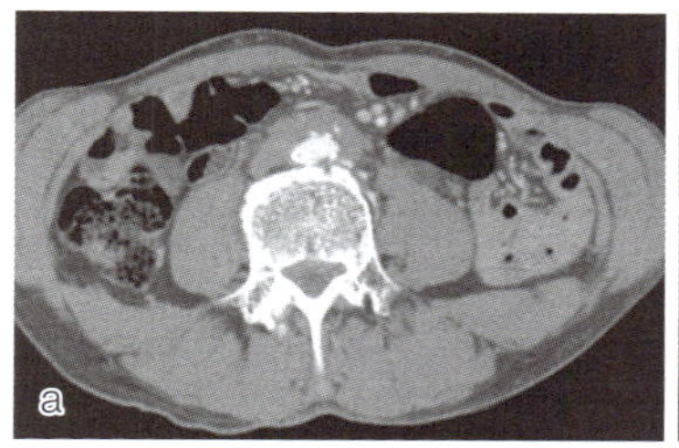

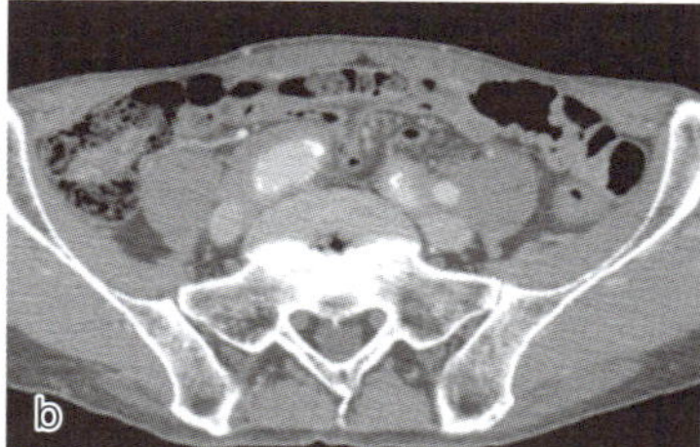

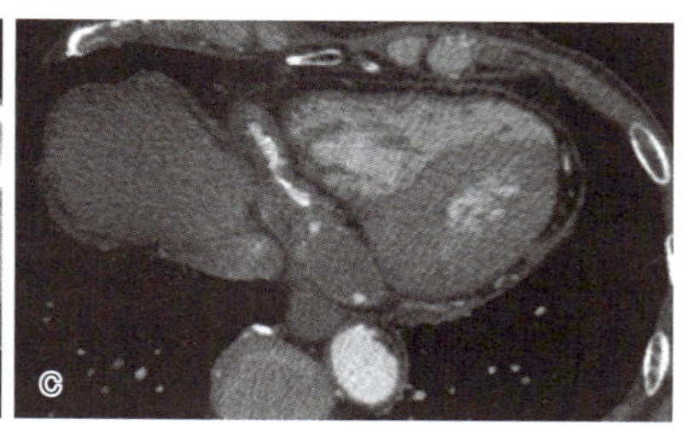

図1　IgG4 関連動脈周囲炎の造影 CT 画像
a：腎動脈下腹部大動脈病変，b：両側腸骨動脈病変，c：冠動脈病変
〔水島伊知郎，他：IgG4 関連動脈周囲炎/後腹膜線維症の臨床像の解析と本疾患に対する特異的診断基準．脈管学 58：117-129，2018〕

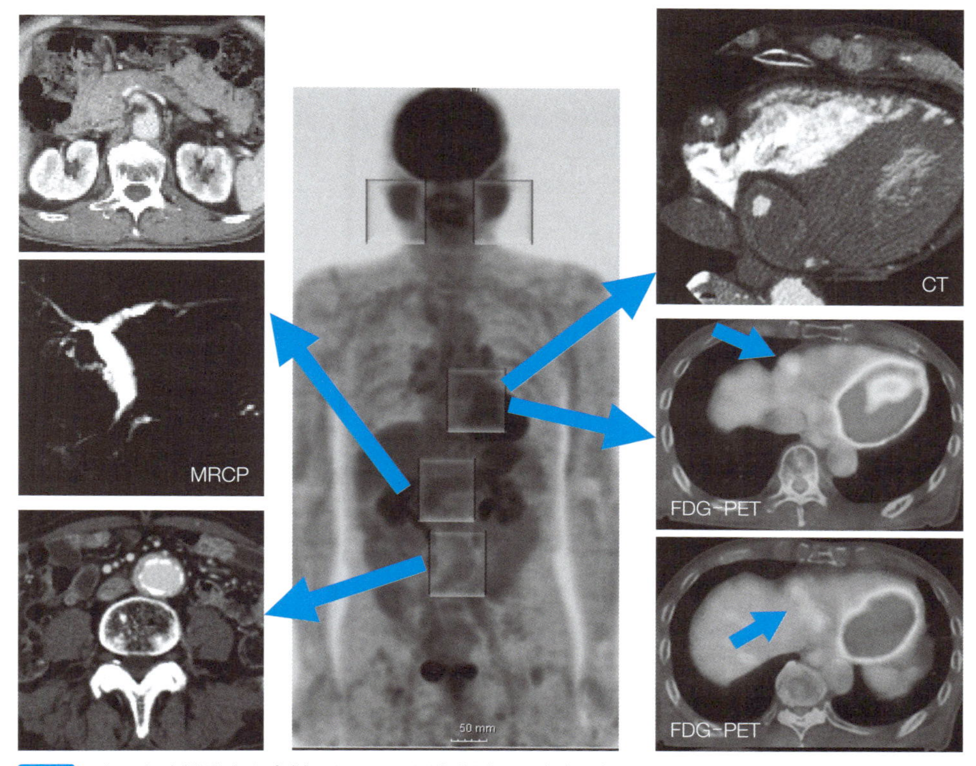

図2　自己免疫性膵炎と合併した IgG4 関連動脈周囲炎〔口絵 22；p.xi〕
腹部大動脈周囲の肥厚に加えて，冠動脈周囲の著明な肥厚を認める．冠動脈周囲には FDG の取り込みが亢進している
〔石坂信和：多彩な心血管病変．肝胆膵 73：559-565，2016〕

拡張や，動脈瘤，偽腫瘍などを形成する．活動性の炎症を反映して，^{18}F-FDG-PET の集積が亢進する（図2）[5]．FDG 集積亢進は感染や腫瘍，その他の炎症性疾患でも認められるため，もちろん IgG4-RD に特異的ではない．また，現時点では保険適用がないことには留意すべきである．

大血管は，高安病のように狭小化することはない．このことは，炎症の局在が血管外膜であることからも理解できる．一方，冠動脈や頸動脈など，より小径の血管では，狭窄を伴うケースも報告されている．ただし，IgG4 関連冠動脈周囲炎の発見の契機として，心筋虚血などの臓器虚血症状が存在するケースもあること，冠動脈周囲組織肥厚の程度と内腔狭窄の程度がパラレルでないこと，などから，その因果関係は不明である．臓器別診断基準では，「大血管では内腔の狭小化を伴わないが，中型動脈（冠動脈など）では狭窄小化を伴うことがある」と記載されている．

4．血管病変と他臓器病変の併存

上述の水島らの検討では，IgG4関連動脈病変があると判断された99症例の72%において，動脈以外の臓器にIgG4-RDが診断されている[3]．他臓器病変の合併が，非常に高率にみえるが，これは動脈病変の診断以前に，その他の臓器でIgG4-RDが診断されている症例において，全身の画像的検索が行われ，その後動脈病変が発見されたケースが多いことも関連している．このような全身検索で発見される動脈病変は，IgG4関連動脈瘤の（切迫）破裂などのケースに比較して，重症度や臨床的な意義が低い場合が少なくない．その意味では，早急な対応の必要な動脈病変の頻度は，かなり低いものと考えられる．ただし，動脈以外の臓器におけるIgG4-RDのステロイド治療中に，大血管径が拡大傾向を示したことも示されており，IgG4-RDの診断・治療にあたっては，動脈病変のスクリーニングや，画像的フォローアップが必要になると考える．

［石坂信和］

病　理

腹部大動脈瘤（abdominal aortic aneurysm：AAA）の一亜型として，Walkerらが動脈壁肥厚や炎症細胞浸潤が特徴的な炎症性腹部大動脈瘤（inflammatory AAA：IAAA）を報告してから[6]，約50年となる．IAAAは長年原因不明の線維増殖性病変とされていたが，近年，IAAAの約半数がIgG4-RDであることが解明され[7,8]，さらに，胸部大動脈[9]，末梢動脈[10]，冠動脈[11]と，IgG4関連動脈病変は広がりをみせている．IgG4関連動脈病変は臨床的，画像的にIAAAあるいは大動脈周囲炎（後腹膜線維症）の像を呈す[12]．両者の差異は瘤径拡大の有無であり，組織像は同様であるとされる．IgG4関連動脈病変の報告例が蓄積されて以降，発生部位的にも腹部大動脈が好発部位であることが報告され[13]，組織像もIgG4関連AAAが基本となるので，本項では，IgG4関連AAAを典型例としてIgG4関連動脈病変の病理組織像を紹介し，その後，他の動脈領域についての特徴や各領域の鑑別疾患との鑑別点などについて説明する．

1．動脈組織の病理診断

肉眼的に大動脈壁肥厚の最も強い部分を標本作成する．Elastica van Gieson（EVG）染色で焦茶色～黒色の中膜の密な弾性線維を観察し，内膜，中膜，外膜を評価する（図3-a, b）．正常の大動脈や動脈硬化性AAAでは，外膜は数層の膠原組織のみで，厚さは0.1 mm以下である[7,8]．正常の中型動脈では外膜の結合組織がさらに疎らである[10]．

2．IgG4関連腹部大動脈病変

1）IgG4関連IAAA

発表当初より，IAAAは外膜や周囲の脂肪組織に，線維増生，リンパ球形質細胞浸潤があり，高度な外膜の肥厚が特徴とされる[6]．肉眼的に灰白色で光沢のある大動脈壁肥厚を示し，典型例では，外膜肥厚は5 mm以上，動脈壁全体の厚さは10 mm以上になる[7,8]（図3-a, b）．また，画像では外膜肥厚が乏しくとも，組織学的に2 mm以上の外膜肥厚を示す場合はIAAAと評価可能である．HE染色標本では，IAAAはリンパ球，形質細胞の浸潤部には多数のリンパ濾胞形成がある．IgG4関連AAAでは，さらに閉塞性静脈炎（図3-c）など，IgG4-RDに特徴的な組織像を示す[7,8]．好酸球浸潤は，全例でみられるわけではないが，IgG4関連AAAには特異的な像である．外膜には神経束がよく含まれるため，神経束周囲へのリンパ球形質細胞浸潤（神経周囲浸潤）も高頻度でみられる．IgG4関連AAAでは増生する結合組織は均一な太さで，花筵状配列を示し，硝子化した太い結合組織は少ない．壊死，膿，肉芽腫はまれであり，むしろIgG4関連AAAには否定的な組織像である．

免疫組織化学では，結合組織内に一様かつ広範にIgG4陽性形質細胞がみられる（図3-d）．近年，IgG4-RDの成因に制御性T細胞や，Th1/Th2バランスの異常が指摘されているが，組織においてもFOXP-3などを用いて制御性T細胞浸潤を確認することも診断には有用である[14]．

2）IgG4関連腹部大動脈病変の鑑別疾患

最も重要かつ問題になる鑑別疾患は，感染性大

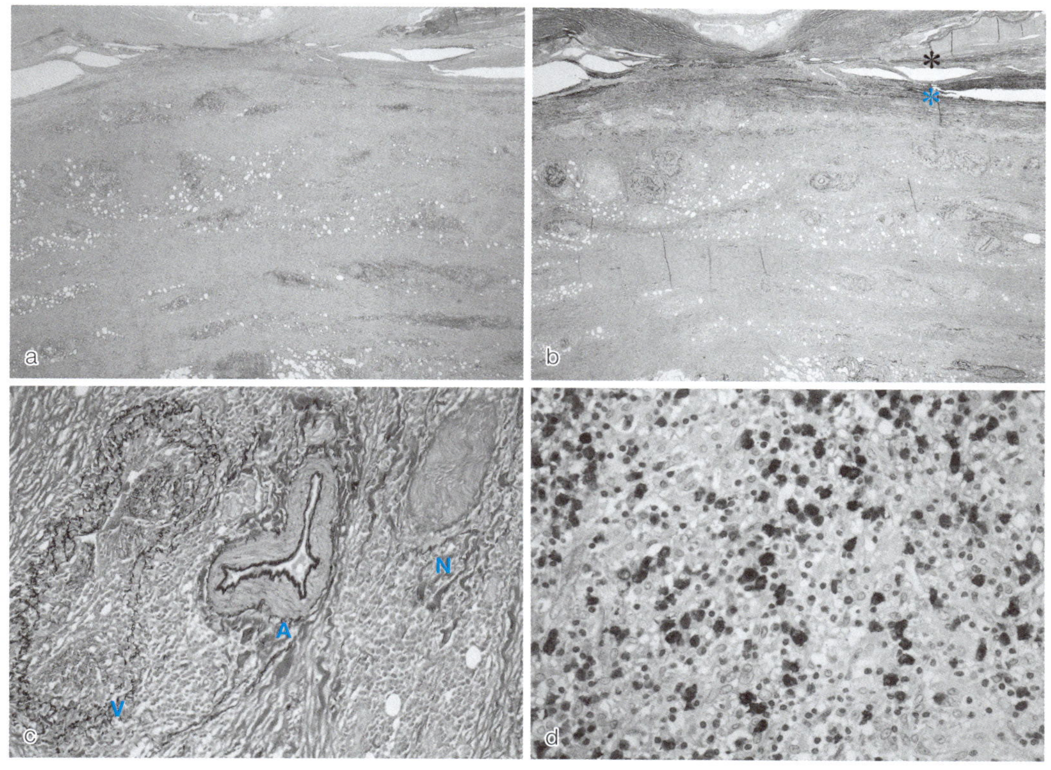

図3 IgG4関連炎症性腹部大動脈瘤〔口絵23；p.xii〕

a：HE染色，b：EVG染色．20倍．中膜（＊＊の間；弾性線維が豊富）の外側の外膜から周囲脂肪組織に高度の線維増生があり，リンパ球形質細胞などの炎症細胞巣が分布する

c：EVG染色，100倍．並走する栄養動脈（A）の周囲に，閉塞性静脈炎（V），神経周囲炎（N）がよくみられる

d：IgG4免疫染色（200倍）．びまん性にIgG4陽性形質細胞浸潤がみられる

動脈瘤である[15]．多発瘤や嚢状瘤，急激な瘤径拡大を示す場合は感染性瘤を疑う．急な高熱などの臨床的な炎症所見が顕著な場合は感染性大動脈瘤との診断は容易であるが，高齢者発症，免疫力低下状態，真菌感染などでは，微熱で瘤径拡大が緩慢な場合があり，IgG4関連AAAとの鑑別が問題になる．組織像では急性期では内膜から中膜にかけて広範な壊死や膿を示し，慢性期では不整な線維増生を示す．急性期では手術禁忌であり，解剖例など以外では組織検体が提出されることはまずない．細菌，真菌などの菌体の有無を特殊染色で確認すれば診断は容易である．

IAAAの約半数は非IgG4関連である[7,8]．非IgG4関連IAAAはEBV，CMVなどの慢性感染などとの関連も注目されるが，多くは動脈硬化性AAAで内膜から中膜の粥腫周囲の炎症が外膜にまで波及した病態と考えられる[9]．非IgG4関連IAAAの組織像は，外膜の肥厚やリンパ濾胞を伴うリンパ球形質細胞浸潤の像などIgG4関連AAAと類似している場合があるが，炎症細胞浸潤の程度はやや不均一で，時に好中球浸潤がみられる[7]．中膜深部に至るコレステリン結晶や泡沫細胞，出血やヘモジデリン沈着も非IgG4関連IAAAをより示唆する．非IgG4関連IAAAでは，外膜周囲に数珠状に連なる比較的大型のリンパ濾胞や硝子化した太い膠原線維がみられることが多い．

腹部大動脈では，高安病などのいわゆる大動脈炎を発症することはまれであるが，胸部大動脈病変に連続して発症することもある．

3．IgG4関連胸部大動脈病変

1）多彩な像を示すIgG4関連胸部大動脈病変

真の胸部大動脈瘤はAAAに比較して少なく，IAAAのカウンターパートである炎症性胸部大動脈瘤はきわめてまれである[9]．IgG4関連胸部大動脈病変は，炎症性瘤もあるが，中膜の炎症細胞浸潤が主体となる大動脈炎（lymphoplasmacytic aortitis, isolated aortitis）など，腹部大動脈に比して，多彩な臨床病理像を示すことは留意すべきである[9,16,17]．IgG4-RDにおいて，胸部大動脈病変は，腹部大動脈病変と比較して，リンパ球形質細胞浸潤がやや強く，壁肥厚が乏しい傾向にあり[14]，弓部が好発部位である[9]．また，上行大動脈発生では，解離や大動脈弁への波及もあり，致死例が報告されており，注意が必要である．

2）IgG4関連胸部大動脈病変の鑑別疾患

胸部大動脈は，大動脈解離，血管炎症候群，梅毒などの好発病変であり，IgG4関連胸部大動脈疾患自体の臨床像，組織像の多彩さもあり，診断は腹部大動脈よりも慎重を要する[9]．

大動脈解離の慢性経過例では，外膜周囲での高度の炎症や壁の肥厚，周囲との癒着を呈する．組織学的には，解離部分の器質化，線維化があり，その周囲に連続して硝子化した太い膠原線維がみられることが多い．

高安病は，東洋の若年女性発症を特徴とし，胸部大動脈からその分枝に多発する狭窄あるいは軽度拡張病変である．最近，高齢男性での報告例が増えており，胸部大動脈病変では，臨床像が典型的でなくても，鑑別疾患として常に念頭におく必要がある．組織学的に，中膜の小肉芽腫，弾性線維の虫食い状脱落，壊死を特徴とし，典型例での組織学的鑑別は容易である．

梅毒が3期に進行すると梅毒性大動脈瘤を引き起こすが，現代先進国では極めてまれである．栄養血管周囲の高度のリンパ球形質細胞浸潤が特徴で，内膜に線維化や毛細血管増生があり，内膜がちりめん状になる．外膜の組織像はリンパ濾胞形成の明瞭なリンパ球形質細胞浸潤を示し，IgG4-RDと類似することもあるため，血清学的検査で梅毒の有無を確認することがまず必須である．

4．中型動脈のIgG4関連動脈病変

冠動脈，腸骨動脈や上腸間膜動脈などの大動脈の1～2分枝に好発し，動脈瘤，動脈周囲炎を呈する[11,12]．末梢動脈では大腿動脈，膝窩動脈の嚢状動脈瘤が報告されている[10]．中型動脈でのIgG4関連動脈病変は大動脈瘤との合併や多発例が多いので，他の血管病変の有無に注意する必要がある[11]．

5．動脈周囲炎としてのIgG4関連動脈病変

動脈径拡大のない動脈周囲炎は腹部大動脈や中型動脈に好発する．画像診断で発見され，悪性リンパ腫や癌の転移との鑑別のために針生検などの組織提出の機会も増えている．高度な異型細胞が検出できれば悪性腫瘍の組織診断は容易であるが，線維増生の強い癌や，リンパ濾胞形成の明瞭な濾胞性リンパ腫などは組織診断に迷うこともある．生検での動脈周囲炎での組織診断は悪性腫瘍の見落としをしないことが何よりも重要である．原発巣の確認，癌や悪性リンパ腫鑑別の適切な免疫染色を十分に行い，提出検体が小さい場合は，サンプリングの問題を指摘し，安易な確定診断を行わないことも必要と考えられる．生検でのIgG4-RDとしての診断でも，提出検体が小さい場合，花筵様線維化や閉塞性静脈炎などの特徴的な像を示すことは少なく，免疫染色でIgG4陽性細胞が多くても，臨床像や画像診断とあわせて慎重に診断することが重要である．

＊＊＊

動脈病変は，IgG4-RDとしては比較的頻度が高いことが解明されてきた．近年，動脈瘤病変では血管内治療が進み，動脈壁など組織提出に至る症例が減少してきているが，確定診断にはもちろん，IgG4関連動脈病変の病因病態の理解のためにも，病理組織診断は今後とも重要である．発生部位ごとの組織学的な差異，診断ポイントにも注意されたい．

［笠島里美］

検査・診断

1. IgG4 関連疾患の動脈病変の現状

炎症性大動脈瘤の一部がIgG4-RDであることが報告されて以来，動脈がIgG4-RDのtarget organの1つとして認識されるようになった[7,8,18]．これ以降，IgG4関連動脈(周囲)病変が注目されるようになった．これまで腹部大動脈に生じた動脈病変は，"後腹膜線維症"として報告されてきた．大動脈周囲の病変はIgG4-RD全体の中でも比較的高頻度にみられ，われわれの検討では約24%程度の症例で大動脈周囲病変がみられていた．男性に好発するIgG4-RDの中でも特に男性の頻度が高く，女性の大動脈病変をIgG4-RDと診断する際には特に注意を有する[19]．後腹膜線維症の項目で述べたように2018年にIgG4関連動脈周囲炎/後腹膜線維症の診断基準が策定された(表1)[3]．IgG4-RDの動脈病変も血清IgG4値，画像所見，病理所見を総合的に評価することが重要であるが，それに加えて他臓器病変の評価も重要となる．以下に診断に有用な画像検査，画像所見を中心にIgG4-RDの動脈病変を診断する際に必要な検査について述べる．

表1 IgG4関連大動脈周囲炎/動脈周囲炎および後腹膜線維症診断基準

A．診断項目
1. CTによる画像診断において，以下のような所見を認める．
   a．動脈壁(外膜側)の肥厚性病変(多くは全周性)*1,2,3,4，もしくは周囲軟部濃度腫瘤
   b．腎盂から尿管壁にかけての肥厚性病変*5
   c．骨盤内後腹膜の板状軟部影(主に両側性)
   *1 大血管では内腔の狭小化を伴わないが，中型動脈(冠動脈など)では狭窄小化を伴うことがある．
   *2 血管腔拡張(動脈瘤)を伴う場合と伴わない場合がある．
   *3 動脈硬化や血管壁の解離，感染性病変(細菌性，結核，梅毒など)，血管炎，悪性リンパ腫，固形癌，Erdheim-Chester病など他の病態による血管壁の変化で説明できる場合を除外する．
   *4 大動脈～総腸骨動脈～内腸骨動脈および中型動脈(冠動脈，上腸間膜動脈や脾動脈などの大動脈からの一次/二次分枝)に好発する．
   *5 腎盂および上部尿管に好発する．
2. 血液学的に高IgG4血症(135 mg/dL以上)を認める．
3. 病理組織学的に，以下の①～④の組織所見のうち，
   a．①②③もしくは①②④を認める．
   b．①②のみを認める．
   ① 著明なリンパ球・形質細胞浸潤と線維化*1,2,3
   ② IgG4陽性形質細胞の著明な浸潤
   生検検体：IgG4陽性形質細胞数＞10個/hpfかつIgG4/IgG比＞40%
   切除検体：陽性細胞数＞30個/hpf，IgG4/IgG比＞40%かつ陽性細胞のびまん性分布
   ③ 花筵状線維化(storiform fibrosis)
   ④ 閉塞性静脈炎(obliterate phlebitis)
   *1 動脈では外膜主体の炎症である．ただし，胸部大動脈では中膜炎が高度の場合がある．
   *2 組織像は，典型例では線維化は花むしろ状で閉塞性静脈炎を伴う．閉塞性静脈炎の同定はElastica van Gieson染色標本での確認が推奨される．
   *3 壊死，肉芽腫，好中球浸潤は通常みられない所見であり，みられる際は上記の組織所見の基準を満たしたとしても慎重な判断を要する．
4. 他臓器(涙腺・眼病変，唾液腺，膵臓，胆管，腎臓，もしくは肺)に包括診断基準，あるいは，各臓器の特異的診断基準の確診に合致する所見を認める．

B．診断
1. 確診 1(a/b/c)＋3a or 1(a/b/c)＋2＋4
2. 準確診 1(a/b/c)＋3b or 1(a/b/c)＋4 or 3a
3. 疑診 1(a/b/c)＋2 or 3b

〔水島伊知郎，他：IgG4関連動脈周囲炎/後腹膜線維症の臨床像の解析と本疾患に対する特異的診断基準．脈管学 58：117-129，2018〕

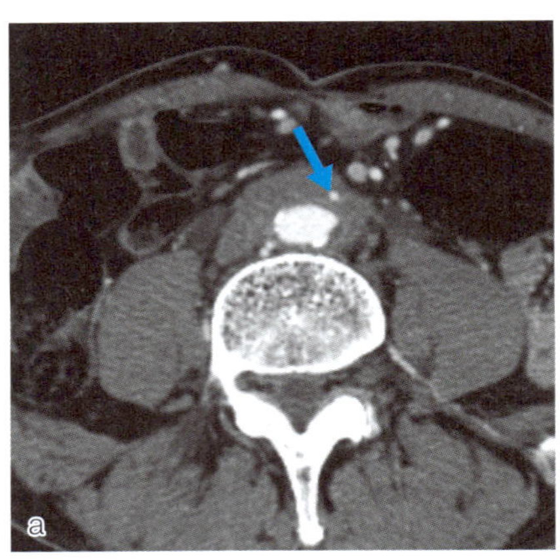
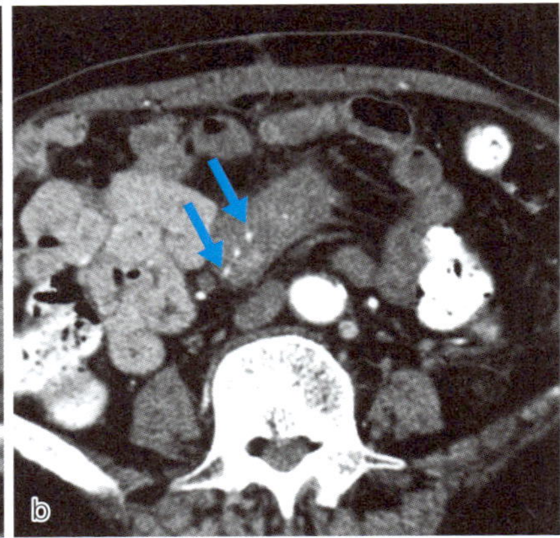

図4 造影CT

a：腹部大動脈病変典型像．腹部大動脈に全周性の壁肥厚を認める．病変内を下腸間膜動脈が狭窄なく貫通している（➡）

b：動脈相．上腸間膜動脈病変．上腸間膜動脈周囲に軟部腫瘤がみられる．病変内に上腸間膜動脈分枝が狭窄なく認められる（➡）

2. 画像所見と画像検査の役割

IgG4関連動脈病変の診断には造影CTの有用性が高く，特に造影剤急速注入後に数相を撮像するダイナミックCTが有用である．大動脈病変は外膜に病変の主座があるため，造影CTでは典型的には全周性の外膜肥厚として病変は描出される（図4-a）．病変と動脈内腔/壁在血栓の間に高吸収の線状構造がみられ，内膜/中膜に相当すると考えられている．罹患動脈に高度の狭窄や閉塞を生じることはまれであるが，大動脈や腸骨動脈病変では罹患動脈が瘤状に拡張し，炎症性大動脈瘤を形成する場合がある．病変内には石灰化や壊死を伴うことは少なく，造影後期相では均一に濃染する．また病変内を腰動脈や下腸間膜動脈といった細い分枝が狭窄を受けることなく貫通する所見が造影早期相で観察されることがあり，診断に有用な所見である[12]．通常，周囲脂肪組織との境界は明瞭なことが多く，浸潤傾向の乏しい病変であるが，尿管を巻き込むと水腎/水尿管症を併発することがある．動脈病変は主に上腸間膜動脈や脾動脈，総腸骨動脈といった大動脈の1～2分枝といった比較的太い動脈に高頻度にみられるが，中でも上腸間膜動脈病変の頻度が高い．画像所見は大動脈病変同様に全周性の壁肥厚として描出される．上腸間膜動脈病変では複数の分枝に病変が生じ，あたかも腸間膜内の軟部腫瘤として描出される場合があるが，こういった症例においても動脈相では病変内を罹患分枝がほとんど狭窄を受けることなく貫通している様子が観察できる（図4-b）．単独病変としてみられた場合は特に悪性リンパ腫との鑑別が重要になる．

動脈病変は上述のとおり腹部大動脈～その1/2分枝に好発するが，この他，冠動脈にも病変を形成することが知られている[11]．冠動脈病変に関しては通常胸部～骨盤部で施行されるダイナミックCTでは十分に評価することは困難であり，冠動脈病変の存在が疑われるような症例に対しては別個に心電図同期などを用いた冠動脈CTを追加で施行する必要がある（図5）．

3. 鑑別診断と確定診断のための検査

IgG4関連動脈病変の画像所見は上述のとおりであり，比較的特徴的な所見を呈するため，適切な画像検査が施行されていれば，画像所見からIgG4-RDの可能性を疑うことは可能であるが，他の臓器病変同様画像のみでは確定診断には至らず血清IgG4値や他臓器病変の有無の確認，病理組織学的な検査が必要となる．鑑別するべき疾患としては非IgG4関連の動脈周囲炎，悪性リンパ腫，大動脈炎症候群などがあげられる．非IgG4関連の動脈周囲炎とは画像所見は非常に似通っており，画像のみでは鑑別することはできない．通常，血清IgG4値が正常範囲内であり，動脈外病変を

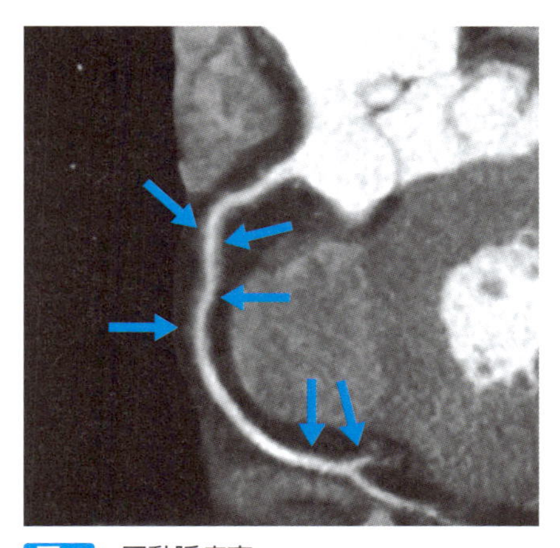

図5　冠動脈病変
右冠動脈の全長にわたって壁肥厚がみられる（➡）．内腔は軽度狭小化している

合併することはない．厳密な鑑別には組織学的な検索が必要になる．大動脈炎症候群では中膜を主座に病変が形成されるため，画像上，全層性の壁肥厚として描出される他，狭窄や閉塞，罹患動脈壁の石灰化がみられることがあり画像上の鑑別点として重要である．悪性リンパ腫は最も注意すべき鑑別疾患である．時に画像上，大動脈周囲を全周性に取り囲むような軟部腫瘤形成を生じ，IgG4関連動脈病変同様に病変内を細動脈分枝が貫通する所見がみられることがある．臨床的に悪性リンパ腫を疑うような症状がみられる場合や，画像上，リンパ節腫大が多発するような症例では悪性リンパ腫を厳重に鑑別する必要がある．以上のように画像所見，血清IgG4値，動脈外病変の評価をしても鑑別に難渋するような症例においては組織診断が必要になる．まずはCTガイド下での生検が検討されるが，病変の厚みが不十分な症例や下大静脈近傍に生じたような症例，上腸間膜動脈周囲病変では安全な穿刺ルートが確保できない場合があり，外科的生検が必要になる．また炎症性大動脈瘤形成を生じたような症例で，人工血管置換術を選択されるような場合には手術時に同時に周囲の病変を採取してもらい，組織学的な検索を行う．

＊＊＊

IgG4-RDの動脈周囲病変は腹部大動脈やその主要分枝に生じ，画像上は罹患動脈壁の肥厚として描出され，内腔の高度狭窄/閉塞をきたすことはまれである．画像検査は本症の可能性を疑う大きなきっかけとなる．さらに血清IgG4値や他臓器病変の検索，必要に応じた組織学的な検査を加えて鑑別，診断を進めることになる．今回策定された診断基準においては他臓器病変からの診断アプローチも考慮されることとなっているため，動脈周囲病変のみでなく，涙腺顎下腺，肺，膵臓，胆管，腎臓などの好発臓器やすでに臓器別の診断基準が確立されている臓器病変の画像所見，診断基準にも精通しておく必要がある．

［井上　大］

治療と予後

IgG4-RDは，一般にステロイド反応性が良好な疾患である．IgG4関連の動脈病変においても，ステロイド治療により，血管周囲組織の肥厚は速やかに改善することが多い．水腎症を合併する後腹膜線維症に対してもステロイド治療はよい適応である．一方，動脈に内腔拡張や瘤形成が併存している，炎症性動脈瘤の場合には，ステロイド治療が血管拡張の進展抑制に働く，というはっきりした根拠はない．動脈以外の臓器にもIgG4-RDが存在する場合には，それらに対してステロイド治療が行われることもあるが，ことに，孤立性動脈病変の場合にはステロイド治療の適応については慎重に考える必要がある．なお，ステロイドに対する良好な反応性はIgG4-RDの診断を支持する所見であると考えられているが，明瞭な目的をもったケース以外では，診断的治療としての投薬は推奨されない．ステロイドにより，リンパ腫などの悪性疾患も，一時的に改善するケースがあること，不必要なステロイド投与が，合併症や，下記に述べる血管の脆弱化促進に働く可能性があるからである．

大動脈瘤に対する治療としては，より低侵襲なステントグラフト内挿術が人工血管置換術に徐々に取って代わられてきているが，いずれも，IgG4関連大動脈瘤の治療に用いることができる．ただし，いずれの治療を選択するかにより，術後の経過に差があるかどうかについては，さらなる検討が必要である．

1．IgG4関連炎症性腹部大動脈瘤

1）治療

IgG4関連炎症性大動脈瘤は主に腹部大動脈に生じ，胸部大動脈に認められることは少ない．IgG4関連IAAAに対する治療は，一般的なIAAAに対する治療と同じく，大動脈径拡大に従いガイドラインに応じて開腹人工血管置換術や血管内治療が行われる[20]．

ステロイド投与は，大動脈周囲の炎症性肥厚の改善に有効であり，水腎症が併存する場合などで適応となる可能性がある．ステロイド治療に関しては動脈周囲炎や後腹膜線維症に特化したプロトコルはなく，自己免疫性膵炎（autoimmune pancreatitis：AIP）に対する治療プロトコルに則って行う．なお，Shirakashiらの検討では，初期投与量を0.4〜0.69 mg/kg/日程度とし，減量速度を早くしすぎない（<0.4 mg/日）ことが，再発率を下げるために有用である可能性が示されている[21]．

2）転帰・予後

大動脈瘤の外科治療は，近年では，患者の負担の少ない血管内治療が主流であり，IgG4関連炎症性大動脈瘤の治療も血管内治療に移行してきている．開腹人工血管置換の場合は組織学的検討により，IgG4関連炎症性大動脈瘤と診断される症例もあったが，血管内治療の場合はステントグラフト治療が選択された場合には組織学的検討は難しく，ことに動脈以外のIgG4関連病変が併存しない場合，当該病変が，IgG4関連か非IgG4関連かについて鑑別することが困難である場合も少なくない．しかし，炎症性大動脈瘤が，IgG4-RDであるか，非IgG4関連かによって，治療成績や予後に差があるという報告もあり[22]，外科治療の選択にも今後の検討が必要な可能性もある．炎症性大動脈瘤の6割程度がIgG4-RDと診断しうることが報告されている[8]．

後腹膜線維症による尿管の狭窄・閉塞を改善する目的でステロイド投与が行われることもあるが，ステロイド投与が，瘤径の拡大抑制に働くというエビデンスは乏しく，逆に，ステロイドが瘤径の拡大や瘤破裂を促進する可能性もある．また，感染性病変や悪性病変も，画像上，IgG4関連大動脈周囲炎と類似した所見を呈する可能性があるため，ステロイド治療の適応については慎重に判断する必要がある．感染性大動脈瘤では，大動脈周囲組織へのIgG4陽性形質細胞の浸潤が認められることもある[23]．

血管以外の臓器でIgG4-RDと診断され，ステロイドが導入されたケースを対象とした観察研究では，ステロイド治療開始後に，動脈径の拡大を認めることがあること，ステロイド導入前から，すでに大動脈径の拡大を呈しているケースが比較的多かったことが報告されている[13,24]．ステロイド治療が行われるケースに対しては，画像的なフォローアップを行うことが望ましい．

2．IgG4関連（大）動脈周囲炎

1）治療

IgG4関連（大）動脈周囲炎は，胸部，腹部大動脈の他，腸骨動脈や腹腔動脈などの分枝血管にも生じる．冠動脈周囲炎については，下に別記する．ステロイドは，血管周囲の炎症性肥厚の改善に有効であるが，腹部大動脈瘤と同様，何を目的とした治療であるかについては意識する必要がある．IgG4関連胸部大動脈周囲炎に対するステロイド治療により，反回神経麻痺が改善したケースも報告されている．

3．IgG4関連冠動脈病変

1）治療

冠動脈周囲の炎症性肥厚の改善に対してもステロイド投与は奏効する[25]．IgG4関連冠動脈周囲炎に冠動脈狭窄症が認められるケースも存在する[26]．AIPの既往のある患者へのステロイド投与が，冠動脈狭窄も改善したという症例報告もあり興味深い[27]．しかし，冠動脈周囲に著明なびまん性の外膜肥厚を認めるようなケースでも内腔の狭窄を伴わないことがあり，動脈周囲組織肥厚の程度と内腔狭窄の程度は関連しないこと[28,29]，ステロイド投与が冠動脈の拡張病変のさらなる拡大を促進するケースがあることなどから，冠動脈の狭窄改善を目的としたステロイド投与は，積極的には推奨されないと考えられている．

2）予後

狭窄病変に対しては，バイパス術や経皮的冠動

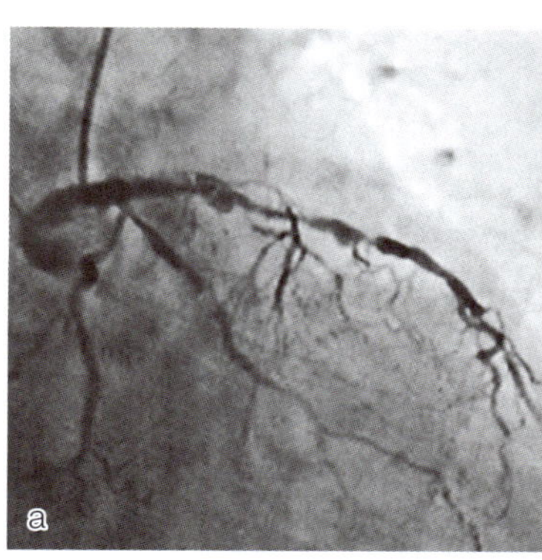

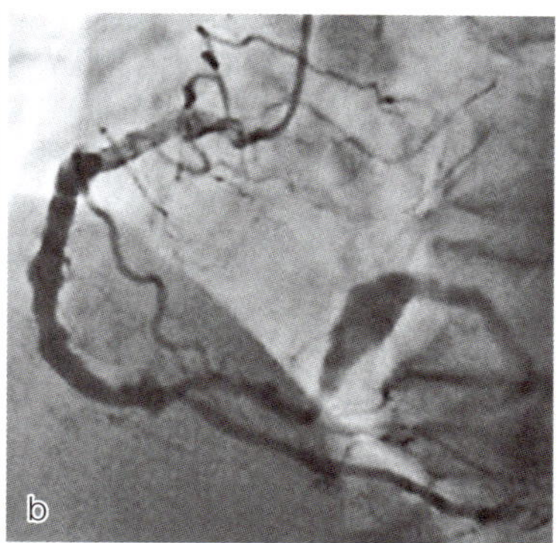

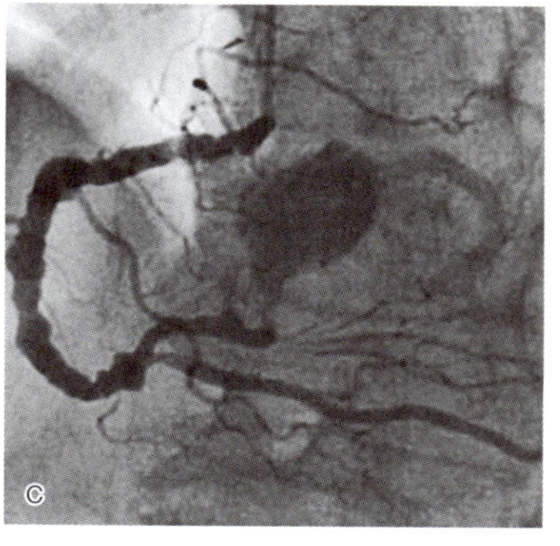

図6 IgG4関連の冠動脈周囲炎・冠動脈瘤
左冠動脈に狭窄(a)，右冠動脈末梢に瘤状の拡張を認める(b)．ステロイド投与後に右冠動脈末梢の瘤径は拡大している(c)
〔Ikutomi M, et al.：Giant tumorous lesions(correction of legions)surrounding the right coronary artery associated with immunoglobulin-G4-related systemic disease. Cardiology 120：22-26, 2011．より改変して引用〕

脈形成術が行われた症例も報告されている．術後の瘤化などの問題を生じることなく経過している症例も報告されている[30]．一方，治療部位以外に，新たな冠動脈瘤が多発してくる難治例も存在する．通常の動脈硬化性の冠動脈病変と比較して，冠動脈形成術やバイパス術の成績や予後に差があるかどうかについての詳細な情報は乏しい．冠動脈瘤については，ステロイド治療が進行を抑制した[31]という報告がある一方，治療導入後に瘤径の拡大により外科的治療を必要としたケース[32]も報告されており(図6)，ステロイドが冠動脈瘤の進展抑制に有効であるというエビデンスは乏しい．

4．これからの展望

IgG4-RDが発見されてから，すでに約20年である．膵臓や涙腺・唾液腺など，動脈病変以外の臓器でIgG4-RDがすでに診断されているケースでは，大動脈病変が30～40%に存在しているという報告もあり，当初考えられていたよりも，IgG4-RDにおいて動脈病変の頻度は高い．冠動脈病変については，心電図同期の冠動脈CTの普及も，発見数の増加につながっている．

一方，動脈病変以外にIgG4-RDが診断されている症例の，全身の画像的スクリーニングで発見される動脈病変は，大動脈瘤の(切迫)破裂や，虚血性心疾患を発症した動脈病変に比べて重症度は低く，臨床的な重要性も高くないように見受けられる．最近，わが国において策定された「大動脈周囲炎/動脈周囲炎および後腹膜線維症の診断基準」をもとに，IgG4関連の動脈病変の診断を標準化し，他臓器病変との合併の頻度，自然経過，治療反応性などについて，解析する必要がある．今後の検討が待たれる．

［石坂信和］

文　献

1) Brito-Zerón P, et al.：The clinical spectrum of IgG4-related disease. Autoimmun Rev 13：1203-1210, 2014
2) Perugino CA, et al.：Large vessel involvement by IgG4-related disease. Medicine(Baltimore)95：e3344, 2016
3) 水島伊知郎，他：IgG4関連動脈周囲炎/後腹膜線維症の臨床像の解析と本疾患に対する特異的診断基準．脈管学 58：117-129, 2018
4) 石坂信和，他：網羅的測定による循環器症例における血清IgG4値の検討．脈管学 57：91-98, 2017
5) 石坂信和：多彩な心血管病変．肝胆膵 73：559-565, 2016
6) Walker DI, et al.：Inflammatory aneurysms of the abdominal aorta. Br J Surg 59：609-614, 1972
7) Kasashima S, et al.：Inflammatory abdominal aortic aneurysm：close relationship to IgG4-related periaortitis. Am J Surg Pathol 32：197-204, 2008
8) Kasashima S, et al.：A new clinicopathological entity of IgG4-related inflammatory abdominal aortic aneurysm. J Vasc Surg 49：1264-1271, 2009

9) Kasashima S, et al. : A clinicopathologic study of Immunoglobulin G4-related sclerosing disease of the thoracic aorta. J Vasc Surg 52 : 1587-1595, 2010
10) Kasashima S, et al. : A clinicopathologic study of immunoglobulin G4-related disease of the femoral and popliteal arteries in the spectrum of immunoglobulin G4-related periarteritis. J Vasc Surg 57 : 816-822, 2013
11) Matsumoto Y, et al. : A case of multiple immunoglobulin G4-related periarteritis : a tumorous lesion of the coronary artery and abdominal aortic aneurysm. Hum Pathol 39 : 975-980, 2008
12) Inoue D, et al. : Immunoglobulin G4-related periaortitis and periarteritis : CT findings in 17 patients. Radiology 261 : 625-633, 2011
13) Ozawa M, et al. : Clinical features of IgG4-related periaortitis/periarteritis based on the analysis of 179 patients with IgG4-related disease : a case-control study. Arthritis Res Ther 19 : 223, 2017
14) Kasashima S, et al. : Upregulated interleukins (IL-6, IL-10, and IL-13) in immunoglobulin G4-related aortic aneurysm patients. J Vasc Surg 67 : 1248-1262, 2018
15) Ishizaka N, et al. : Infected aortic aneurysm and inflammatory aortic aneurysm in search of an optimal differential diagnosis. J Cardiol 59 : 123-131, 2012
16) Stone JH, et al. : IgG4-related systemic disease accounts for a significant proportion of thoracic lymphoplasmacytic aortitis cases. Arthritis Care Res (Hoboken) 62 : 316-322, 2010
17) Laco J, et al. : Isolated thoracic aortitis : clinicopathological and immnohistochemical study of 11 cases. Cardiovasc Pathol 20 : 352-360, 2011
18) Zen Y, et al. : Retroperitoneal and aortic manifestations of immunoglobulin G4-related disease. Semin Diagn Pathol 29 : 212-218, 2012
19) Inoue D, et al. : IgG4-related disease : Dataset of 235 Consecutive Patients. Medicine (Baltimore) 94 : e680, 2015
20) Kasashima F, et al. : IgG4-Related Arterial Disease. Ann Vasc Dis 11 : 72-77, 2018
21) Shirakashi M, et al. : Factors in glucocorticoid regimens associated with treatment response and relapses of IgG4-related disease : a multicentre study. Sci Rep 8 : 10262, 2018
22) Kasashima S, et al. : Clinical Outcomes After Endovascular Repair and Open Surgery to Treat Immunoglobulin G4-Related and Nonrelated Inflammatory Abdominal Aortic Aneurysms. J Endovasc Ther 24 : 833-845, 2017
23) Siddiquee Z, et al. : Dense IgG4 plasma cell infiltrates associated with chronic infectious aortitis : implications for the diagnosis of IgG4-related disease. Cardiovasc Pathol 21 : 470-475, 2012
24) Mizushima I, et al. : Clinical course after corticosteroid therapy in IgG4-related aortitis/periaortitis and periarteritis : a retrospective multicenter study. Arthritis Res Ther 16 : R156, 2014
25) Oyama-Manabe N, et al. : IgG4-related Cardiovascular Disease from the Aorta to the Coronary Arteries : Multidetector CT and PET/CT. Radiographics 38 : 1934-1948, 2018
26) Tanigawa J, et al. : Immunoglobulin G4-related coronary periarteritis in a patient presenting with myocardial ischemia. Hum Pathol 43 : 1131-1134, 2012
27) Sakamoto A, et al. : Immunoglobulin G4-related Coronary Periarteritis and Luminal Stenosis in a Patient with a History of Autoimmune Pancreatitis. Intern Med 56 : 2445-2450, 2017
28) Urabe Y, et al. : Pigs-in-a-blanket coronary arteries : a case of immunoglobulin G4-related coronary periarteritis assessed by computed tomography coronary angiography, intravascular ultrasound, and positron emission tomography. Circ Cardiovasc Imaging 5 : 685-687, 2012
29) Guo Y, et al. : Coronary periarteritis in a patient with multi-organ IgG4-related disease. J Radiol Case Rep 9 : 1-17, 2015
30) Kanzaki Y, et al. : Increased ^{18}F-FDG Uptake in IgG4-related Coronary Periarterial Pseudotumor. Intern Med 56 : 1603-1604, 2017
31) Nishimura S, et al. : Multiple Coronary Artery Aneurysms and Thoracic Aortitis Associated with IgG4-related Disease. Intern Med 55 : 1605-1609, 2016
32) Ikutomi M, et al. : Giant tumorous lesions (correction of legions) surrounding the right coronary artery associated with immunoglobulin-G4-related systemic disease. Cardiology 120 : 22-26, 2011

13 リンパ節病変

病態・病理

1. 臨床像

IgG4関連疾患(IgG4-related disease：IgG4-RD)は局所的あるいは全身性にリンパ節を侵すことが知られている．しかしながら，リンパ節のみに病変の形成を示すことは極めてまれで，リンパ節腫脹の以前あるいは以後に他臓器病変(涙腺，唾液腺など)を合併している例がほとんどである[1,2]．

IgG4-RDのリンパ節病変，すなわちIgG4関連リンパ節症は，他臓器のIgG4-RDと同様に，中年から高齢の男性に好発する傾向があり，治療はステロイドによく反応する．また，高IgG4血症，高IgE血症，低補体血症ならびに末梢血の好酸球増加を伴うことが多く，全身性に病変を形成する例では，それがより顕著である[1,2]．

IgG4関連リンパ節症は，有痛性のリンパ節腫脹を起こすことはなく，無痛性のリンパ節腫脹で，かつ増大・増数傾向を示すことが多い．そのため臨床的にリンパ腫が疑われ，生検されることが多い．さらに，リンパ節腫脹あるいは他臓器病変が全身性に及ぶ場合では，sIL-2Rが2,000～3,000 U/mL程度にまで上昇することもあるため注意を要する[3]．

筆者らの経験では，表在性のリンパ節腫脹をきたす例では，頭頸部領域のIgG4-RD(涙腺，唾液腺など)を合併する頻度が高く，腹腔内病変(自己免疫性膵炎，硬化性胆管炎，後腹膜線維症など)の合併は少ない傾向にある．

2. 病理像

IgG4-RDの代表的な病理組織学的特徴は，多数のIgG4陽性細胞を伴うリンパ形質細胞浸潤，線維性硬化像(特にstriform fibrosis)ならびに閉塞性静脈炎である．しかしながら，IgG4関連リンパ節症においては，線維性硬化像や閉塞性静脈炎がみられることは極めてまれである[1,2]．

表1　IgG4関連リンパ節症の組織分類

タイプ	組織型
Ⅰ	plasma cell type Castleman disease-like
Ⅱ	reactive follicular hyperplasia-like
Ⅲ	interfollicular expansion and immunoblastosis
Ⅳ	progressively transformed germinal center (PTGC)-type
Ⅴ	inflammatory pseudotumor(IPT)-like

IgG4関連リンパ節症は，非常に多彩な組織像を示すことが知られており，その診断も容易ではない[1,2]．また，IgG4関連リンパ節症では，高頻度に多数のEpstein-Barrウイルス(EBV)感染細胞が証明される[4]．加えて，前述したように臨床的にはリンパ腫が疑われやすいため，鑑別診断には注意する必要がある．

少なくとも筆者らが検討した限りでは，IgG4関連リンパ節症は現時点で5つの組織型が存在すると考えている[1,2](表1)．以下にIgG4関連リンパ節症の各組織型の特徴について述べる．

1) TypeⅠ：plasma cell type Castleman disease-like

このタイプの多くは病初期から全身性リンパ節腫脹で発症する傾向がある．組織学的にはplasma cell type Castleman disease(PCD)に類似しているが，IgG4関連リンパ節症とは異なり，PCDでは胚中心は小型で萎縮していることが多く，好酸球も目立たない．さらにヘモジデリン沈着が目立つことが多く，IgG4関連リンパ節症との鑑別に有用である．しかしながら，時にPCDにおいても多数のIgG4陽性細胞の浸潤や血清IgG4値の上昇する例があり，IgG4-RDの診断基準を満たすこと

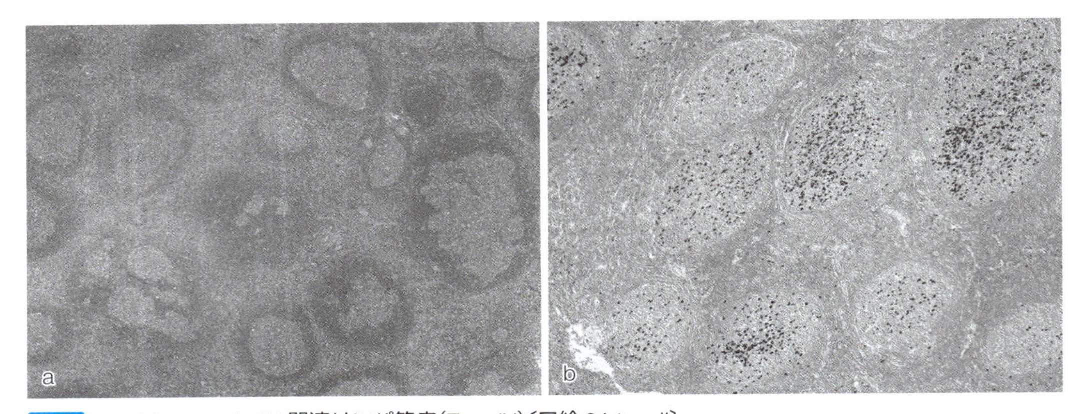

図1 PTGC-type：IgG4 関連リンパ節症(Type IV)〔口絵 24；p.xii〕
a：リンパ濾胞の過形成とともに，胚中心が断片化した像(PTGC)を伴っている
b：IgG4 免疫染色では，IgG4 陽性細胞は胚中心の中に認められる

がある[1~3]．そのため両者の鑑別において免疫染色のみでの診断は非常に危険であり，臨床データもあわせて総合的に診断する必要がある(鑑別診断の詳細については次項を参照)．

2) Type II：reactive follicular hyperplasia-like

このタイプは，IgG4-RD の所属リンパ節腫脹として認められることが多い．組織学的には反応性濾胞過形成のパターンを示す．

3) Type III：interfollicular expansion and immunoblastosis

このタイプもしばしば病初期から全身性リンパ節腫脹で発症する傾向がある．

組織学的には血管免疫芽球性 T 細胞リンパ腫と非常に類似しており，鑑別が常に問題となる．しかしながら血管免疫芽球性 T 細胞リンパ腫で認められるような，明らかな CD10 陽性 clear cell の集簇や細胞異型，濾胞外での CD21 陽性濾胞樹状細胞の樹枝状増殖，T 細胞受容体遺伝子再構成は認められない[1,2]．

4) Type IV：progressively transformed germinal center (PTGC)-type

非常に均一な臨床像を呈し，筆者らの経験ではIgG4 関連リンパ節症で最も発生頻度の高いタイプである．そのほとんどが顎下リンパ節の限局性腫脹から発症し，数年単位で局所再発や，涙腺，唾液腺，皮膚などに節外病変を形成し(初発時から節外病変を伴う例もある)，時に全身性リンパ節腫脹や全身諸臓器に進展する例もある．組織学的には著明な濾胞過形成を特徴とし，胚中心進展性異形性(PTGC)を伴う．このタイプは他の IgG4 関連リンパ節症とは異なり，胚中心内に IgG4 陽性細胞の浸潤を認めることが特徴である[1,2,5](図1)．

本タイプの多くは顎下リンパ節の限局性腫脹で発症するが，経過観察中に局所再発や病変が進展する例が多いため，臨床的に低悪性度リンパ腫との鑑別が問題となる．

5) Type V：inflammatory pseudotumor (IPT)-like

非常にまれなタイプで，そのほとんどは限局性のリンパ節腫脹である．IgG4 関連リンパ節症ではまれな線維化が認められ，時に閉塞性静脈炎を伴うこともある[1,2,6]．

［佐藤康晴／吉野　正］

検査・診断

IgG4-RD の診断基準として，病変部における IgG4 陽性細胞数と血清 IgG4 値が重要であることはいうまでもない．しかしながら，IgG4-RD 以外の疾患であっても容易にそれらの診断基準を満たす疾患が存在する．たとえば，IgG4 は IgE に対するアンタゴニストであるため，IgE の上昇する疾患(たとえば花粉症，喘息，アトピー性皮膚炎など)であれば必然的にIgG4は増える．そのため，IgG4はIgG4-RDに特異的なマーカーではないことに留意する必要がある．

1. IgG4関連リンパ節症の診断

まず，リンパ節生検において組織学的および免疫組織化学的にIgG4関連リンパ節症として矛盾しない像であるか確認することが重要である．続いて血清IgG4値に加えて，血清IgE値，好酸球増多，低補体血症などIgG4-RDとして矛盾しない検査データを示しているか確認する必要がある．また，IgG4-RDが好発する節外臓器(涙腺，唾液腺，膵臓，胆管，後腹膜など)病変の有無を画像検査で確認することも重要である．

2. 鑑別診断

これまでにIgG4-RD以外で，病変部に多数のIgG4陽性細胞が浸潤し，血清IgG4の上昇を伴った(IgG4-RDの診断基準を満たした)疾患として，PCD，多発血管炎性肉芽腫症(旧・Wegener肉芽腫症)，Rosai-Dorfman病，関節リウマチなどの自己免疫疾患などの報告がある．特にPCDではその頻度が高く，PCDが病変を形成することの多いリンパ節，肺，皮膚などでは両者の鑑別が重要となる[1〜3,7,8]．

1) plasma cell type Castleman disease (PCD)との形態学的鑑別(図2)

病理学的には，PCDでは浸潤している形質細胞のほとんどが成熟型であるのに対して，IgG4-RDでは幼若から成熟した形質細胞が混在しており組織学的に異なっている．また，PCDでは高頻度にヘモジデリン沈着が認められることが多いが，IgG4-RDではまれである．PCDはIL-6の異常な産生によって引き起こされる病態であり，IL-6によってヘプシジンが活性化されることが知られている．ヘプシジンは鉄代謝のnegative regulatorであり，これによってヘモジデリン沈着が起こっていると推測される．

2) plasma cell type Castleman disease (PCD)との臨床的鑑別

形態学的差異の他に両者の鑑別において臨床所見も非常に重要である．一般的にIgG4-RDではCRPの上昇，IgGやIgE以外の免疫グロブリン

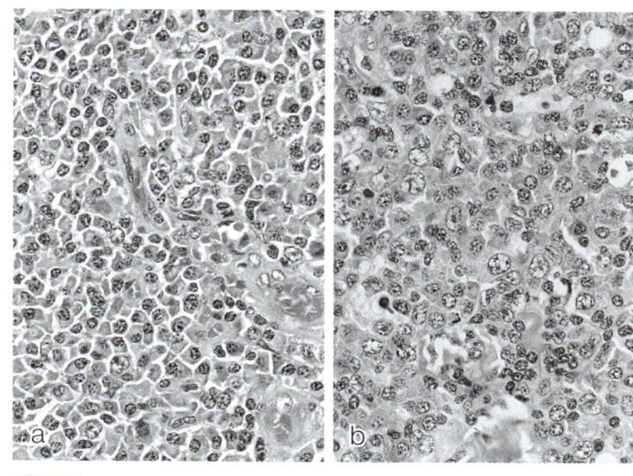

図2 plasma cell type Castleman disease(a)とIgG4関連リンパ節症(b)〔口絵25；p.xiii〕
a：成熟した形質細胞のシート状増生を認め，ヘモジデリン沈着が目立っている
b：幼若〜成熟した形質細胞，免疫芽球，小リンパ球などが混在している．ヘモジデリン沈着は認められない

(IgAやIgM)の上昇は通常認められない．しかしながらPCDではほぼ全例でCRPの上昇が認められ，IgAやIgMの上昇を伴うことが多い[1〜3,7]．したがってIgG4-RDの診断基準を満たした例であってもCRPやIgA, IgMが高値の場合はIgG4-RD以外の病変である可能性が非常に高い．

3) IgG4関連疾患の除外診断基準

上述したようにPCDの他に，多発血管炎性肉芽腫症，関節リウマチなどの自己免疫疾患など様々な疾患でIgG4-RDの診断基準を満たすことがある[1〜3,7,8]．PCDのように診断基準が確立していれば診断に難渋することは少ないと思われるが，自己免疫疾患のように臨床的に鑑別が難しい疾患では，“血清IgG4値”や“病変部のIgG4陽性細胞数”に診断の目が向いてしまうことも少なくない．そのため，IgG4-RDを除外するための診断基準の策定が必要である．

一般的にIgG4-RDでは，病変部でリンパ球と形質細胞の浸潤を伴うものの，急性期の炎症反応はみられない．これに対して前述した鑑別対象となる疾患の多くは急性炎症反応を伴うことが多く，CRP高値やB症状などを示すことが多い．筆者らはIgG4-RDでCRP値が2.0 mg/dLを超えた例は経験がない．そのためCRP値は鑑別診断に非常に重要であると考えている．

表2 IgG4関連疾患の除外診断基準

・若年者(<30歳)
・B症状あり(発熱，体重減少，盗汗)
・血清CRPの持続高値(特に>2.0 mg/dL)
・血清IgA高値
・血清IgM高値

＊上記項目を1つでも満たす場合は，IgG4関連疾患である可能性は低い

以上の点をふまえて，表2にIgG4-RDの除外診断基準を示す．表2の項目を1つでも満たす場合は，IgG4-RDの診断基準を満たしても，安易にIgG4-RDと診断せず，臨床像もあわせて総合的，かつ慎重に判断することが望まれる．

［佐藤康晴／吉野　正］

治療と予後

1. IgG4関連リンパ節症の診断

IgG4-RDではリンパ節病変も併発することがあり，IgG4関連リンパ節症とよばれる．しかし，リンパ節生検の結果が「IgG4関連リンパ節症」と診断された場合，もしくはそのようなコンサルトを受けた場合には，まずは診断を疑う必要がある．リンパ節病変のみのIgG4-RDは極めてまれであり(もしくは全くあり得ない)，リンパ節以外のIgG4-RDに特徴的な他臓器病変(涙腺を含む眼窩領域，唾液腺，膵臓～胆管，後腹膜など)の有無の確認が重要である．リンパ節以外にそれらの臓器病変がある際は，それらの臓器の生検も追加し，診断を再確認すべきである．

IgG4関連リンパ節症は，かつては悪性リンパ腫，特に血管免疫芽球性T細胞リンパ腫(angio-immunoblastic T-cell lymphoma：AITL)や粘膜関連リンパ組織由来B細胞リンパ腫(mucosa associated lymphoid tissue lymphoma：MALTリンパ腫)あるいは，多中心性Castleman病(multicentric Castleman disease：MCD)などと診断されてきた可能性が高い．

他の典型的な臓器病変とともにリンパ節病変が併発する場合は，すべてがIgG4-RDとして差し支えないが，リンパ節病変単独の症例は誤診の可能性が極めて高く，かつての鑑別診断(AITL，MALTリンパ腫，MCDなど)を厳密に除外すべきである．われわれは厚労省研究班で前方視的治療研究(UMIN：000002311)を行ったが，登録された61例のうちリンパ節病変は21例(34.4%)に認めたものの，リンパ節病変のみの症例は1例だけであった[9]．

わが国では，IgG4-RDの診断について，厚労省研究班のコンセンサス会議から，IgG4-RDの包括診断基準が公表されている[10,11]．この診断基準項目は，1)びまん性あるいは限局性腫大，腫瘤，結節や肥厚性病変を認めること，2)高IgG4血症(135 mg/dL以上)，3)病理組織初見 ① 著明なリンパ球，形質細胞の浸潤と線維化，② IgG4陽性形質細胞浸潤，の3項目からなるが，附記の鑑別診断が時に軽視されている．様々な悪性腫瘍や炎症性疾患でも高IgG4血症や組織中IgG4陽性形質細胞増多が観察されうるが，臨床経過やステロイド治療反応性などが異なるため混同すべきでなく，鑑別疾患と診断される場合はそちらを優先すべきである．

一方，欧米ではDeshpandeらの提唱した病理所見のみによる診断コンセンサス[12]に基づいて診断されてきたため，欧米からの報告例には，血清IgG4が正常範囲内の症例(IgG4陰性IgG4-RDと称される)，高熱や血清CRP著明高値でMCDやリンパ腫などが強く疑われる症例も多く含まれている．特にMCDでは病理組織のIgG4陽性形質細胞数のみでは鑑別困難な例が多いことをSatoらが報告し，鑑別のためのcriteriaを提唱している[3]．Stoneらが近々公表予定のACR/EULARのIgG4関連疾患分類基準では，組み入れ基準にリンパ節病変の記載はなく，一方で除外すべき病変の筆頭にMCDが記載されており，欧米でもようやく鑑別診断の重要性が着目されてきたようである．

2. IgG4関連リンパ節症の治療

IgG4-RDは多臓器疾患であり，リンパ節症だけに特化した治療はない．IgG4-RDでは自然消退も経験されているため，全例に治療が必要ではない．病変の臓器分布，多臓器病変の併発の有無が重要であり，全身CTスキャンもしくは^{18}FDG-PET/CTの実施が望ましい．IgG4-RDに^{18}FDG-

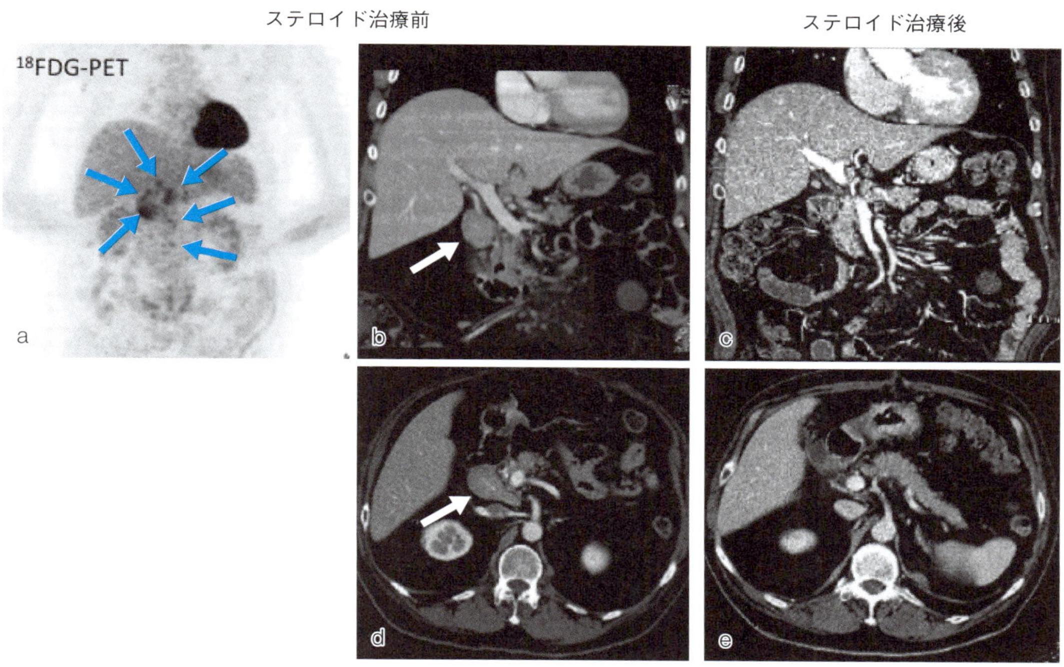

ステロイド治療前　ステロイド治療後

18FDG-PET

図3 腹腔内リンパ節腫大を伴ったIgG4関連疾患症例

両側顎下腺，腹腔内リンパ節病変を認めたIgG4関連疾患症例．著明な高γグロブリン血症を指摘され，IgG 5,630 mg/dL, IgG4 3,120 mg/dLであった．18FDG-PET/CTでは，両側顎下腺と腹腔内リンパ節病変を認めた(a；➡)．CTでは腹腔内に明らかなリンパ節腫大を認め(b，d；⇨)，開腹生検によりIgG4関連リンパ節症と診断(IgG4陽性/IgG陽性形質細胞比は100%)．中等量ステロイド(経口プレドニゾロン0.6 mg/kg)の投与により著効し，1か月後のCTで腹腔内リンパ節は完全に消失した(c，e)

〔三木美由貴，他：腹腔内リンパ節腫大を認めたIgG4＋MOLPSの一例．中部リウマチ 41：88-89，2012．より引用改変〕

PET/CTは保険適用がないが，本疾患の病変部位では強陽性を呈し，サブクリニカルな重要臓器病変も検出しうるため，可能な限り行うべきである．膵臓，腎臓，肺など重要臓器に病変が存在する場合は，治療開始の遅れが臓器機能不全をまねく可能性があるため早期の治療介入の適応となるが，一方で涙腺，唾液腺などで腫脹以外に特に症状のない場合は，無治療経過観察も選択肢の1つである．リンパ節病変では，巨大なリンパ節病変が周囲の神経，血管，胆管，尿路などを圧迫し症状を呈する場合に治療適用となりうるが，そのような巨大なリンパ節病変がIgG4関連リンパ節症として起こりうる可能性はまれで，前述の鑑別疾患の誤診の可能性が高い．したがって，リンパ節病変だけに対する治療意義は乏しい．後腹膜線維症や縦隔線維症はその発生母地が後腹膜や縦隔のリンパ節病変かどうか明確ではないため，本書では後腹膜線維症の項に譲る．

IgG4関連リンパ節症だけでは治療適用に乏しいが，リンパ節病変は多臓器病変の一環としてみられるため，他臓器が治療適用の際に同時に加療される．IgG4-RD全体の治療として，中等量ステロイドが初期治療であることにわが国では異論はないと思われる．プレドニゾロン(PSL)中等量内服0.6 mg/kg/日より開始し，投与開始後2週間ごとに10%ずつ漸減する[9,13]．10 mg/日を維持量として最低3か月維持し，10 mg/日以後は，1 mg/月の減量にとどめ，症状や臨床データの推移をもとに維持量を決定するのが望ましい．早期に減量中止すると高率に再発再増悪するため，5〜10 mg程度の維持量を必要とする症例が多い．膵臓，涙腺，唾液腺，腎臓などの実質臓器病変の場合，ステロイドが著効しても臓器自体は消えないため，画像評価は腫大病変が縮小して臓器がほぼ正常のサイズとなり，PETで異常集積が消えることで判断される．一方，リンパ節病変や偽腫瘍は，治療が奏効すれば画像上で完全に消失する(図3)[14]．治療開始後2〜4週目頃に1度，画像診断を含め治療効果を判定し，中等量ステロイドで消失しないリンパ節病変は，リンパ腫やMCDなどの誤診の可能性が極めて高く，臨床像，画像診断および組織所見を再検討すべきである．

欧米からはステロイド治療抵抗例に対するリツキシマブの治療効果が報告されているが[15]，前述のとおり誤診例が多く含まれている可能性があり，また欧米では短期間にステロイドを中止するため彼らのステロイド治療抵抗例は日本の考え方と異なる．現在わが国では本疾患に対するリツキシマブ治療は保険適用がなく，ステロイド治療抵抗例であっても画像や組織の再評価を行ったうえで，厳密なプロトコル研究として行うべきである．

3. IgG4関連リンパ節症の予後

IgG4関連リンパ節症自体はステロイド治療で完全に消退するが，再発再増悪時には，他臓器病変同様に再腫大しうる．IgG4-RDのステロイド治療抵抗例には，① 真のステロイド治療抵抗例と，② 偽のステロイド治療抵抗例があるが，① は極めてまれである[9]．② の中には，i)最初から診断が異なる(誤診)，ii)生検部位の診断は正しいが他部位には別疾患(特に悪性腫瘍)が“合併”，iii) IgG4-RDから悪性疾患への“転化”(特に悪性リンパ腫)などの可能性がある．これらの可能性に対して，ステロイド以外の二次治療を行う前に，^{18}FDG-PETなどによる画像的再評価や，再生検による確認が必要である．

［正木康史］

文献

1) Sato Y, et al.：IgG4-related diseases：historical overview and pathology of hematological disorders. Pathol Int 60：247-258, 2010
2) Sato Y, et al.：IgG4-Related lymphadenopathy. Int J Rheumatol 2012：572539, 2012
3) Sato Y, et al.：Systemic IgG4-related lymphadenopathy：a clinical and pathologic comparison to multicentric Castleman's disease. Mod Pathol 22：589-599, 2009
4) Takeuchi M, et al.：Epstein-Barr virus-infected cells in IgG4-related lymphadenopathy with comparison to extranodal IgG4-related disease. Am J Surg Pathol 38：946-955, 2014
5) Sato Y, et al.：Association between IgG4-related disease and progressively transformed germinal centers of lymph node. Mod Pathol 25：956-967, 2012
6) Fujii M, et al.：Systemic IgG4-related disease with extensive peripheral nerve involvement that progressed from localized IgG4-related lymphadenopathy. an autopsy case. Diagn Pathol 9：41, 2014
7) Sato Y, et al.：Multicentric Castleman's disease with abundant IgG4-positive cells：a clinical and pathological analysis of six cases. J Clin Pathol 63：1084-1089, 2010
8) Chang SY, et al.：IgG4-positive plasma cells in granulomatosis with polyangitis (Wegener's)：a clinicopathologic and immunohistochemical study on 43 granulomatosis with polyangitis and 20 contorol cases. Hum Pathol 44：2432-2437, 2013
9) Masaki Y, et al.：A multicenter phase II prospective clinical trial of glucocorticoid for patients with untreated IgG4-related disease. Mod Rheumatol 27：849-854, 2017
10) Umehara H, et al.：Comprehensive diagnostic criteria for IgG4-related disease (IgG4-RD), 2011. Mod Rheumatol 22：21-30, 2012
11) 厚生労働省難治性疾患克服研究事業奨励研究分野　IgG4関連全身性硬化性疾患の診断法の確立と治療研究の開発に関する研究班，他：IgG4関連疾患包括診断基準2011．日本内科学会雑誌 101：795-804，2012
12) Deshpande V, et al.：Consensus statement on the pathology of IgG4-related disease. Mod Pathol 25：1181-1192, 2012
13) Masaki Y, et al.：IgG4-related disease：diagnostic methods and therapeutic strategies in Japan. J Clin Exp Hematop 54：95-101, 2014
14) 三木美由貴，他：腹腔内リンパ節腫大を認めたIgG4＋MOLPSの一例．中部リウマチ 41：88-89，2012
15) Carruthers MN, et al.：Rituximab for IgG4-related disease：a prospective, open-label trial. Ann Rheum Dis 74：1171-1177, 2015

14 皮膚病変

病　態

1. IgG4 関連皮膚疾患と他臓器 IgG4 関連疾患との関連

1）包括診断基準からみた IgG4 関連皮膚疾患

IgG4 関連疾患(IgG4-related disease：IgG4-RD)は皮膚病変を呈することがあり，IgG4 関連皮膚疾患(IgG4-related skin disease)とよばれている．包括診断基準からは非典型的な症例が少なからずあるが，そうした症例をなぜ IgG4-RD に含めたいかという根拠は，他の典型的な IgG4-RD を合併している場合が多いからである．こうした症例では，もし皮膚病変に IgG4 陽性形質細胞がみられれば，上記の基準に厳密に合致しなくても IgG4-RD の皮膚病変とするのが適当と考えられる．一方では，他臓器の典型病変を伴わなくても，上記の包括診断基準を満たす症例もある．したがって IgG4 関連皮膚疾患には，他臓器病変を伴う例と伴わない例がある．軽微・軽度の病変も皮膚は簡単にみることができ，他臓器に比べ認識しやすい．

2）原発疹および続発疹としての IgG4 関連皮膚疾患

一般に，リンパ系腫瘍による皮膚病変は原発疹と続発疹にわけて考えられている．原発疹は腫瘍細胞の浸潤自体による病変であり，多くの場合，丘疹，結節，腫瘤あるいは浸潤性病変を呈する．続発疹は腫瘍細胞による反応性病変であり，二次的に形成された病変と捉えることができる．IgG4-RD の場合，IgG4 陽性形質細胞は腫瘍細胞ではないが，この原発疹・続発疹という区別をあてはめることができる．IgG4-RD の包括診断基準は，原発疹を対象にした基準であるが，IgG4 関連皮膚疾患では続発疹も存在することが特殊な事情といえよう．

2. IgG4 関連皮膚疾患の分類

IgG4 関連皮膚疾患の報告例は多彩である．これらをまとめると，表 1 の 7 型にわけることができよう[1]．前者の 3 つの型は形質細胞による腫瘍あるいは浸潤性皮疹を形成する原発疹であり，後者の 4 つの型は形質細胞の腫瘤状集積ではないため続発疹に属する．

IgG4 関連皮膚疾患も他の IgG4-RD と同様に，過去において別の名称で診断されてきたため，それをふまえて鑑別診断を明確にすることも重要である．以下，各病型について記す．

1）皮膚形質細胞増多症(cutaneous plasmacytosis)

皮膚形質細胞増多症(図 1)は，IgG4 関連皮膚疾患の代表的な病変である．IgG4 関連皮膚疾患が確立する以前から，本症は反応性形質細胞増殖性疾患として，東アジア特にわが国で報告されてきた．典型的には，体幹を中心に円形から楕円形の色素沈着を伴う浸潤性褐色斑が多発する．背部ではは病変がクリスマスツリー状に分布をすることもある．浸潤性紅斑は丘疹・結節になることもあり，痒疹に似る場合もある．

皮膚形質細胞増多症のすべてが IgG4-RD に属するわけではない．血清 IgG4 が正常域を示し，皮膚に浸潤する IgG4 陽性形質細胞が低率の場合は，通常の皮膚形質細胞増多症と診断される．IgG4-RD としての皮膚形質細胞増多症は褐色斑というより痒疹状になることが多い．

皮膚形質細胞増多症は他の IgG4-RD を伴うこともあるが，単独病変であることもある[1~5]．IgG4 関連皮膚疾患の他の 6 型が，他臓器病変を伴うことが一般的であることに比べ，特徴的である．

鑑別診断には多中心性 Castleman 病がある．皮

表1 IgG4 関連疾患の皮膚病変の分類

皮疹型	性状	鑑別診断
1. 皮膚形質細胞増多症	多発丘疹・類円形浸潤性紅斑	多中心性 Castleman 病
2. 偽リンパ腫・ALHE	浸潤性局面・丘疹・結節	皮膚 MALT リンパ腫
3. Mikulicz 病	眼瞼腫脹，眼球突出	SS
4. 乾癬様皮疹	辺縁明瞭鱗屑性紅斑	尋常性乾癬
5. 非特異的斑丘疹・局面	紅斑性丘疹から局面	薬疹など
6. 高γグロブリン血症性紫斑	下肢中心 palpable 紫斑	アナフィラクトイド紫斑，SS，LE
7. 虚血性指趾	Raynaud 徴候，指趾壊疽	強皮症，血栓症

SS：Sjögren 症候群，LE：エリテマトーデス

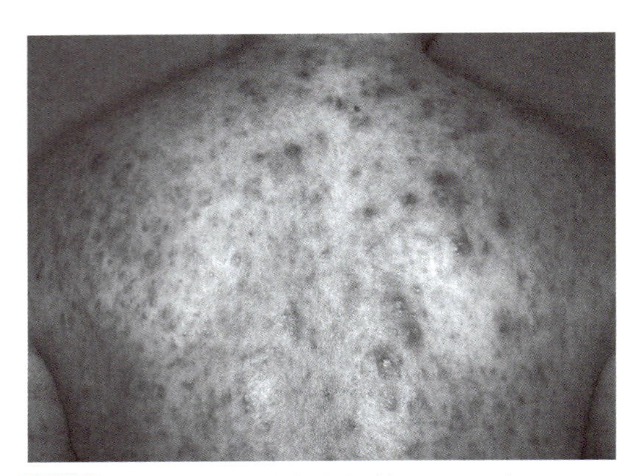

図1 皮膚形質細胞増多症〔口絵 26；p.xiii〕
63 歳，男性．痒疹に似た病変．IgG4 1,250 mg/dL．文献 1，4 と同一症例
〔Tokura Y, et al.：IgG4-related skin disease. Br J Dermatol 171：959-967, 2014〕

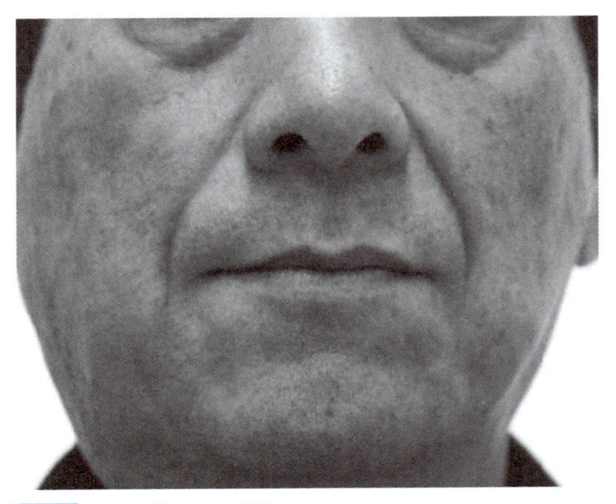

図2 皮膚偽リンパ腫
64 歳，男性．両頬部の多発性結節と皮下硬結．IgG4 1,270 mg/dL．文献 1 と同一症例
〔Tokura Y, et al.：IgG4-related skin disease. Br J Dermatol 171：959-967, 2014〕

膚形質細胞増多症を呈しリンパ節病変を有する場合は，多中心性 Castleman 病の診断となる．したがって皮膚形質細胞増多症と多中心性 Castleman 病はオーバーラップしていると考えられる．IgG4-RD の除外疾患として多中心性 Castleman 病があるため，多中心性 Castleman 病である場合にはIgG4関連皮膚疾患と診断することはできない．

2）偽リンパ腫・angiolymphoid hyperplasia with eosinophilia（ALHE，木村氏病）

皮膚偽リンパ腫は，リンパ球の密な浸潤によりリンパ腫のような病理組織像を呈するが，良性の経過をたどる疾患である．T 細胞性と B 細胞性偽リンパ腫があるが，IgG4 関連皮膚疾患の一型となりうるのは B 細胞性偽リンパ腫である．IgG4 関連皮膚疾患としての皮膚 B 細胞性偽リンパ腫の臨床像は，頭頸部特に顔面の浸潤性紅斑や結節・腫瘤である[1,6,7]（図 2）．

偽リンパ腫型には，病変が皮膚のみであり，他臓器への形質細胞浸潤を伴わない皮膚原発例がある．この点は，皮膚形質細胞増多症と同じで，両病型は原発性皮膚病変の代表となる．また，IgG4-RD の包括定義に必ずしも合致せず，probable IgG4-related disease に相当する例がある[1,8]．従来，皮膚 B 細胞性偽リンパ腫と診断された病変の中には，IgG4-RD の definite 例，probable 例，非相当例が含まれると思われる．

ALHE の浸潤性紅斑や腫瘤形成が顕著なものは木村氏病として知られ，わが国での患者が多く報告されている．顔，頭部，特に耳介後方に腫瘤がみられる．木村氏病が IgG4 関連皮膚疾患であることが報告されている[9]．しかしすべての木村氏病がIgG4関連皮膚疾患に属するわけではない．

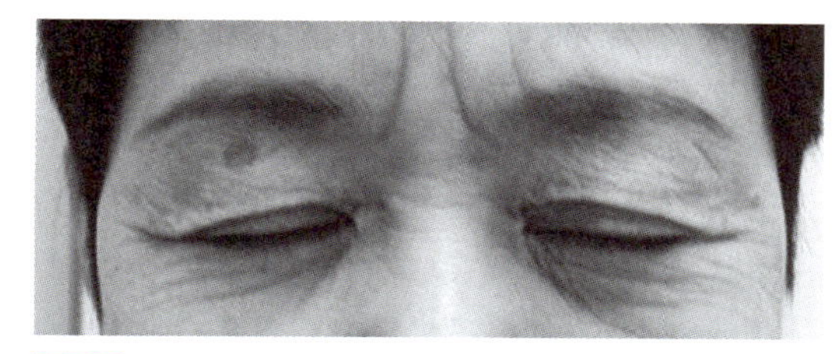

図3 Mikulicz 病
62 歳，女性．眼瞼腫脹．IgG4 2,570 mg/dL

3) Mikulicz 病(Mikulicz disease)

IgG4 関連 Mikulicz 病は，眼瞼腫脹で皮膚科を訪れることもある．時に眼球突出も伴う[1,10](図3)．眼瞼腫脹・眼球突出の鑑別診断として，甲状腺機能亢進症，皮膚筋炎，節外性ナチュラルキラー細胞リンパ腫があるが，IgG4 関連 Mikulicz 病もその 1 つとなる．

涙腺，唾液腺に形質細胞が浸潤し，眼瞼と顎下腺が腫脹する．Sjögren 症候群との鑑別を要する．他項に詳しいので参照されたい．

4) 乾癬様皮疹(psoriasis-like eruption)

他臓器の IgG4-RD を有し，皮膚病変として乾癬様皮疹(図4)を合併する症例が報告されている．特に IgG4 関連硬化性胆管炎に合併した乾癬様皮疹は複数報告されている点が注目される[1,11,12]．この乾癬様皮疹は通常の尋常性乾癬と診断してよいほど酷似しているため，単なる偶発の可能性も否定できないが，いくつかの点で関連を示唆する．臨床的には，境界明瞭の，厚い鱗屑を伴う角化性紅斑で，体幹・四肢に多発する．病理組織学的には，表皮肥厚，表皮突起の棍棒状延長，錯角化を伴う過角化，角層内好中球の微少膿瘍(Munro 微少膿瘍)がみられ，尋常性乾癬そのものである．

しかし真皮上層の血管周囲にリンパ球だけでなく通常の尋常性乾癬にはみられない IgG4 陽性の形質細胞浸潤と，血管壁への IgG4 の沈着が認められる．

5) 非特異的斑丘疹・局面(unspecified maculopapular or erythematous lesions)

他臓器の IgG4-RD に罹患している患者に，皮膚病変として形質細胞が浸潤する非腫瘤性病変すなわち斑丘疹性皮疹あるいは紅斑性皮疹が出現することがある．皮膚病変は通常多発し，病理組織学的には真皮上層の IgG4 陽性形質細胞の浸潤を特徴とする[13,14]．

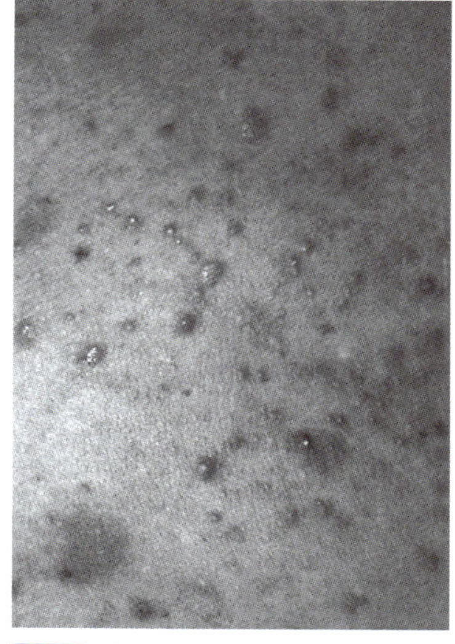

図4 乾癬様皮疹〔口絵 27；p.xiii〕
65 歳，男性．IgG4 780 mg/dL．文献 1 と同一症例
〔Tokura Y, et al.：IgG4-related skin disease. Br J Dermatol 171：959-967, 2014〕

こうした非特異的な皮疹以外に，反応性穿孔性皮膚症の組織像を呈した症例も報告されており，今後このカテゴリーに属する皮疹はさらに細分化される可能性がある[1]．

6) 高γグロブリン血症性紫斑・蕁麻疹様血管炎(hypergammaglobulinemic purpura and urticarial vasculitis)

他臓器の IgG4-RD の患者において，白血球破砕性血管炎あるいは蕁麻疹様血管炎を生じることがある[15~18]．血管壁には IgG4 が沈着するが，IgG4 は補体結合性が非常に弱いため，IgG4 による免疫複合体による血管炎を起こすことは考え難く，他の免疫グロブリンのクラスも関与していると想定される．IgG4 の沈着は認めるが，形質細胞浸潤はないため，原発性の皮疹ではなく続発性の皮疹である．

通常のアナフィラクトイド紫斑(IgA 血管炎)，Sjögren 症候群やエリテマトーデスに伴う高γグロブリン血症性紫斑(図5)との鑑別を要す．むしろこれらの疾患をみた場合，IgG4-RD を除外する必要があろう．

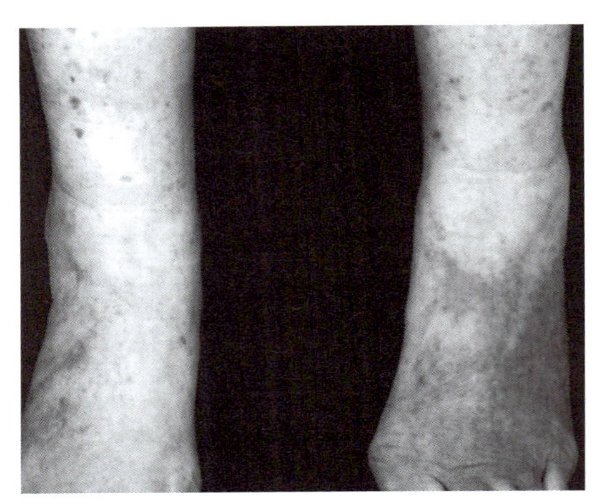

図5 高γグロブリン血症性紫斑〔口絵28；p.xiii〕
72歳，女性．IgG4 1,240 mg/dL．文献1，18と同一症例
〔Tokura Y, et al.：IgG4-related skin disease. Br J Dermatol 171：959-967, 2014〕

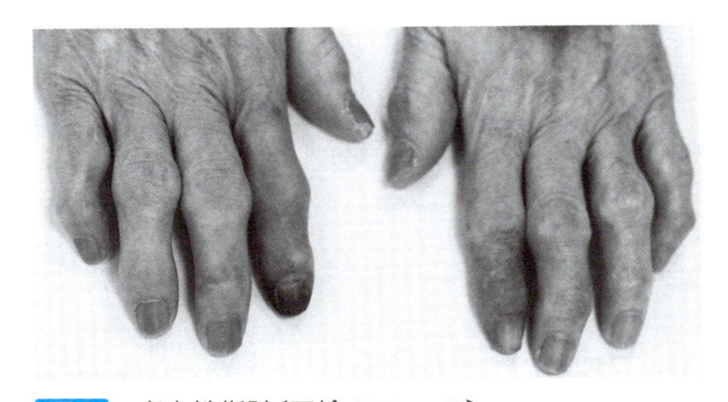

図6 虚血性指趾〔口絵29；p.xiii〕
72歳，女性．IgG4 1,240 mg/dL．文献1，18と同一症例
〔Tokura Y, et al.：IgG4-related skin disease. Br J Dermatol 171：959-967, 2014〕

IgG4-RDでの紫斑は，高γグロブリン血症性紫斑の他に，血小板減少性紫斑によって起こる場合があるので注意を要する．血小板に対する自己免疫機序による．

7）虚血性指趾（ischemic digit）

IgG4-RDは大中動脈の病変を引き起こすことが明らかになっている．炎症はこれら動脈の内腔の拡大も閉塞も誘導する．胸部・腹部大動脈やその分岐動脈より小さい動脈も侵すことがあり，指趾の動脈を傷害した場合は，血行不良になり虚血性指趾（図6）となる[1,18]．Raynaud徴候，指趾の壊疽がみられるため，強皮症，血栓症との鑑別が必要となる．

3．IgG4関連皮膚疾患の病態

IgG4のFc領域は補体（C1q）やFcg受容体への結合が弱く，免疫活性化における役割は少ない．IgG4は分泌された後，他のIgGと異なり，F(ab)領域が他のF(ab)と交換され，1分子で異なった2つの抗原を認識（bispecific Ab）できるようになる．こうしてできたBispecific抗体は抗原を架橋せず，免疫複合体形成能の低下によって抗炎症作用を示す．したがってIgG4の働きのみから皮膚病変を説明することはできない．

IgG4の産生はIgEと同様にTh2サイトカインであるIL-4やIL-13によって促進される．また制御性T細胞（regulatory T cell：Treg）由来のIL-10でもIgG4産生が増加する．一方ではTregの産生するTGF-βは線維化も誘導する．したがって，IgG4-RDでは，Th2とTregが活性化されており，それによってTh2に変調した形質細胞増多症や木村氏病が生じると考えられる．しかし乾癬様皮疹はTh1細胞やTh17細胞が病態にかかわるため，病態理解は簡単ではない．

4．皮膚病変による機能障害

皮膚形質細胞増多症では，痒疹に似る場合，痒みが強く，労働生産性低下や睡眠障害をきたす．偽リンパ腫・木村氏病では，顔面や頸部に腫瘤・結節・浸潤性紅斑がみられるため，整容的な問題が生じる．Mikulicz病の眼瞼腫脹は，整容的な問題以外に，視覚に影響を与える．乾癬様皮疹は，尋常性乾癬で論じられるようにQOLの低下がある．紫斑・血管炎は，下肢の安静が必要になり，運動制限が生じる．虚血性指趾は，最も大きな機能障害となり，指趾の壊疽による脱落が起こりうる．

［戸倉新樹］

病　理

1．IgG4関連皮膚疾患における病理組織の特徴

IgG4-RDの基本となる特徴は炎症であるが，線維化が顕著になり線維性炎症病変あるいは腫瘤性硬化病変として隆起や腫瘤を形成する．こうした病変では，IgG4陽性形質細胞が浸潤することが，血清IgG4高値（135 mg/dL以上）であることに加

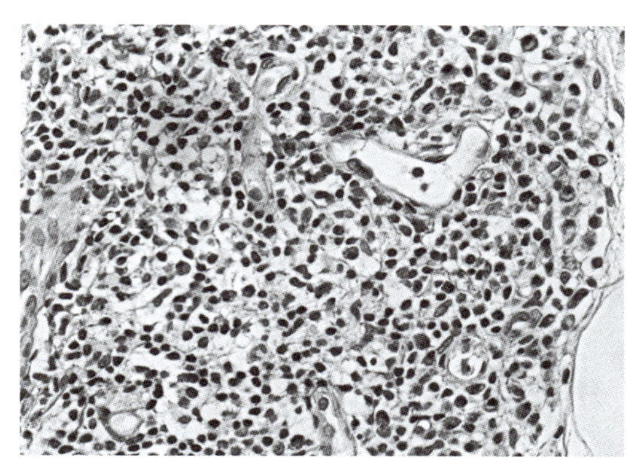

図7　皮膚形質細胞増多症 ①〔口絵30；p.xiv〕
HE染色．真皮での形質細胞，リンパ球，好酸球の巣状浸潤．文献1，4と同一症例
〔Tokura Y, et al.：IgG4-related skin disease. Br J Dermatol 171：959-967, 2014〕

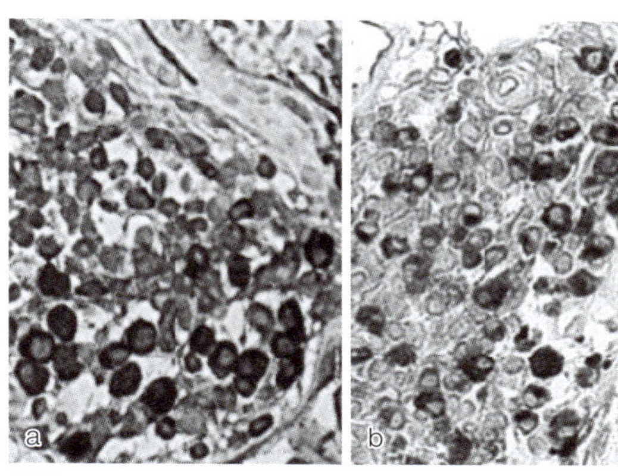

図8　皮膚形質細胞増多症 ②〔口絵31；p.xiv〕
a：IgG，b：IgG4
免疫組織化学的染色．文献1と同一症例
〔Tokura Y, et al.：IgG4-related skin disease. Br J Dermatol 171：959-967, 2014〕

え，包括診断基準となっている．その数値基準は，IgG4陽性形質細胞がIgG陽性形質細胞全体の40％以上，かつIgG4陽性形質細胞＞10/HPFである．

IgG4関連皮膚疾患でも，こうした診断基準を満たすのが適当であろうが，自己免疫性膵炎（autoimmune pancreatitis：AIP）やMikulicz病とは異なり，遍く外界に接している皮膚を舞台とする病変という特殊性があるため，必ずしもこの包括診断基準に合致しない例もある[1]．

前述したように，一般に，リンパ系腫瘍による皮膚病変は原発疹と続発疹にわけられる．原発疹は腫瘍細胞の浸潤自体による病変であり，続発疹は腫瘍細胞による反応性病変である．原発疹はIgG4関連疾患包括診断基準に照らして評価することが可能であるが，続発疹は適応が困難となり，IgG4陽性形質細胞の基準値以下の浸潤か，あるいは血管壁へのIgG4沈着のみの場合もある．

たとえ原発疹であっても，IgG4陽性細胞の細胞数は生検組織標本の場所によりかなり異なるため，必ずしも包括診断基準を満たさない．また線維化は木村氏病の進展病変では顕著であるが，その他の病変では目立ち難い．

Consensus statement on the pathology of IgG4-related disease[19]によれば，AIPのIgG4陽性形質細胞は切除材料で＞50/HPF，生検で＞10/HPFとされている．しかし，一般的にIgG4関連皮膚疾患ではIgG4陽性形質細胞数は低い．

このようにIgG4関連皮膚疾患の定義はかなりの斟酌を加えた，将来的な診断基準が必要であろう．

2. 各IgG4関連皮膚疾患の病理組織像

1）皮膚形質細胞増多症（cutaneous plasmacytosis）

形質細胞が真皮の血管周囲性に密に浸潤する[2〜5]（図7，8）．IgG4陽性形質細胞がIgG陽性形質細胞全体の40％以上，かつIgG4陽性形質細胞＞10/HPFの包括診断基準を満たすこともあるが，IgG4陽性形質細胞数は標本の視野によってかなり異なるため，すべての視野でIgG4陽性形質細胞＞10/HPFとなるわけではない．形質細胞以外に，リンパ球，好酸球の浸潤もみられる．

皮膚形質細胞増多症を呈しリンパ節病変を有する場合は，多中心性Castleman病の診断となる．IgG4-RDの除外疾患として多中心性Castleman病があるため，多中心性Castleman病である場合にはIgG4関連皮膚疾患とよぶことはできない．したがって，皮膚形質細胞増多症は，IgG4-RDにも多中心性Castleman病にもオーバーラップしている．

2）偽リンパ腫・angiolymphoid hyperplasia with eosinophilia（ALHE，木村氏病）

皮膚偽リンパ腫（図9）にはT細胞性とB細胞性があるが，IgG4関連皮膚疾患となりうるのはB細

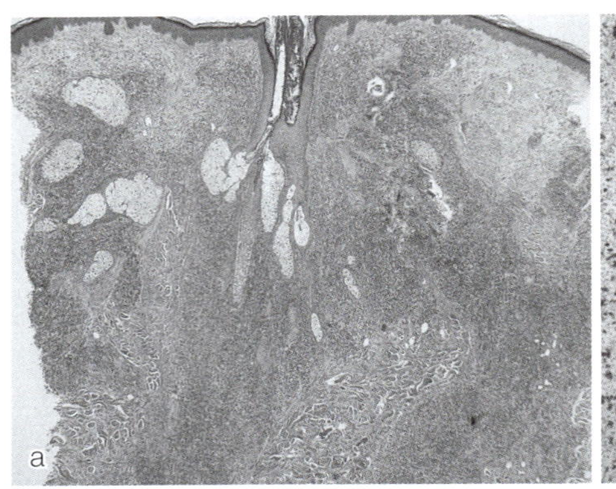

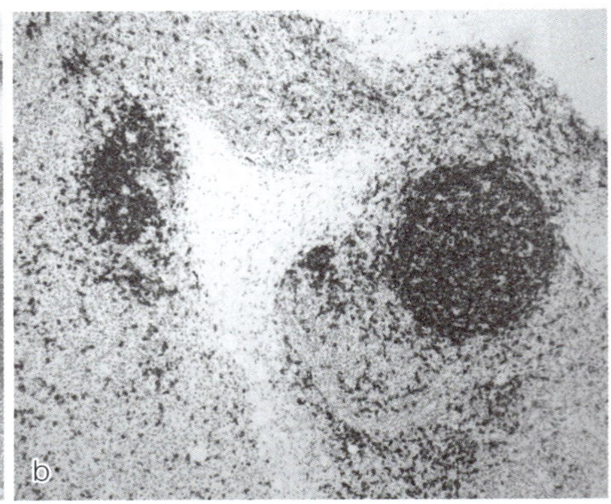

図 9　皮膚偽リンパ腫〔口絵 32；p.xiv〕
a：HE 染色．真皮の巣状リンパ球浸潤．b：CD20 免疫染色
リンパ濾胞に B 細胞浸潤．文献 1 と同一症例
〔Tokura Y, et al.：IgG4-related skin disease. Br J Dermatol 171：959-967, 2014〕

胞性偽リンパ腫である[1,6,7]．組織学的に濾胞構造をとる centrocyte と centroblast の浸潤があり，形質細胞も浸潤する．症例によっては，IgG4-RD の包括診断基準に必ずしも合致せず，probable IgG4-related disease に相当する例がある．診断基準から外れる要因の 1 つは，血清 IgG4 濃度が 135 mg/dL 以上ではないことであり，他の要因は，病理組織学的に IgG4 陽性細胞/IgG 陽性細胞が 40% に達しないことである[8]．また線維化は必ずしも著明ではない．

鑑別診断として，extranodal marginal zone lymphoma of mucosa-associated lymphoid tissue（MALT リンパ腫）がある．免疫グロブリン遺伝子の単クローン性再構成の確認が重要となる．MALT リンパ腫は，腫瘍細胞が形質細胞分化に向かっている細胞であり，IgG4-RD と似る．lymphoplasmacytoid cell, monocytoid cell の浸潤がある．

ALHE・木村氏病は，リンパ濾胞を形成し，好酸球・リンパ球・形質細胞・組織球の浸潤が著明で，内皮細胞の顕著な血管増生を伴う．木村氏病と診断されている症例の中に一部，IgG4-RD が含まれている[9]．

3）Mikulicz 病（Mikulicz disease）

眼瞼腫脹を起こす疾患の 1 つとして，IgG4 関連 Mikulicz 病（図 10）がある[1,10]．涙腺，唾液腺に IgG4 陽性形質細胞が浸潤し，眼瞼と顎下腺が腫脹する．他項に詳しいので参照されたい．

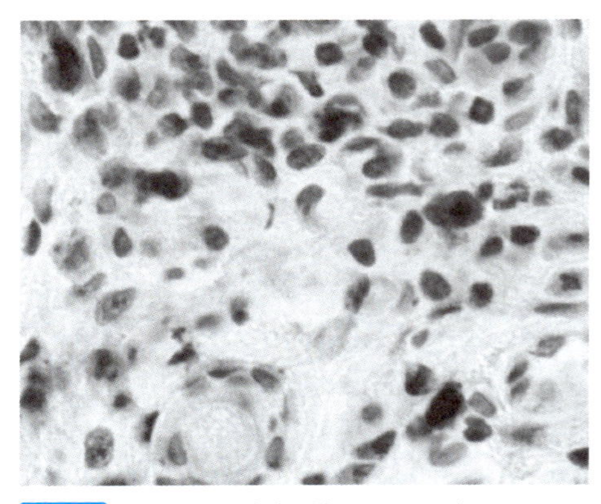

図 10　Mikulicz 病〔口絵 33；p.xiv〕
小唾液腺近傍の IgG4 陽性形質細胞の免疫染色
〔Tokura Y, et al.：IgG4-related skin disease. Br J Dermatol 171：959-967, 2014〕

4）乾癬様皮疹（psoriasis-like eruption）

通常の尋常性乾癬と同様の表皮の変化を認める．すなわち表皮肥厚，棍棒状の表皮突起の延長，過角化，錯角化，Munro 微少膿瘍である（図 11，12）．真皮乳頭での血管増生と上血管周囲のリンパ球浸潤も同様である[1,11,12]．しかし血管周囲性浸潤には，通常の尋常性乾癬にはみられない IgG4 陽性の形質細胞が存在し，血管壁への IgG4 の沈着が認められる[1,11]．

乾癬は Th17 細胞によって導かれる疾患であることが明らかとなっている．こうした形質細胞浸潤と IgG4 沈着が乾癬の病変形成に促進的に働いている可能性もある．第 2 期梅毒の乾癬様皮疹には形質細胞が浸潤しているが，今後，乾癬の皮疹

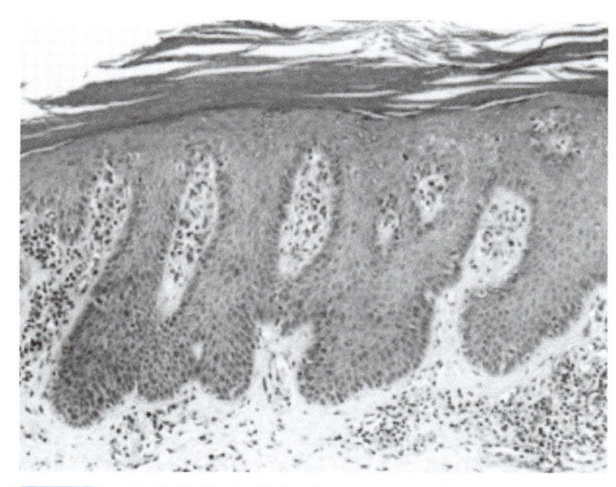

図 11　乾癬様皮疹 ①〔口絵 34；p.xiv〕
HE 染色．表皮突起の棍棒状延長．文献 1 と同一症例
〔Tokura Y, et al.：IgG4-related skin disease. Br J Dermatol 171：959-967, 2014〕

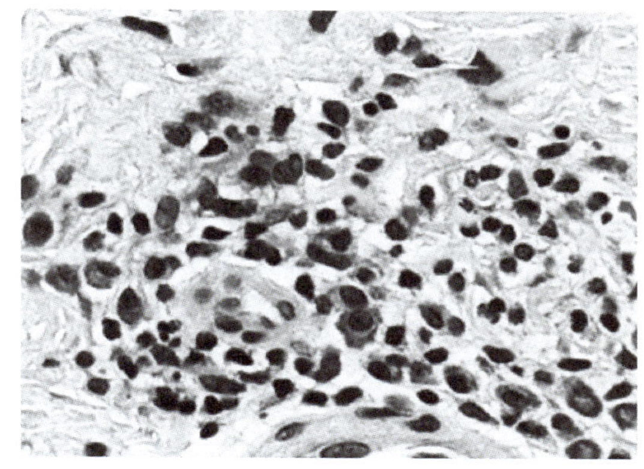

図 12　乾癬様皮疹 ②〔口絵 35；p.xv〕
HE 染色．真皮上層の血管周囲性に浸潤する形質細胞．文献 1 と同一症例
〔Tokura Y, et al.：IgG4-related skin disease. Br J Dermatol 171：959-967, 2014〕

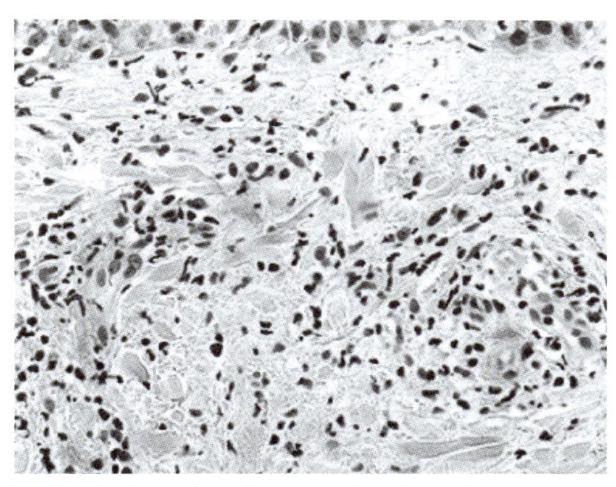

図 13　高γグロブリン血症性紫斑 ①〔口絵 36；p.xv〕
HE 染色．真皮上層の核破砕性血管炎．文献 1，18 と同一症例
〔Tokura Y, et al.：IgG4-related skin disease. Br J Dermatol 171：959-967, 2014〕

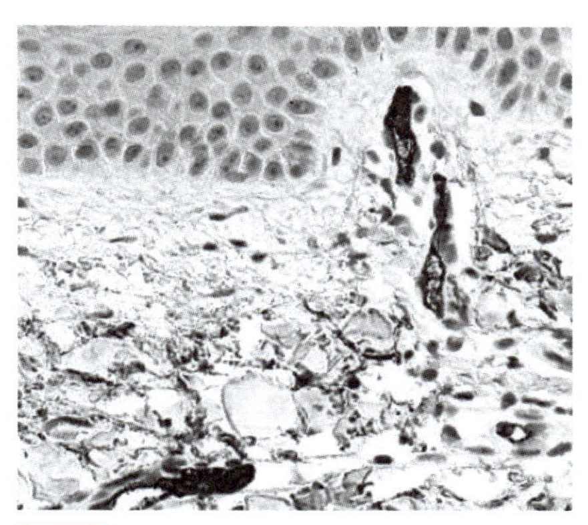

図 14　高γグロブリン血症性紫斑 ②〔口絵 37；p.xv〕
IgG4 免疫染色．真皮上層の血管壁で沈着．文献 1，18 と同一症例
〔Tokura Y, et al.：IgG4-related skin disease. Br J Dermatol 171：959-967, 2014〕

形成と形質細胞・IgG4 の関連性の解明が期待される．

5）非特異的斑丘疹・局面（unspecified maculopapular or erythematous lesions）

真皮上層の IgG4 陽性形質細胞の浸潤を特徴とする．しかし IgG4 陰性の形質細胞が浸潤する例も報告されている[13,14]．

6）高γグロブリン血症性紫斑・蕁麻疹様血管炎（hypergammaglobulinemic purpura and urticarial vasculitis）

血管壁には IgG4 が沈着し，それにより血管炎が導かれると考えられる（図 13，14）．しかし IgG4 は補体結合性が非常に弱いため，Coombs & Gell の III 型アレルギー（免疫複合体性）を起こすことは考え難く，他の免疫グロブリンのクラスも関与していると想定される．IgG4 の沈着は認めるが，形質細胞浸潤はない[15～18]．

7）虚血性指趾（ischemic digit）

近年，IgG4-RDと動脈病変が注目されているが，指趾の動脈を傷害した場合，動脈内腔が狭小化し，血行不良になり虚血性指趾（Raynaud徴候，壊疽）がみられる[1,18]．

［戸倉新樹］

検査・診断

1．IgG4関連皮膚疾患の診断手順

IgG4関連皮膚疾患[1]はIgG4-RDの部分的な症状・病変として出現することもあるが，症状が皮膚のみでも診断可能な場合があり，診断にあたってはIgG4-RDの包括診断基準がそのまま適応される．皮膚は他臓器より病理検体を低いリスクで得られるメリットがあり，皮膚以外の臓器でIgG4-RDを疑われている患者に何らかの皮疹が出現している場合には，早めに皮膚科医に診察を依頼するべきである．皮膚科医は，前項に解説されているようなIgG4関連皮膚疾患の症状をもつ患者の診察にあたっては，たとえ症状が皮膚のみであっても，全身疾患を念頭において皮膚外病変の有無について他科と連携をとりながら検査を進めるべきである．逆に，他臓器でIgG4-RDとすでに診断されている患者や強く疑われている患者に何らかの皮膚病変がある場合には，前項の病型に合致していなくとも本疾患を疑い検査を進めるべきである．IgG4関連皮膚疾患ではすべての病型が判明しているわけではなく，非典型的な皮膚症状を呈することがあることを考慮する．

血液検査や画像検査では，他の皮膚疾患や他臓器のIgG4-RDとIgG4関連皮膚疾患を区別するような特異的な所見は存在しない．また血清IgG4値についてはIgG4-RDでも上昇しない例があり，逆に膠原病や感染症など非IgG4-RDでの上昇もよくみられる．したがって，IgG4関連皮膚疾患の検査，診断にあたっては皮疹の臨床所見と皮膚病理所見が最も重要であり，これらは前項で詳しく解説されている．またIgG4-RD全般の検査と診断は他項に詳しく述べられているので，本項では皮膚症状から注意を要する疾患との鑑別を主体に解説する．

2．IgG4関連皮膚疾患による原発疹

皮膚症状の形成においてIgG4陽性形質細胞は主たる構成要素をなす皮膚症状である．原発疹では，適切な時期の適切な皮疹の生検によりIgG4-RDの診断基準を満たす病理所見が得られ，皮疹のみからの診断が可能である．

1）皮膚形質細胞増多症

皮膚形質細胞増多症のすべてがIgG4-RDというわけではなく，皮膚病理所見や血清IgG4値が診断基準を満たさないものは従来どおりの皮膚形質細胞増多症と診断される[2]．以前から，皮膚形質細胞増多症との鑑別で最も問題となるのは多中心性Castleman病であり，特に皮疹の多発した例では鑑別は困難である．多中心性Castleman病は，通常血清IL-6値が高値になる高IL-6症候群に基づく疾患であり，発熱，全身倦怠感，食欲不振，体重減少などの全身症状の出現がある．血液検査では，貧血，CRP上昇などが参考となる．IgG4-RDでみられる皮膚形質細胞増多症では血清IL-6は正常範囲内から軽度上昇程度にとどまることが多い[4]．近年HIV関連Castleman病の報告例が増え，抗体検査によるスクリーニングが必要である[20]が，皮膚症状の出現の有無や特徴については症例の蓄積を待たねばならない．

2）偽リンパ腫・angiolymphoid hyperplasia with eosinophilia（ALHE，木村氏病）

この型の皮疹で最も鑑別を要するものは，IgG4の関与しない偽リンパ腫，ALHEである．どちらも，皮疹の特徴では区別はできず，病理所見でも区別が難しい例が存在し，最終的な鑑別は血液検査と皮膚検査でIgG4-RDの診断基準を満たすか否かが決め手となる．また，偽リンパ腫はIgG4の関与の有無にかかわらず，常にMALTリンパ腫などの低悪性度皮膚リンパ腫との鑑別が重要である．免疫染色を含めた病理所見の他に生検組織による免疫グロブリンやT細胞受容体の遺伝子再構成（PCR法またはサザンブロット法）の異常の有無が参考になる．一般的にリンパ系腫瘍において活動性の指標となる血清可溶性IL-2受容体値（sIL-2R）は，低悪性度リンパ腫では上昇しないことがあるうえに，IgG4-RDでは高値になる例も多

いため鑑別には役立たない．

3）Mikulicz 病

皮膚科領域での検査としては，腫脹した眼瞼の生検や口唇内側の小唾液腺生検などが行われる．Sjögren 症候群との鑑別が最も重要であるが，別項で詳しく扱われている．眼瞼の腫脹をみた場合には，腫瘍性疾患としては涙腺，眼窩内腫瘍などの腫瘍性病変の鑑別が必要であり，節外性 NK/T 細胞リンパ腫など造血器腫瘍が早期から眼瞼に浸潤し眼瞼腫脹を初発症状とする例の報告が多数ある．画像検査や病理所見で鑑別する．炎症性疾患では，点眼薬などによる接触皮膚炎，Quincke 浮腫などが鑑別となる．それぞれ，瘙痒の有無や臨床経過，臨床症状で鑑別が可能である．眼球突出を伴う甲状腺機能亢進症については甲状腺ホルモン値や各種甲状腺自己抗体の測定で鑑別される．

3．IgG4 関連皮膚疾患による続発疹

続発疹の患者では，根本的な診断は病変のある臓器の診断手順に従う．常に IgG4 関連皮膚疾患以外の皮膚症状である可能性について検討する必要がある．

1）乾癬様皮疹

尋常性乾癬に特徴的な角化性紅斑が出現し，乾癬と同様の皮疹分布や，刺激部位に皮疹が誘発される Koebner 現象が陽性となる例もある．皮疹の出現範囲が尋常性乾癬ほど広範囲に至らない傾向にあるが，他臓器で診断可能な例を除いて皮膚症状のみでの診断は困難である．血清 IgG4 値と皮膚病理所見が最も参考となる（前項参照）．IgG4 関連皮膚疾患では，末梢血好酸球増多や血清 IgE 値の上昇など Th2 型の反応による所見が得られることがある．これらは乾癬では一般的に出現しない所見であり診断の補助となる．梅毒第2期疹は，乾癬類似の皮疹と皮膚への顕著な形質細胞浸潤があり，HIV 患者への複合感染では好酸球増多も起こすため注意が必要である．梅毒血清反応など血液検査による鑑別が必要である．

2）非特異的斑丘疹・局面

他のどの皮膚症状にも分類されない型である．他臓器または，原発疹により IgG4-RD と診断されている例が対象となるが，IgG4-RD 以外の原因を除外することが重要である．アトピー性皮膚炎，薬疹，類乾癬，偽リンパ腫や菌状息肉症に代表される皮膚リンパ腫，造血器腫瘍などの腫瘍性皮膚病変の他に内臓悪性腫瘍や肝機能異常，代謝疾患などの患者でみられる反応性皮膚症状（デルマドローム）との鑑別が必要である．

3）高γグロブリン血症性紫斑/蕁麻疹様血管炎

Sjögren 症候群，全身性エリテマトーデス（systemic lupus erythematosus：SLE）など高γグロブリン血症性紫斑を生じる他の疾患を除外する．これらの膠原病との鑑別は他項に詳しい．蕁麻疹様血管炎では，IgG4 の関与の有無とは無関係に血清補体価の低下を伴う例が多い[17]．多臓器病変のある IgG4-RD 患者に非特異疹として下肢に IgA 血管炎様の小紫斑が出現し，白血球破砕性血管炎の病理像を呈した例も報告されている[21]．原因となる薬剤の内服や，膠原病，関節リウマチ，造血器腫瘍，ウイルス性肝炎を除外する．

4）虚血性指趾

虚血性指趾は強皮症，血管炎，抗リン脂質抗体症候群などの自己免疫疾患や閉塞性動脈硬化症（arteriosclerosis obliterans：ASO）などの動脈硬化性疾患に伴うことが多い．皮膚の硬化など全身症状を含めた虚血以外の症状の有無や，血液検査による自己抗体の検出，ABI（ankle brachial index）による下肢動脈閉塞の有無の精査，CT や MRI による三次元血管撮影法，血管造影などで鑑別する．

［八木宏明］

治療と予後

IgG4-RD の皮膚病変，IgG4 関連皮膚疾患の報告数が増加するに従い，治療についても知見が集積されてきた．しかし，依然として少数の症例を対象とした検討や症例報告レベル中心であることに変わりはなく，実情では治療方針は確立されていない．本項では皮膚病変の治療について，これまでの報告を中心に解説する．

1．副腎皮質ステロイド

他臓器の IgG4-RD と同様，IgG4 関連皮膚疾患に対しても副腎皮質ステロイド（ステロイド）の内

服は有効である[22]．ステロイド内服のプロトコルは主にAIPに対する治療経験をもとに検討されてきた[23]．初期量は0.6 mg/kg/日前後で2～4週間継続し，その後は徐々に減量して5 mg/日を維持量とすることが多い．IgG4関連皮膚疾患に対するCheukらの2例の報告では，1例がステロイド外用で症状は不変，1例がステロイド内服により皮疹の縮小がみられた[24]．われわれも皮膚病変に対してステロイド内服で治療した症例を経験している．60代男性でIgG4-related dacryoadenitis, sialoadenitisと診断された症例では，涙腺と唾液腺に病変が出現したのと同じ時期から後頭部から頸部にかけて痒みを伴う複数の紅色結節が出現し，皮膚生検でIgG4関連皮膚疾患と診断された（図15）．プレドニゾロン20 mgを開始したところ涙腺，唾液腺，皮膚病変とも改善したが，10 mgに減量したところ病変が再発したため20 mgに再増量した[25]．40代女性の下肢に生じた痒疹様結節（図15）[26]．70代男性の痒疹様結節（図16）[27]はいずれもステロイド外用に抵抗性でステロイド内服に反応した．

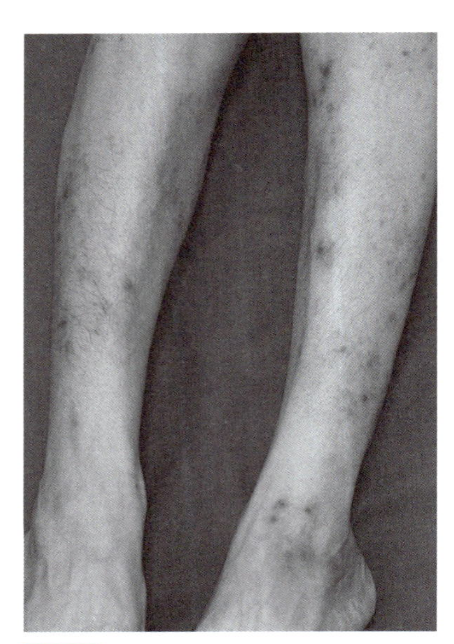

図15 40代女性の下肢にみられた多発する痒疹様結節〔口絵38；p.xv〕

数年間痒疹としてvery strongクラスのステロイド外用薬を使用するが改善せず．右涙腺に結節病変があり生検でIgG4-RDと診断．皮膚生検でもIgG4陽性形質細胞浸潤があり，IgG4関連皮膚疾患と診断された．0.5 mg/kgのステロイド内服により涙腺，皮膚病変とも改善した．文献26と同一症例

2. その他の免疫抑制薬

25例のIgG4-RDの治療法について検討したフランスの報告では，ステロイド内服の効果が不十分，あるいは副作用などのため使用できなかった12例に対し，アザチオプリンが6例，リツキシマブが3例，シクロホスファミドが3例，メトトレキサートが2例，イマチニブが1例，トシリズマブが1例に使われた[28]．この報告ではこれらの薬剤が使われた症例はいずれも皮膚病変を有しておらず，皮膚病変に対する有効性は不明だが，他臓器のIgG4-RDに有効な治療法は基本的にIgG4関連皮膚疾患でも有効な可能性があり，ステロイド内服薬を使用できない症例では選択肢になると考えられる．

3. リツキシマブ

リツキシマブはB細胞に特異的に発現している細胞表面分子であるCD20に対するモノクローナル抗体であり，関節リウマチなどの自己免疫疾患での有効性も報告されている．IgG4-RDでも30例を対象に前向き研究が実施され，その有効性が確認されている[29]．IgG4関連皮膚疾患に対する使用例も複数報告されており，いずれも有効だった[30,31]．

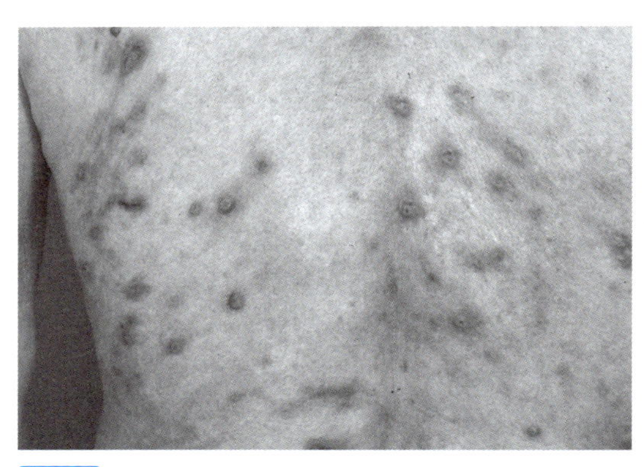

図16 70代男性の体幹にみられた多発する痒疹様結節〔口絵39；p.xv〕

腎病変あり．10年間痒疹としてstrongest～very strongクラスのステロイド外用薬を使用されたが皮疹はほとんど改善しなかった．文献27の症例5と同一症例

4. サリドマイド

IgG4関連皮膚疾患にサリドマイドが有効だった2症例が報告されている[7]．どちらも頭部に結節があり，当初はステロイド外用薬が使われたが数週間外用しても症状は改善しなかった．そこで，サリドマイドを最初の1か月は50 mg/日で内服し，100 mg/日に増量して5か月間内服したところ，サリドマイドを内服して数週間で皮疹は著明に改善した．1例は内服開始6か月後に中止したが病変は再発しなかった．もう1例は内服中止後すぐに再発したためサリドマイドを再開したところ病変は完全に消失し，50 mgを隔日内服して維持されている．

5. 外科的切除

IgG4関連皮膚疾患は他のIgG4-RDと同様，腫瘤性病変を形成することが多いため，病変が単発だった場合は外科的切除の適応となることがある[28]．Charrowらは40例のIgG4関連皮膚疾患についてまとめたシステマティックレビューを報告している[32]．40例中27例(67.5%)でステロイドの全身投与が行われた．経過がフォローできた36例中再発なく寛解が得られたのは4例(11.1%)で，その治療内容は1例が外科的切除，1例がステロイド内服，1例がリツキシマブ投与後に後療法としてステロイドを内服，1例が自然消退だった．36例中12例(33.3%)は治療による改善はみられなかったか減量により再燃した．17例(47.2%)はステロイドの減量あるいは他の薬剤に変更して再燃したものの最終的には寛解した．したがって，IgG4関連皮膚疾患はステロイド内服を中心とした治療に反応するものの減量すると再発することが多く，注意深い経過観察が必要と考えられる．

＊＊＊

皮膚疾患はステロイド外用薬に反応することが多いが，IgG4関連皮膚疾患はステロイド内服が標準的な治療方針と考えられる．最近，IgG4-RDの活動性を評価するためのIgG4-related disease Responder Indexが提唱された[33]．今後，この指標を活用しながら症例を蓄積して皮膚病変に対する治療方針を確立する必要がある．

[濱口儒人]

文 献

1) Tokura Y, et al.：IgG4-related skin disease. Br J Dermatol 171：959-967, 2014
2) Miyagawa-Hayashino A, et al.：High ratio of IgG4-positive plasma cell infiltration in cutaneous plasmacytosis-is this a cutaneous manifestation of IgG4-related disease? Hum Pathol 40：1269-1277, 2009
3) Honda R, et al.：Cutaneous plasmacytosis：report of 6 cases with or without systemic involvement. J Am Acad Dermatol 68：978-985, 2013
4) Yamaguchi H, et al.：Cutaneous plasmacytosis as a skin manifestation of IgG4-related disease. Eur J Dermatol 23：560-562, 2013
5) Kato K, et al.：IgG4-positive cells in skin lesions of cutaneous and systemic plasmacytosis. Eur J Dermatol 23：255-256, 2013
6) Sato Y, et al.：Clinicopathologic analysis of IgG4-related skin disease. Mod Pathol 26：523-532, 2013
7) Ingen-Housz-Oro S, et al.：IgG4-related skin disease successfully treated by thalidomide：a report of 2 cases with emphasis on pathological aspects. JAMA Dermatol 149：742-747, 2013
8) Ingen-Housz-Oro S, et al.：IgG4-related skin disease--reply. JAMA Dermatol 149：1440, 2013
9) Hamaguchi Y, et al.：IgG4-related skin disease, a mimic of angiolymphoid hyperplasia with eosinophilia. Dermatology 223：301-305, 2011
10) Inaba H, et al.：IgG4-related ocular adnexal disease mimicking thyroid-associated orbitopathy. Intern Med 52：2545-2551, 2013
11) 久保山智世，他：IgG4関連硬化性胆管炎の治療中に併発した乾癬様皮疹の1例．日本皮膚科学会雑誌 121：869-874，2011
12) Ramachandran R, et al.：IgG4-related tubulointerstitial nephritis presenting with psychiatric manifestations and skin lesions. Int Urol Nephrol 46：235-238, 2014
13) Ikezawa Y, et al.：Two cases of IgG4-related disease accompanied by pruritic eruptions with an infiltration of plasmacytes and eosinophils into the dermis. Jpn J Dermtol 123：17-24, 2013
14) Shiomi T, et al.：Acquired reactive perforating collagenosis with the histological features of IgG4-related sclerosing disease in a patient with Mikulicz's disease. Pathol Int 59：326-331, 2009
15) Tamai R, et al.：A case of IgG4-related tubulointerstitial nephritis concurrent with Henoch-Schönlein purpura nephritis. Allergy Asthma Clin Immunol 7：5-9, 2011
16) Naitoh I, et al.：Autoimmune pancreatitis associated with various extrapancreatic lesions during a long-term clinical course successfully treated with azathioprine and corticosteroid maintenance therapy. Intern Med 48：2003-2007, 2009
17) Wakamatsu R, et al.：Hypocomplementemic urticarial vasculitis syndrome is associated with high levels of serum IgG4：a clinical manifestation that mimics IgG4-related disease. Intern Med 50：1109-1112, 2011

18) Ikawa T, et al. : Raynaud phenomenon, digital gangrene and hypergammaglobulinaemic purpura occurring in a patient with IgG4-related disease. Br J Dermatol 165 : 1364-1366, 2011
19) Deshpande V, et al. : Consensus statement on the pathology of IgG4-related disease. Mod Pathol 25 : 1181-1192, 2012
20) Stebbing J, et al. : HIV-associated Multicentric Castleman's disease. Am J Hematol 83 : 498-503, 2008
21) Takayama R, et al. : Immunoglobulin G4-related disease and its skin manifestations. J Dermatol 44 : 288-296, 2017
22) Khosroshahi A, et al. : International Consensus Guidance Statement on the Management and Treatment of IgG4-Related Disease. Arthritis Rheumatol 67 : 1688-1699, 2015
23) Kamisawa T, et al. : Standard steroid treatment for autoimmune pancreatitis. Gut 58 : 1504-1507, 2009
24) Cheuk W, et al. : IgG4-related Sclerosing disease : a potential new etiology of cutaneous pseudolymphoma. Am J Surg Pathol 33 : 1713-1719, 2009
25) Kakuchi Y, et al. : IgG4-related skin lesions in a patient with igg4-related chronic sclerosing dacryoadenitis and sialoadenitis. Intern Med 50 : 1465-1469, 2011
26) Hamaguchi Y, et al. : Prurigo nodularis-like skin eruptions in a patient with IgG4-related disease. Eur J Dermatol 23 : 541-542, 2013
27) Yamada K, et al. : Investigations of IgG4-related disease involving the skin. Mod Rheumatol 23 : 986-993, 2013
28) Ebbo M, et al. : IgG4-related systemic disease : features and treatment response in a French cohort : results of a multicenter registry. Medicine(Baltimore)91 : 49-56, 2012
29) Carruthers MN, et al. : Rituximab for IgG4-related disease : a prospective, open-label trial. Ann Rheum Dis 74 : 1171-1177, 2015
30) Khosroshahi A, et al. : Cutaneous immunoglobulin IgG4-related systemic disease. Am J Med 124 : e7-8, 2011
31) Jalilian C, et al. : IgG4-related disease with cutaneous manifestations treated with rituximab : case report and literature review. Australas J Dermatol 55 : 132-136, 2014
32) Charrow A, et al. : Cutaneous manifestations of IgG4-related disease(RD) : A systematic review. J Am Acad Dermatol 75 : 197-202, 2016
33) Wallace ZS, et al. : An International Multispecialty Validation Study of the IgG4-Related Disease Responder Index. Arthritis Care Res(Hoboken)70 : 1671-1678, 2018

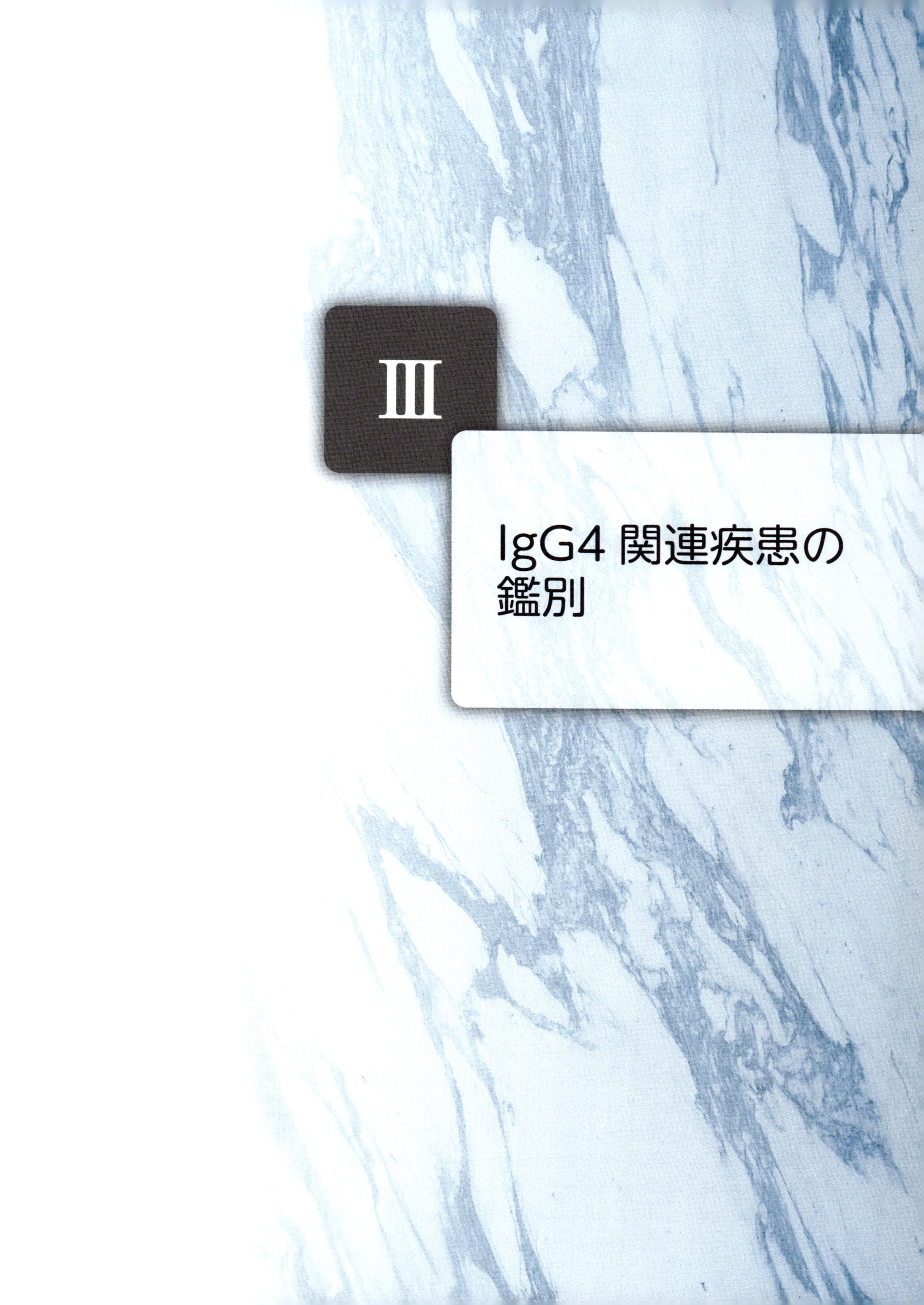

III

IgG4関連疾患の鑑別

1
消化器系

1 型自己免疫性膵炎(autoimmune pancreatitis：AIP)や IgG4 関連硬化性胆管炎は正しく診断されない場合，不必要な手術が行われてしまい，反対に膵癌などの腫瘍性病変が AIP，肝門部領域胆管癌が IgG4 関連硬化性胆管炎と診断された場合には，適切な治療機会が失われてしまう．不必要な手術を回避し，適切な治療が選択されるためには，AIP や IgG4 関連硬化性胆管炎の鑑別対象となる疾患の特徴を把握し，それぞれの疾患を適切に診断する必要がある．AIP は様々な画像所見を呈する可能性があり，びまん性膵腫大の場合には膵神経内分泌腫瘍(pancreatic neuroendocrine tumor：pNET)・腺房細胞癌との鑑別，限局性膵腫大では膵癌との鑑別，病変が多発している場合には pNET や悪性リンパ腫・転移性膵腫瘍との鑑別を慎重に進めていく必要がある．頻度としては膵癌との鑑別が多いので本項では AIP と膵癌との鑑別点を中心に述べる．

また IgG4 関連硬化性胆管炎も Type 1～4 に分類されるように様々な画像所見を呈する[1]．IgG4 関連硬化性胆管炎の主な鑑別疾患は胆管癌と原発性硬化性胆管炎(primary sclerosing cholangitis：PSC)であり，IgG4 関連硬化性胆管炎と両疾患との鑑別点について述べる．

1．自己免疫性膵炎と膵癌

1）臨床像

AIP と膵癌はともに中高齢の男性に好発する．AIP では腹痛は無から軽度のことが多いが，膵癌では病変の増大・周囲への浸潤に伴い，強い腹痛・背部痛を認める．また閉塞性黄疸や糖尿病症状は両疾患で認められ，鑑別に有用ではない．

2）血液検査

血清 IgG4 は AIP の 80% 以上で上昇し，CA19-9 は膵癌の 70～80% で上昇することから，それぞれの診断に有用なマーカーである．AIP と膵癌の鑑別において，血清 IgG4 は，＞140 mg/dL で特異度 93～94%，＞280 mg/dL で特異度 98～100% と良好であり，CA19-9 は，＞37 U/mL で特異度 76.3%，＞85 U/mL では 90.3% とある程度高値となれば鑑別に有用である[2～4]．しかしながら膵癌の 6.7～10% において血清 IgG4 上昇を認めること，AIP でも胆汁うっ滞を伴う場合には CA19-9 が上昇することには注意する必要がある[3,5]．

3）画像所見

a．超音波/超音波内視鏡(EUS)

AIP は，超音波では周囲の膵実質との境界が明瞭な低エコー病変として描出されることが多く，内部には点状から索状の高エコースポットを散見する．また，出血や壊死を伴う膵癌と比べ，内部は均一である．腫瘤内を膵管が貫通する duct penetrating sign は，膵癌よりも AIP で多くみられる所見であるが[6]，膵癌の 6% でもみられる所見であることは留意する必要がある[7]．造影剤を用いた超音波所見としては，膵癌では腫瘤辺縁に腫瘍血管を認めることに対し，AIP では病変全体が濃染される[8～10]．膵癌では造影効果が乏しいことが特徴であるが[11]，AIP でも特に線維化が強い状態では膵癌同様に弱い造影効果を呈することがある[12]．

また AIP と膵癌では造影による輝度値の経時的変化である time intensity curve(TIC)が異なっており，AIP では TIC のピーク値が膵癌より高い結果であったが[13,14]，現在のところ膵腫瘤に対する超音波造影剤の適応はなく，限られた施設でのみ施行されているのが現況である．

b．CT

AIP の造影 CT での典型所見は，膵実質相で正常膵よりも弱い造影効果，門脈相から遅延相にかけて遅延性に造影効果が増強することである．膵癌も遅延性の造影効果を呈するが，AIPでは膵癌と比較してより造影効果が強く，造影前よりもCT値が28 HU以上上昇した場合にはAIPの可能性が高く，またAIPでは膵癌と比較して腫瘤内部が比較的均一に造影される[15,16]．被膜様構造(capsule-like rim)所見はAIPに特異的な所見であるが，限局型AIPでは出現頻度は低く，感度は高くないものの特異度は高く，膵癌との鑑別に有用な所見である[2]．

c. MRI

脂肪抑制併用T1強調像でAIPの病変部は正常膵に比べ低信号に描出される．膵癌でも脂肪抑制併用T1強調像において病変は低信号に描出されるが，AIPでは低信号の腫瘤内に正常膵の残存と考えられる点状から粒状の高信号を認めることが多く，それらはダイナミックMRIの早期相/膵実質相で造影され，膵癌との鑑別に有用である[17]．duct penetrating signも膵癌との鑑別に有用であるが[18,19]，小さな限局型AIPでの出現頻度は低く，膵癌でも認められる所見であることは留意すべきである[17]．また拡散係数であるADC値は，膵癌よりもAIPで低くなることが報告されている[20]．MRCPではERCPと比べ非侵襲的に膵管を描出することが可能であり，またERCPで膵管狭窄の上流側が描出されない場合にも，その評価が可能である．AIPでは，狭窄よりも上流側主膵管の拡張が軽度(<5 mm)で，病変が多発している場合にはskip lesionを呈することが特徴である[2]．

d. ERP

AIPでは膵癌と比べ主膵管狭窄の範囲が長く3 cm以上であることが多い[2,16,21,22]．また狭窄部に分枝を認め，狭窄部上流側の主膵管拡張が4～5 mm以内と，膵癌と比べて軽度であり，主膵管に病変が多発することがある点は膵癌との鑑別に有用である[2,16,21,22]．

e. FDG-PET

AIPと膵癌でFDGの集積は早期相，後期相ともに差はなかったとする報告と[23,24]，AIPよりも膵癌で早期相，後期相ともにFDGの集積が強かったとする報告があり[25]，現在のところその評価は一定ではない．しなしながら，FDG-PETにより膵臓以外のIgG4関連疾患(IgG4-related disease：IgG4-RD)病変が検出された場合には，診断の補助となる[23,24]．

4) 組織所見

a. EUS-FNA

国際コンセンサス診断基準(The International Consensus Diagnostic Criteria：ICDC)，自己免疫性膵炎臨床診断基準2018(JPS2018)ではAIPを組織所見のみで診断するためには検体中に閉塞性静脈炎または花筵様線維化を認める必要があり十分量の検体が不可欠である[26,27]．EUS-FNAで採取される検体ではAIPの診断に不十分であるとの報告もあるが[28,29]，Kannoらは22 G針を用いたEUS-FNAでAIPの診断に適量な検体採取が可能であったと報告しており，EUS-FNAの検体でも十分にAIPの診断に至れる可能性が示唆されている[30]．

また，JPS2018では病理所見に「EUS-FNAで腫瘍細胞を認めない」が追加された．EUS-FNAによる膵癌の感度・特異度はそれぞれ90%以上であり，診断能の高い検査といえるが，実臨床においてEUS-FNAのみで腫瘍の否定は難しい．EUS-FNAで確定診断に至らなかったAIPでも，主膵管拡張やcapsule-like rimの有無，CA19-9値を組み合わせることで，EUS-FNAで偽陰性であった膵癌との鑑別が可能であったとの報告があり[31]，他の所見と合わせた総合的な判断が望ましい．

b. 十二指腸乳頭部生検

AIPでは，十二指腸乳頭部の腫大や同部位へのIgG4陽性形質細胞浸潤を認めることが知られており，十二指腸乳頭部の観察および生検は，AIPの補助診断ならびに膵癌との鑑別に有用である[32,33]．

5) その他

a. 他臓器病変性

AIPは全身性疾患であるIgG4-RDの膵病変であり，多くのAIPでは他臓器病変(other organ involvement：OOI)を伴う．主なOOIとして，涙腺唾液腺・胆管・腎・後腹膜病変がある．膵癌ではAIPで認めるようなOOIを伴うことはなく，OOIを認めた場合の特異度は高い[2]．OOIについての精査を行うことはAIPと膵癌の鑑別に有用である．

b．ステロイド治療への反応性

多くのAIPはステロイドへの良好な反応を示し，ステロイド治療後に病変が縮小することは，膵癌との鑑別に有用である．しかしながら膵癌であってもステロイド投与により病変が縮小する場合があり[34]，その効果判定の評価は難しいこともある．膵癌との鑑別目的のステロイド治療はAIPの経験豊富な専門施設で行われるべきであるが，今後，ステロイド治療における効果判定基準の設定も必要である．

2．自己免疫性膵炎とその他の膵疾患

限局型AIPは様々な画像所見を呈するため膵癌以外の膵疾患との鑑別もしばしば必要となる．膵管内乳頭粘液性腫瘍(intraductal papillary mucinous neoplasm：IPMN)やIPMN由来浸潤癌の診断で手術されたAIPでは，拡張した分枝膵管内の結節がAIPの病変であったり，分枝型IPMNの間質部にIgG4陽性形質細胞の浸潤を伴っていた[35,36]．また嚢胞変性したpNETの診断で手術されたAIPでは嚢胞は貯留嚢胞であり，嚢胞周囲にIgG4陽性形質細胞浸潤を認めていた[37]．1例1例の症例報告に精通し，血液検査や画像所見に応じてAIPを鑑別疾患に考える必要がある．

3．IgG4関連硬化性胆管炎と原発性硬化性胆管炎，胆管癌

1）臨床像

IgG4関連硬化性胆管炎はAIP同様に中高齢の男性に好発する．PSCはやや男性に多く30歳代と60歳代の2峰性にピークを認めるが，2峰性のピークは男性のみでみられ，女性は60歳代のみが発症の好発年齢である[38]．胆管癌は中高齢の男性に好発するが胆嚢癌は女性に多い．それぞれの疾患に特有の症状はなく，黄疸・胆管炎・皮膚瘙痒感などの症状を契機に診断されることが多いが，無症状であっても血液検査や健診の腹部超音波検査から診断に至ることもある．

2）血液検査

Oharaらの報告ではIgG4関連硬化性胆管炎の89.8%で血清IgG4≥135 mg/dL，68.4%で血清IgG4≥270 mg/dLであった．一方，PSCと胆管癌のそれぞれ11.5%，8.1%で血清IgG4≥135 mg/dL，3.5%，0%で血清IgG4≥270 mg/dLであった[5]．胆管癌では血清IgG4≥270 mg/dLとなることはまれと考えられるが，PSCでは血清IgG4≥270 mg/dLを少数に認め，鑑別の際に注意が必要である．

3）画像所見

a．CT/MRI

IgG4関連硬化性胆管炎と胆管癌の比較において，IgG4関連硬化性胆管炎では腫瘤形成を伴わない壁肥厚，比較的長い狭窄，狭窄部内腔の開存，平滑な外側縁，狭窄上流の胆管拡張が軽度であることが特徴であり，3 mm未満の同心円状壁肥厚はIgG4関連硬化性胆管炎を疑う所見である[39,40]．またIgG4関連硬化性胆管炎では胆管壁に炎症細胞浸潤を認めるが上皮が保たれていることが特徴であり，その特徴を反映し，肥厚している胆管壁内腔を縁取るような層状の造影効果を認める．このような所見の確認にはコントラスト分解能に優れたMRIが有用である[41]．

b．ERC

IgG4関連硬化性胆管炎とPSCは，それぞれ特徴的な胆管像を呈する．IgG4関連硬化性胆管炎では，3 mm以上の長い狭窄であるsegmental stricture，10 mm以上の長い狭窄とその末梢胆管の拡張を伴っているlong stricture with pre-stenotic dilation，下部胆管狭窄が多く，PSCでは帯状狭窄(band-like stricture)，数珠状所見(beaded appearance)，剪定状所見(pruned-tree appearance)，憩室様所見(diverticulum-like out-pouching)を多く認める[42]．Type 4 IgG4関連硬化性胆管炎と肝門部領域胆管癌では，鑑別が困難な場合がしばしばあるため，特に注意が必要である．

c．IDUS/EUS

IgG4関連硬化性胆管炎の超音波所見としては全周性の均一な壁肥厚，平滑な外側縁，平滑な内腔面，均一な内側低エコー，3層構造を認めることが特徴である．胆管癌との比較においてIgG4関連硬化性胆管炎では非狭窄部の胆管にも肥厚を認めることが多く，カットオフ値を0.8 mmとした場合に最も良好な診断能が得られている[43]．

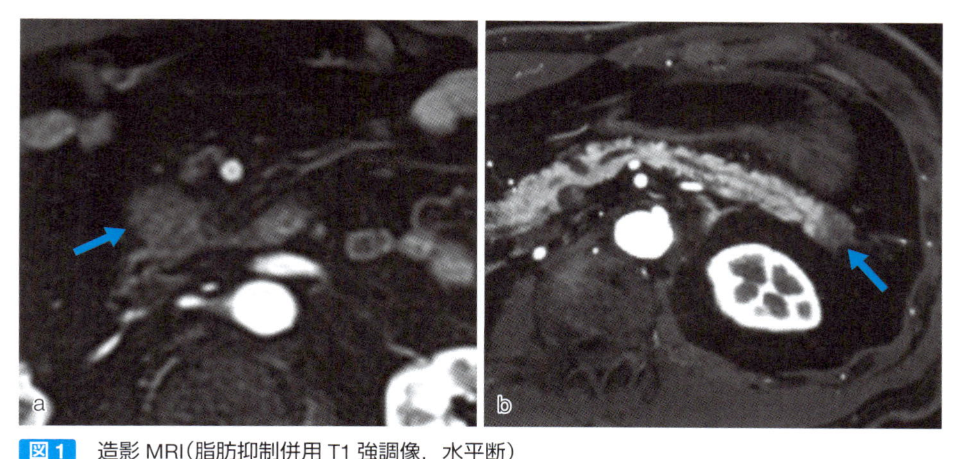

図1 造影MRI（脂肪抑制併用T1強調像，水平断）
a（膵頭部），b（膵尾部）に内部に粒状の造影効果を伴う腫瘤を認める．aはAIP，bは膵癌である

IDUS/EUS施行時には狭窄部のみの評価ではなく，非狭窄部についても十分に評価する必要がある．またIgG4関連硬化性胆管炎とPSCとの比較では不整な内腔面，偽憩室様所見，3層構造の消失はPSCに特異度の高い所見である[44]．

d．経口胆道鏡（POCS）

IgG4関連硬化性胆管炎とPSC，胆管癌ではPOCS検査においてそれぞれに特徴的な所見を認める．IgG4関連硬化性胆管炎では均一に拡張・屈曲した血管，PSCでは偽憩室様所見，胆管癌では部分的/不均一に拡張した血管を多く認め，鑑別に有用な所見である[45]．

4）組織所見

a．胆管/肝

ERCP時の胆管生検でIgG4関連硬化性胆管炎の診断に十分な検体が採取されることは難しい．Naitohらは ERCP時に胆管生検を施行した17例中，十分なIgG4陽性形質細胞浸潤を認めたのは3例のみで，閉塞性静脈炎は認められなかったと報告している[43]．しかしながら癌との鑑別には有用な可能性もあり，鑑別が困難な場合には胆管生検を積極的に行うべきである．また肝内胆管病変を伴ったIgG4関連硬化性胆管炎ではPSCと比較して肝生検において，有意に多くのIgG4陽性形質細胞浸潤を認め，鑑別に有用である[43,46]．

b．乳頭部

IgG4関連硬化性胆管炎ではPSCや胆管癌と比べ，十二指腸乳頭部にIgG4陽性形質細胞浸潤を認めることが多く，十二指腸乳頭部からの生検は，鑑別に有用である[47]．

5）その他

a．他臓器病変

IgG4関連硬化性胆管炎はAIP同様に全身性疾患であるIgG4-RDの1臓器病変であり，他の臓器病変が認められる場合にはIgG4関連硬化性胆管炎である可能性が高い．胆管癌では他臓器病変を伴うことはないが，PSCではしばしば炎症性腸疾患を合併する．炎症性腸疾患としてはCrohn病よりも潰瘍性大腸炎が多く，PSCに合併した潰瘍性大腸炎では右側結腸に強い炎症を認めることから，直腸のみでなく深部大腸まで観察する必要がある[48]．

＊＊＊

AIPと膵癌，IgG4関連硬化性胆管炎とPSC・胆管癌の鑑別点を中心に述べた．いずれかの検査所見の1つをもってAIP/IgG4関連硬化性胆管炎と診断できることはない．腫瘍であってもAIP/IgG4関連硬化性胆管炎に特徴的な所見を呈することがあるため（図1，2），複数の画像所見を組み合わせながらAIP/IgG4関連硬化性胆管炎の診断をすすめていく必要がある．また，組織所見がAIP/IgG4関連硬化性胆管炎に合致しても腫瘍に随伴した所見の可能性もある[49]．膵癌・PSC・胆管癌は生命予後への影響は大きく，特に膵癌・胆管癌は悪性腫瘍のなかでも予後不良である．

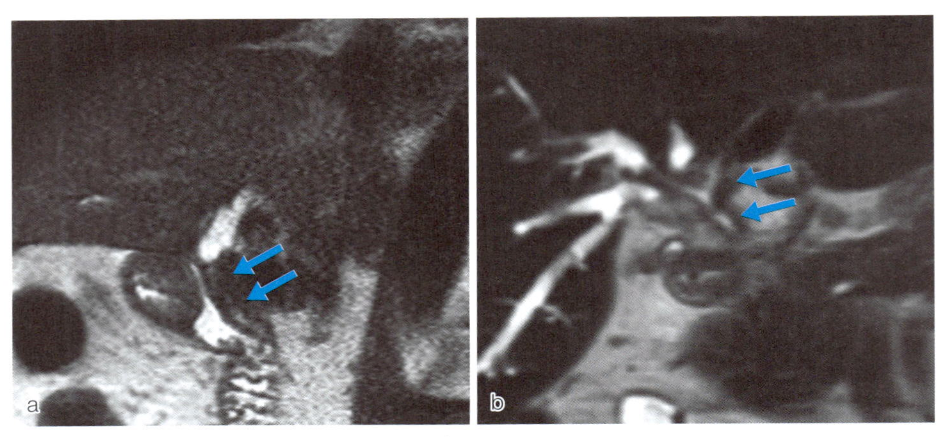

図2 単純MRI（T2強調HASTE像，冠状断）
a，bともに胆管狭窄部に内腔を確認できる．aはIgG4関連硬化性胆管炎，bは肝門部領域胆管癌である

AIP/IgG4関連硬化性胆管炎の診療にあたる際には常に悪性腫瘍の可能性を考え，慎重に診断・治療すべきである．

［渡邉貴之］

文　献

1) Nakazawa T, et al.：Schematic classification of sclerosing cholangitis with autoimmune pancreatitis by cholangiography. Pancreas 32：229, 2006
2) Naitoh I, et al.：Clinical differences between mass-forming autoimmune pancreatitis and pancreatic cancer. Scand J Gastroenterol 47：607-613, 2012
3) Ghazale A, et al.：Value of serum IgG4 in the diagnosis of autoimmune pancreatitis and in distinguishing it from pancreatic cancer. Am J Gastroenterol 102：1646-1653, 2007
4) Chang MC, et al.：Increase diagnostic accuracy in differentiating focal type autoimmune pancreatitis from pancreatic cancer with combined serum IgG4 and CA19-9 levels. Pancreatology 14：366-372, 2014
5) Ohara H, et al.：Establishment of a serum IgG4 cut-off value for the differential diagnosis of IgG4-related sclerosing cholangitis：a Japanese cohort. J Gastroenterol Hepatol 28：1247-1251, 2013
6) Hoki N, et al.：Diagnosis of autoimmune pancreatitis using endoscopic ultrasonography. J Gastroenterol 44：154-159, 2009
7) 小林　剛，他：ERCPとEUSによる腫瘤形成性膵炎の鑑別診断．胆と膵 23：643-652，2002
8) Numata K, et al.：Contrast-enhanced sonography of autoimmune pancreatitis：comparison with pathologic findings. J Ultrasound Med 23：199-206, 2004
9) Numata K, et al.：Contrast-enhanced sonography of pancreatic carcinoma：correlations with pathological findings. J Gastroenterol 40：631-640, 2005
10) 沼田和司，他：自己免疫性膵炎の造影超音波診断所見．超音波医学 35：145-154，2008
11) Kitano M, et al.：Characterization of small solid tumors in the pancreas：the value of contrast-enhanced harmonic endoscopic ultrasonography. Am J Gastroenterol 107：303-310, 2012
12) 三好広尚，他：自己免疫性膵炎に対する造影超音波像の検討．膵臓 25：117-124，2010
13) Imazu H, et al.：Novel quantitative perfusion analysis with contrast-enhanced harmonic EUS for differentiation of autoimmune pancreatitis from pancreatic carcinoma. Scand J Gastroenterol 47：853-860, 2012
14) 菅野　敦，他：膵腫瘍性病変における造影EUSによる鑑別診断．胆と膵 36：691-698，2015
15) Sun GF, et al.：Focal autoimmune pancreatitis：radiological characteristics help to distinguish from pancreatic cancer. World J Gastroenterol 19：3634-3641, 2013
16) Wakabayashi T, et al.：Clinical and imaging features of autoimmune pancreatitis with focal pancreatic swelling or mass formation：comparison with so-called tumor-forming pancreatitis and pancreatic carcinoma. Am J Gastroenterol 98：2679-2687, 2003
17) Sugiyama Y, et al.：Characteristic magnetic resonance features of focal autoimmune pancreatitis useful for differentiation from pancreatic cancer. Jpn J Radiol 30：296-309, 2012
18) Choi SY, et al.：Differentiating Mass-Forming Autoimmune Pancreatitis From Pancreatic Ductal Adenocarcinoma on the Basis of Contrast-Enhanced MRI and DWI Findings. AJR Am J Roentgenol 206：291-300, 2016
19) Muhi A, et al.：Mass-forming autoimmune pancreatitis and pancreatic carcinoma：differential diagnosis on the basis of computed tomography and magnetic resonance cholangiopancreatography, and diffusion-weighted imaging findings. J Magn Reson Imaging 35：827-836, 2012
20) Kamisawa T, et al.：Differentiation of autoimmune pancreatitis from pancreatic cancer by diffusion-weighted MRI. Am J Gas-

troenterol 105：1870-1875, 2010
21）Nishino T, et al.：Differentiation between autoimmune pancreatitis and pancreatic carcinoma based on endoscopic retrograde cholangiopancreatography findings. J Gastroenterol 45：988-996, 2010
22）Takuma K, et al.：Utility of pancreatography for diagnosing autoimmune pancreatitis. World J Gastroenterol 17：2332-2337, 2011
23）Ozaki Y, et al.：Differentiation of autoimmune pancreatitis from suspected pancreatic cancer by fluorine-18 fluorodeoxyglucose positron emission tomography. J Gastroenterol 43：144-151, 2008
24）Kamisawa T, et al.：FDG-PET/CT findings of autoimmune pancreatitis. Hepatogastroenterology 57：447-450, 2010
25）Zhang J, et al.：(18)F- FDG PET/CT helps differentiate autoimmune pancreatitis from pancreatic cancer. BMC Cancer 17：695, 2017
26）日本膵臓学会・厚生労働科学研究費補助金（難治性疾患等政策研究事業）「IgG4関連疾患の診断基準並びに治療指針の確立を目指す研究」班：報告　自己免疫性膵炎臨床診断基準 2018（自己免疫性膵炎臨床診断基準 2011 改訂版）．膵臓 33：902-913，2018
27）Shimosegawa T, et al.：International consensus diagnostic criteria for autoimmune pancreatitis：guidelines of the International Association of Pancreatology. Pancreas 40：352-358, 2011
28）Iwashita T, et al.：Use of samples from endoscopic ultrasound-guided 19-gauge fine-needle aspiration in diagnosis of autoimmune pancreatitis. Clin Gastroenterol Hepatol 10：316-322, 2012
29）Morishima T, et al.：Prospective multicenter study on the usefulness of EUS-guided FNA biopsy for the diagnosis of autoimmune pancreatitis. Gastrointest Endosc 84：241-248, 2016
30）Kanno A, et al.：Diagnosis of autoimmune pancreatitis by EUS-guided FNA using a 22-gauge needle：a prospective multicenter study. Gastrointest Endosc 84：797-804. e791, 2016
31）Sugimoto M, et al.：Endoscopic Ultrasonography-Guided Fine Needle Aspiration Can Be Used to Rule Out Malignancy in Autoimmune Pancreatitis Patients. J Ultrasound Med 36：2237-2244, 2017
32）Kamisawa T, et al.：Usefulness of biopsying the major duodenal papilla to diagnose autoimmune pancreatitis：a prospective study using IgG4-immunostaining. World J Gastroenterol 12：2031-2033, 2006
33）Kubota K, et al.：Clinical significance of swollen duodenal papilla in autoimmune pancreatitis. Pancreas 35：e51-60, 2007
34）佐藤悦基，他：自己免疫性膵炎との鑑別に苦慮した高 IgG4 血症を伴う膵癌の一例．膵臓 28：482，2013
35）Nakaji S, et al.：A case of focal autoimmune pancreatitis（AIP）mimicking an intraductal papillary mucinous neoplasm（IPMN）. Clin J Gastroenterol 6：329-333, 2013
36）岐部　晋，他：分枝型膵管内乳頭粘液性腫瘍に合併した自己免疫性膵炎の一切除例．膵臓 32：87-92，2017
37）馬場慧美里，他：真性嚢胞を合併した自己免疫性膵炎の一切除例．膵臓 29：905-912，2014
38）田中　篤，他：胆道専門医講座　硬化性胆管炎（第 2 回）　硬化性胆管炎の疫学　原発性硬化性胆管炎・IgG4 関連硬化性胆管炎の疫学．胆道 30：304-311，2016
39）Yata M, et al.：Comparison of the multidetector-row computed tomography findings of IgG4-related sclerosing cholangitis and extrahepatic cholangiocarcinoma. Clin Radiol 71：203-210, 2016
40）Arikawa S, et al.：Comparison of sclerosing cholangitis with autoimmune pancreatitis and infiltrative extrahepatic cholangiocarcinoma：multidetector-row computed tomography findings. Jpn J Radiol 28：205-213, 2010
41）Fujinaga Y, et al.：Characteristic findings in images of extra-pancreatic lesions associated with autoimmune pancreatitis. Eur J Radiol 76：228-238, 2010
42）Nakazawa T, et al.：Cholangiography can discriminate sclerosing cholangitis with autoimmune pancreatitis from primary sclerosing cholangitis. Gastrointest Endosc 60：937-944, 2004
43）Naitoh I, et al.：Endoscopic transpapillary intraductal ultrasonography and biopsy in the diagnosis of IgG4-related sclerosing cholangitis. J Gastroenterol 44：1147-1155, 2009
44）Naitoh I, et al.：Comparison of intraductal ultrasonography findings between primary sclerosing cholangitis and IgG4-related sclerosing cholangitis. J Gastroenterol Hepatol 30：1104-1109, 2015
45）Itoi T, et al.：The role of peroral video cholangioscopy in patients with IgG4-related sclerosing cholangitis. J Gastroenterol 48：504-514, 2013
46）Naitoh I, et al.：Small bile duct involvement in IgG4-related sclerosing cholangitis：liver biopsy and cholangiography correlation. J Gastroenterol 46：269-276, 2011
47）Kawakami H, et al.：IgG4-related sclerosing cholangitis and autoimmune pancreatitis：histological assessment of biopsies from Vater's ampulla and the bile duct. J Gastroenterol Hepatol 25：1648-1655, 2010
48）Sano H, et al.：Clinical characteristics of inflammatory bowel disease associated with primary sclerosing cholangitis. J Hepatobiliary Pancreat Sci 18：154-161, 2011
49）Fukui Y, et al.：The similarity of Type 1 autoimmune pancreatitis to pancreatic ductal adenocarcinoma with significant IgG4-positive plasma cell infiltration. J Gastroenterol 48：751-761, 2013

2
リウマチ・膠原病疾患，リンパ節疾患

血清 IgG4 高値は IgG4 関連疾患（IgG4-related disease：IgG4-RD）の非常に重要な所見ではあるが，IgG4-RD に対する特異度は高くなく，本疾患以外の様々な疾患でも高値となることが知られている[1,2]．また，罹患臓器への多数の IgG4 陽性形質細胞（IgG4-positive plasma cell：IgG4＋PC）浸潤は，診断のうえで最も重要な所見と考えられてきたが，こちらも様々な炎症疾患で認められることがあり，必ずしも IgG4-RD に特異的ではないことが明らかとなってきた[3]．診断を疑う臨床所見として高γグロブリン血症があるが，この所見は，Sjögren 症候群をはじめ多くの自己免疫疾患に共通する検査所見である．したがって，どのような臨床所見がある場合に IgG4-RD を疑い，どのタイミングで血清 IgG4 を測定するかが重要となる．本項では，IgG4-RD と鑑別すべき疾患のうち，リウマチ・膠原病疾患とリンパ節疾患について解説する．

1．鑑別すべきリウマチ・膠原病疾患

1）Sjögren 症候群

IgG4-RD の涙腺・唾液腺病変は，以前は Mikulicz 病とよばれ，長い間，Sjögren 症候群の一亜型として分類されてきた．しかし，IgG4 関連涙腺炎や唾液腺炎の患者では，抗 SS-A/Ro 抗体（SS-A）や抗 SS-B/La 抗体（SS-B）は Sjögren 症候群の合併という特殊な場合を除いて陰性であり，臨床経過も明らかに異なる（表 1）[4]．特に，腺腫脹の期間と部位は重要である．IgG4 関連涙腺・唾液腺炎は数か月にわたって腫脹が持続し無痛性で主に顎下腺を対称性に侵す．一方で，Sjögren 症候群の場合は有痛性で片側性のことが多く，耳下腺が主に侵され腫脹している期間は短い．このような違いがあるにもかかわらず，50 年以上にわたってほとんどの膠原病専門医が騙されていたという事実は，われわれ臨床医が深く反省すべき点である．2005 年，生検組織の IgG4 免疫染色により，これらの 2 疾患は，明らかに異なる疾患であることが証明され，IgG4 関連涙腺・唾液腺炎（旧 Mikulicz 病の新しい呼称）という新たな疾患概念が確立された[5]．幸いなことに，IgG4-RD において SS-A や SS-B が陽性になることは非常にまれであり，これらが陽性であれば診断に迷うことはほとんどない．逆に，SS-A/SS-B 陰性の Sjögren 症候群では，血清 IgG4 を測定するなどの注意が必要である．近年，超音波検査が鑑別に有用であることが明らかとなった[6]．IgG4 関連唾液腺炎では結節状/石垣状もしくは網状の特徴的な超音波所見を呈するが，このような所見は Sjögren 症候群では認められず，両者の鑑別点となる．Sjögren 症候群では，口唇小唾液腺生検組織に IgG4 陽性形質細胞浸潤はほとんど認められないので，この点も重要な鑑別となる．Sjögren 症候群の乾燥症状に対して，ステロイドは治療効果に乏しいが，IgG4 関連涙腺・唾液腺炎は，ステロイドが著効する疾患であり，治療により乾燥所見は著明に改善する．

2）ANCA 関連血管炎

ANCA 関連血管炎は，組織の IgG4 免疫染色が診断を混乱させる可能性のある重要なリウマチ性疾患である．中でも注意が必要な疾患は，好酸球性多発血管炎性肉芽腫症（eosinophilic granulomatosis with polyangiitis：EGPA）である[7,8]（図 1）．EGPA は，以前には Churg-Strauss 症候群とよばれていた．血液検査では好酸球増加や血清 IgE 高値などの IgG4-RD と共通した所見を呈する．さらに，高 IgG4 血症を認めることも多い．Yamamoto らは，80% の症例で血清 IgG4 高値であったと報告した[7]．EGPA では，IgG4-RD 同様に気管支喘息やアレルギー性鼻炎などのアレルギー疾患

表1 Sjögren 症候群と IgG4 関連涙腺・唾液腺炎の臨床像の比較

	IgG4関連涙腺・唾液腺炎	Sjögren 症候群
発症年齢	50〜60 歳代	40〜50 歳代
性差(男性：女性)	やや女性が多い	女性が多い(1：20)
腺腫脹	持続性	反復性，自然消退
乾燥性角結膜炎	なし or 軽度	あり
唾液腺分泌障害	なし or 軽度	あり
ステロイド反応性	非常に良好	不良
血清 IgG 値	正常〜高値	正常〜高値
抗SS-A/抗SS-B抗体	ほとんど陰性	陽性(70%/30%)
血清 IgG4 値	大半が高値	基準範囲内
組織の形質細胞(PC)	IgG4 陽性 PC 浸潤(+)	IgG4 陽性 PC 浸潤(−)

〔山本元久，他：リウマチ性疾患との鑑別．川　茂幸，他(編)，IgG4 関連疾患実践的臨床から病因へ—IgG4 研究会モノグラフ—．前田書店，51-60，2015．より改変〕

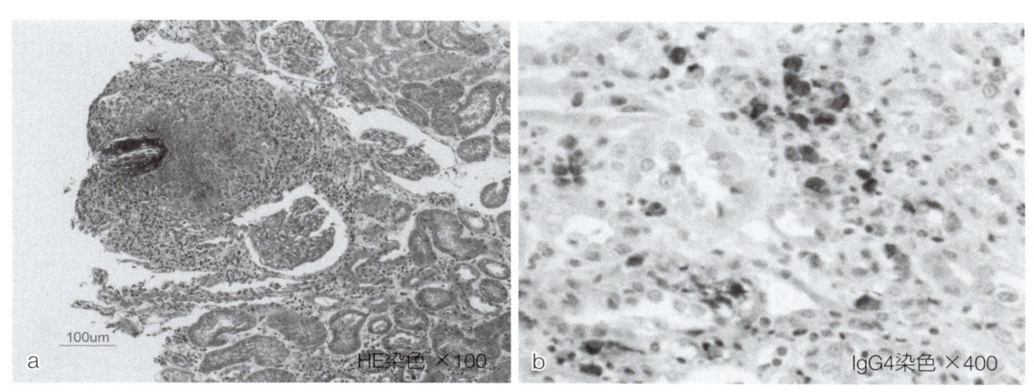

図1 好酸球性多発血管炎性肉芽腫症〔口絵 40；p.xvi〕
腎生検所見
a：フィブリノイド壊死を伴う血管炎と周囲の肉芽腫形成を認める
b：多数の IgG4 陽性形質細胞を認める(IgG4 免疫染色)

が発症に先行し，IgG4-RD と鑑別困難な臨床像をとることがある．EGPA の ANCA 陽性率は約 50% 程度と低いことから ANCA 陰性の症例では IgG4-RD との鑑別が難しく，特に注意が必要である．しかし，EGPA の 90% 以上に認められる多発単神経炎は IgG4-RD で認めることはなく，両者の鑑別に有用である．

以前には Wegener 肉芽腫症とよばれていた多発血管炎性肉芽腫症(granulomatosis with polyangiitis：GPA)においても，同様に組織中の IgG4 陽性形質細胞浸潤が報告されている[9]．GPA では，大動脈周囲や椎体周囲に IgG4-RD 類似の病変をきたすこともあり注意が必要である[10〜12](図2)．さらに，われわれの検討では，他の ANCA 関連血管炎においても生検組織において診断基準を満たす程度の IgG4 陽性形質細胞の浸潤を認めていた(表2)[13]．いずれの疾患も，IgG4-RD とはステロイド反応性が異なり，CRP 高値が持続すること，発熱を伴う頻度が高いこと，生検組織で IgG4-RD では認められない壊死性血管炎や肉芽腫を伴うことから，注意深い臨床的評価により両者の鑑別は可能である．最後に，近年，IgG4-RD と血管炎の合併例の症例報告が散見されるが，両者が合併している症例は極めてまれであり，膵臓，涙腺，唾液腺などの血管炎では侵されることのない臓器病変を認めない限り，合併ではなく「IgG4-RD 類似の所見を伴った血管炎」と診断されるべきである．

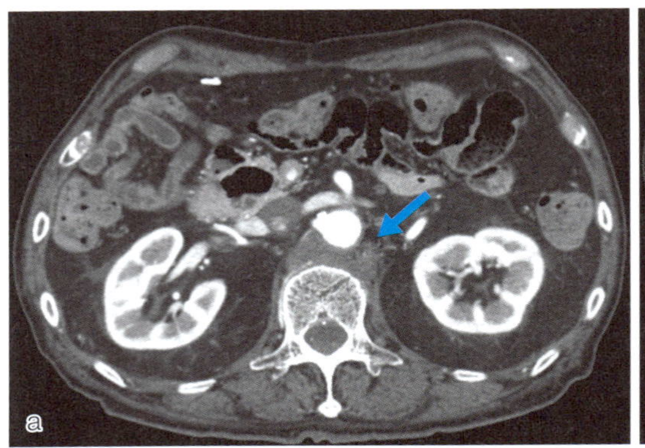

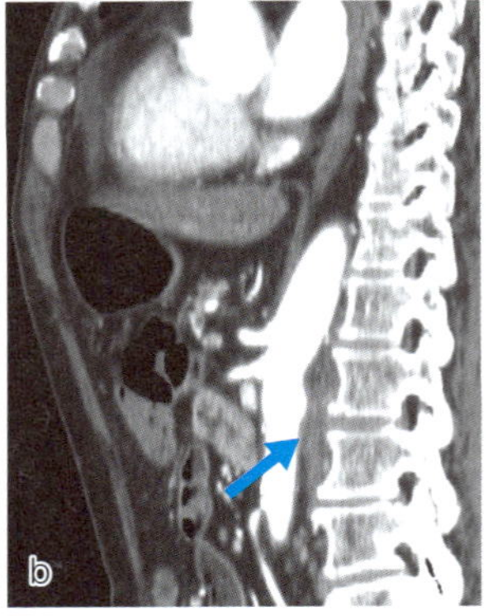

図2 多発血管炎性肉芽腫症

多発血管炎性肉芽腫症患者に認められた背部の椎体前の肥厚性病変(➡)
IgG4 143 mg/dL，MPO-ANCA 205 U/mL

表2 ANCA関連糸球体腎炎におけるIgG4陽性形質細胞浸潤

患者	年齢/性	診断	形質細胞浸潤	IgG4＋PC/HPF	IgG4/CD138比(%)
1	75/女	EGPA	＋＋	19	47
2	59/男	MPA	＋＋	22	52
3	79/女	MPA	＋＋＋	34	78
4	67/女	RLV	＋＋	19	69

EGPA：好酸球性多発血管炎性肉芽腫症，MPA：顕微鏡的多発血管炎，RLV：腎限局型血管炎，PC：形質細胞，HPF：高倍率(×400)の視野
〔Kawano M, et al.：Immunohistochemical Characteristics of IgG4-Related Tubulointerstitial Nephritis：Detailed Analysis of 20 Japanese Cases. Int J Rheumatol 2012：609795, 2012．より改変〕

3）関節リウマチ

関節リウマチでも，約17%の患者で血清IgG4高値を認める[1]．当科で経験したリウマトイド因子および抗CCP抗体高値で関節変形のある典型的な関節リウマチの2症例において，血清IgG4，血清IgG，IgG4/IgG比はそれぞれ403 mg/dL，3,049 mg/dL，13.2%と229 mg/dL，1,811 mg/dL，12.6%であり，IgG4値，IgG4/IgG比ともにIgG4-RDと診断されうる値であった．さらに，滑膜炎の組織でも，多数のIgG4陽性形質細胞浸潤を認めることがある(図3)．また，関節リウマチのリンパ節病変でもIgG4陽性形質細胞を多数認めた症例が報告されている．したがって，IgG4関連関節病変は，血管炎の場合と同様に，膵臓や涙腺・唾液腺に明らかなIgG4-RDの病変がある症例に限って診断されるべきである．

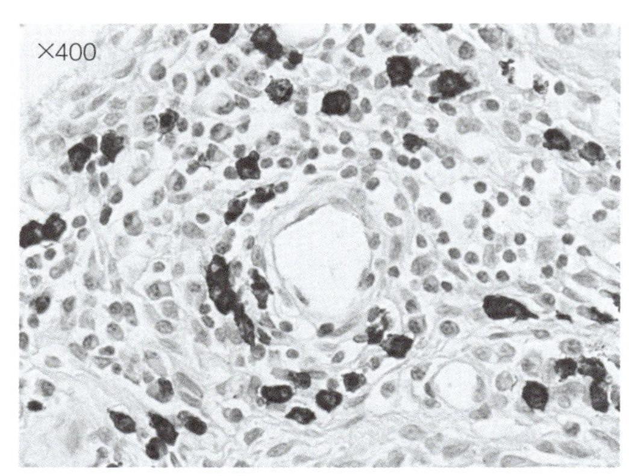

図3 関節リウマチ滑膜における多数のIgG4陽性形質細胞浸潤〔口絵41；p.xvi〕

IgG4免疫染色

4）全身性エリテマトーデス(SLE)

IgG4-RDで認められる著しい低補体血症と高γグロブリン血症は，全身性エリテマトーデス

(systemic lupus erythematosus：SLE)を強く疑う血液所見である．以前には，SLEは若い女性に好発する疾患であるのに対してIgG4-RDは高齢男性に多く，好発年齢や性が異なるため鑑別が困難なケースは少ないと考えられていた．しかし，最近では高齢発症のSLEのケースも増えており，注意が必要である．SLEの腎組織では，尿細管間質性腎炎のみの症例はまれであり，何らかの糸球体病変を伴う．糸球体病変が優位で抗二本鎖DNA抗体や抗Sm抗体高値の場合，SLEと診断すべきである．SLEに特徴的な皮疹や多発性関節痛(炎)の存在も鑑別に有用である．

5）サルコイドーシス

サルコイドーシスはIgG4-RD同様に，全身のあらゆる臓器に病変を起こしうる原因不明の慢性炎症性疾患である．両疾患ともに肺門リンパ節腫脹を高率に合併する．高γグロブリン血症も両疾患に共通であり，しばしば鑑別困難な症例に遭遇する．Tsushimaら[14]は，サルコイドーシスが疑われて気管支肺胞洗浄(BAL)が実施された93例のうち，8例に血清IgG4高値を認め，最終診断は2例がIgG4-RD，2例がサルコイドーシス，2例が多中心性Castleman病と診断されたと報告した．また，サルコイドーシスの涙腺病変で7例中4例にIgG4陽性形質細胞浸潤を10/HPF以上認めたとの報告もある[15]．その他にも，血清IgG4高値を認めたサルコイドーシスの症例が報告されており，組織学的に非乾酪性類上皮細胞肉芽腫が認められない場合，診断に難渋することがある．

2．リンパ節疾患

1）特発性多中心性Castleman病

特発性多中心性Castleman病は，リンパ節の組織所見によりplasma cell typeに分類される慢性炎症性疾患である．多発性のリンパ節腫脹と発熱，高γグロブリン血症，CRP高値，貧血などの炎症所見を特徴とする．組織学的には，リンパ濾胞の過形成と濾胞間のシート状の形質細胞浸潤が特徴的所見である．特発性多中心性Castleman病症例の中に，血清IgG4高値やIgG-RDの診断基準を満たす，多数のIgG4陽性形質細胞浸潤を認める症例があり，鑑別が重要となる[16](図4)．リンパ節病変のみの特発性多中心性Castleman病では，鑑別は比較的容易であるが，呼吸器病変や腎病変を伴う場合，診断が難しくなる．実際に，呼吸器病変[17]や腎病変[18]にIgG4陽性形質細胞浸潤を認める症例も報告されている．IgG4-RDは，炎症はほとんど認めないことから，特発性多中心性Castleman病と異なり貧血や低アルブミン血症，低コレステロール血症は認めないこと，IgAやIgMは正常値であること(特発性多中心性Castleman病ではIgAやIgM高値)，CRPが正常であることなどが鑑別に役立つ所見である[16]．また，特発性多中心性Castleman病では，免疫染色を行うと浸潤している形質細胞はIL-6陽性であるが，IgG4-RDでは陰性である．

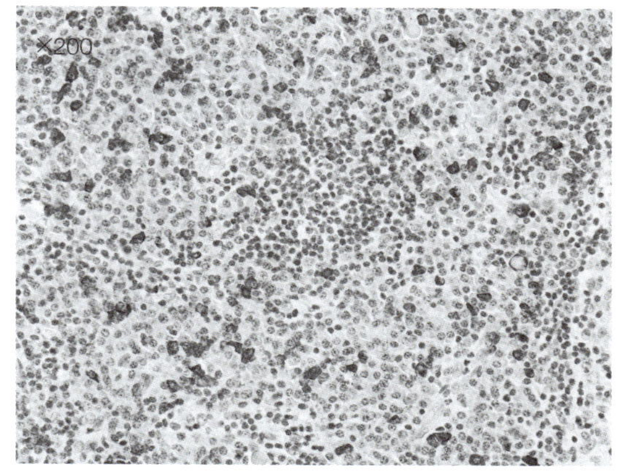

図4 特発性多中心性Castleman病リンパ節における多数のIgG4陽性形質細胞浸潤〔口絵42；p.xvi〕
IgG4免疫染色

2）その他のリンパ節疾患

IgG4-RD以外の様々なリンパ節腫脹をきたす疾患や，非特異的な反応性のリンパ節腫脹においても，IgG4陽性形質細胞浸潤が認められることが明らかになってきている[19]．臨床所見や検査所見にはIgG4-RDを疑う所見がないにもかかわらず，組織所見のみでIgG4関連リンパ節炎と診断することは危険であり，注意が必要である．Cheukら[19]は，リンパ節腫脹のみの患者では，IgG4免疫染色はルーチンに行うべきではないと主張している．そして，もし，IgG4陽性形質細胞浸潤のあるリンパ節を認めた場合，臨床所見から特発性多中心性Castleman病，Rosai-Dorfman病，関節リウマチを鑑別し，IgG4-RDに合致する他の臓器所見

表3 IgG4関連疾患と鑑別すべき疾患

組織にIgG4陽性形質細胞を認める膠原病類縁疾患	組織にIgG4陽性形質細胞を認めるその他の疾患	組織にIgG4陽性形質細胞を認めない膠原病類縁疾患
特発性多中心性Castleman病 多発血管炎性肉芽腫症(GPA) 好酸球性多発血管炎性肉芽腫症(EGPA) 顕微鏡的多発血管炎(MPA) 関節リウマチ 炎症性腸疾患 サルコイドーシス 自己免疫性萎縮性胃炎	癌(周囲の形質細胞浸潤) 悪性リンパ腫 口腔内の炎症性疾患 副鼻腔炎 Rosai-Dorfman病 splenic sclerosing angiomatoid nodular transformation 皮膚形質細胞症 穿孔性膠原線維症 炎症性筋線維芽細胞腫瘍 pulmonary hyalinizing granuroma 尋常性天疱瘡 Warthin腫瘍 木村氏病	原発性硬化性胆管炎(PSC) Sjögren症候群 特発性後腹膜線維症

があればIgG4-RDと診断するという診断アルゴリズムを提唱している.

＊＊＊

IgG4-RDと鑑別すべき疾患としてのリウマチ・膠原病疾患とリンパ節疾患について概説した.その他にも,表3のように様々な炎症性疾患で組織浸潤IgG4陽性形質細胞が認められており,IgG4-RDの診断には,組織診断に頼りすぎることなく臨床所見,検査所見を加味して総合的に判断する必要がある.しかし,症例によっては,IgG4-RDと膠原病の合併と診断したほうがよい例もあり,1例1例,慎重に検討するべきである.

［川野充弘］

文献

1) Yamamoto M, et al.: Value of serum IgG4 in the diagnosis of IgG4-related disease and in differentiation from rheumatic diseases and other diseases. Mod Rheumatol 22: 419-425, 2012
2) Carruthers MN, et al.: The diagnostic utility of serum IgG4 concentrations in IgG4-related disease. Ann Rheum Dis 74: 14-18, 2015
3) Strehl JD, et al.: Numerous IgG4-positive plasma cells are ubiquitous in diverse localised non-specific chronic inflammatory conditions and need to be distinguished from IgG4-related systemic disorders. J Clin Pathol 64: 237-243, 2011
4) 山本元久, 他: リウマチ性疾患との鑑別. 川 茂幸, 他(編), IgG4関連疾患実践的臨床から病因へ―IgG4研究会モノグラフ―. 前田書店, 51-60, 2015
5) Yamamoto M, et al.: Clinical and pathological differences between Mikulicz's disease and Sjögren's syndrome. Rheumatology (Oxford) 44: 227-234, 2005
6) Shimizu M, et al.: Effectiveness of imaging modalities for screening IgG4-related dacryoadenitis and sialadenitis (Mikulicz's disease) and for differentiating it from Sjögren's syndrome (SS), with an emphasis on sonography. Arthritis Res Ther 17: 223, 2015
7) Yamamoto M, et al.: Analysis of serum IgG subclasses in Churg-Strauss syndrome--the meaning of elevated serum levels of IgG4. Intern Med 49: 1365-1370, 2010
8) Vaglio A, et al.: IgG4 immune response in Churg-Strauss syndrome. Ann Rheum Dis 71: 390-393, 2012
9) Chang SY, et al.: IgG4-positive plasma cells in granulomatosis with polyangiitis (Wegener's): a clinicopathologic and immunohistochemical study on 43 granulomatosis with polyangiitis and 20 control cases. Hum Pathol 44: 2432-2437, 2013
10) Barreto P, et al.: Dorsal prevertebral lesions in Wegener granulomatosis: report on four cases. Joint Bone Spine 78: 88-91, 2011
11) Kerkeni S, et al.: Back pain in a patient with Wegener's granulomatosis. J Rheumatol 35: 2292-2294, 2008
12) Cardenal-Urdampilleta J, et al.: Wegener's granulomatosis mimicking a thoracic spondylodiscitis. J Rheumatol 34: 1779-1781, 2007
13) Kawano M, et al.: Immunohistochemical Characteristics of IgG4-Related Tubulointerstitial Nephritis: Detailed Analysis of 20 Japanese Cases. Int J Rheumatol 2012: 609795, 2012

14） Tsushima K, et al.：Elevated IgG4 levels in patients demonstrating sarcoidosis-like radiologic findings. Medicine（Baltimore）90：194-200, 2011
15） Wong AJ, et al.：IgG4 immunostaining and its implications in orbital inflammatory disease. PLoS One 9：e109847, 2014
16） 佐藤康晴，他：リンパ節から見た鑑別診断（Castleman 病を中心に）．川　茂幸，他（編），IgG4 関連疾患実践的臨床から病因へ―IgG4 研究会モノグラフ―．前田書店，47-50，2015
17） Terasaki Y, et al.：Comparison of clinical and pathological features of lung lesions of systemic IgG4-related disease and idiopathic multicentric Castleman's disease. Histopathology 70：1114-1124, 2017
18） Zoshima T, et al.：Multicentric Castleman Disease With Tubulointerstitial Nephritis Mimicking IgG4-related Disease：Two Case Reports. Am J Surg Pathol 40：495-501, 2016
19） Cheuk W, et al.：Lymphadenopathy of IgG4-related disease：an underdiagnosed and overdiagnosed entity. Semin Diagn Pathol 29：226-234, 2012

3

IgG4 関連疾患と鑑別を要する全身疾患の画像所見

IgG4 関連疾患(IgG4-related disease：IgG4-RD)においては様々な臓器に多様な画像所見を呈するので，鑑別疾患は多岐に及ぶが，とりわけ全身の様々な臓器に病変がみられる全身性炎症性疾患との鑑別が問題になることが多い．こうした病態においては組織を採取することが容易でないことも多く，画像診断による診断の臨床的意義が極めて高い．本項においては IgG4-RD との鑑別がしばしば臨床的問題となりうる全身疾患として悪性リンパ腫，組織球腫症，多中心性Castleman病，サルコイドーシス，多発血管炎性肉芽腫症(granulomatosis with polyangitis：GPA)を取り上げ，その画像所見を概説する．

1．悪性リンパ腫

膵臓に悪性リンパ腫が浸潤する場合，膵臓のびまん性腫大を呈し，自己免疫性膵炎(autoimmune pancreatitis：AIP)に類似した画像を呈しうる．悪性リンパ腫においては IgG4-RD に認められるような capsule-like rim はみられない点は画像上の鑑別点になりうる(図 1)．また，病変が膵臓のみに限局することはまれであり，傍大動脈領域のリンパ節腫大や，他の腹腔内臓器の病変がみられることが多い．

悪性リンパ腫の亜型である marginal zone lymphoma においてはしばしば高 γ グロブリン血症を伴い，臨床的にも IgG4-RD との鑑別が問題となる．尿管周囲にびまん性に腫瘤を形成し IgG4-RD でみられる後腹膜線維症に一見，類似した画像所見を呈することがある．病変が尿管を取り巻いているにもかかわらず，水腎症がみられないといった画像所見がみられる場合には悪性リンパ腫の可能性が疑われる(図 2)．

2．組織球腫症

1）Erdheim-Chester 病(EC 病)

Erdheim-Chester 病(EC 病)は脂質を含有する泡沫状のマクロファージ，組織球と種々の程度の炎症細胞の組織への浸潤・増生を特徴とする組織球腫症の 1 つである．時に病変に随伴する線維化が顕著であり，組織球が少ない場合には病理診断に難渋することもありうる．中枢神経系(視床下部，下垂体領域)，大血管周囲，心臓，眼窩，肺，副腎，骨などといった様々な領域に病変が生じうる．頭蓋内では肥厚性硬膜炎，心および大血管をとりまく病変は硬化性縦隔炎，心膜炎，後腹膜線維症の形態を示し，これらの病変は IgG4-RD に類似した画像所見を呈する．

EC 病では腎病変の頻度およそ 68% と高く，両側腎臓の周囲や腎盂の周囲に両側性にびまん性の軟部組織を形成する(図 3)[1]．副腎は病変の好発部位の 1 つであり，副腎の腫大の有無は注意深く観察する必要がある(図 3)．多くの症例で四肢の長管骨の骨幹部に特徴的な斑状の硬化性病変がみられ，この疾患に対して診断学的な価値が大きい．骨病変は四肢の痛みを訴えることもあるが，無症状のことも多く，この EC 病が疑われる場合には単純 X 線写真の撮像が推奨される(図 3)．まれには骨にも病変が単純 X 線写真では認められない症例もあるが，骨病変の有無にかかわらず全身における病変の組み合わせが重要である．

2）Rosai-Dorfman 病

Rosai-Dorfman 病は組織球の内部にみられる emperipolesis(細胞内細胞嵌入現象)を特徴とする．Rosai-Dorfman 病は全身性リンパ節腫大を呈することが多い．中枢神経系では硬膜の不整な肥

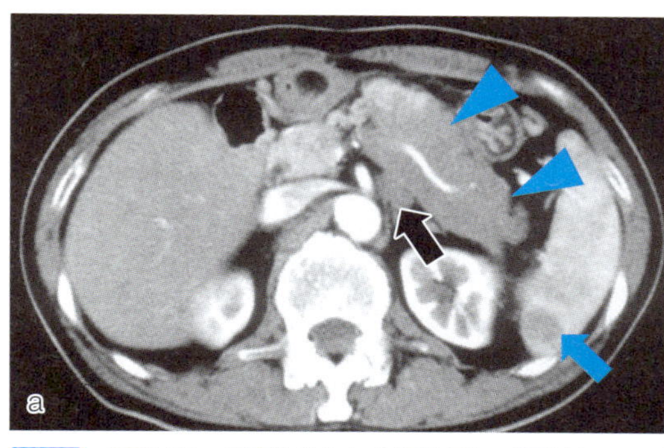

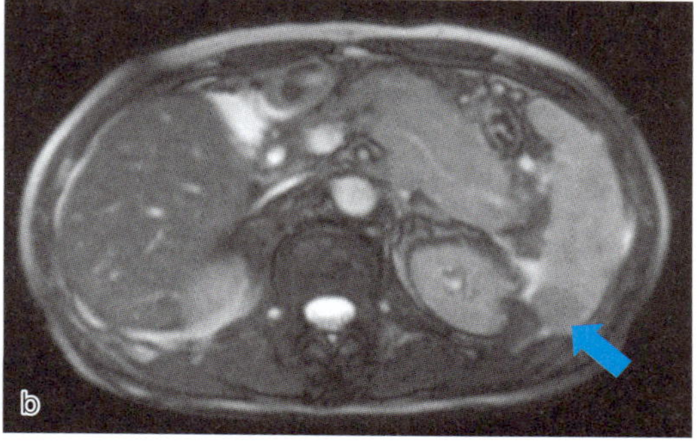

図 1　悪性リンパ腫（びまん大細胞型 B 細胞性リンパ腫）
60 歳台，男性．造影ダイナミック CT（a）の動脈相では膵臓にびまん性に浸潤する腫瘤を認め（▶），内部には脾動脈が貫通している．膵臓の背側にはリンパ節腫大も認められる（➡）．脂肪抑制 T2 強調像（b）では病変全体は中等度の信号で描出されている．脾臓にも造影不良を呈し（a），T2 強調像（b）では低信号を呈する結節が認められる（➡）．IgG4 関連疾患ではなく悪性リンパ腫を疑わせる所見である

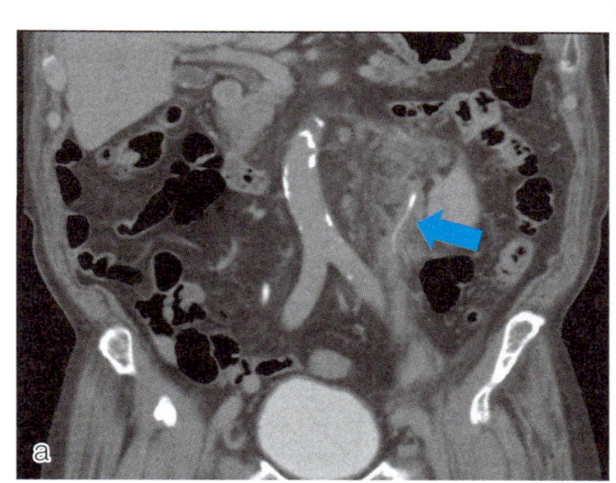

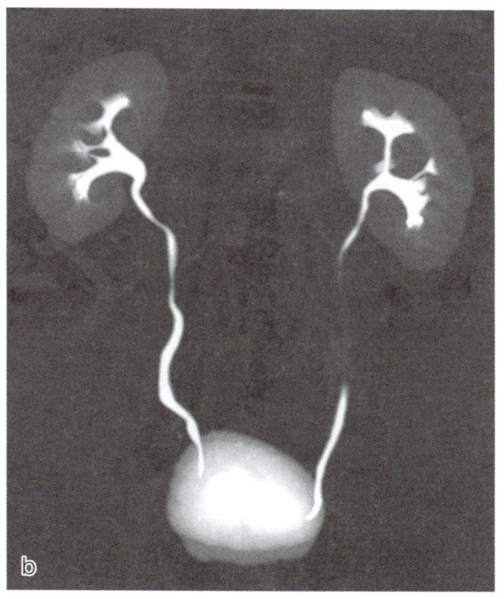

図 2　悪性リンパ腫（辺縁帯リンパ腫）
50 歳台，男性．造影 CT の排泄相（a）では病変内部を貫通する尿管が認められる（➡）．CT による尿路造影（b）では水腎症は認められない

厚を伴うことが多く，肥厚性硬膜炎の所見を呈するが，同時に髄膜腫に類似した硬膜上の腫瘤を形成することが知られる．腹部においては腎門部に腫瘤を形成することがある（図 4）．病変は両側性であることが多いとされるが，片側性のこともありうる[2]．この疾患が疑われる場合には他の病変の存在および画像所見が診断への鍵となるが，病変が孤発性である場合には診断は難しい．

3．多中心性 Castleman 病

Castleman 病は形質細胞の増生を主体とするリンパ増殖性疾患である．組織学的には形質細胞型，硝子血管型，混合型に分類されるが，全身性のリンパ節腫大を呈する多中心性 Castleman 病においては形質細胞型または混合型の組織を呈することが多い．臨床的には IgG4 の上昇がみられる点は IgG4-RD と共通するが，IgG4/IgG 比は IgG4-RD の 39.6% に対して多中心性 Castleman 病では 6.8% と低く，IgG4 の上昇がみられる場合においても他の IgG サブクラスの増加が著しい傾向が示唆される[3]．また発熱，高 γ グロブリン血症，CRP

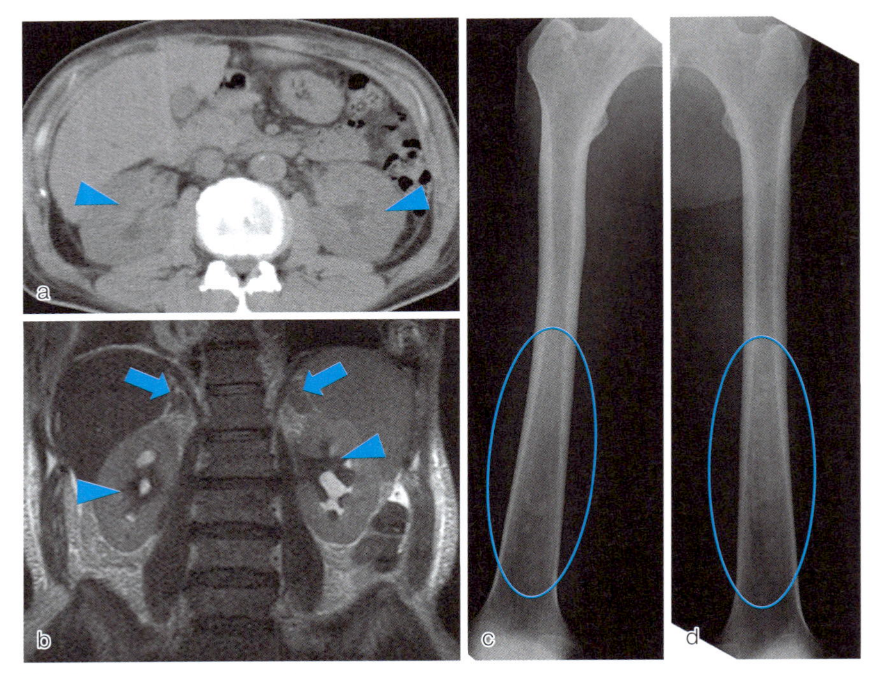

図3 Erdheim-Chester 病
50 歳台，男性．単純 CT（a）では両側腎洞部において腎盂周囲に高吸収域を呈する軟部組織を認める（▶）．MRI の T2 強調冠状断像（b）では腎盂周囲に軟部組織は著明な低信号を呈する（▶）．両側副腎にも腫大が認められる（➡）．両側大腿の単純 X 線写真（c，d）では大腿骨の骨幹部に斑状の骨硬化像が認められ（○），Erdheim-Chester 病に特異的な所見を呈する

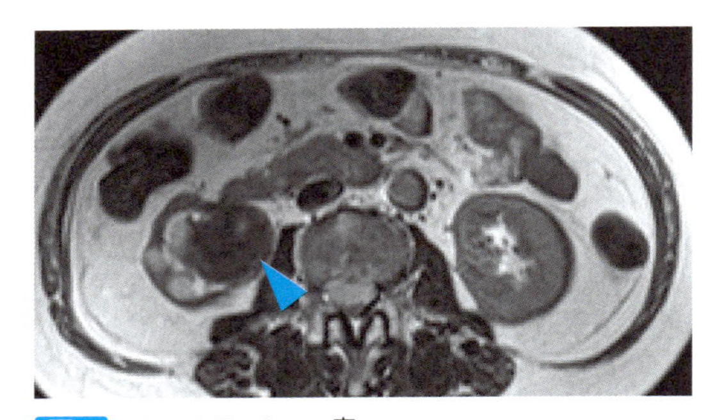

図4 Rosai-Dorfman 病
MRI T2 強調像で右腎の腎盂周囲に低信号の腫瘤を認める（▶）
〔宮崎大学泌尿器科　賀本敏行教授のご厚意による〕

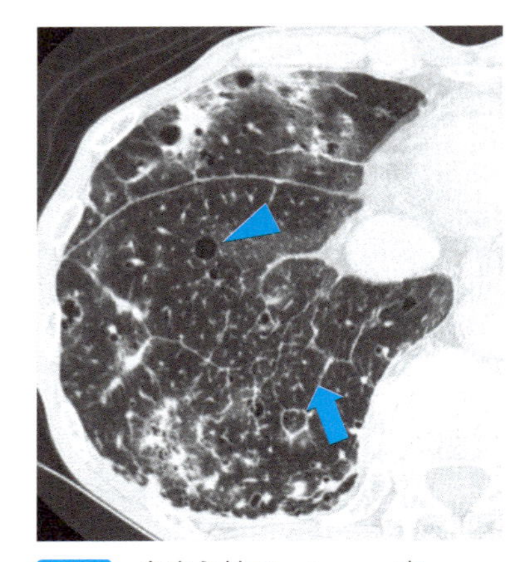

図5 多中心性 Castleman 病
60 歳台，男性．肺野の高分解能 CT では小葉間隔壁の肥厚（➡）と肺野に不整な結節，すりガラス陰影を認める．肺野には多数の薄壁の嚢胞を認める（▶）

の上昇，貧血を呈することが多く，IL-6 の上昇を伴うといった特徴がある．

多中心性 Castleman 病においては肺野に病変がみられることが多く，CT においては境界不明瞭な小葉中心性陰影，気管支血管束，小葉間隔壁の肥厚といった広義間質の病変に加えて，薄壁の嚢胞を認める頻度が高い[4]（図5）．IgG4-RD においては嚢胞をみることはないため，薄壁嚢胞の存在は両者を鑑別するための画像所見として重要である（図5）．さらに多中心性 Castleman 病では縦隔・肺門部のリンパ節腫大の頻度も高い．

多中心性 Castleman 病は POEMS 症候群に随伴

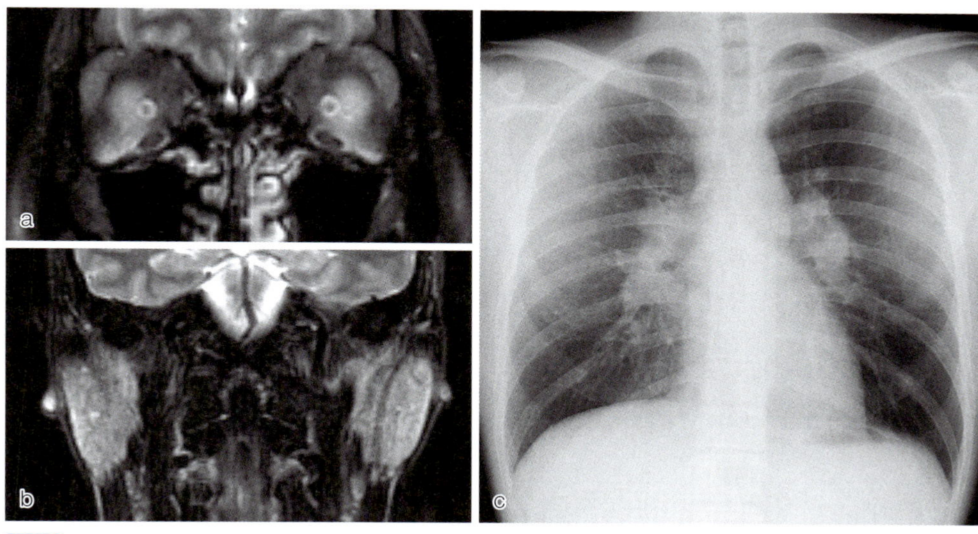

図6 サルコイドーシス
20 歳台，男性．脂肪抑制 T2 強調 MR 像では両側眼窩（a）および耳下腺（b）の著明な腫大と信号上昇を認める．胸部 X 線写真（c）では両側肺門部にリンパ節腫大を認める．両側顔面神経麻痺も認められ，Heerfordt 症候群と診断された
〔Koyama T, et al.：Radiologic manifestations of sarcoidosis in various organs. Radiographics 24：87-104, 2004〕

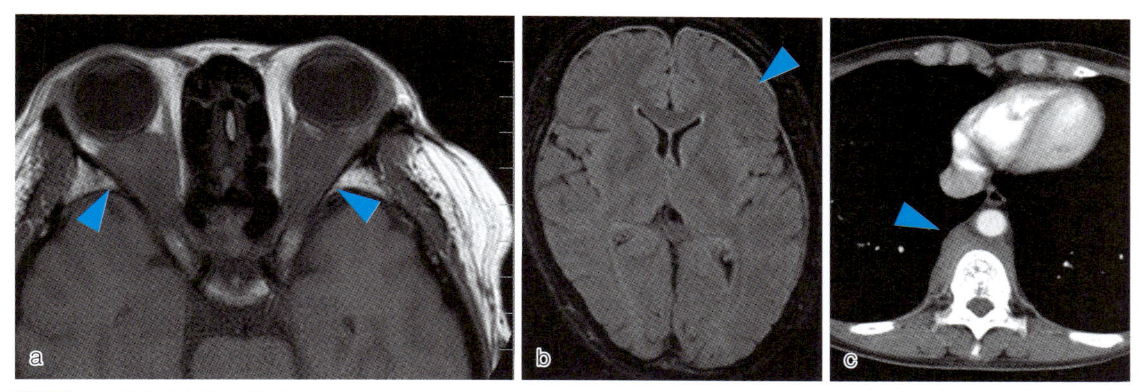

図7 多発血管炎性肉芽腫症
60 歳台，男性．眼窩部 MRI T1 強調像（a）では両側眼窩内に低信号の腫瘤を認め（▶），眼窩内の偽腫瘍が示唆される．頭部 FLAIR 像（b）では硬膜の肥厚を認め（▶），肥厚性硬膜炎の所見である．胸部 CT の縦隔条件（c）では椎体周囲に腫瘤を認め（▶），硬化性縦隔炎の所見である

することがある．POEMS とは多神経炎（Polyneuropathy），臓器腫大（Organomegaly），糖尿病に代表される内分泌障害（Endocrinoapthy），M 蛋白，皮膚病変（Skin change）の頭文字をとったもので，これらの症候が特徴である[5]．POEMS 症候群においては椎体や骨盤骨に硬化型骨髄腫としても知られる硬化性骨病変をみる頻度が高く，CT を評価する際には縦隔条件のみならず骨条件を慎重に評価したい．

4. サルコイドーシス

サルコイドーシスは全身のリンパ節および様々な臓器における非乾酪性肉芽腫がみられる原因不明の全身性炎症性疾患である．縦隔および肺門部リンパ節腫大を呈する頻度が高いが，肝臓や脾臓に多発性に肉芽腫性病変を呈し，顔面神経麻痺を呈するものは Heerfordt 症候群として知られる（図 6）[6]．IgG4-RD の Mikulicz 病でも涙腺にも腫大がみられるので両者の鑑別が問題となりうるが，IgG4-RDにおいては顎下腺に病変がみられることが多いのに対して，サルコイドーシスでは耳下腺に病変がみられる．

5．多発血管炎性肉芽腫症

GPAにおいては鼻副鼻腔炎，急速進行性糸球体腎炎による腎機能障害に加えて，血管炎による肺野の壊死性肉芽腫の形成がみられる．GPAに限らず顕微鏡的多発血管炎においてもIgG4の上昇がみられ，IgG4-RDとの鑑別がしばしば問題になりうる．肺野の血管炎病変は器質化肺炎の像を呈しうるので，IgG4-RDにおける肺病変の画像所見と重複する．またGPAにおいても両側眼窩内の偽腫瘍や涙腺の腫大，肥厚性硬膜炎，硬化性縦隔炎といった所見がみられ，IgG4-RDとの類似の画像所見を呈することもありうる（図7）．比較的病変が急速に進行すること，炎症所見が顕著となる傾向などがIgG4-RDと異なるが，最終的な診断は組織所見および血清中のANCAの異常値に委ねられる．

［小山　貴］

文　献

1）Arnaud L, et al.：CNS involvement and treatment with interferon-α are independent prognostic factors in Erdheim-Chester disease：a multicenter survival analysis of 53 patients. Blood 117：2778-2782, 2011
2）Purysko AS, et al.：Imaging Manifestations of Hematologic Diseases with Renal and Perinephric Involvement. Radiographics 36：1038-1054, 2016
3）Terasaki Y, et al.：Comparison of clinical and pathological features of lung lesions of systemic IgG4-related disease and idiopathic multicentric Castleman's disease. Histopathology 70：1114-1124, 2017
4）Johkoh T, et al.：Intrathoracic multicentric Castleman disease：CT findings in 12 patients. Radiology 209：477-481, 1998
5）Fazakas A, et al.：Multicentric plasmocytic Castleman's disease with polyneuropathy, organomegaly, endocrinopathy, M protein, skin changes syndrome and coexistent human herpes virus-6 infection--a possible relationship. Leuk Lymphoma 50：1661-1665, 2009
6）Koyama T, et al.：Radiologic manifestations of sarcoidosis in various organs. Radiographics 24：87-104, 2004

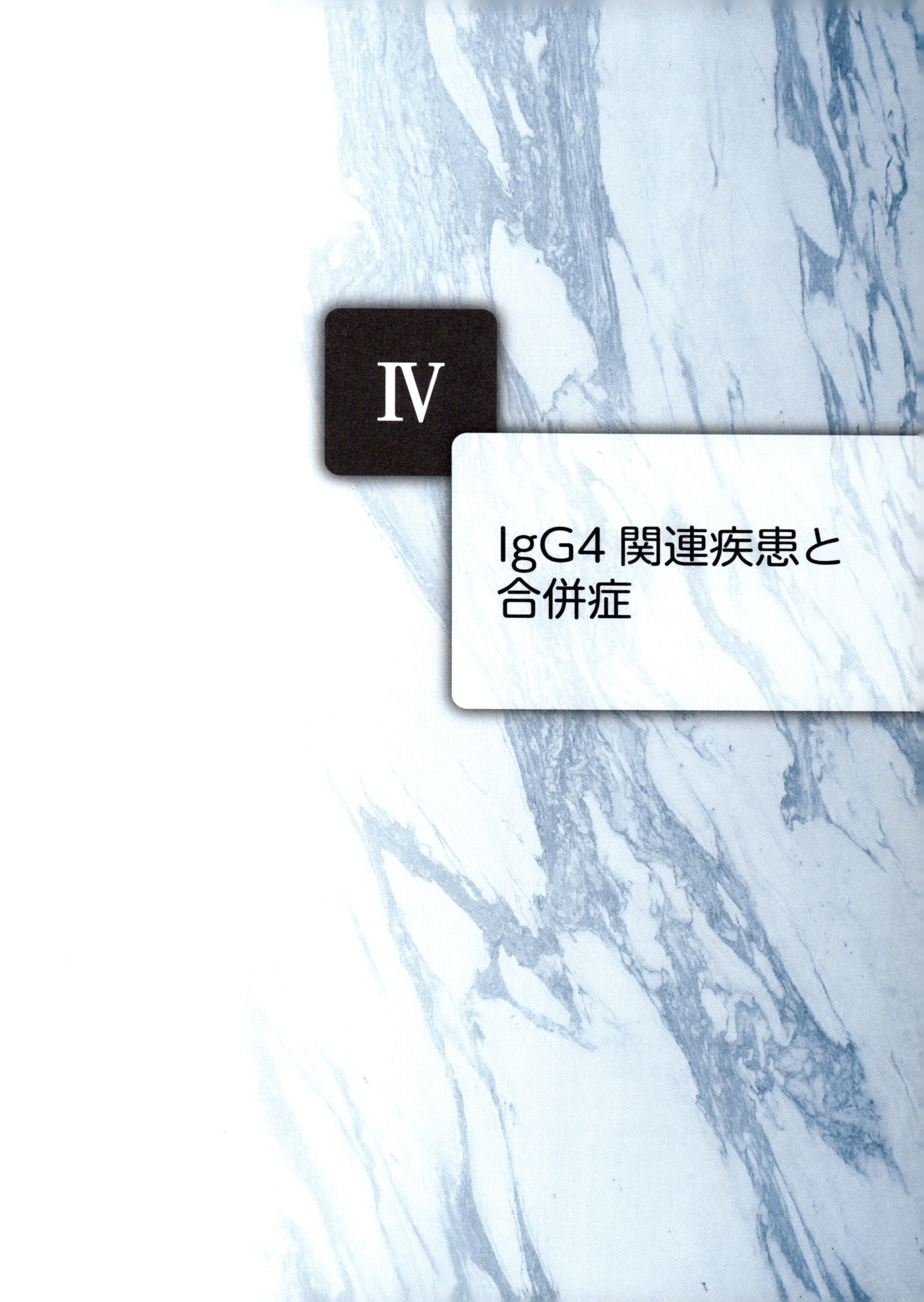

Ⅳ

IgG4 関連疾患と合併症

1 糖尿病

1. IgG4 関連疾患における膵病変(自己免疫性膵炎)と糖尿病

IgG4 関連疾患(IgG4-related disease：IgG4-RD)の中の膵病変である“いわゆる自己免疫性膵炎(autoimmune pancreatitis：AIP)”は，膵組織への著明なリンパ球，形質細胞浸潤と高度の線維化をきたす特徴的な病理組織所見を示し，膵の内外分泌機能に高度な障害をきたす．実際，2000 年に行われた厚生省特定疾患難治性膵疾患調査研究班による AIP の実態調査では，77% の症例に糖尿病(膵内分泌機能障害)の合併を認めたと報告されている[1]．さらに，2006 年の AIP 全国実態調査報告においても，2002 年の 1 年間に受療した AIP 患者の 66.5% に糖尿病の合併が認められたと報告されている[2]．一方，膵内分泌機能に加えて外分泌機能も，多くの症例で低下していることが明らかとなっている．2000 年の AIP 実態調査では，膵外分泌機能検査である BT-PABA(PFD 試験)試験で 70% 以下の異常低値を認めた症例が 80.6%，セクレチン試験で慢性膵炎確診例に相当する膵外分泌障害を認めた症例が 70% に認められると報告されている[1]．このように，AIP は膵内分泌と膵外分泌の両機能の低下を高率にきたすため，AIP 合併糖尿病症例では，単純な血糖値のコントロールを行うだけではなく，膵外分泌機能(消化吸収機能)も念頭においた糖尿病の治療を行うことが重要と考えられる．

2. 自己免疫性膵炎合併糖尿病の病因

AIP における膵内分泌機能障害の発症機序は，その特徴的な病理組織学的所見により以下のように考えられている．膵組織(特に膵外分泌組織)に対するリンパ球，形質細胞主体の著明な細胞浸潤と急速な線維化は，膵 Langerhans 島(内分泌細胞)の周囲にまで及ぶため，Langerhans 島の血流障害をきたし，その結果，機能障害に至るとされている[3]．また，Langerhans 島への直接的な炎症細胞浸潤，線維化の進行は，様々な程度で膵内分泌細胞の破壊・脱落をきたし，不可逆的な機能障害をきたす可能性も考えられている[4]が，詳細な機序はいまだ不明なことが多い．

一方，膵外分泌細胞についても，腺房細胞や膵導管細胞への直接的な炎症細胞浸潤，腺房細胞の破壊・脱落，線維化から膵酵素分泌の低下，膵管の狭細化に基づく物理的な膵液流出障害をきたす可能性が想定されている[3]．また，AIP 症例の膵管上皮細胞における cystic fibrosis transmembrane conductance regulator(CFTR)と aquaporine-1(AQP-1)の局在と発現量に異常が認められること，ステロイド治療により CFTR の局在が改善することなどの基礎的研究成果も発表されており[5]，AIP における膵管細胞の機能異常の存在を示唆する報告として大変興味深い．

3. 自己免疫性膵炎合併糖尿病症例の臨床病型

AIP 合併糖尿病の臨床病型は，糖尿病と AIP の発症時期に着目すると，次の 3 病型にわけることができる．つまり，AIP 発症以前から糖尿病の既往がある症例(前発症群)，AIP 発症と同時期に糖尿病が出現した症例(同時発症群)，AIP に対するステロイド治療に起因して発症した糖尿病症例(ステロイド増悪群)の 3 病型である．われわれは，2006 年の AIP 全国実態調査の結果を用いて，AIP 合併の糖尿病症例を前述の 3 病型に分類し詳細に解析した[6]．2005 年の 1 年間に AIP 合併糖尿病として診断・治療を受けた 102 症例中，前発症群が 34.3%(35/102)，同時発症群は 56.9%(58/102)であった．また，ステロイド増悪群が 8.8%(9/102)であった．各症例群の平均年齢は，同時発症群が前発症群と比較して有意に低く，AIP 発症年齢も糖尿病発症年齢も，同時発症群で低い傾向にあった．もちろん，糖尿病の罹病期間は，前発症群が他の2群と比較して有意に長期であった．

4．自己免疫性膵炎が合併していないIgG4関連疾患における耐糖能障害

IgG4-RDは全身疾患であるため，典型的なAIPが合併しない症例も存在する．AIP非合併IgG4-RDにおける耐糖能障害の有無についての詳細な検討をItoらが報告している[7]．AIP非合併IgG4-RD症例28例において，75 gOGTTとアルギニン負荷試験により耐糖能，インスリン，グルカゴン分泌を検討した結果，23例中12例が糖尿病型を示した．しかし，インスリン分泌は糖尿病型も含む全例において維持されており，また多くの症例において，グルカゴンの過剰分泌も認められた．さらにステロイド治療導入により，最初の6か月ではHbA1cの上昇を全症例で認めたが，12か月後には前値に回復している．AIP非合併IgG4-RDの約半数に糖尿病が合併していたことは驚きであったが，HbA1cが8～9%台の症例も含まれており，IgG4-RDが発症，診断される以前から2型糖尿病を発症していた症例も含まれていた可能性が考えられる．また，IgG4-RDと診断された時点では，偶然AIPは存在しなかっただけであり，それ以前にAIPが無治療で自然寛解していた可能性も否定できない．しかし，少なくともIgG4-RDにおいてAIPを合併していなくても，糖尿病，耐糖能障害を合併している可能性があり，IgG4-RD症例においては膵の内分泌機能を評価することは重要と考えられる．

5．自己免疫性膵炎合併糖尿病の治療

AIP合併糖尿病の治療は，実態調査[6]によると，49%の症例でインスリン治療が行われていた．他の治療法では，食事療法のみが28%，経口血糖降下薬が22%であった．インスリン治療が占める割合は，前発症群で特に多く，前発症群の57%がインスリン治療を行っていた．これは同時発症群(48%)やステロイド増悪群(45%)と比較して多い傾向にあったものの，どの群においても約半数の症例で経過中にインスリンの投与が必要であった．このことから，膵組織への著明な炎症細胞浸潤と線維化の進行は，急速な膵β細胞の機能障害や脱落を引き起こしていることが考えられる．さらに，AIPの治療に使用されるステロイドは高血糖や肥満を惹起するため，膵内分泌機能障害に加えて，血糖コントロールを困難としている一因と考えられる．

一方，AIP合併糖尿病症例には，ステロイド治療により膵の炎症が改善してくる過程で，合併する糖尿病が軽快し，インスリンが不必要となる症例が一部存在する．Nishinoら[8]は25%に，Itoら[9]は45%にステロイド治療により耐糖能の改善を認めたと報告している．さらに，Miyazawaらも32%の症例に耐糖能の改善を確認しており，特にAIP発症と同時期に糖尿病が出現した同時発症群において高率に耐糖能の改善を認めたと報告している[10]．このことは，AIPの炎症細胞や線維化の浸潤・進展が，Langerhans島周囲まででとどまっているときには，ステロイド治療による炎症の消退により膵β細胞機能は改善する可能性がある一方で，炎症細胞浸潤が直接的に膵β細胞にまで浸潤，破壊に至っている場合には，糖尿病が改善する可能性が低いことを意味しているのかもしれない．しかし，このような症例が実際どのくらいの割合で存在するのか，どのような臨床的特徴があるのか，不明な点が多く，今後の研究成果が待たれる．

6．自己免疫性膵炎合併糖尿病における膵外分泌機能障害

AIPは前述したように，糖尿病とともに膵外分泌機能障害(消化吸収障害)を多くの症例で合併している．膵外分泌機能の低下は，膵消化酵素の分泌量の低下をきたし，その結果，糖質，脂質，たんぱく質などの主要栄養素の消化・吸収不良(低栄養状態)をきたす．つまり，AIPは膵内分泌および膵外分泌機能ともに障害を受けているため，AIP合併糖尿病は非代償性慢性膵炎や膵切除後と同様に，二次性糖尿病(いわゆる膵性糖尿病)と同じような病態を示すと考えられる．膵外分泌機能障害を合併する糖尿病症例は，一見，食後高血糖も緩やかで，インスリンの必要量も少ないため，みかけ上，血糖コントロールが良好なようにみえることがあるが，背景には消化吸収障害からの栄養不良，低血糖状態が潜在していることを十分に

理解して治療にあたらねばならない[11]．実際，AIP 合併糖尿病症例において，特に AIP 発症以前から糖尿病の既往がある症例（前発症群）では，栄養指標である BMI，血清総蛋白，総コレステロール，中性脂肪などの低下が高率に認められている[6]．

膵内外分泌機能障害を併発する AIP 症例では，糖尿病に対する治療に平行して，膵外分泌機能を補充し，低栄養状態を改善する必要がある．そのためには，まず高力価の膵消化酵素薬（リパクレオン®，パンクレアチン® など）を必要十分量投与したうえで，インスリン製剤などを用いて血糖をコントロールすることが重要である．一方，AIP の治療にはステロイドの使用が第一選択である．その結果，ステロイドの効能により，食欲の増加，体重増加（肥満）をきたし，血糖コントロールが悪化する症例が存在する．そのような症例において，極端に肥満が進行するようであれば，いったん膵消化酵素薬の補充療法を中止しなければならない症例も存在する．AIP 合併糖尿病の治療においては，AIP の治療経過で，膵内外分泌機能の補充療法を細かく調整することが重要と考えられる．

7. 自己免疫性膵炎の長期経過における膵内外分泌機能の変化

AIP は再燃，再発を繰り返すことが多いため，一般に少量のステロイドを維持治療として長期に継続投与する．AIP 合併糖尿病症例はステロイド治療の導入により，一部の症例において耐糖能が改善することはすでに述べたが，長期経過の中では膵内外分泌機能はどのように変化するのであろうか．Uchida らは，平均 40.8 か月の長期経過観察において，膵内外分泌機能障害は十分には改善しなかったと報告している[12]．Hirano らも，平均 60 か月の経過観察において耐糖能障害が完全には改善しなかったと報告している[13]．さらに，Miyamoto らは，短期（3 か月）および長期（3 年）の AIP 治療経過において，約 60% の症例で糖尿病が改善したと報告している[14]．AIP 合併糖尿病のステロイド治療による長期経過については，いまだ見解は一定していないものの，これらの報告からは，AIP が未治療により発症，再燃，自然寛解を繰り返し，膵内外分泌機能障害が進行した症例においては，ステロイドを長期に投与したとしても効果は限定的なものであり，十分な改善は望めないと考えられる．AIP の発症早期にステロイド治療を導入すれば，膵の炎症とともに膵の内外分泌機能の維持，改善が期待できるかもしれない[12,13]．

8. 自己免疫性膵炎合併糖尿病の合併症

糖尿病の治療の大きな目標の 1 つには，糖尿病合併症の出現・進行を阻止することがある．AIP 合併糖尿病の糖尿病合併症の出現頻度は，網膜症が 6.9%，神経障害が 11.8%，腎障害が 7.7%，脳血管障害が 3.9%，心臓疾患が 8.8% であったと報告されている[6]．特に，微小血管障害（網膜症，腎障害）と大血管障害（脳血管障害，心臓疾患）は前述の前発症群に多い傾向があった．このことは，AIP の発症やステロイドの使用が，糖尿病の増悪，ひいては糖尿病合併症の進行に悪影響を及ぼした可能性も考えられるが，単純に糖尿病の罹病期間の長さが合併症の発症に関与しているとも考えられた．

＊＊＊

AIP には，膵内外分泌機能の障害を合併することが多いため，膵酵素補充にて栄養管理に努めるとともに，インスリン製剤などを用いて積極的な糖尿病の管理が重要と考えられた．AIP は日本において提唱され，研究が進んできた疾患群であり，多くの症例が蓄積されてきている．今後，研究が進んで，AIP 合併糖尿病の特徴や糖尿病合併症の実態などが明らかになることが望まれる．

［河邉　顕／伊藤鉄英］

文　献

1）西森　功，他：いわゆる自己免疫性膵炎の実態調査．厚生労働省難治性膵疾患に関する調査研究班　平成 13 年度研究報告書．125-136，2002
2）Nishimori I, et al.：Influence of steroid therapy on the course of diabetes mellitus in patients with autoimmune pancreatitis：findings from a nationwide survey in Japan. Pancreas 32：244-248, 2006
3）Ito T, et al.：Evaluation of pancreatic endocrine and exocrine function in patients with autoimmune pancreatitis. Pancreas 34：

254-259, 2007
4) Tanaka S, et al.：Corticosteroid-responsive diabetes mellitus associated with autoimmune pancreatitis. Lancet 356：910-911, 2000
5) Ko SB, et al.：Corticosteroids correct aberrant CFTR localization in the duct and regenerate acinar cells in autoimmune pancreatitis. Gastroenterology 138：1988-1996, 2010
6) Ito T, et al.：Characteristics of pancreatic diabetes in patients with autoimmune pancreatitis. J Dig Dis 12：210-216, 2011
7) Ito N, et al.：Analysis of pancreatic endocrine function in patients with IgG4-related diseases, in whom autoimmune pancreatitis was ruled out by diagnostic imaging. Endocr J 61：765-772, 2014
8) Nishino T, et al.：Long-term outocome of autoimmune pancreatitis after oral predonisolone therapy. Intern Med 45：497-501, 2006
9) Ito T, et al.：Treatment for autoimmune pancreatitis：consensus on the treatment for patients with autoimmune pancreatitis in Japan. J Gastroenterol 42(Suppl. 18)：50-58, 2007
10) Miyazawa M, et al.：Prognosis of type 1 autoimmune pancreatitis after corticosteroid therapy-induced remission in terms of relapse and diabetes mellitus. PLoS One 12：e0188549, 2017
11) Kawabe K, et al.：The current managements of pancreatic diabetes in Japan. Clin J Gastroenterol 2：1-8, 2009
12) Uchida K, et al.：Long-term outcome of autoimmune pancreatitis. J Gastroenterol 44：726-732, 2009
13) Hirano K, et al.：Long-term prognosis of autoimmune pancreatitis in terms of glucose tolerance. Pancreas 41：691-695, 2012
14) Miyamoto Y, et al.：Short and long-term outcomes of diabetes mellitus in patients with autoimmune pancreatitis after steroid therapy. Gut Liver 6：501-504, 2012

2 がん

IgG4 関連疾患(IgG4-related disease：IgG4-RD)は，特に腫瘤として発症した場合，画像的に悪性腫瘍との鑑別が問題となる．血清 IgG4 値はこの鑑別に有用だが，悪性腫瘍の中にも高値を示す症例が存在する．また近年，IgG4-RD 患者に様々な悪性腫瘍が合併することが報告されており，IgG4-RD は悪性腫瘍のリスクが高い可能性がある．本項では，① 悪性腫瘍における血清 IgG4 値と，② IgG4-RD と悪性腫瘍の関係について概説する．

1．悪性腫瘍における血清 IgG4 値

1）膵腫瘍

血清 IgG4 高値を示す膵腫瘍については，2006 年にわが国より Kamisawa らが血清 IgG4 値 433 mg/dL の膵癌症例を報告して以来いくつかの報告がある[1]（表 1）．アメリカから，膵癌患者の 10% 前後において，血清 IgG4 値が 135～270 mg/dL であったと報告されている[2,3]．しかし，最近アメリカの血清 IgG4 の測定法は日本と異なり，日本の約 2 倍の数字となる可能性が報告されているため，ほとんどが 135 mg/dL 以下かもしれない．一方，日本からのまとまった報告としては，Hamano らが膵癌患者の 2.9%(2/70) で血清 IgG4 値が 135～150 mg/dL と軽度高値であったとの報告しているのに対し[4]，Hirano らは IgG4 高値の症例は認めなかった(0/23)と述べている[5]．また，韓国の Choi らは膵癌患者の 1.3%(1/76) で血清 IgG4 値 180 mg/dL と上昇を認めたと報告した[6]．さらに，膵管内乳頭粘液性腫瘍(intraductal papillary mucinous neoplasm：IPMN)患者に関しても，Tabata らが 3.7%(2/54) で血清 IgG4 値が高値であったと報告している．ただし，この報告において 627 mg/dL と高値を示した症例では，切除組織により自己免疫性膵炎(autoimmune pancreatitis：AIP)合併例と診断されており，AIP に伴う血清 IgG4 値の上昇と考えられる[7]．

これらの報告から，膵癌患者では血清 IgG4 値が高値を示す症例は数 % と少ないと考えられる．しかし，0% ではないため，膵癌と AIP の双方を念頭におき，組織診断を含めた慎重な鑑別診断がなされるべきであろう．われわれも，血清 IgG4 227 mg/dL および画像所見より AIP を疑い，超音波内視鏡下穿刺吸引法(EUS-FNA)を実施したところ，腺房細胞癌であった教訓的な症例を経験している．

2）胆道癌

Oseini らは，胆道癌の 12.9%(37/287) は血清 IgG4 高値を示し，3.8%(11/287) はカットオフ値の 2 倍以上(>270 mg/dL)であったことから，胆道癌の除外にはカットオフ値の 4 倍(>540 mg/dL)を用いるべきと提言している[8]（表 1）．わが国での胆道癌における血清 IgG4 値のまとまった報告はない．しかし，われわれも血清 IgG4 値が 236 mg/dL と高値を示し，IgG4 関連硬化性胆管炎との鑑別が難しかった胆道癌症例を経験しており，今後症例の集積が望まれる．

一方，悪性腫瘍との鑑別が問題となる原発性硬化性胆管炎(primary sclerosing cholangitis：PSC)においても，特に予後不良例では血清 IgG4 値が高値になることが報告されている[9]．当院でも 3 例，血清 IgG4 高値の PSC の経験がある．このように，胆道癌，PSC などを含む胆道疾患の血清 IgG4 値は上昇しやすい傾向にあり，慎重な判断が必要である．

3）その他の腫瘍

われわれの以前の検討では，胃癌患者 20 例中の 5 例(25%)に血清 IgG4 高値を認めた[10]（表 1）．

このように悪性腫瘍患者においても数～10 数 %

表1　悪性腫瘍と血清 IgG4 値

著者名(文献)	癌種	血清 IgG4 高値症例数(%)	全体の症例数	血清 IgG4 値(mg/dL)
Ghazale A, et al.[2]	膵癌	13(10%)	135	135〜270, 1例のみ 300 台
Raina A, et al.[3]	膵癌	5(7%)	5	135〜270
Hamano H, et al.[4]	膵癌	2(2.9%)	70	135〜150
Hirano K, et al.[5]	膵癌	0(0%)	23	
Choi EK, et al.[6]	膵癌	1(1.3%)	76	180
Tabata T, et al.[7]	IPMN(膵管内乳頭粘液性腫瘍)	2(3.7%)	54	141, 627
Oseini AM, et al.[8]	胆道癌	37(12.9%)	287	135〜540
Shiokawa M, et al.[10]	胃癌	5(25%)	20	135〜227

表2　IgG4 関連疾患と悪性腫瘍の合併

著者名(文献)	悪性腫瘍を発症した症例数(%)	症例数	経過観察	標準化罹患率(95% 信頼区間)	相対リスク(95% 信頼区間)
Yamamoto M, et al.[11]	11(10.4%)	105	中央値 3.1 年	3.8	
Shiokawa M, et al.[10]	15(13.9%)	108	中央値 3.3 年	2.7(1.4〜3.9)	4.9(1.7〜14.9)
Huggett MT, et al.[12]	13(11.3%)	113	中央値 2.8 年		2.25(1.12〜3.94)
Asano J, et al.[13]	34(22%)	158	中央値 6.0 年	2.01(1.34〜2.69)	
Ahn SS, et al.[14]	12(10.1%)	118	中央値 8.6 か月	23.08(11.92〜40.31)	

程度に血清 IgG4 が高値になる症例が存在し，今後各種の悪性腫瘍における検討が望まれる．

2. IgG4 関連疾患と悪性腫瘍の合併

1) IgG4 関連疾患における悪性腫瘍のリスク

Yamamoto らは，105 例の IgG4-RD の解析により，IgG4-RD では悪性腫瘍のリスクが高いと報告している[11](表 2)．またわれわれも，AIP 108 例の解析を行い，経過観察期間中央値 3.3 年の間に 13.9%(15/108)の悪性腫瘍を認め，悪性腫瘍の標準化罹患率は 2.7(95% 信頼区間 1.4〜3.9；一般人口は 1)と，AIP 患者に悪性腫瘍のリスクが高いことを報告した[10]．イギリスの Huggett らは，前向き試験を行い一般人口に比較し AIP 患者で悪性腫瘍のリスクは 2.3 倍と有意に高かったと報告している[12]．また，近年，Asano[13] ら，Ahn(韓国)ら[14] からもリスクが高かったと報告されている．一部否定的な報告もあったが[15,16]，IgG4-RD における悪性腫瘍のリスクが高いという報告が多くみられるようになってきた．また特に IgG4-RD の診断から 1 年以内に悪性腫瘍が診断されている傾向にある．

2) IgG4 関連疾患の罹患臓器に合併する悪性腫瘍

a. AIP と膵癌

臨床上，IgG4-RD の罹患臓器に悪性腫瘍が合併するかどうかは重要な問題である．前述の Yamamoto らやわれわれの報告では，AIP と膵癌の合併は認めなかった．一方，Hirano らは AIP 診断時も含めると 2.7%(3/113)，Ghazale らは 0.9%(1/116)，さらに Ikeura らは 4.8%(3/63)に膵癌の合併を認めたと報告している[17]．これらの報告より，現時点において膵癌の合併が多いかどうかを結論づけるのは困難である．また，膵癌と診断された症例では AIP の合併が過小評価されている可能性もあり，これらの合併頻度についてはさらなるデータの蓄積が必要である．AIP と膵癌が合併した場合には，治療方針や予後に大きな違いを認めることから両者の鑑別は極めて重要である．このため，EUS-FNA による組織学的な検討を含めた慎重な鑑別診断が必要と考えられる．

b. IgG4 関連疾患とリンパ腫

Takahashi らは，IgG4-RD 患者の 3.0%(3/101)に悪性リンパ腫の合併を認め，標準化罹患率は 16.0(95% 信頼区間 3.3〜45.5)と有意に高かったと報告している[18]．また，前述のYamamotoらは1.9%（2/105），われわれも1.9%（2/108），Hiranoらは0%（0/113）と報告している．悪性リンパ腫の一般的な罹患率が比較的低いことを考慮すると，IgG4-RDにおける悪性リンパ腫のリスクは高い傾向にあるといえる．

3）IgG4関連疾患における悪性腫瘍合併のメカニズム

一般に，悪性腫瘍と自己免疫疾患が関連する場合，2つのメカニズムが考えられる[19]．1つは，自己免疫疾患による持続性の炎症が悪性腫瘍を誘発する，いわゆる炎症発癌である．この場合，*Helicobacter pylori*感染による胃癌やC型肝炎ウイルス（HCV）感染による肝癌のように，その罹患臓器における慢性炎症が発癌を誘導することが特徴である．自己免疫疾患における炎症発癌のリスクは，自己免疫疾患の活動度と持続時間に比例して上昇することが知られている．もう1つのメカニズムは，悪性腫瘍がparaneoplastic syndromeとして自己免疫疾患を引き起こすものである．皮膚筋炎や多発性筋炎が有名である[20]．paraneoplastic syndromeの特徴として，①自己免疫疾患の診断から1年以内に最も悪性腫瘍のリスクが高くなること，②悪性腫瘍の治療後に自己免疫疾患の臨床像が改善すること，などがあげられる．われわれは前述のように，AIPの悪性腫瘍のリスクは高く，特にAIP診断の1年以内の標準化罹患率が高いことを示した．また，AIPにおける膵癌の合併は少なく，むしろIgG4-RDの罹患臓器以外からの悪性腫瘍の発生が多いことから，これらの悪性腫瘍がIgG4-RDを起こすparaneoplastic syndromeの特徴を有していると考えている．近年の報告では，われわれと同じような疫学を示す報告が多い．今後，皮膚筋炎や多発性筋炎がそうであるように，そのメカニズムやバイオマーカーの同定が必要である．

3．今後の展望

1）血清IgG4値と悪性腫瘍

これまでは，胆膵領域からの報告が中心であったが，これからは全身の悪性腫瘍を対象としたデータの蓄積が期待される．現時点では，細胞診や組織診による慎重な診断を行うべきであろう．

2）IgG4関連疾患と悪性腫瘍の関係について

IgG4-RDに悪性腫瘍が多いという報告が多くなってきた．今後は多数例による前向き試験の結果が期待され，また，これらの関連性を解析していく中で，そのメカニズムの研究も重要である．

［塩川雅広／児玉裕三］

文　献

1）Kamisawa T, et al.：Pancreatic cancer with a high serum IgG4 concentration. World J Gastroenterol 12：6225-6228, 2006
2）Ghazale A, et al.：Value of serum IgG4 in the diagnosis of autoimmune pancreatitis and in distinguishing it from pancreatic cancer. Am J Gastroenterol 102：1646-1653, 2007
3）Raina A, et al.：Serum immunoglobulin G fraction 4 levels in pancreatic cancer：elevations not associated with autoimmune pancreatitis. Arch Pathol Lab Med 132：48-53, 2008
4）Hamano H, et al.：High serum IgG4 concentrations in patients with sclerosing pancreatitis. N Engl J Med 344：732-738, 2001
5）Hirano K, et al.：Serum IgG4 concentrations in pancreatic and biliary diseases. Clin Chim Acta 367：181-184, 2006
6）Choi EK, et al.：The sensitivity and specificity of serum immunoglobulin G and immunoglobulin G4 levels in the diagnosis of autoimmune chronic pancreatitis：Korean experience. Pancreas 35：156-161, 2007
7）Tabata T, et al.：Intraductal papillary mucinous neoplasm of the pancreas and IgG4-related disease：a coincidental association. Pancreatology 13：379-383, 2013
8）Oseini AM, et al.：Utility of serum Immunoglobulin G4 in distinguishing immunoglobulin G4-associated cholangitis from cholangiocarcinoma. Hepatology 54：940-948, 2011
9）Mendes FD, et al.：Elevated serum IgG4 concentration in patients with primary sclerosing cholangitis. Am J Gastroenterol 101：2070-2075, 2006
10）Shiokawa M, et al.：Risk of cancer in patients with autoimmune pancreatitis. Am J Gastroenterol 108：610-617, 2013
11）Yamamoto M, et al.：Risk of malignancies in IgG4-related disease. Mod Rheumatol 22：414-418, 2012
12）Huggett MT, et al.：Type 1 autoimmune pancreatitis and IgG4-related sclerosing cholangitis is associated with extrapancreatic organ failure, malignancy, and mortality in a prospective UK cohort. Am J Gastroenterol 109：1675-1683, 2014
13）Asano J, et al.：Association Between Immunoglobulin G4-related Disease and Malignancy within 12 Years after Diagnosis：An Analysis after Longterm Followup. J Rheumatol 42：2135-2142, 2015
14）Ahn SS, et al.：Malignancies in Korean patients with immunoglobulin G4-related disease. Int J Rheum Dis 20：1028-1035, 2017
15）Hirano K, et al.：Incidence of malignancies in patients with IgG4-related disease. Intern Med 53：171-176, 2014

16) Hart PA, et al. : Risk of cancer in autoimmune pancreatitis : a case-control study and review of the literature. Pancreas 43 : 417-421, 2014
17) Ikeura T, et al. : Relationship between autoimmune pancreatitis and pancreatic cancer : a single-center experience. Pancreatology 14 : 373-379, 2014
18) Takahashi N, et al. : Possible association between IgG4-associated systemic disease with or without autoimmune pancreatitis and non-Hodgkin lymphoma. Pancreas 38 : 523-526, 2009
19) Bernatsky S, et al. : Malignancy and autoimmunity. Curr Opin Rheumatol 18 : 129-134, 2006
20) Sigurgeirsson B, et al. : Risk of cancer in patients with dermatomyositis or polymyositis. A population-based study. N Engl J Med 326 : 363-367, 1992

索 引

和 文

欧 文

L・M

O・P

R・S

T

数字・ギリシャ文字

臨床医必読
最新 IgG4 関連疾患 改訂第 2 版
ISBN978-4-7878-2439-4

2019 年 12 月 6 日 改訂第 2 版第 1 刷発行

2015 年 10 月 9 日 初版第 1 刷発行
2017 年 7 月 27 日 初版第 2 刷発行

編集主幹 岡崎和一，川 茂幸
発行者 藤実彰一
発行所 株式会社 診断と治療社
〒 100-0014 東京都千代田区永田町 2-14-2 山王グランドビル 4 階
TEL：03-3580-2750（編集） 03-3580-2770（営業）
FAX：03-3580-2776
E-mail：hen@shindan.co.jp（編集）
eigyobu@shindan.co.jp（営業）
URL：http://www.shindan.co.jp/
装丁 株式会社ジェイアイプラス
印刷・製本 三報社印刷株式会社